Monographien aus dem Gesamtgebiete der Psychiatrie

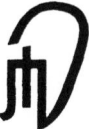

Monographien aus dem Gesamtgebiete der Psychiatrie

Herausgegeben von
H. Hippius, München · H. Saß, Aachen · H. Sauer, Jena

Band 89 **Borna Disease Virus**
Mögliche Ursache neurologischer und psychiatrischer Störungen des Menschen
Von K. Bechter (ISBN 3-7985-1140-3)

Band 90 **Psychiatrische Komorbidität bei Alkoholismus und Verlauf der Abhängigkeit**
Von M. Driessen (ISBN 3-7985-1169-1)

Band 91 **Psychopathologische und SPECT-Befunde bei der produktiven Schizophrenie**
Von R. D. Erkwoh (ISBN 3-7985-1187-X)

Band 92 **Soziokulturelle Faktoren und die Psychopathologie der Depression**
Empirische Untersuchungen zum pathoplastischen Einfluß
soziokultureller Lebensformen bei der Melancholie
Von D. Ebert (ISBN 3-7985-1185-3)

Band 93 **Selbstbild und Objektbeziehungen bei Depressionen**
Untersuchungen mit der Repertory Grid-Technik und dem Gießen-Test
an 139 PatientInnen mit depressiven Erkrankungen
Von H. Böker (ISBN 3-7985-1202-7)

Band 94 **Elektrokrampftherapie**
Untersuchungen zum Monitoring, zur Effektivität und zum pathischen Aspekt
Von H. W. Folkerts (ISBN 3-7985-1204-3)

Band 95 **Der Nerve Growth Factor bei neuropsychiatrischen Erkrankungen**
Ein pleiotroper Modulator mit peripherer und zentralnervöser Wirkung
Von R. Hellweg (ISBN 3-7985-1205-1)

Band 96 **Aufklärung und Einwilligung in der Psychiatrie**
Ein Beitrag zur Ethik in der Medizin
Von J. Vollmann (ISBN 3-7985-1206-X)

Band 97 **Tabakabhängigkeit**
Biologische und psychosoziale Entstehungsbedingungen
und Therapiemöglichkeiten
Von A. Batra (ISBN 3-7985-1212-4)

Band 98 **Die psychosozialen Folgen schwerer Unfälle**
Von U. Schnyder (ISBN 3-7985-1213-2)

Band 99 **Körperliche Aktivität und psychische Gesundheit**
Psychische und neurobiologische Effekte von Ausdauertraining bei Patienten
mit Panikstörung und Agoraphobie
Von A. Broocks (ISBN 3-7985-1240-X)

Band 100 **Das dopaminerge Verstärkungssystem**
Funktion, Interaktion mit anderen Neurotransmittersystemen
und psychopathologische Korrelate
Von A. Heinz (ISBN 3-7985-1248-5)

Band 101 **Versorgungsbedarf und subjektive Sichtweisen
schizophrener Patienten in gemeindepsychiatrischer Betreuung**
Evaluationsstudie im Jahr nach Klinikentlassung in der Region Dresden
Von Th. Kallert (ISBN 3-7985-1263-9)

Band 102 **Psychopathologie von Leib und Raum**
Phänomenologisch-empirische Untersuchungen
zu depressiven und paranoiden Erkrankungen
Von Th. Fuchs (ISBN 3-7985-1281-7)

Thomas Fuchs

Psychopathologie von Leib und Raum

Phänomenologisch-empirische Untersuchungen zu depressiven und paranoiden Erkrankungen

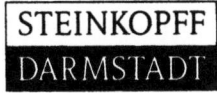

PD Dr. med. Dr. phil. Thomas Fuchs
Arzt für Psychiatrie und Psychotherapie
Oberarzt an der Psychiatrischen Klinik
der Universität Heidelberg
Voßstr. 4
D-69115 Heidelberg
e-mail: Thomas_Fuchs@med.uni-heidelberg.de

Die Deutsche Bibliothek – CIP-Einheitsaufnahme
Fuchs, Thomas: Psychopathologie von Leib und Raum: Phänomenologisch-empirische Untersuchungen zu depressiven und paranoiden Erkrankungen / Thomas Fuchs. – Darmstadt: Steinkopff, 2000
(Monographien aus dem Gesamtgebiete der Psychiatrie; Bd. 102)
ISBN 978-3-642-52490-5   ISBN 978-3-642-52489-9 (eBook)
DOI 10.1007/978-3-642-52489-9

Dieses Werk ist urheberrechtlich geschützt. Die dadurch begründeten Rechte, insbesondere die der Übersetzung, des Nachdrucks, des Vortrags, der Entnahme von Abbildungen und Tabellen, der Funksendung, der Mikroverfilmung oder der Vervielfältigung auf anderen Wegen und der Speicherung in Datenverarbeitungsanlagen, bleiben, auch bei nur auszugsweiser Verwertung, vorbehalten. Eine Vervielfältigung dieses Werkes oder von Teilen dieses Werkes ist auch im Einzelfall nur in den Grenzen der gesetzlichen Bestimmungen des Urheberrechtsgesetzes der Bundesrepublik Deutschland vom 9. September 1965 in der Fassung vom 24. Juni 1985 zulässig. Sie ist grundsätzlich vergütungspflichtig. Zuwiderhandlungen unterliegen den Strafbestimmungen des Urheberrechtsgesetzes.

Steinkopff Verlag, Darmstadt
ein Unternehmen der BertelsmannSpringer Science+Business Media GmbH
© 2000 by Dr. Dietrich Steinkopff Verlag, GmbH & Co. KG Darmstadt
Verlagsredaktion: Dr. Maria Magdalene Nabbe – Herstellung: Renate Münzenmayer
Umschlaggestaltung: Erich Kirchner, Heidelberg

Die Wiedergabe von Gebrauchsnamen, Handelsnamen, Warenbezeichnungen usw. in dieser Veröffentlichung berechtigt auch ohne besondere Kennzeichnung nicht zu der Annahme, dass solche Namen im Sinne der Warenzeichen- und Markenschutz-Gesetzgebung als frei zu betrachten wären und daher von jedermann benutzt werden dürften.

SPIN 10779805   80/7231-5 4 3 2 1 0 – Gedruckt auf säurefreiem Papier

*Hans Lauter,
meinem psychiatrischen Lehrer,
in Dankbarkeit zugeeignet*

Vorwort

Die vorliegende Arbeit ist die überarbeitete und gekürzte Fassung meiner Habilitationsschrift „Phänomenologie des Leib- und Raumerlebens. Psychopathologische Untersuchungen an paranoiden und depressiven Erkrankungen im Vergleich", mit der ich mich 1998 an der Heidelberger Medizinischen Fakultät für das Fach Psychiatrie habilitiert habe. Sie verbindet Methoden der phänomenologischen Anthropologie und Psychopathologie mit empirischen Untersuchungen an zwei Patientengruppen, nämlich an depressiven und paranoiden Patienten im höheren Lebensalter. Der Leser mag selbst beurteilen, inwieweit es mir gelungen ist, den weiten Bogen von den anthropologischen Voraussetzungen psychiatrischer Phänomene bis zum Verständnis einzelner Patienten in ihrer Lebens- und Krankheitsgeschichte zu spannen.

Die Arbeit basiert wesentlich auf meinem Entwurf einer phänomenologischen Anthropologie, der inzwischen unter dem Titel „Leib, Raum, Person" im Verlag Klett-Cotta, Stuttgart erschienen ist (Fuchs 2000). Da die vorliegende Psychopathologie von Leib und Raum allerdings dieser Grundlage bedarf, habe ich ihr eine für das Verständnis notwendige und um psychopathologische Phänomene ergänzte Zusammenfassung des genannten Entwurfs vorangestellt (Teil 2 der Arbeit). Den näher interessierten Leser verweise ich auf das zitierte Buch.

Viele Menschen haben mich im Verlauf dieser Untersuchungen angeregt, ermutigt und unterstützt. Mein besonderer Dank gilt Herrn Prof. Hans Lauter, der seit Beginn meiner psychiatrischen Tätigkeit meine wissenschaftliche Arbeit großzügig gefördert und an ihr persönlich Anteil genommen hat. Er war wesentlich an der Themenwahl und Konzeption dieser Untersuchung beteiligt und sorgte für die erforderlichen Arbeitsbedingungen in der Psychiatrischen Klinik der Technischen Universität München. Vor allem zeigte er mir durch sein persönliches Vorbild, dass es möglich und lohnend ist, ärztliches und wissenschaftliches Engagement miteinander zu verbinden.

Bei der Entscheidung zur Habilitation und zur Thematik der Arbeit waren mir die Gespräche mit meinen Freunden Andreas Korselt und Georg Soldner eine große Hilfe; ihnen sei für alle Unterstützung besonderer Dank gesagt. Die geistigen Väter der Arbeit sind zahlreich, besonders hervorheben möchte ich aber die Anregung durch das Werk und die Person von Prof. Wolfgang Blankenburg und Prof. Robert Spaemann.

Die Arbeit wurde für einen Zeitraum von knapp zwei Jahren durch ein Habilitationsstipendium der Deutschen Forschungsgemeinschaft großzügig gefördert

(Az. Fu 318/1-1). Mein persönlicher Dank gilt Herrn Prof. Christoph Mundt, der mir durch das freundliche Angebot zu einem Wechsel an die Heidelberger Universitätsklinik die Fertigstellung der Arbeit und die schließliche Habilitation ermöglicht hat. Seine Unterstützung einer in ihrer Thematik und Methodik heute eher selten gewordenen Untersuchung weiß ich besonders zu schätzen. Schließlich danke ich auch den Herausgebern der Monographienreihe und dem Steinkopff-Verlag Darmstadt für die Möglichkeit zur Publikation der Arbeit. Zuletzt und am meisten danke ich meiner Frau Gabriele und meinen Kindern Magdalena und Juri – für die Atmosphäre, in der dieses Buch entstehen konnte.

Heidelberg, im Oktober 2000

Thomas Fuchs

Inhaltsverzeichnis

1 **Einleitung** 1

   1.1 Leibphänomenologie und Psychiatrie 1
   1.2 Psychische Krankheit und die Dialektik von Leib und Person 3
   1.3 Die leibliche Partizipation an der Welt 5

2 **Phänomenologie von Leib und Raum** 9

   2.1 Der Leib 9
      Übersicht 9
      2.1.1 Phänomene der Leiblichkeit 9
      2.1.2 Der Leibraum 12
      2.1.3 Phänomenologie des Leibraums 15
         2.1.3.1 Leibinseln 15
         2.1.3.2 Restriktion und Expansion 16
         2.1.3.3 Antrieb 17
      2.1.4 Leibraum und Umraum 18
         2.1.4.1 Tastsinn 18
         2.1.4.2 Aufnehmen und Abgeben 20
      2.1.5 Leiblichkeit und Selbsterleben 22
      2.1.6 Polarität von Leib und Körper 24
         2.1.6.1 Der Körper als widerständiger Leib 24
         2.1.6.2 Der Körper als desautomatisierter Leib 25
         2.1.6.3 Der Körper als sozialer Leib 26
      2.1.7 Kranksein, Krankheit, Hypochondrie 28

   2.2 Der Richtungsraum 33
      Übersicht 33
      2.2.1 Der leibliche Charakter des Raumes 33
      2.2.2 Wahrnehmung 36
         2.2.2.1 Wahrnehmung als intentionale Aktivität 36
         2.2.2.2 Wahrnehmung als Partizipation 37
         2.2.2.3 Wahrnehmung als Kommunikation 40
      2.2.3 Der Richtungsraum 41
         2.2.3.1 Orientierter Richtungsraum 42
         2.2.3.2 Richtungsbalance 44
         2.2.3.3 Motorik und Handlung 46

2.3 Der Stimmungsraum 50
Übersicht 50
  2.3.1 Grundstruktur des Stimmungsraums 50
  2.3.2 Ausdruckscharaktere 51
  2.3.3 Der magisch-mythische Raum 54
  2.3.4 Atmosphären und Stimmungen 58
  2.3.5 Gefühle 60
    2.3.5.1 Leiblichkeit und Räumlichkeit der Gefühle 60
    2.3.5.2 Intentionalität der Gefühle 61
    2.3.5.3 Interpersonalität der Gefühle 62

2.4 Der personale Raum 64
Übersicht 64
  2.4.1 Exzentrizität 64
    2.4.1.1 Die Perspektivität des Leibes 65
    2.4.1.2 Exzentrizität 67
    2.4.1.3 Objektivierung des Raums 69
    2.4.1.4 Objektivierung der Zeit 70
      Exkurs: Die Demenz als Verlust der exzentrischen
      Position 71
    2.4.1.5 Intentionalität 72
  2.4.2 Interpersonalität 75
    2.4.2.1 Die Zwischenleiblichkeit von Mutter und Kind . 76
    2.4.2.2 Das Zeigen 77
    2.4.2.3 Verneinung und Perspektivenwechsel 78
    2.4.2.4 Der Blick des Anderen und die Scham 79
    2.4.2.5 Schuld und Schuldgefühl 81
    2.4.2.6 Der interpersonale Raum 83
    2.4.2.7 Zur Psychopathologie des interpersonalen Raums
      am Beispiel der Scham 86
      2.4.2.1.1 Dysmorphophobie 86
      2.4.2.1.2 Sensitiver Beziehungswahn 87

2.5 Der Lebensraum 91
Übersicht 91
  2.5.1 Allgemeine Strukturen des Lebensraums 91
  2.5.2 Territorialität 94

3 Psychopathologie von Leib und Raum: Melancholie und Schizophrenie ... 99

3.1 Die melancholische Depression als Korporifizierung des Leibes 99
Übersicht ... 99
  3.1.1 Leibraum ... 100
  3.1.2 Richtungsraum ... 103
  3.1.3 Stimmungsraum ... 104
    3.1.3.1 Resonanzverlust ... 104
    3.1.3.2 Entfremdung (Derealisation) ... 107
  3.1.4 Personaler Raum ... 108
    3.1.4.1 Perspektivität und Wahn ... 108
    3.1.4.2 Hypochondrischer und nihilistischer Wahn ... 111
    3.1.4.3 Schuldwahn ... 113
  3.1.5 Zusammenfassung ... 120
  Therapeutischer Ausblick ... 121

3.2 Die Schizophrenie als Krankheit der Person ... 123
Übersicht ... 123
  3.2.1 Wahrnehmung ... 125
    3.2.1.1 Desintegration der Wahrnehmung ... 125
    3.2.1.2 Wahnstimmung und Apophänie ... 126
    3.2.1.3 Bisherige Erklärungen der Apophänie ... 128
    3.2.1.4 Die apophäne Wahrnehmung als Intentionalitätsstörung ... 132
    3.2.1.5 Intentionale und leibliche Depersonalisation ... 138
    3.2.1.6 Wahnwahrnehmung ... 139
    3.2.1.7 Ausschluss des Zufalls ... 141
    3.2.1.8 Omnipotenzerleben ... 143
  3.2.2 Denken ... 144
    3.2.2.1 Ich-Störungen als Störungen der Bewusstseinskontinuität ... 144
    3.2.2.2 Gedankeneingebung und -entzug ... 151
    3.2.2.3 Gedankenlautwerden ... 155
    3.2.2.4 Verbale Halluzinationen ... 156
    3.2.2.5 Gedankenausbreitung ... 160
  3.2.3 Leiblichkeit ... 160
    3.2.3.1 Desautomatisierung ... 160
    3.2.3.2 Willensbeeinflussung ... 162
    3.2.3.3 Dissonanz der leiblichen Kommunikation ... 163
    3.2.3.4 Entfremdung des Leibraums ... 166
    3.2.3.5 Einleibung, Leibauflösung, magischer Raum ... 169

3.2.4 Interpersonalität 171
    3.2.4.1 Pathologie der Perspektivenübernahme 172
    3.2.4.2 Konkretismus und Wahn 178
3.2.5 Zusammenfassung 181
Therapeutischer Ausblick 182

4 Altersparanoid und Altersdepression.
Empirische Untersuchungen auf der Grundlage einer Psychopathologie von Leib und Raum 185

4.1 Leib und Raum im Alter 186
4.2 Stand der Forschung zu Altersparanoid und Altersdepression 188
    4.2.1 Altersparanoid 188
        4.2.1.1 Nosologie 188
        4.2.1.2 Ätiologie 190
    4.2.2 Altersdepression 192
        4.2.2.1 Psychopathologie und Ätiologie 192
        4.2.2.2 Persönlichkeit und Psychodynamik 194
    4.2.3 Vergleichende Untersuchungen 195
4.3 Eigene Untersuchung 196
    4.3.1 Methodik 196
        4.3.1.1 Stichprobe 196
        4.3.1.2 Untersuchungsinstrumentarien 197
        4.3.1.3 Ziele und Hypothesen der Untersuchung 197
    4.3.2 Allgemeine Ergebnisse 199
        4.3.2.1 Charakteristik der Stichprobe 199
        4.3.2.2 Diagnose und Psychopathologie 201
        4.3.2.3 Somatische Befunde 203
        4.3.2.4 Demographische Charakteristika 205
        4.3.2.5 Biographische Befunde 208
        4.3.2.6 Persönlichkeit 210
    4.3.3 Typische Kasuistiken 213
        4.3.3.1 Paranoide Patienten 213
        4.3.3.2 Depressive Patienten 221
4.4 Diskussion und Interpretation 228
    4.4.1 Typologie der Persönlichkeit und Lebenswelt altersparanoider Patienten 228
        4.4.1.1 Prämorbide Persönlichkeit 228
        4.4.1.2 Streben nach Autarkie 229
        4.4.1.3 Beziehungsgestaltung 230
        4.4.1.4 Spezifische Belastungen 232
        4.4.1.5 Zusammenfassung 239
    4.4.2 Typologie der Persönlichkeit und Lebenswelt altersdepressiver Patienten 240
        4.4.2.1 Prämorbide Persönlichkeit 240
        4.4.2.2 Beziehungsgestaltung 241
        4.4.2.3 Hypernomie 242
        4.4.2.4 Struktur des Lebensraumes 243
        4.4.2.5 Spezifische Belastungen 245
        4.4.2.6 Zusammenfassung 246

4.4.3 Typologie der Räumlichkeit paranoider Alterspsychosen 247
    4.4.3.1 Beginn und Auslösung 248
    4.4.3.2 Psychopathologische Symptomatik 258
    4.4.3.3 Stadien der Grenzauflösung 259
    4.4.3.4 Gegenmaßnahmen 267
    4.4.3.5 Die Außenwelt und der Andere 268
    4.4.3.6 Zusammenfassung 270
4.4.4 Typologie der Räumlichkeit von Altersdepressionen 271
    4.4.4.1 Beginn und Auslösung 271
           Exkurs: Phänomenologie von Verlust und Trauer 273
    4.4.4.2 Leiblichkeit in der Depression 276
4.4.5 Gesamtvergleich der paranoiden und
der depressiven Räumlichkeit 280
4.4.6 Ätiopathogenetisches Modell 283
4.5 Ausblick 289

5 Zusammenfassung 291

Anhang 297

Anhang 1: Interview zur Krankheits- und Lebensgeschichte 297
Anhang 2: Fragen zum Item „Ordentlichkeit"
in Ergänzung zum SCID-II-Interview 299

Literatur 301

1 Einleitung

> *"Aber der Gesunde, dessen Seele offen geworden ist an den Grenzen, untersucht im Psychopathologischen, was er selber der Möglichkeit nach ist..."*
>
> Karl Jaspers (1973, 658)

1.1
Leibphänomenologie und Psychiatrie

Leiblich zu empfinden und gegenwärtig zu sein, einen Körper zu haben, ihn zu spüren und sich durch ihn auszudrücken – das sind grundlegende Weisen unseres Erlebens und Daseins. Weil sich alle Formen von krankhafter Störung immer auch im Leiblichen artikulieren, wird die Leiblichkeit auch zur zentralen Kategorie für das Verständnis psychischer Krankheit. Dies zeigt sich bereits vordergründig an der Vielfalt unmittelbar leibbezogener Symptome und Syndrome, denen wir in der Psychiatrie begegnen: etwa der Konversion, der Somatisierung, Hypochondrie oder Essstörung, den depressiven Vitalstörungen oder den psychotisch veränderten Leibempfindungen und Coenästhesien. Hinter solchen Einzelsymptomen stehen aber grundlegendere Abwandlungen der Leiblichkeit in psychischen Krankheiten. Sie kommen erst in den Blick, wenn der Leib nicht als begrenzter Körper, sondern als *Zentrum räumlichen Existierens* aufgefasst wird, von dem gerichtete Felder von Wahrnehmung, Bewegung, Verhalten und Beziehung zur Mitwelt ausgehen. Leiblichkeit in diesem umfassenden Sinn transzendiert den Leib und bezeichnet dann *das in ihm verankerte Verhältnis von Person und Welt* bis hin zu ihren sozialen und ökologischen Beziehungen. Eine so verstandene Psychopathologie der leiblichen Existenz beschränkt sich daher nicht auf somatische Symptome, sondern betrachtet den seelisch kranken Menschen in seiner leiblich-räumlichen Welt; sie wird zu einer *ökologischen Psychopathologie*.

Im Ausgang vom leiblichen Erleben des Patienten könnte sich dem Psychiater somit ein umfassender Blick auf verschiedenste Dimensionen psychischer Krankheit eröffnen. Gleichwohl ist die Leiblichkeit, in ihrem unmittelbaren Erlebnisaspekt wie im weiteren Sinn, von wenigen Ausnahmen abgesehen (du Bois 1987, Schmoll 1988, Windgassen 1988, Röhricht u. Priebe 1996, 1997) gegenwärtig kaum ein Gegenstand psychiatrischer Forschung. Die vor allem zwischen 1930 und 1960 reich entfaltete Tradition psychiatrischer Anthropologie und Phänomenologie mit ihren differenzierten Analysen der Leiblichkeit (Straus 1930, 1956, Tellenbach 1956, Christian 1960, Plügge 1962, Zutt 1963a) findet heute nur noch vereinzelte Fortsetzungen (v.a. Blankenburg 1982, 1989a). Wie in der Medizin insgesamt dominiert auch in der Psychiatrie eine den Körper als Substrat thematisierende Forschung, die in ihm die materiellen Bedingungen für die Veränderung (und damit Veränderbarkeit) seelischen Erlebens aufsucht. Sie basiert auf der Dichotomie von Körperfunktionen und Bewusstseinszuständen, die zwar miteinander korreliert werden, jedoch unter Absehung von der Person in ihrer einheitlichen, konkret-leiblichen Existenz.

In dieser dualistischen Einstellung kommt immer weniger in den Blick, wie psychisches Kranksein leiblich erlebt wird und sich ausdrückt. Es wird vielmehr verdinglicht zu einem Krankheitsprozess, der sich im Körper des Patienten, genauer in seinem Gehirn lokalisieren lässt. Die methodische Beschränkung des Blickpunkts durch das forschungsleitende neurobiologische Paradigma ist legitim und auch notwendig, um zu bestimmten Fortschritten in der Aufklärung pathogenetischer Mechanismen zu gelangen. Sie birgt aber aufs Ganze gesehen die Gefahr, den ursprünglichen Forschungsgegenstand der Psychiatrie, nämlich seelisches Leiden in seinen verschiedensten Erscheinungsformen, nicht mehr mit angemessenen und begrifflich geschärften Methoden erfassen zu können. Der in der Psychiatrie vielfach bereits zu beobachtende Verlust an psychopathologischer und intuitiver Kompetenz hat nicht nur bedenkliche Folgen für Diagnostik und Therapie, sondern beeinträchtigt langfristig auch die Grundlage jedweder empirischen Forschung.

Die vorliegende Arbeit versteht sich als eine Fortsetzung und Weiterführung der Tradition phänomenologisch orientierter Psychopathologie. Sie skizziert zunächst, einer wesentlich ausführlicheren Darstellung des Autors folgend (Fuchs 2000a), den Entwurf einer leib-räumlichen Anthropologie, der durch psychopathologische Aspekte ergänzt wird (Teil 2). Die Arbeiten von Max Scheler, Erwin Straus, Maurice Merleau-Ponty und Hermann Schmitz, auf denen dieser Entwurf basierte, werden hier allerdings nicht mehr ausführlich referiert; der interessierte Leser sei auf die entsprechenden Texte[1] bzw. auf das zitierte Buch des Autors verwiesen. – Der Entwurf dient in der Folge als Grundlage zum einen für eine phänomenologische Interpretation der Melancholie und der Schizophrenie (Teil 3), zum anderen für eine empirische Untersuchung zweier Patientengruppen mit paranoiden und depressiven Alterspsychosen (Teil 4).

Die zentrale Voraussetzung der Untersuchung lässt sich in der These formulieren: Psychische Erkrankung ist durch die Aufteilung in eine subjektive, unräumliche oder weltlose Innerlichkeit einerseits und eine Kombination äußerer Symptom- und Verhaltensmuster oder neurophysiologischer Befunde andererseits nicht adäquat zu erfassen; denn ihr eigentlicher Ort liegt in der gelebten *Beziehung zwischen Subjekt und Welt, die durch den Leib und den Raum vermittelt ist*. Diese Beziehung lässt sich phänomenologisch adäquater beschreiben, wenn der einheitliche Erlebnisraum in verschiedene Modalitäten konzentrischer Räumlichkeiten differenziert wird: in den *Leibraum* selbst (vgl. 2.1), den *sensomotorischen Raum*

---

[1] Hier seien nur einige zentrale Texte der genannten Autoren genannt: M. Scheler 1974, 1980; E. Straus 1956, 1960; M. Merleau-Ponty 1965; H. Schmitz 1965, 1989.

von Wahrnehmung und Motorik (2.2), den *emotionalen Raum* von Stimmungen und Gefühlen (2.3), den *personalen Raum*, der sich durch die spezifisch menschliche Fähigkeit der Reflexion und Selbstvergegenwärtigung eröffnet (2.4), und schließlich den *Lebensraum* der sozialen und ökologischen Beziehungen (2.5). Als Kern dieser existenziellen Räumlichkeiten oder Sphären ist der Leib das Medium, das uns mit der Welt verbindet. In diesem Sinn lässt sich der zugrundeliegende Entwurf auch als eine *„sphärische Anthropologie"* verstehen.

1.2
Psychische Krankheit und die Dialektik von Leib und Person

Die Betrachtung der Psychopathologie unter dem Aspekt der Leiblichkeit rechtfertigt sich noch durch einen anderen Gesichtspunkt, nämlich durch das dialektische Verhältnis von Leib, Person und Welt. Dies sei in einer ersten Annäherung dargestellt. – Mein Leib ist eine schwer fassbare Zwischenzone zwischen mir und der Welt. Er gehört mir nicht wie ein Gegenstand, sondern ich bin selbst mein Leib – und doch ist er auch wie ein Stück der Außenwelt, ein Körper, den ich „habe". Bezogen auf die Welterfahrung bedeutet dies: Der Leib vermittelt mir die Welt, ich erfahre sie immer nur durch ihn hindurch – solange er selbst im Hintergrund bleibt. In dem Maß jedoch, wie er als Körper störend hervortritt, kann er diese Erfahrung auch erschweren und verzerren.

Leiblichkeit ist das Medium zur Welt: Meine Empfindungen, meine Sinne, meine Triebregungen und Stimmungen erschließen mir die Welt, etwa als „angenehm" oder „unangenehm, als „nützlich" oder „schädlich". Je mehr dieses Medium sich klärt, desto reiner erfasse ich die Welt als solche und vermag von ihrer unmittelbaren Bedeutsamkeit für mich abzusehen. Zumal in den geistigen Denk- und Willensakten wird die Person vom Leib unabhängig, gegenüber der leiblichen Trieb- und Sinnesorganisation autonom. Die spezifisch menschlichen Fähigkeiten zur Objektivierung und Selbst-Relativierung, zum „Überstieg", aber auch zur Willensfreiheit und Selbstverpflichtung sind gebunden an das Zurücktreten des Leibes in seine reine Mittlerfunktion, an die Transparenz der Leiblichkeit gegenüber der Welt.

Wo aber diese Transparenz sich trübt, die Leiblichkeit „opak" wird und störend in den Vordergrund tritt, da verliert die Person ihre Freiheit gegenüber dem Leib und gegenüber der Welt; sie droht sich in ihre Eigenwelt zu verstricken und aus ihren sozialen Zusammenhängen herauszufallen. Dies eben ist die Situation der Krankheit, und zwar insbesondere der psychischen Krankheit, die alle leibräumlichen Bezüge zur Welt betrifft. – Das Tier lebt, wie Scheler (1983) ausgeführt hat, in unauflöslicher Kohärenz mit seiner Umwelt, während der Mensch vermöge seines personalen Zentrums die je momentane Leib-Umwelt-Beziehung zu transzendieren, das heißt in einer *Welt* zu leben vermag. In der psychischen Erkrankung droht aber die Welt wieder zur bloßen Umwelt zu werden: Was der Mensch noch von der Welt wahrnimmt und wie er auf sie reagiert, wird verzerrt durch seine dominierende leib-seelische Verfassung, der gegenüber er keine Freiheit mehr behält, und durch egozentristische Verarbeitungsmuster, in denen er befangen bleibt.

So lassen sich psychische Störungen häufig als Zirkel von eingeengter Situationswahrnehmung und leiblichen Reaktionen auffassen, denen der Kranke nicht zu entkommen vermag: Er ist ausgeliefert an eine leibliche Triebregung in der Sucht oder an ein vorgeprägtes Verhaltensritual im Zwang; in der Phobie reagiert sein Leib auf bestimmte Wahrnehmungen mit Angstattacken, die ihrerseits dem wahrgenommenen Raum ein bedrohliches Gepräge verleihen. Die Vitalstörung der Melancholie lähmt den Patienten und lässt die Umwelt grau, öde und leer erscheinen; in der schizophrenen Psychose verzerrt sich die objektivierende Wahrnehmung zur Eigenbeziehung, die den den „Überstieg", die Freiheit zur Situation nicht mehr zulässt. Pointiert kann man sagen: Je mehr sich die Leiblichkeit verselbständigt, desto unfreier wird die Person in ihren Beziehungen zur Welt.

Diese Veränderungen des leibvermittelten Weltverhältnisses nehmen aber auch die Anderen am Kranken wahr. Einen Menschen verstehen heißt, seinen Lebensäußerungen die Einheit eines prinzipiell nachvollziehbaren *Sinnes* zu unterlegen, während wir etwa im Falle des „Wahnsinnigen" diesen Sinn vermissen bzw. gar nicht mehr suchen. Vielmehr erfährt unsere Einstellung zu ihm eine charakteristische Verfremdung: Wir betrachten nämlich seine Äußerungen nicht mehr als freie, sinngerichtete Intentionen, sondern suchen nach psychischen oder organischen *Ursachen* für sie. Wir sehen sie nur noch als Folge der ihn beherrschenden leiblichen Verfassung, als leibgebunden an. Damit erhält nun aber die Leiblichkeit entscheidende Bedeutung für den gleichwohl um Verständnis bemühten Umgang mit dem psychotisch veränderten Menschen. Gelingt es nämlich, die strukturellen Veränderungen im Leib-Umwelt-Verhältnis des Kranken zu erfassen, dann wird uns auch seine Unfreiheit verständlicher, sein Unvermögen, die Welt anders sehen und auf sie reagieren zu können. Wir verfolgen dann, vom Leib ausgehend, die besondere Art und Weise, wie sich für ihn die Welt aufbaut und die Realität konstituiert. Damit aber wandelt sich der in der ersten Einstellung gleichsam zu einem „Stück Natur" gewordene Kranke für uns wieder zu dem, was er eigentlich ist bzw. verzweifelt sich zu sein bemüht: zu einer Person.

Wäre der Kranke in seinen Äußerungen *nur noch* kausal determiniert, dann wäre dieses Bemühen um Nachvollzug freilich vergeblich und illusionär. So ist es aber nicht. Die veränderte Leiblichkeit stellt nur eine andersartige (allerdings ungleich „fixiertere") Erlebnisbasis für die Weltgestaltung des Kranken dar. Er behält also noch „Freiheit in der Unfreiheit"; nur ist diese in ihrer Einschränkung schwerer erkennbar. In Teil 4 der Arbeit wird exemplarisch versucht, die prämorbide Weltgestaltung depressiver und paranoider Patienten nachzuvollziehen, um ihr psychotisches Erleben dazu in Beziehung setzen zu können. In abgeschwächten Graden gelten diese Überlegungen aber auch für nicht-psychotische, etwa neurotische Störungen: Auch sie implizieren, wie in den Beispielen oben angedeutet, Verzerrungen des leibräumlichen Weltverhältnisses, wobei wir diese hier leichter auf frühere Erfahrungen und dadurch erworbene leibliche Dispositionen zurückführen können.

1.3
Die leibliche Partizipation an der Welt

Warum ist nun im Zusammenhang der Leiblichkeit immer wieder vom Raum die Rede gewesen? Werden hier nicht zwei recht verschiedenartige Kategorien zusammengespannt? – Hierzu bedarf es noch einiger Vorbemerkungen.

Das seelische Erleben – unsere Empfindungen, Triebregungen, Gefühle, Stimmungen, Wahrnehmungen, Erinnerungen, Gedanken – ist als solches nicht irgendwo im Raum unseres Körpers lokalisierbar, auch nicht im Gehirn. Es ist überhaupt nicht nur irgend etwas *in uns*. Seelisch sind wir *bei* den Dingen und Menschen, die wir wahrnehmen oder auf die wir zugehen, nehmen wir Anteil, hängen an etwas, fühlen uns angezogen oder abgestoßen. Man kann sogar sagen, je mehr sich unser Seelenleben entfaltet, vor allem in unseren Gefühlen, desto mehr strömt es nach außen, verbindet es uns mit den Dingen und noch mehr mit den Menschen; es bringt sie in unsere Nähe und uns in ihren Raum, in ihre Atmosphäre, selbst wenn sie dabei örtlich in weiter Distanz bleiben. Das Organ, das Medium und der „Resonanzkörper" dieser Teilnahme und Teilhabe aber ist der Leib. Durch ihn ist alles seelische Erleben zugleich ein konkret-räumliches. Der Leib vermittelt eine ursprüngliche seelische Partizipation an der Welt.

Dieses partizipierende Weltverhältnis wird nun allerdings verdeckt durch die dualistische Subjekt-Objekt-Spaltung, wie sie besonders seit der Neuzeit das moderne Bewusstsein zu prägen begann. Sie ist verknüpft mit der Introjektion[2] des Seelischen in eine unräumliche, subjektive Innenwelt und umgekehrt mit der „Entseelung" der Welt, deren sinnliche und atmosphärisch-gefühlshafte Qualitäten als Zutaten und Projektionen unserer Wahrnehmungsorganisation, d.h. letztlich als Anthropomorphismen entlarvt werden. Mit der Verdeckung und dem Verlust der ursprünglichen Partizipation gerät das Subjekt allerdings in eine monadische Position gegenüber der Welt wie gegenüber den Anderen. – Damit ist gerade der Psychopathologie eine schwere Last aufgebürdet. Denn die krankhaften, insbesondere die psychotischen Abwandlungen der Subjekt-Welt-Beziehung müssen nun als „Projektionen" oder als Produkte eines hirnpathologischen „Prozesses" ihre Erklärung finden. Für den Psychopathologen gibt es buchstäblich keinen phänomenalen Raum mehr, in dem sich diese Störungen eigentlich vollziehen könnten.

Am Ende dieses historischen Prozesses der Introjektion, an dem wir heute stehen, erscheint freilich die Entseelung und Entsinnlichung der Welt nur als die Rücknahme kindlich-naiver Projektionen der Menschheit. Sowohl phylogenetisch (in der Bewusstseinsgeschichte) als auch ontogenetisch (in der kindlichen Entwicklung) lässt sich jedoch aufzeigen, dass die geschichtliche Bewegung des Seelischen gar nicht die einer projektiven „Hinausverlagerung" ist, sondern eine zu-

---

[2] Den historischen Prozess der Introjektion des leiblichen Erlebens in die unräumliche Innenwelt der Seele hat Hermann Schmitz in seiner breit angelegten Leibphänomenologie ausführlich analysiert; vgl. insbesondere Schmitz 1965, 1989, ferner Fuchs 2000a, 21ff., 206ff.

nehmende Internalisierung: Auf eine ursprüngliche Ungeschiedenheit von Innen und Außen folgt ein partizipierendes Weltverhältnis und schließlich die Introjektion des Seelischen in einen verborgenen Innenraum.

So zeigen die Ergebnisse der neueren Säuglingsforschung (Stern 1991, 1998, Dornes 1993), dass der Säugling von Anfang an aktiv an der Welt teilnimmt. Bereits das Neugeborene vermag den Gefühlsausdruck der Mutter wahrzunehmen und über spontane leibliche Imitation ihrer mimischen Gesten mit ihr zu kommunizieren. Der Mensch lebt nicht primär in einem subjektiven Innenraum, aus dem heraus er erst die Existenz der Anderen entdeckt, sondern er ist durch seine Leiblichkeit von Anfang an auf sie bezogen. Diese Forschungsergebnisse bestätigen Merleau-Pontys These eines primären „Zur-Welt-Seins" des Leibes, einer präreflexiv gegebenen „Zwischenleiblichkeit" *(intercorporéité)*, in die der Mensch eingebettet ist, bevor er sich als denkendes Subjekt entdeckt.[3] Das Kind lebt verwoben in seine Umwelt und spricht von sich erst in der dritten Person, also „von außen", ehe es Ich sagt. Seine Welt ist beseelt, und es nimmt die Dinge in spontanem leiblichem Nachvollzug wahr: Der Baum ist nicht nur grün, er ist auch lebendig, er hat ein Gesicht, er wächst empor und streckt sich so wie sein eigener Leib.

Auch Piaget (1988, 125ff.) spricht von einer Partizipationsbeziehung, die das Kind zwischen sich, seinem Denken und der Welt erlebt; es betrachte alles Begegnende als verbunden mit seinem Inneren und in Entsprechung zu seiner Selbsterfahrung. Die vielfältigen magischen Praktiken und Rituale, mit denen es auf seine Umgebung einzuwirken versucht, belegen dies ebenso wie der kindliche Animismus, in dem es allem Begegnenden Leben und Bewusstsein zuspricht. Partizipation bezeichnet für Piaget jedoch nicht eine reale Erfahrungsdimension, sondern nur ein subjektives Stadium kindlicher „Egozentrizität" (l.c. 156). Piaget sieht die Aufgabe des Kleinkindes in der „Dezentrierung": Es soll seinen naiven Subjektzentrismus immer mehr zugunsten der Anerkennung einer physikalischen Welt, objektiver Kausalität und anderer Subjekte aufgeben. Dezentrierung bedeutet die Überwindung des subjektiv-leiblichen Standpunktes, aber auch eine Verarmung an mimetischen und imaginativen Verwandlungspotenzen, an partizipierender Weltbeziehung. So vollzieht jedes Kind im Verlauf seiner Sozialisation die Introjektion und Subjekt-Objekt-Trennung nach.

Doch wäre ein vollständiger Verlust der Partizipation gleichbedeutend mit Isolation und Depersonalisation, also einer Entfremdung von der sinnlich erfahrbaren und mitmenschlichen Welt. Deshalb kann die Dezentrierung, die reflexive Distanz zur Welt in Wahrheit nie vollständig werden; sie kann allerdings die leibliche Weise der Welterfahrung bis zur Unerkennbarkeit verdrängen. Schon um uns aber die Sinneswahrnehmung als unser Sein-bei-den-Dingen verständlich zu machen, müssen wir unser eigenes leibliches und räumliches Ausgedehntsein, unserer Teilhabe an der Welt wiederentdecken (s.u. 2.2.2). Erst recht gilt dies für das Wahrnehmen und Verstehen der Mitmenschen: Einem anderen, der spricht, zuzuhören und ihn verstehen heißt in gewissem Sinn, für den Moment „dieser andere zu wer-

---

[3] Vgl. Merleau-Ponty 1965, 126, 174; der Begriff der *intercorporéité* findet sich bei Merleau-Ponty 1960, 213.

den"; sich ihm „mitzuteilen" bedeutet, ihn zu einem Teil unserer selbst werden zu lassen. Pointiert könnte man mit Blankenburg (1965) auch sagen, dass „jede echte Wahrnehmung des anderen ... über eine *in statu nascendi* aufgehobene Ich-Störung führt." Diese teilnehmende Kommunikation setzt leibhaftige Gegenwart, nämlich eine umgreifende Sphäre voraus, die durch die *intercorporéité*, die vorbewusste Verknüpfung zweier Leiblichkeiten entsteht. Die Partizipation bleibt also latent immer gegenwärtig.

Die Intention der vorliegenden Untersuchung besteht nun wesentlich darin, den psychisch Kranken in seiner leibräumlichen Partizipation an der Welt zu erfassen. Als grundlegende These können wir bereits hier formulieren: Die ursprüngliche Partizipation wird in seelischen Erkrankungen sogar in prononcierter Form wieder erfahren – etwa durch ihren leidvollen Verlust wie in der Melancholie, oder aber in ihrer Übermacht wie in der Schizophrenie, in der dem Kranken keine gleichwertige Fähigkeit verfügbar ist, die Überfülle der Eindrücke zu assimilieren. Im psychotischen Erleben erfährt der Mensch die Partizipation gerade durch ihre Störung, ohne allerdings zu begreifen, was ihm geschieht, und ohne es adäquat verbalisieren zu können. Die Arbeit der Leibphänomenologie ist daher auch die Suche nach einer Sprache der leiblichen Erfahrung, die uns hilft, den Kranken in seiner leiblich-räumlichen Existenz zu verstehen und für sein Erleben gemeinsame Worte zu finden. Indem wir ihm in dieser Weise teilnehmend begegnen, können wir, im Sinne des eingangs zitierten Satzes von Jaspers, auch unsere eigene Partizipation an der Welt (wieder)erfahren. Gerade in der Störung der Partizipation macht uns seelische Krankheit bewusst, dass der Mensch nicht ein monadisches Bewusstseins-Ich ist, sondern durch seinen Leib der Brennpunkt eines Feldes ausstrahlender und einströmender Wirkungen – ein Mikrokosmos.[4]

---

[4] In diesem Sinn schrieb bereits Kurt Schneider in seiner „Klinischen Psychopathologie" (1992, 46): „Der psychotische Mensch ist nicht weniger ein in sich geschlossener Mikrokosmos als die normale Persönlichkeit oder der Leib".

2 Phänomenologie von Leib und Raum

2.1
Der Leib

Übersicht. – Das erste Kapitel vergegenwärtigt zunächst die verschiedenartigen Erscheinungsformen leiblichen Existierens, das sich vom rein innerleiblichen Spüren nach außen hin entfaltet. Sodann wird die besondere, absolut und „meinhaftig" erlebte Räumlichkeit des Leibes beschrieben. Zu den grundlegenden Charakteristika des coenästhetischen Leibraums gehört der Antagonismus restriktiver und expansiver Tendenzen; letztere leiten sich aus dem Antrieb als der Quelle leiblicher Dynamik ab. Dies führt weiter zu den primären Beziehungen zwischen Leib- und Umraum: Die Erfahrung des Widerstandes im Tastsinn grenzt sie voneinander ab, in Einverleibung, Ausscheidung und Atmung gehen sie ineinander über. Schließlich wird die Polarität von Leib und Körper unter verschiedenen Aspekten thematisiert. – Der Leib erscheint in dieser Darstellung nicht mehr als das statische Gebilde, das die vom Körper abgeleitete objektivierende Betrachtung in ihm zu sehen meint. Vielmehr wird die Leiblichkeit als ein fluides, dynamisches Geschehen, als ein *Prozess* aufgefasst, der von vornherein in einer dialogischen Beziehung zur Umgebung steht.

2.1.1
Phänomene der Leiblichkeit

„Phänomen" ist zunächst das „Sich-Zeigende", Erscheinende – das, was sich der unbefangenen, vorurteilslosen Anschauung als unbestreitbar und unabweisbar präsentiert. Unter dem Einfluss von Karl Jaspers' „Deskriptiver Phänomenologie" (Jaspers 1973) hat sich unter Psychiatern allerdings bis heute die unzutreffende Auffassung verbreitet, Phänomene seien grundsätzlich ohne weiteres sichtbar und beschreibbar, so als sei die bloße Bestandsaufnahme von Erlebnisweisen, wenn sie nur unter Verzicht auf diagnostische und ätiologische Fragen erfolge, bereits Phänomenologie.[5] Heidegger hat demgegenüber betont, dass das Sich-Zeigende keineswegs selbstverständlich erkennbar, sondern durch unsere Vormeinungen vielfach bis zur Unsichtbarkeit verstellt ist (Heidegger 1925, 35f.). Dies lässt sich am Begriff des Leibes unmittelbar illustrieren. Gerade der Mediziner ist nämlich durch das jahrelange Studium der Morphologie und Funktionsweise des anatomischen Körpers so geprägt, dass für ihn das räumlich ausgedehnte leibliche Erleben des Patienten in der Regel kaum noch Anspruch auf „Wirklichkeit" erheben kann. Die „subjektive Anatomie", die vielfältigen und subtilen Befindlichkeiten des Leibes zu erforschen und zu erfahren, hat ihn sein Studium nicht gelehrt; er ist gerade

---

[5] Vgl. zur Kritik dieser sogenannten Phänomenologie Blankenburg 1991b.

durch sein angesammeltes Wissen phänomenblind geworden.[6]

Aber unsere Leiberfahrung in Gesundheit und Krankheit geht der Erkenntnis des Organismus immer voraus. Die Leiblichkeit ist selbst der Rahmen, innerhalb dessen der menschliche Körper erst zum Gegenstand von Spezialwissenschaften werden kann. Um ihn zu erforschen, müssen sie das Leibsubjekt auf das Körperobjekt reduzieren, den Leib aus seiner gelebten Situation isolieren und in bestimmte wiederholbare Untersuchungsschemata bringen.[7] Dabei entgleitet ihnen jedoch der Leib *als* Leib, in seinen Vollzügen und Funktionen. Sie können nur die organismischen Bedingungen dieser Funktionen erforschen und feststellen, nicht jedoch das Sehen, Hören, Sich-Bewegen *als solches*. Aber Kranksein ist leibliches Erleben, und so muss der Arzt immer wieder zum Erleben des Kranken zurückkehren, von dem er ausgegangen ist.

Nun ist, im Unterschied zum gegenständlich erfassbaren Körper, die im Deutschen mit dem Wort „Leib" umschriebene Sphäre nicht leicht abzugrenzen. Schließlich ist unser Leib, ob mehr im Vordergrund oder im Hintergrund, an allen unseren Zuständen und Tätigkeiten mitbeteiligt. „Nichts Menschliches ist völlig unleiblich", wie es Merleau-Ponty formuliert hat.[8] Selbst scheinbar rein kognitive Funktionen enthalten implizite Strukturen, die ursprünglich dem leiblichen Handeln entnommen sind: Worte wie „begreifen", „durchschauen", „verknüpfen" oder „gliedern" weisen darauf hin. – Beginnen wir daher zunächst mit einer Bestandsaufnahme der Phänomene, die sich überhaupt der Sphäre der Leiblichkeit zuordnen lassen:

Dazu gehören sicher die spürbaren leiblichen Empfindungen, Regungen und Zustände, also die Bewegungs-, Lage- oder Spannungsempfindungen der Glieder, aber auch Hunger, Durst, Schmerz, Wollust, die Enge oder Weite in der Brust beim Atmen, Frische oder Müdigkeit, Behagen oder Unruhe, Anspannung oder Gelöstheit, usf. – All dies ist auch ohne Hinsehen oder Betasten *räumlich spürbar und lokalisierbar*, als ein unscharf begrenzter, aber vielfältig gegliederter und sich regender, fortwährend veränderlicher Raum, den wir als den *Leibraum* bezeichnen können. Für diesen Raum haben sich in der Psychologie und Medizin auch Begriffe wie „Körperschema", „Körper-Ich" oder „Körper-Bild" *(body image)* eingebürgert, die freilich den Nachteil haben, den gelebten und gespürten Leib bereits begrifflich zu vergegenständlichen.[9] Der Leib ist mir aber keineswegs immer als „mein Körper" bewusst, sondern zumeist vielmehr der selbstverständliche und unbemerkte Hintergrund meiner Zuwendung zur Welt und zu den Anderen. Diese Doppelgesichtigkeit, das Schillern des Leiblichen zwischen dem unreflektierten Befinden, dem automatischen Funktionieren einerseits und der bewussten, gesteu-

---

[6] Einen bemerkenswerten Versuch, diese Einseitigkeit zu korrigieren, stellt der Band „Subjektive Anatomie" von Uexküll et al. (1994) dar.

[7] Die Abneigung und der Ekel, die den Medizinstudenten zu Beginn des Anatomiekurses oft erfassen, sind ein Beleg dafür, dass die vergegenständlichende, distanzierende Einstellung zum Leib erst gelernt werden muss.

[8] „Rien d'humain n'est tout à fait incorporel." – M. Merleau-Ponty: Résumé du Cours: Collège de France, 1952-1960, Gallimard, Paris 1968, S.178.

[9] Vgl. zur Geschichte dieser Begriffe Fuchs 1995a.

erten Körperlichkeit andererseits hat Merleau-Ponty als „Ambiguität" des Leibes bezeichnet.[10] Sie lässt sich etwa am Beispiel des Atmens illustrieren, das zwischen dem automatischen, unbemerkten, aber das Befinden sehr wohl tönenden Vollzug und dem gezielten „Machen" des Atems alle Übergänge zulässt.

Damit ist die Sphäre des Leiblichen aber noch keineswegs erschöpft. Auch in der *Sinneswahrnehmung* bleibt der Leib stets der latente Bezugspunkt, das Orientierungszentrum. Sehen, Hören, Riechen, Schmecken oder Tasten sind als Sinne auf die Gegenden, Grenzen und Richtungen des Leibes bezogen. Nur eine physiologistische Verengung begreift etwa das Sehen als bloße Reizaufnahme in das optische System – tatsächlich ist es z.B. ein aufmerksames Beobachten, ein ängstliches Um-sich-Blicken, ein abschätziges Mustern oder ein gespanntes Ausspähen usw., an dem der ganze Leib mitbeteiligt ist. Wahrnehmen bedeutet somit immer ein ganzheitliches Verhalten. – Ebenso ist die leibliche *Bewegung* keine bloße Ortsveränderung, sondern ein erlebbares Ausgreifen oder Ausschreiten, eine Gebärde oder Bewegungsgestalt. In der *Handlung* schließlich greift der Leib auf die Dinge über und schließt sich mit den Instrumenten, die wir gewohnheitsmäßig gebrauchen, zu neuen Einheiten zusammen: Pianist und Klavier, Weber und Webstuhl, Reiter und Pferd „verschmelzen" miteinander. Der Leib ist somit das Zentrum eines Netzes sensomotorischer Richtungen, die von ihm ausgehen oder zu ihm hinführen, und die ihn wie unsichtbare Fäden mit der Umgebung verbinden. In Wahrnehmung und Bewegung wird der leibliche Raum zum gerichteten oder „*Richtungsraum*".[11]

Der Leib ist weiter das Medium des *Ausdrucks*, in Mimik, Stimme, Gestik, Haltung und Gang. Dieses Sich-Ausdrücken ist selbst noch erlebbar, etwa wenn wir einen empfundenen Abscheu in unseren Blick legen oder den Zorn an unserer Mimik spüren. Wer seinem Schmerz mit einem Schrei Luft macht, nutzt die Richtung des Ausatmens, um die leiblich gespürte Spannung des Schmerzes nach außen zu durchbrechen und sie in den umgebenden Raum abzuführen. Dem Ausdruck entspricht der *Eindruck*, die *Ausstrahlung*, die von jemandem ausgeht und sich auf den Anderen überträgt. Im Auftreten eines Menschen, in seiner Gestalt, seinem Verhalten, seinen Gesten spricht das Leibliche seine eigene Sprache und wird zur Grundlage der Interpersonalität: Dieser Leib, dieses leibliche Wesen mir gegenüber *ist* der Andere, und nicht nur seine Hülle oder sein Träger.

Eindruck und Ausstrahlung werden leiblich gespürt, etwa als Sympathie, Wärme, Hingezogensein, oder aber als Unbehagen, unbestimmte Abneigung, Ekel oder Frösteln in der Gegenwart eines anderen. Der Leib ist dabei der „*Resonanzkörper*" für Atmosphären, die uns umgeben, für Stimmungen und Gefühle, die wir erleben. Das erkennen wir daran, dass wir sie vielfach mit Ausdrücken des leiblichen Spürens bezeichnen: Von Freude fühlen wir uns „gehoben", von Enttäuschung „niedergeschlagen", von Kummer „gedrückt", von Angst „beklommen". Eine Ge-

---

[10] Merleau-Ponty 1965, 234; vgl. dazu auch Plügges hervorragende Analysen der Leiblichkeit aus der internistischer Sicht (Plügge 1962, 1967, bes. S.66f.).

[11] Der Begriff der *Richtung* wird hier und im Folgenden nicht im geometrischen, sondern im dynamisch-vektoriellen Sinn verstanden, als ein „Sich-richten" auf etwas hin, sei es als spürbare Tendenz oder als tatsächliche Bewegung.

sprächsatmosphäre nennen wir warm oder frostig, gespannt oder gelöst – weil wir uns in ihr leiblich so befinden. Der Leibraum ist, so können wir diese Erfahrungen zusammenfassen, in einen „*Stimmungsraum*" eingebettet.

Versuchen wir nun das Gemeinsame in all diesen Phänomenen zu finden – Orientierungs- und Bewegungszentrum, Ausdrucksmedium, Resonanzkörper – so können wir es darin sehen, dass der gespürte Leib dabei vorausgesetzt und zugleich ständig in den Umraum hinein überschritten wird, so dass wir erlebend und handelnd an der Welt teilhaben. Leibliches Dasein pendelt zwischen den Polen von Leib und Welt, in einer oszillierenden Bewegung, die vermittelt wird durch erlebte Richtungen wie die der Wahrnehmung, der Motorik, der Ausstrahlung, des Eindrucks usw. Der Leib steht dem Umraum nicht gegenüber; er ist nichts Dingliches, Gegenständliches, das sich auf den Raum des Körpers begrenzen ließe. Leiblichkeit bedeutet vielmehr ein lebendiges Geschehen, nämlich den fortwährenden *Prozess der Vermittlung* zwischen den Polen von Leib und Welt, die nicht voneinander zu trennen sind. In diesem umfassenden Sinn bezeichnet Leiblichkeit die Formen unseres raumzeitlichen Existierens, also des „Heraustretens", in dem der Leib sich zur Welt hin überschreitet.[12]

2.1.2
Der Leibraum

Die möglichen Zugänge zum Leibphänomen, so haben wir gesehen, sind vielfältiger Natur. Ein erster Weg, den ich beschreiben möchte, führt über die Sphäre der coenästhetischen leiblichen Empfindungen, die einen zwar unscharf abgegrenzten, aber doch durch bestimmte Charakteristika vom Umraum unterschiedenen leiblichen Eigenraum konstituieren.[13] Folgende Merkmale zeichnen diesen Leibraum aus:

– Voluminosität: Leibliche Empfindungen wie Schmerz, Hunger, Müdigkeit, Schwere- oder Bewegungsempfindungen sind spürbar ausgedehnt, strahlen aus, erfüllen einen bestimmten Raum oder den ganzen Leib. Diese Räumlichkeit der Leibempfindungen ist offensichtlich nicht an die anatomischen Organ- oder Körpergrenzen gebunden – man denke an das Beispiel des Phantomglieds – sondern durchaus eigenständiger Natur.

– Absolute Örtlichkeit: Jeder leiblichen Regung wohnt ihre Örtlichkeit inne. So zeigt etwa ein Schmerz selbst seinen Ort an, als unmittelbar gespürtes „Hier"; er erzeugt seinen eigenen „Schmerzraum". Auch ohne etwas vom anatomischen Organ des Magens zu wissen, weiß ich doch ineins mit meinem Hunger, wo ich ihn spüre. Mit einem Begriff des Phänomenologen H. Schmitz können

---

[12] Hier sei auf Heideggers Passagen zur Räumlichkeit des In-der-Welt-Seins in „Sein und Zeit" verwiesen (Heidegger 1925, 104ff.), ebenso auf Sartres Analyse des Leibes als des „stillschweigend überschrittenen" *(dépassé sous silence)* in „Das Sein und das Nichts" (Sartre 1962, 424f.).

[13] Zur Geschichte des Coenästhesiebegriffs vgl. Fuchs 1995a.

wir daher von „absoluter Örtlichkeit" der leiblichen Regungen sprechen (Schmitz 1965, 6).

- Meinhaftigkeit[14]: Leibliche Regungen, Schmerz- und Berührungsempfindungen erlebe ich unmittelbar als „zu mir gehörig", als „meinhaft". Schmerz, Hunger oder Durst usw. nehme ich nicht distanziert wahr wie die Warnblinkleuchte oder Tankanzeige meines Wagens. Damit ist auch der Lust- bzw. Unlustcharakter leiblicher Empfindungen verbunden: Schmerz ist unangenehm, Wollust angenehm, weil man sie nicht als etwas „Äußeres" wahrnimmt, also neutral registriert, sondern sich in ihnen auch *selbst empfindet*.

Der „Mein-Charakter" aller leiblichen Empfindungen ist zugleich ihr integrierendes Moment: wir erleben unseren Leib immer als Einheit. Dies ist weder auf Gewöhnung an wiederkehrende somatische Afferenzen zurückzuführen noch auf die habituelle Vorstellung von der räumlichen Gestalt des Körpers, also auf das Körperbild – so als ob wir nur gewohnheitsmäßig alles uns zurechneten, was wir immer wieder in gleicher Weise spüren, sehen und tasten können. Vielmehr ist die Meinhaftigkeit der Leibempfindungen selbst die Voraussetzung für die Abgrenzung des Leibes vom Äußeren. Sie besteht auch schon für den Säugling, der zwar seinen *gesehenen* Fuß noch nicht als eigenen, sondern als „interessantes Ding" erkennt, von einem *Schmerz* im Fuß durch sein Schreien aber wohl bezeugt, dass er in die Einheit seines Leibes einbezogen ist.

Eine eindrucksvolle Illustration aus der Säuglingsforschung gibt D. Stern am Beispiel eines siamesischen Zwillingspaars, das an der Brust (einander zugewandt) zusammengewachsen war (Stern 1998, 117f.). Jeder Säugling lutschte häufig an den Fingern des Geschwisterchens, was ein interessantes Experiment ermöglichte: Wenn ein Zwilling an den eigenen Fingern saugte, und man entzog ihm nun vorsichtig seinen Arm, so leistete er Widerstand und versuchte den *Arm* zum Mund zurückzubewegen. Lutschte er hingegen die Finger seines Geschwisters, und man verfuhr genauso, so reckte er, um weiterzusaugen, nun den *Kopf* vor, während seine Arme ruhig blieben. Das Gleiche war zu beobachten, wenn einmal beide Kinder gleichzeitig an den Fingern des jeweils anderen saugten, und man den Versuch durchführte: Beide hatten offensichtlich keine Schwierigkeiten, eigene und fremde Finger voneinander zu unterscheiden und die geeignete Bewegung auszuführen, um das Saugen fortsetzen zu können. Sie „wussten" durchaus, dass der eigene Mund, der an einem Finger saugte und der eigene Finger, an dem gesaugt wurde, nicht zur selben Handlung gehörten. Dabei tragen das Tastempfinden (die Doppelempfindung beim Saugen der eigenen Finger), das kinästhetische Empfinden ebenso wie das Erlebnis der „Urheberschaft" der eigenen Bewegung gleichermaßen zum Empfinden des Leib-Selbst bei.

Hingegen belegt das Phänomen der Anosognosie (bzw. des Neglect-Syndroms), bei dem Patienten ihre gelähmte und empfindungslose Extremität als ein „fremdes Glied", als einen

---

[14] Mit „Meinhaftigkeit" bezeichnet Kurt Schneider (1992, 59f.) die Subjektivität oder Ich-Zugehörigkeit von Leibempfindungen, Gefühlen, Trieben und Willenserlebnissen. Die womöglich anklingende Konnotation einer Eigentumsbeziehung zum Leib sollte allerdings ausgeschlossen werden: Die „Meinhaftigkeit" der Leibempfindungen, wie sie etwa in ihrem Lust- oder Unlustcharakter erscheint, ist präreflexiver Natur und liegt *vor* der Distanzierung des Leibes zum eigenen Körper.

nicht zu ihnen gehörigen Gegenstand ansehen, dass der Verlust des leiblichen Spürens und Sich-Bewegen-Könnens nicht durch äußere Wahrnehmung des Körpers kompensiert werden kann: Auch das Ansehen oder Betasten des gelähmten Beines macht es nicht zum eigenen. Denn alles Sichtbare hat nur den Charakter des „Dort"; der Patient sieht seine Hand so wie er Papier und Bleistift sieht. – Ein Patient von Sacks beschreibt das Erleben einer Anosognosie: „Was diesen Verlust so schrecklich gemacht habe, sei die Tatsache gewesen, dass das Bein nicht einfach 'verlorengegangen' sei, sondern sogar seinen angestammten Platz verloren habe ... Das Bein war verschwunden und hatte seinen 'Platz' mitgenommen ... und mit ihm seine Raum-Zeit" (Sacks 1989, 82f.). Das gesehene eigene Bein fühlt sich unheimlich, fremd an und löst oft geradezu Ekel und Widerwillen aus (74f.). Dies resultiert offenbar aus der zweideutigen, paradoxen Situation, die durch das undeutliche Bewusstsein der Zugehörigkeit bei gleichzeitigem Fehlen der Meinhaftigkeit des gesehenen Körperteils entsteht.

Interessanterweise erkennen Patienten mit „fremden" Gliedmaßen diese *im Spiegel* ohne weiteres als die eigenen. So vermochte eine Patientin von Lapresle u. Verres (1978) ihre gelähmte linke Hand nicht mit der rechten zu finden; zeigte man ihr aber beide Hände im Spiegel, so erkannte sie sie sofort. Sie war schließlich „...in der Lage, ihre gelähmte linke Körperhälfte im Spiegel wahrzunehmen, aber sie leugnete diese Tatsache sofort, wenn sie ihre linke Seite wieder [unmittelbar] betrachten konnte." Dies erklärt sich aus der Verbindung des Spiegelbilds mit dem reflektierenden Bewusstsein: Der Spiegel vermittelt eine abstraktere, reflexive Weise des Selbstbezugs, nämlich die zum eigenen Körper als Objekt, *ohne* dass dessen Bild vom primären, meinhaft-leiblichen Raum überlagert wäre. Auf diese indirekte Weise kann die Patientin daher ihre Hand dem Körperbild zuordnen.

In umgekehrter Weise zeigt sich die Eigenständigkeit und Unreduzierbarkeit des Leibraums an den *Phantomgliedphänomenen*. Sie zeichnen sich durch ihre absolute Örtlichkeit und unabweisbare Zugehörigkeit zum eigenen Leib aus, trotz Fehlen eines körperlichen Korrelats. Selbst ein Phantomfuß, der ohne ein verbindendes Bein, also entfernt vom Körper gespürt wird, gehört nicht weniger zum eigenen Selbst als die anderen Glieder. Fordert man einen Amputierten auf, seinen Stumpf auf eine Wand zuzubewegen, so erlebt er zu seiner Bestürzung, wie das Phantomglied vor dem Stumpf mühelos die Wand durchdringt und nun „in ihr steckt" (Katz 1921). Es dürfte kaum eine überzeugendere Erfahrung der absoluten Räumlichkeit des Leibes geben, die nur gewöhnlich vom sicht- und tastbaren, materialen Körper überlagert ist. Das Phantom ist nicht im Gehirn oder einem dort lokalisierten Bewusstsein, sondern da, wo es empfunden wird, in der Verlängerung des Amputationsstumpfes. Der Leib zeigt sich in seiner eigenständigen räumlichen Gestalt, der nicht weniger Wirklichkeit zukommt als dem anatomischen Körper.

Voluminosität, absolute Örtlichkeit und Meinhaftigkeit zeichnen also den Leib und alle seine Empfindungen aus. Im Leib besteht kein beziehungsloses Auseinander von ‚da' und ‚dort'; seine Einzelregungen und Bewegungen repräsentieren immer zugleich das Ganze. Der Leib ist dabei nicht gegenständlich „im Raum"; er bildet vielmehr selbst einen primären, absolut gegebenen Raum, der erst sekundär zum physikalischen Raum bzw. zum Raum des gegenständlichen Körpers in Beziehung gesetzt werden kann. Die phänomenologische Analyse erweist den Leib als *ausgedehnte, raumerfüllende Subjektivität*.[15]

---

[15] Der Rahmen der Untersuchung lässt es nicht zu, näher auf die Leib-Seele-Problematik einzugehen, die sich freilich aus phänomenologischer Sicht wesentlich anders darstellen würde, nämlich als *Leib-Körper*-Problematik. Wie verhalten sich absoluter leiblicher Raum und ana-

2.1.3
Phänomenologie des Leibraums

2.1.3.1
Leibinseln

Der Leibraum besteht aus der Gesamtheit coenästhetischer Empfindungen, die lokal oder über den ganzen Leib erstreckt sind. Vitalgefühle wie Frische, Müdigkeit oder Krankheitsgefühl lassen sich zumeist nicht einer einzelnen Region zuordnen, sondern erfassen den Leib als ganzen. Richten wir unsere Aufmerksamkeit auf das leibliche Spüren, so können wir jedoch immer einzelne Regionen voneinander unterscheiden, die Schmitz als „Leibinseln" bezeichnet hat (Schmitz 1985, 41f.). Diese Inseln – etwa Schlundbereich, Brustraum, Magengrube, einzelne Extremitätenabschnitte – sind eher diffus ausgebreitet, von wechselnder Größe und Intensität. So können sich beim autogenen Training Leibregionen nach Art der Phantomglieder wandeln, ausdehnen, ausgliedern, sogar verdoppeln.

Ein Übender schildert „eigentümliche körperliche Doppelgefühle", etwa „die unabweisliche Erfahrung, 'als ob' sich außerhalb des leiblichen Armes, welcher auf dem Stuhl ruhte, noch ein zweiter um etwa 1/2 m tiefer befände... Der Nebenarm, wenn ich so sagen darf, ließ sich leicht durch entsprechende innere Einstellung bewegen. Ein Leibhaftigkeitsunterschied ... zu der 'gewussten' Realextremität konnte in der Selbstbeobachtung nicht konstatiert werden" (Schultz 1966, 81f.).

Schon im gewöhnlichen Alkoholrausch kommt es zu einem amorph-diffusen Leibempfinden mit einem „Überquellen" von Leibinseln vor allem im Kopfbereich und verschwimmenden Grenzen zum Umraum („Umnebelung"). Ähnliche Erlebnisse von Entgrenzung, Auflösung des innerleiblichen Zusammenhangs und Zerfließen in der Weite treten beim Einschlafen und Erwachen (Federn 1926), beim Bewusstloswerden oder auch in mystischen Verschmelzungserfahrungen auf (Dittrich

---

tomischer Körperraum zueinander? – Der Organismus wird als Grundkategorie der physiologischen Biologie von außen erfasst, während der Leib als Grundkategorie der phänomenologischen Psychologie den inneren Erlebnisraum des verkörperten Subjekts bezeichnet. Die absolut gegebene Räumlichkeit des Leibes ist nicht die Projektion eines selbst unleiblichen Bewusstseins. Vielmehr ist dieses Bewusstsein selbst ein leibliches: Unabgrenzbar gehen automatisch ablaufende Bewegungen, subliminale Wahrnehmungen und vorbewusste Leibempfindungen in bewusstes Erleben über, und im Rückblick stellen wir fest, dass das bewusst Gewordene uns selbst doch schon zugehörte, sich gewissermaßen im Schatten des Aufmerksamkeitsstrahls befand. Diese leibliche Ursubjektivität kann aber erst in einem Organismus entstehen, der als ein *unteilbares, lebendiges Ganzes* (als „organisches Feld") die äquivalente Basis für den Leib darstellt. Die Einheit des Leibes setzt die Einheit des Körpers als eines Organismus voraus. Der erlebte Raum des Leibes stünde dann in Korrespondenz zum Feld des Körpers; die Strukturen und Richtungen des Leibes hätten ihre systematischen Entsprechungen in den gleichsinnig ausgerichteten physiologischen Prozessen. Offensichtlich würde die Lösung des Leib-Körper-Problems zunächst einen anderen Begriff des Lebendigen bzw. des Organismus erfordern, als er derzeit von der Physiologie gebildet werden kann. Diesem Problem nachzugehen liegt jedoch nicht mehr in der Intention der Arbeit (vgl. ausführlicher Fuchs 2000a, 135ff).

1985, 202ff.). Veränderungen im coenästhetischen Leiberleben sind auch ein Merkmal zahlreicher psychischer Krankheiten; v.a. in Psychosen treten groteske Veränderungen, Dehnungen, Schrumpfungen von Leibinseln auf (Glatzel 1967, Lukianowicz 1967). Zu polymorphen Verzerrungen bis hin zur regelrechten Zersetzung des Leibes kann es schließlich im Mescalin- oder LSD-Rausch kommen:

> „Nun fangen die Beine an, keulenförmig vom Knie abwärts anzuschwellen, so dass der größte Umfang in der Knöchelgegend das Mehrfache des Oberschenkels erreicht (Beringer 1927, 58). – „Ich war nicht mehr in mir, nicht mehr in meiner Haut, es war das Gefühl des Einsseins mit der Luft, ich verlor das Gefühl der körperlichen Einheit. Der Gedanke, ich könnte meinen Arm oder ein Bein beiseite legen, vom Körper getrennt, kam mir ganz natürlich vor" (l.c., 190). – „Ich kann mich verdoppeln und vervierfachen ... Ich sitze hier, mein Magen dort, mein Hunger wo anders" (l.c., 203).

2.1.3.2
Restriktion und Expansion

Die genannten Veränderungen des Leiberlebens führen zu einem wichtigen Ergebnis: Die coenästhetische Sphäre besteht offensichtlich nicht nur aus einer Summe von Einzelempfindungen, sondern weist als ganze eine bewegliche Dynamik auf. Enge und Weite, Spannung und Lösung, Schwere und Leichtigkeit, Müdigkeit und Frische stehen einander gegenüber. Zentrale Bedeutung für die leibliche Dynamik hat der Antagonismus von *restriktiven* (einengend nach innen gerichteten) und *expansiven* (lösend oder weitend nach außen gerichteten) Tendenzen, die Schmitz (1965) als „Engung" und „Weitung" zur Grundlage seiner Leibphänomenologie gemacht hat. Restriktiv sind alle Formen der Enge und Spannung wie z.B. Angst, Beklemmung, das „Zusammenfahren" im Schreck, die Krampfempfindung des Hungers oder des Schmerzes. Expansiv ist das leibliche Weitwerden etwa beim Ausatmen oder Schreien, in der plötzlichen Erleichterung, bei der einem „ein Stein vom Herzen fällt", in der Entspannung oder beim Einschlafen. Expansiv gerichtet ist aber auch die anschwellende Empfindung muskulärer Kraftentfaltung, das Sich-Räkeln und -Dehnen oder die Regungen von Wollust (vgl. Schmitz 1985, 45f.).

Angst ist die intensivste Form leiblicher Enge[16]; sie wird als Beklemmung in Rumpf, Brust oder Bauch gespürt, mitunter sogar als isolierte Leibinsel in der Kehle. In extremer Angst schrumpft die Welt förmlich auf den innersten Leib zusammen. Schmitz sieht darin wie im heftigen Schreck, Schmerz oder in peinlichster Scham die Urerfahrung von *Gegenwart*: Der Mensch findet sich gebannt an einen Punkt, dem er nicht entkommen kann; er verspürt den elementaren Impuls des „Weg!", dem aber durch den bedrohlichen Umraum oder die leibliche Enge selbst der Ausweg versperrt ist (l.c., 75ff.). Der rhythmisch gegen diese Barriere sich aufbäumende, aber vergebliche Fluchtimpuls steigert die Enge und damit die Angst nur immer weiter bis ins Unerträgliche. Damit hat der Mensch die Freiheit des Über-der-Situation-Stehens verloren, er ist eingeschlossen in seine „primitive

---

[16] Vgl. lat. *angere* = zusammendrücken, *angustus* = eng.

Gegenwart".

Mit den antagonistischen Tendenzen der leiblichen Dynamik ist ein unterschiedliches Verhältnis zum Umraum verbunden. So sperren Schmerz oder Angst den Leib vom Umraum ab und werfen ihn auf sich selbst zurück. Entgegengesetzt verhalten sich die „anschwellenden" Tendenzen etwa der muskulären Kraftentfaltung, des Bewegungsdrangs, vor allem aber die Wollust, die den Leib zur Weite und zum Umraum hin öffnen. Allgemein wird eine überwiegende leibliche Restriktion eher als unangenehm, eine überwiegende Expansion eher als lustvoll erfahren. Darin zeigt sich eine „ekstatische" Grundtendenz der Leiblichkeit zur Erweiterung, Entgrenzung und Vereinigung mit der Welt.

2.1.3.3
Antrieb

Der Antrieb, ein zunächst hypothetischer psychopathologischer Begriff für eine somatopsychische Grundaktivität[17], lässt sich phänomenologisch als eine leibliche *Disposition zur Mobilisierung expansiver Richtungen* [18] interpretieren. Obwohl er sich im Erleben selten deutlich abhebt, macht er doch ein wesentliches Moment dessen aus, was als Grundbefinden von Vitalität, Frische, Energie oder Tatendrang durchaus erfahren wird.[19] Als solches Hintergrundempfinden ist der Antrieb in allen gerichteten leiblichen Phänomenen gegenwärtig, vor allem im motorischen Handeln, aber auch als Zuwendung und Aufmerksamkeit in der Wahrnehmung, als Interesse in den Denkleistungen. Der Antrieb entspricht also einer „Spannkraft", einer federnden Beweglichkeit der leiblichen Dynamik, die auf (Sinnes-)Reize, also zentripetale äußere Impulse, mit expansiver Gegenbewegung reagiert. Er ist die dynamische leibliche Grundlage für die Aktivität und Intensität des seelischen Lebens.

Auch die Ergebnisse der vergleichenden Ethologie sprechen für die Annahme einer solchen unspezifischen Aktivierung des Organismus, die sich bei Fehlen von Triebzielen in zunehmender motorischer Unruhe manifestiert (Tinbergen 1956, Eibl-Eibesfeld 1969). Für den gesunden Organismus ist dabei ein „Antriebsüberschuss" charakteristisch, der der Grundtendenz des Lebens zur Entfaltung und Selbststeigerung entspricht. Bereits im 2. Lebensmonat des Kindes überwiegen die spontanen Antriebsäußerungen die reaktiven und äußern sich in einem elementaren, ungerichteten Tätigkeitsdrang, der „Funktionslust" (Bühler 1928). Intensität und Nachhaltigkeit des Antriebs schwanken in Abhängigkeit von der Stimmung, dem Tagesrhythmus, dem Lebensalter (Hampp 1961) ebenso wie vom individuellen Temperament – man denke an antriebsstarke, „dynamische" bzw. antriebs-

---

[17] Vgl. v.a. Schilder 1924, Thomae 1944, Lersch 1964, Klages 1967.
[18] Vgl. zum Begriff der Richtung Anm.11.
[19] Der Meinung von Klages, dass „der Antrieb als solcher nicht fassbar, sondern nur an seinen Wirkungen abzulesen" und dass in den motorischen, sensorischen und Denkabläufen nur die sekundären Erscheinungsformen des Antriebs gegeben seien (Klages 1967, 11), kann ich daher nicht zustimmen. Ein elementares Drangerleben ist als leibliche, nach Ausgleich strebende Spannung oder als spezifischer gerichtete Triebregung durchaus spürbar.

schwache, asthenische oder phlegmatische Persönlichkeiten.

Das Wesen des Antriebs zeigt sich vor allem an seinen Störungen. Frontalhirngeschädigte können den Spannungsbogen eines längeren Handlungsverlaufs nicht durchhalten und auch durch zusätzliche Willenskraft den Mangel nur teilweise ersetzen. Spontaneität, Initiative und Interesse sind erlahmt; auch längere Denkoperationen können oft nicht mehr vollzogen werden. Mitunter gelingt es ihnen, geplante Handlungen auszuführen, indem sie sich dazu in „künstliche" Erregung oder Wut bringen und so die noch latent vorhandenen expansiven Leibrichtungen durch ihnen entsprechende Gefühle mobilisieren. Auch in der Melancholie wird der Antrieb als gewöhnlich unbewusste Basis des Lebensvollzugs gerade in seinem Verlust erfahrbar: Die Hemmung der expansiven Richtungen manifestiert sich in der starren Psychomotorik bis hin zum Stupor.

Conrad beschreibt schwere Antriebsstörungen bei schizophrenen Residuen treffend als „Syndrom der gebrochenen Feder": „Der Kranke vermag überhaupt keine Bedürfnisspannung mehr auszubilden, und bleibt, wohin man ihn auch stellt, stehen, wie eine Uhr mit gebrochener Feder. Sobald man aber von außen den fehlenden Antrieb ersetzt, ihn antreibt, etwas zu tun, dann vermag er jede beliebige Tätigkeit eine kurze Weile auszuführen, bleibt aber sehr bald wieder stehen, wie jene Uhr, die ein paar Schläge macht, wenn man sie schüttelt" (1992, 127).

In Antrieb und Trieb treffen wir auf ein elementares Drangerleben, das von einer Quelle im Leib ausgehend über ihn hinaus gerichtet ist – auch wenn dabei das Triebziel zunächst noch unbestimmt bleibt. Der Antrieb erscheint in jeder Aktion des Leibes, sei sie reflexhaft oder willkürlich erzeugt. Auch die bewusste, selbst initiierte Willenshandlung bedarf dieser Spontaneität des leiblichen Antriebs: Man könnte ihn einer gespannten Bogensehne vergleichen, die im Willensakt nicht etwa gespannt, sondern nur losgelassen wird. Die Dynamik des Leibes setzt immer neu ein; im spontanen Impuls erleben wir einen „absoluten Anfang", in Drang und Antrieb, in Vitalität, Kraft und Frische erfahren wir einen nicht weiter ableitbaren Ursprung unserer Existenz.

2.1.4
Leibraum und Umraum

Im Anschluss an die Phänomemologie des Leibraums wenden wir uns nun den elementaren Beziehungen von Leib- und Umraum zu. Sie betreffen zunächst die Abgrenzung von Leib- und Umraum im Tasten, dann die Austauschvorgänge von Atmung, Einverleibung und Ausscheidung.

2.1.4.1
Tastsinn

Im Tasten erfährt der Leib etwas Entgegenstehendes, Undurchdringliches. An den Grenzen der gespürten Leiblichkeit taucht damit das bedeutsame Phänomen des *Widerstandes* auf: in Berührung, Druck oder Stoß, beim Stehen oder Gehen. Widerstand bedeutet Gegenwirkung zu einer expansiven leiblichen Bewegungsrichtung; er setzt den Antrieb oder gerichtete Triebimpulse voraus, die sich motorisch äußern. Zugleich schafft die tastende Begegnung mit dem Anderen, Undurchdringlichen und Fremden eine ursprüngliche Grenze zwischen Leib und Nicht-Leib, Selbst und Nicht-Selbst. Das macht die eigenartige Ambiguität des Tastsinnes aus: Im Berühren erfahren wir ebenso das Andere wie uns selbst. Nur die Richtung der Aufmerksamkeit bestimmt, ob das Tasten Selbstempfindung oder Wahrnehmung ist, ob es den eigenen Leib oder die fremde Oberfläche spüren lässt.

In besonderer Weise illustrieren die bereits von Husserl (1952, 144ff.) eingehend analysierten *Doppelempfindungen* diese Ambiguität: Berühren wir eine Stelle des eigenen Körpers, z.B. die eine Hand mit der anderen, so empfinden wir sie einerseits „von innen", tasten sie andererseits „von außen" ab. Wir spüren an der gleichen Stelle ein Berührtwerden und ein Berühren. Dies unterscheidet den Leib von anderen Dingen, die nur eine einfache Tastempfindung vermitteln. Es liefert die Basis für die Identifizierung von empfundenem *Leibglied*, also der „Leibinsel" Hand einerseits und gegenständlichem *Körperglied*, der tast- und sichtbaren Hand andererseits.

Im Laufe des ersten Lebensjahres lernt der Säugling schrittweise die Grenzen seines Körpers kennen, und damit die Unterscheidung zwischen Innen und Außen, „Selbst" und „Nicht-Selbst". Indem er z.B. mit dem Mund an seinen Fingern saugt, seine Hände oder Füße begreift und so seinen Körper erforscht, unterscheidet er ihn von den betasteten äußeren „Körpern", die diese Doppelempfindung nicht vermitteln. Das Tasten erweist den gespürten Leib einerseits als körperlich, d.h. begrenzt und widerständig, andererseits zeigt sich dieser Körper im Betasten als ein besonderer, eben „meiner". In der Folgezeit lernt der Säugling mehr und mehr, seinen Körper zu „bewohnen": Gespürter Leib und tast- bzw. sichtbarer Körper verschmelzen miteinander, und es bildet sich das *Körperschema*. Darunter verstehe ich eine Synthese von Leib- und Körpererfahrung, die sich in einem impliziten, habituellen Wissen um die Haltungs- und Aktionsräumlichkeit des Körpers in Beziehung zu seiner Umgebung niederschlägt.[20]

Die Körperlichkeit des Leibes wird im Tasten erstmals erfahren; zugleich aber auch die Erfahrung des Fremden, der Außenwelt. Daher ist die konstitutive Funktion des Tastsinns für die Wirklichkeitserfahrung in der Philosophie und Psychologie immer wieder betont worden. Kant hebt in seiner Anthropologie hervor, dass dieser Sinn „der einzige von *unmittelbarer* äußerer Wahrnehmung" sei und die anderen Sinne auf ihn „ursprünglich bezogen werden müssen, um Erfahrungserkenntnis zu verschaffen" (Kant 1983, § 17). Dilthey, Scheler und Jaspers sahen in der Wirklichkeit das, was unserer leiblichen Aktivität einen Widerstand entgegensetzt.[21] Wirklichkeit entsteht demnach in einer *Auseinandersetzung* der Gerichtetheit eines Lebewesens, seines Drangs oder Strebens mit einer Gegenrichtung; sie bedeutet zuallererst Hemmung eines zentrifugal gerichteten Impulses.

---

[20] Schmitz unterscheidet dabei zweckmäßig zwischen *perzeptivem* und *motorischem* Körperschema (Schmitz 1967, 243ff.): Das perzeptive Körperschema bezeichnet die örtliche Übereinstimmung von gespürten Leibinseln und gesehenem Körper, die uns etwa ermöglicht, dem Arzt die Stelle zu zeigen, an der es weh tut. Das motorische Körperschema dagegen leitet die auf gesehene Orte gerichtete leibliche Bewegung.

[21] „Wirklich ist, was uns *Widerstand* leistet. Widerstand ist, was die Bewegung unseres Leibes hemmt, und Widerstand ist alles, was die unmittelbare Verwirklichung unseres Strebens und Wünschens verhindert" (Jaspers 1973, 79; vgl. auch Dilthey 1924, 98; Scheler 1983, 55).

Dies ist allerdings kein lineares Geschehen, sondern ein kreisförmig in sich zurückkehrender, selbstbezüglicher Prozess. Wirklichkeitserfahrung beruht wesentlich auf dem *Gestaltkreis* von spontaner Selbstbewegung und rückgemeldeter Wahrnehmung. Die ständig neu hergestellte Passung von kinästhetisch empfundener Bewegung und sensorischem Ergebnis konstituiert Realität und sichert das Vertrauen in ihre Konstanz. V.v.Weizsäcker hat diesen Kreisprozess am Beispiel der tastenden Hand beschrieben: Das Tasten leitet fortwährend die Bewegung, die umgekehrt bestimmt, was der Tastsinn erfährt (v.Weizsäcker 1986, 158). Auf dieser Grundlage postulierten v.Holst und Mittelstaedt (1950) das Reafferenzprinzip: Die neuronalen „Befehle" an die efferente Motorik werden gleichzeitig auch den sensorischen Systemen im Gehirn zugeleitet („Efferenzkopie"), wo sie mit der sensorischen (z.B. haptischen) Afferenz verglichen werden können.[22] Dieser Vergleich der bewirkenden Motorik mit dem bewirkten Ergebnis setzt den Organismus in die Lage, *sich in seinem Verhältnis zur Umwelt zu bestimmen*. Dieses „beantwortete Wirken" (Willi 1996), das Sich-Erfahren am Anderen ist die zentrale Voraussetzung der Selbst- und Realitätskonstitution. Es beginnt im leiblichen Gestaltkreis, kehrt aber, wie wir sehen werden, auf höherer Ebene in der Intentionalität und „Selbstreferenzialität" der Person wieder (s.u. 2.4.1).

2.1.4.2
Aufnehmen und Abgeben

Die Leibgrenzen, deren Erfahrung der Tastsinn vermittelt, sind nicht undurchlässig: An den Körperöffnungen gehen Innen und Außen, Leib- und Umraum ineinander über. Anders als beim Tasten bleiben beide Räume füreinander nicht fremd und undurchdringlich, sondern das Innere kann zum Äußeren, das Äußere zum Inneren werden. Nahrung und Exkremente erhalten dadurch einen ambivalenten Status: Als Fremdkörper innerhalb des Leibraums, als „innere Objekte" stehen sie zwischen „Mein" und „Nicht-Mein", zwischen „Leib" und „Nicht-Leib". In der oralen und analen Sphäre werden die leiblichen Grundgesten des Einverleibens, Ausstoßens, Sich-Öffnens und Sich-Verschließens, Behaltens und Beherrschens betätigt und eingeübt. Saugen, Sich-Füllen, Zu- und Zerbeißen, Festhalten, Ausspucken und Ausscheiden sind von Anfang an keine bloßen Körpervorgänge, sondern leibliche Gebärden, in denen Selbstbezüge ebenso wie Beziehungen zu anderen erfahren und erprobt werden. Nicht umsonst sind sie von entscheidender Bedeutung für die psychoanalytische Entwicklungspsychologie: Alle späteren zwischenmenschlichen Beziehungen werden durch das ursprüngliche leibliche (Auf-)Nehmen und (Ab-)Geben vorstrukturiert und behalten, wenn auch meist

---

[22] Ein anschauliches Beispiel gibt auch die Augenmotorik: Die Efferenzkopien der Augenmuskelbewegungen an das optische System im Gehirn verhindern, dass die resultierende Veränderung des Netzhautbildes als ein plötzliches Kreisen der Umgebung wahrgenommen wird. Drückt man jedoch von außen auf die Augäpfel, so scheint die Umgebung zu schwanken, weil die Bewegung nicht von den Augenmuskeln selbst durchgeführt und ihre Folgen daher nicht „vorausberechnet" werden.

latent, diese leib-räumliche Dimension.[23]

Eine zentrale Austauschbeziehung mit dem Umraum stellt auch die *Atmung* dar. Im Einatmen steigt die Schwellung im Brustraum gegen eine ebenso zunehmende Spannung an; auf dem Höhepunkt geht sie über in die befreiende Lösung des Ausatmens, des Sich-Verströmens in die Weite. Die tiefste Einatmungsstellung kann als stolze Hebung der Brust empfunden werden, allerdings auch, mit überwiegender Spannung, als angstvolle Beklemmung wie beim Asthmatiker, für den die lösende Ausatmung behindert ist. Die Vielfalt fein oszillierender und balancierter Empfindungen im atmenden Raum der Brust macht ihn zu einem subtilen Empfänger für Gefühlsregungen, zum leiblichen „Resonanzkörper" par excellence. Sympathie, Wärme, Liebe, Mut und Stolz, aber auch Angst, Beklommenheit, Schmerz, Trauer oder Reue werden hier „im Herzen" empfunden.

Über die mit ihr verbundene leibliche Dynamik hinaus bedeutet Atmung die grundlegende Erfahrung von Aufnehmen und Hergeben, von Austausch mit dem Umraum und leiblicher Partizipation. So erfahre ich im ruhigen Atmen eine Rhythmik von Mich-Loslassen und Zu-mir-Kommen. Die Verbindung von Seele und Atem, die sich in verschiedensten Kulturen schon sprachlich zeigt [24], beruht zweifellos nicht auf der bloßen Lebensnotwendigkeit der Luft oder der existenziellen Angst der Atemnot, sondern auf der im Atmen gegebenen Grunderfahrung von Lebendigkeit als kommunizierender Beziehung zur Welt. Dem entspricht auch die mangelnde Abgrenzbarkeit von Innen- und Außenraum im Bereich des respiratorischen Traktes: Es ist sinnlos zu fragen, ob die eingeatmete Luft noch Teil der Außenwelt oder schon Teil des Leibes ist.

Die Atmung ist als Beziehung zum Umraum zugleich ein leib-seelisches Geschehen, in dem ein Sich-Öffnen oder Sich-Verschließen gegenüber der Welt und den Anderen seinen Ausdruck finden kann; darin besteht die leibliche Voraussetzung psychosomatischer Atemwegserkrankungen. Aber auch in der gewöhnlichen In- und Expiration liegen bereits Ausdrucksmöglichkeiten. So wird im Seufzen oder Schreien leibliche Spannung expiratorisch nach außen abgeführt, eine einengende Hemmung durchbrochen. Der Seufzer ist spontaner Ausdruck, unabhängig von der Gegenwart oder Abwesenheit anderer; er entspringt unmittelbar der leiblichen Dynamik und dient ihrem Ausgleich (vgl. Straus 1960, 298ff.). Ebenso ist der Schrei etwas Ausgestoßenes, Nach-draußen-Gebrachtes, eine „Äußerung" im ursprünglichsten Sinn. Umgekehrt dringt beim Erstaunen oder Erschrecken mit der plötzlichen, unwillkürlichen Inspiration das unvermutete Äußere gewissermaßen in unseren Leib ein; oder wir halten den Atem an, weil sich der Leib in spontaner Korrespondenz auf eine „spannende" Situation einstellt. Schließlich spiegelt die rasche, flache Atmung des von Panik Befallenen seine massive leibliche Gesamtspannung wider, die ein befreites Ein- und Ausatmen nicht mehr zulässt.

---

[23] Vgl. hierzu die ausgezeichnete phänomenologisch-entwicklungspsychologische Darstellung von Seewald (1992).
[24] Griech. *psýche* = Atem, Hauch, Seele; *pneúma* = Hauch, Wehen, Geist, ebenso lat. *spiritus* von *spiro* = hauchen, atmen, *anima* = Atem, Seele; hebr. *næfæs;* indisch *atman* („Atem") = Selbst; japan. *ki* = Luft, Atem, Gefühlsregungen.

2.1.5
Leiblichkeit und Selbsterleben

Über den Tastsinn, die Einverleibung, Ausscheidung und Atmung konstituiert sich die ursprüngliche Beziehung von Innen und Außen, von Leib und Umraum, von Selbst und Nicht-Selbst. Diese Beziehung ist eine polare: Jeder Pol ist, was er ist, nicht ohne den anderen; und beide sind miteinander vermittelt durch leibliche Richtungen. Der Leib ist dabei das Zentrum, der „Nullpunkt" aller erlebten Richtungen. Daher können wir die gegenläufigen Beziehungen von Leib und Umraum auch als *zentrifugale* und *zentripetale* Richtungen bezeichnen; sie setzen die innerleiblichen expansiven und restriktiven Tendenzen nach außen hin fort. In ihrem Zusammenwirken konstituieren sie den Gestaltkreis von Selbstbewegung (zentrifugal) und Wahrnehmung (zentripetal). Diese Kreisprozesse lassen sich im Begriff der Selbstrückbezüglichkeit oder *Reflexivität* des Leibes zusammenfassen. Er beinhaltet

– die *Selbstbewegung* des Leibes; d.h. leibliche Wesen haben (durch Reafferenzen vermittelt) ein Bewusstsein für den Ursprung ihrer Bewegung aus dem eigenen Zentrum („Ursprungsbewusstsein") und sie nehmen ihre Bewegungen im Vollzug fortlaufend kinästhetisch wahr („Vollzugsbewusstsein");

– die *Selbstwahrnehmung* des Leibes, der sich selbst erfährt, indem er auf den Widerstand des Fremden trifft.

Die Bedeutung der Reflexivität des Leibes ist auch von der neueren Entwicklungspsychologie erkannt worden. Bereits der Säugling hat ein elementares „Willenserleben", d.h. ein Gefühl der Initiierung einer Bewegung, und ein begleitendes Vollzugsbewusstsein (Stern 1998). Er ist durchaus in der Lage zu unterscheiden, ob er selbst oder jemand anderes seinen Arm in Bewegung versetzt hat; und er kann mittels der Doppelempfindungen unterscheiden, ob er mit dem Mund am eigenen oder an einem fremden Daumen saugt.[25] Durch diese Verknüpfung von Ursprungs-, Vollzugsbewusstsein und sensorischer Rückmeldung, also durch das „beantwortete Wirken" differenziert sich das leibliche Selbst, von Stern als „Kern-Selbst" bezeichnet, nach und nach von den äußeren Objekten und Einwirkungen.[26] In seinen Aktivitäten lernt der Säugling die Welt zu *begreifen* und beginnt sie von sich zu unterscheiden. Durch die Reflexivität des Leibes sind somit Selbst- und Realitätserleben miteinander verknüpft.

In dreifacher Weise hat sich nun die Leiblichkeit als ursprüngliche Basis des Selbsterlebens gezeigt: (1) als absolute Örtlichkeit und Meinhaftigkeit des Empfindens im eigenleiblichen Spüren; (2) als Quelle von Spontaneität, Antrieb und Bewegung; und (3) im Gestaltkreis von (Selbst-)Wahrnehmung und (Selbst-)Bewegung. Leibliches *Empfinden* und *Agieren* sind konstitutiv für unsere Selbsterfahrung; alles Bewusstsein erhebt sich auf der Grundlage des Leibes als elementa-

---

[25] Vgl. das Beispiel von Stern, s.o. S.13.
[26] Vgl. hierzu auch Piagets Darstellung der „Zirkulärreaktionen" (Piaget 1969, insbes. 57ff., 159ff.).

rer Subjektivität.²⁷ Leibliche Empfindung und Bewegung konstituieren zusammen aber auch die Realität, als die im Gestaltkreis erfahrene Beziehung von Leib- und Umraum. Der Grund des Selbsterlebens ist letztlich dynamischer Natur: Es ist das Erleben, „Ursprung" zu sein, die Erfahrung fortwährenden Werdens aus einem nicht fassbaren, aber doch präsenten Zentrum der Leiblichkeit heraus. Alles Fühlen, Wahrnehmen, Denken und Handeln wird von dieser elementaren Bewegung der Existenz getragen.

In den *Depersonalisationsphänomenen* erfahren Patienten die Störung dieses Zusammenhangs von Leib-, Selbst- und Realitätserleben in ebenso quälender wie schwer beschreibbarer Weise. Die leibliche Depersonalisation resultiert entweder aus einer Entfremdung des eigenleiblichen Spürens oder aus einer Störung des leiblichen Vollzugsbewusstseins. Die Derealisation, der Verlust des natürlichen Wirklichkeitserlebens ergibt sich in beiden Fällen notwendig aus dem Zusammenhang von Leiblichkeit und Realitätskonstitution. Selbst- und Realitätsentfremdung sind nur polare Momente einer übergreifenden Beziehungsstörung.

Ein vollständiger Verlust des eigenleiblichen Spürens findet sich als seltenes Phänomen bei Ausfall aller sensiblen Afferenzen. Sacks (1987, 69ff.) beschreibt eine Patientin mit einer sensorischen Polyneuropathie, die zu einem isolierten, vollständigen Ausfall der Propriozeption geführt hat: Die Patientin empfindet sich nicht mehr in ihrem Körper, sie beschreibt ihn als tot und unwirklich; er ist ihr nur noch visuell, von außen, gewissermaßen als bloße *res extensa* im Sinne Descartes' gegeben. Die visuelle Eigenwahrnehmung muss die propriozeptive Steuerung der Motorik ersetzen, was zu „nachgeahmten", künstlich anmutenden Bewegungen ohne Grazie führt. Auch das Gesicht bleibt meist ausdruckslos, da ihr die Eigenempfindung der Gesichtsmuskulatur fehlt. Das Grundgefühl leiblicher Identität ist verloren; die Patientin fühlt sich „ausgehöhlt", gespensterhaft. „Es ist, als hätte man mir etwas entfernt, etwas aus meinem Zentrum". Der nur äußerlich wahrgenommene Leib kann also immer nur ein ständig präsenter Körper sein; er wird dadurch aber nie zu „meinem Leib".

Die Bedeutung des leiblichen Vollzugsbewusstseins für das Realitätserleben belegen andererseits die oneiroiden Psychosen im Rahmen von Guillain-Barré-Syndromen. Durch die wochenlange vollständige Bewegungslähmung kommt es zu einer traumatisch erfahrenen leiblichen Entmächtigung und häufig zu komplexen, albtraumartigen Zuständen, in denen die Betroffenen bei wachem Bewusstsein phantastische, teils an äußere Wahrnehmungen anknüpfende, teils halluzinatorische Szenen erleben (Schmidt-Degenhard 1992, Weiß et al. 1994). Sie erfahren in dramatischer Form den Verlust der Gestaltkreisfunktion, des „beantworteten Wirkens" als der Basis des Realitätsbezugs: Als bewegungslose Wesen, die nichts mehr „bewirken" können, verlieren sie den Kontakt mit der Wirklichkeit selbst.

Ein ausgeprägtes Depersonalisations- und Derealisationserleben liegt auch dem *Nihilistischen Wahn* oder *Cotard-Syndrom* zugrunde, entweder im Rahmen einer schweren Depression oder einer organischen ZNS-Erkrankung, insbesondere einer Parietallappenläsion mit Störung des Körperschemas (Cotard 1880, Enoch und Trethowan, 1991). Die Meinhaftigkeit und Lebendigkeit des Leiberlebens geht dabei verloren, was zu absurd anmutenden Erlebnisschilderungen führt: Die Patienten verneinen ihre leibliche Existenz; sie haben keinen Körper, keine Organe

---

²⁷ Bereits Wundt sah in den Gemein- und Organempfindungen die fundierende Rolle des Leibes für das Ichbewusstsein (Wundt 1892, 262ff.). Auf die Beobachtung, dass „der eigene Körper und vor allem die Oberfläche desselben ... ein Ort (ist), von dem gleichzeitig äußere und innere Wahrnehmungen ausgehen können" und der „dem Getast zweierlei Empfindungen" ergebe, gründete dann auch Freud seine Auffassung, dass das Ich sei „vor allem ein körperliches" sei (Freud 1940, 253).

mehr, sie sind gestorben oder verfault und müssen begraben werden. Charakteristisch ist eine vollständige, nicht neurologisch bedingte Analgesie als Ausdruck der Leibentfremdung. Zugleich erscheinen den Patienten die Menschen und Dinge der Umgebung als hohl und unwirklich, die ganze Welt ist leer oder existiert nicht mehr. Suizidversuche können die paradoxe Konsequenz sein, als letzter Versuch, die quälende Unwirklichkeit des Lebendig-Gestorbenseins aufzuheben. Mitunter berichten die Patienten auch von einer massiven Vergrößerung und Entgrenzung ihres Körpers, der den Himmel erreiche, sich auf das Universum ausdehne. Dies lässt sich als Verlust der Abgrenzung zwischen 'Leib' und 'Nicht-Leib' deuten, resultierend aus der fehlenden Meinhaftigkeit des Leibempfindens.

2.1.6
Polarität von Leib und Körper

In der anthropologischen Medizin wurde der Körper vielfach als bloßes Resultat vergegenständlichender Reflexion und Objekt naturwissenschaftlicher Forschung, als ein „Fremdkörper" in der ursprünglichen Lebenswelt der Leiblichkeit angesehen. Eine solche Sichtweise erscheint problematisch, da sie einen neuen Dualismus in die Anthropologie einführt. Tatsächlich lässt sich der Körper in der phänomenalen Leiblichkeit selbst durchaus erkennen, wenn auch in einer besonderen Negativität. Er erscheint dabei in verschiedener Weise: (1) in der Widerständigkeit und Schwere, (2) bei bewusster Aufmerksamkeit auf sonst automatische leibliche Vollzüge (Desautomatisierung), und (3) im Bewusstwerden des leiblichen Erscheinens vor anderen. Alle diese Erfahrungen lassen sich unter dem Begriff der *Korporifizierung* zusammenfassen (s.u.).

2.1.6.1
Der Körper als widerständiger Leib

Die Körperlichkeit des Leibes zeigt sich nicht nur in der Erfahrung äußeren Widerstands beim Tasten, sondern auch durch den „inneren Widerstand", den er der Bewegung entgegensetzt, also durch seine Trägheit, Schwere, Müdigkeit oder Erschöpfung. Der „Leib, der ich bin" wird zum „Körper, den ich habe" namentlich da, wo er sich durch Störungen seiner Funktionen bemerkbar macht: in Schmerz und Krankheit, in motorischen oder sensiblen Ausfällen, in seiner Verletzlichkeit, ja auch in seiner Hinfälligkeit und Sterblichkeit.

Die Leiblichkeit oszilliert also zwischen selbstverständlichem Fungieren und Widerständigkeit – zwischen Leib und Körper. Mein Leib kann freilich nicht ganz zum Körper werden, zum reinen Gegenüber – dies wäre gleichbedeutend mit seiner Depersonalisation. Andererseits kann meine Verfügung über ihn nie total sein; ein Leib, der völlig in meiner Intention aufgehen, meinem Willen keine Grenzen entgegensetzen würde, würde aufhören, mich an meinen Ort auf der Erde zu binden. Als Körper bildet er das notwendige „Widerlager" meiner Existenz. Das balancierte Verhältnis von Leiblichkeit und Körperlichkeit gibt somit der menschlichen Existenz eine grundlegende – und in der Krankheit vielfach gestörte – „anthropologische Proportion".[28]

In der sprunghaften, flüchtigen Existenzweise der Manie sind die Körperlichkeit und ihre Begrenzungen sind ausgeblendet (vgl. Binswanger 1931/32). Dem Maniker fehlt das Widerlager, das für gerichtetes und effektives Handeln notwendig ist; er gleitet gewissermaßen über die begegnende Welt hinweg und gelangt nicht zu einer wirklichen Auseinandersetzung mit ihr. Hingegen fällt der Depressive der Schwere des Leibes anheim; der „innere Widerstand" überwältigt seinen Antrieb, so dass ihm die Dinge in unerreichbare Ferne rücken. So spürte eine Patientin der eigenen Klinik mit einer bipolaren affektiven Störung in der depressiven Phase ihren Körper „wie einen Sack voll Steine", den sie bei jeder Bewegung mit sich herumtragen müsse. In der anschließenden manischen Phase fühlte sich der Körper dagegen „federleicht" an, so dass sie beim Aufstehen oder Laufen das Gewicht ihrer Glieder gar nicht mehr richtig spüre.

2.1.6.2
Der Körper als desautomatisierter Leib

Die Unmittelbarkeit des menschlichen Weltverhältnisses ist gebunden an die schweigende, „automatische" Vermittlung durch den Leib. Je mehr wir aus dieser Unmittelbarkeit heraustreten und ihn als „Werkzeug" benutzen, mit dem wir z.B. eine bestimmte Bewegung ausführen, lernen, üben wollen, verliert er seinen medialen Charakter und wird zu einem Gegenstand, über den wir verfügen, der sich aber auch unserer Verfügung entziehen kann. Bei jedem Unvermögen, jeder Ungeschicklichkeit, immer da, wo seine Rolle als Medium an ihre Grenzen gelangt, stellt er sich uns gewissermaßen als Körper selbst in den Weg. Stets kann die Aufmerksamkeitsrichtung umschlagen: Einmal ist der Leib absoluter, selbst ausgeblendeter Mittelpunkt meiner Existenz, dann wieder, als Körper, Teil der Gesamtheit aller äußeren Dinge; einmal ist er Zustand, einmal Gegenstand. In der Leiblichkeit des Menschen kommt, wie Plessner (1970) zeigte, seine „exzentrische Position" zum Ausdruck, die grundlegende Doppeldeutigkeit seiner Existenz.

Die Vermittlungsfunktion des Leibes ist bis zu einem gewissen Grad genetisch veranlagt, aber nicht vorgegeben. Der Säugling lernt erst in seinem Leib zu wohnen, er „gewöhnt sich an ihn", indem er greifen, stehen, laufen lernt, ohne ihn schließlich noch zu bemerken. Nach und nach verschmelzen so die gespürten Leibinseln und die getasteten bzw. gesehenen Körperglieder miteinander: Das perzeptive und motorische Körperschema (s.o. Anm. 20) und damit das selbstverständliche leibliche Können ist das Resultat dieser Integrationsleistung. Sie ist jedoch keineswegs abgeschlossen und nicht einmal gesichert: Eine Ungeschicklichkeit beim Erlernen oder Üben eines Bewegungsvollzugs, erst recht eine motorische oder sensible Störung verwandeln den Leib partiell wieder in einen „unhandlichen", ja fremden Körper.

O.Sacks hat dies am eigenen Erleben einer Lähmung und damit verbundenen Entfremdung seines Beins beschrieben: „Ich konnte mir nicht mehr vorstellen, wie ich den Quadrizeps

---

[28] Diesen Begriff gebraucht Binswanger wiederholt zur Bezeichnung des Verhältnisses von „Höhe" und „Weite" menschlichen Daseins, vor allem in seinem Aufsatz „Vom anthropologischen Sinn der Verstiegenheit" (Binswanger 1955).

anspannen ..., wie ich die Kniescheibe zu mir herziehen oder die Hüfte beugen sollte. Ich hatte daher das Gefühl, dass irgendetwas mit meinem Vorstellungsvermögen geschehen war – wenn auch nur im Hinblick auf diesen einen Muskel ... das Gefühl ..., etwas 'vergessen' zu haben" (Sacks 1989, 61f.). – „Wenn ich den Muskel rief, kam keine Antwort ... der Muskel war taub" (63). – „Ich konnte mich nicht erinnern, dieses Bein jemals gehabt zu haben. Ich wusste nicht mehr, wie ich je gelaufen und geklettert war" (82f.). – Nach langem Üben stellt sich die Vertrautheit des Beins wieder ein: „Ganz unvermittelt waren mir der natürliche, unbewusste Rhythmus, die Melodie des Gehens wieder eingefallen ... ein plötzlicher Übergang vom unbeholfenen, künstlichen, mechanischen Gehen, bei dem jeder Schritt bewusst hatte berechnet, geplant und ausgeführt werden müssen, zu einer unbewussten, natürlich-eleganten, musikalischen Bewegung" (147).

Die Unterscheidung von Leib und Körper illustriert auch der von Cole u. Paillard (1998) beschriebene Fall der Patientin G.L., die infolge eines fast totalen Ausfalls der Propriozeption von der Nase abwärts keine Berührungs- und Bewegungsempfindung mehr hat. Sie spürt nur noch schwache Temperatur- und Schmerzreize (z.B. Nadelstiche), vermag diese aber nicht mehr am Körper zu lokalisieren, also z.B. auf sie zu zeigen, sie zu berühren oder daran zu kratzen etc. Stattdessen „weiß" sie den Ort der Empfindung, kann ihn also auf einem gezeichneten Diagramm ihres Körpers genau zeigen. Um ihn jedoch am Körper selbst zu finden, muss sie solange in der Umgebung des Reizes umhertasten, bis sie zufällig seine Stelle „wiederfindet". Die Patientin verfügt also nur über eine Körperbild-Repräsentation des Schmerzes, nicht mehr über seine absolute leibliche Räumlichkeit, die sonst vermittels des Körperschemas ein unmittelbares „Hinfassen" erlaubt. Zum Vergleich sei noch einmal an die Patientin von Lapresle und Verres erinnert (s.o. S.14), die ebenfalls nur noch einen äußerlich vermittelten Zugang zu ihrem entfremdeten Leibglied findet.

Diese Beispiele geben noch einmal Anlass für eine wichtige begriffliche Unterscheidung, nämlich zwischen

a) dem unmittelbar gespürten *Leib* mit der absoluten Räumlichkeit seiner Empfindungen und Regungen;

b) dem präreflexiven *Körperschema* als implizitem Wissen um die sensorische und motorische Räumlichkeit des Leibes, das den Bewegungsvollzug ohne bewusste Aufmerksamkeit leitet; und schließlich

c) dem vorgestellten, reflexiv vermittelten Bild der äußeren Körpergestalt, also dem *Körperbild (body image)*.[29]

2.1.6.3
Der Körper als sozialer Leib

Der Leib wird schließlich auch zum Körper im Modus des Erblicktwerdens, des Spiegelbilds, des Auftretens und Sich-Darstellens. Als körperlich erfahren wir uns besonders in der Scham, in der wir vor den Augen der Anderen unseres Körpers peinvoll bewusst werden; in der bewussten Selbstdarstellung durch den sichtbaren Körper (Kleidung, Kosmetik, gespielter Gesichtsausdruck usw.); oder auch bei der Untersuchung durch den Arzt, der den Leib zum Körper objektiviert. Es ist der „Körper-für-andere" (*corps pour autrui*, Sartre 1962). Auch dieser intersubjektive

---

[29] Dieser Begriff wurde von Schilder (1923, 1950) geprägt; zu seiner späteren, vielfältigen und widersprüchlichen Verwendung vgl. Fuchs 1995a, bzw. Fuchs 2000a, 38ff.

oder Außenaspekt ist im Begriff des „Körperbilds" enthalten, der aus der optischen Sphäre des Blickes abgeleitet ist.

In das Körperbild geht daher nicht nur die vorgestellte Körpergestalt ein, sondern auch die vielfältigen Etikettierungen, Interpretationen und Symbolbildungen, die von außen an die Leiblichkeit herangetragen werden. Für *Schilder* ist das Körperbild eine von sozialen Interaktionen geprägte Einheit: Wir formen das Bild und Verständnis unseres Körpers aus leibbezogenen interpersonalen Erfahrungen.[30] An das leibliche Auftreten, also die Bewusstheit der eigenen Erscheinung vor dem Blick der Anderen sind zentrale Affekte wie Scham, Befangenheit, Stolz oder Überlegenheit gebunden. Der Körper wird schließlich in der eingenommenen Haltung, in Gestik, Kleidung, Schmuck oder Kosmetik zum Träger sozialer Symbolik. Dazu gehört wesentlich die erotische Sphäre, in der eigene Leib als begehrender und begehrenswerter bewusst wird.

Die Leiblichkeit erscheint dann allerdings nicht mehr als unmittelbarer Selbstausdruck: Das reflexive Bewusstwerden beeinflusst die Natürlichkeit und Unbefangenheit der leiblichen Vollzüge. Der Mensch kann seinen Ausdruck beherrschen, auch verstellen, sich in Gefühle „hineinsteigern" und sie – wie etwa der Hysteriker – sich selbst und anderen vortäuschen. Die bewusste Simulation ist nur der Extremfall einer im Leib-Körper-Verhältnis bereits angelegten Spannung zwischen Sein und Schein, zwischen Natürlichkeit und Künstlichkeit, Selbstsein und Selbstdarstellung (vgl. Plessner 1970). Dabei kann sich der Leib das Künstliche auch wieder zur unwillkürlichen „zweiten Natur" machen. Die Möglichkeit der Erziehung oder kulturellen Überformung des Leibes, die ihm einen bestimmten Stil, eine Haltung, Gebärden oder „Manieren" vermittelt, gehört selbst zur anthropologischen Struktur der Leiblichkeit. Als pathologisches Phänomen zeigen schließlich auch die Konversionsstörungen – Aphonie in einer Situation, die einen „sprachlos macht", psychogene Blindheit, wo man vor etwas „die Augen verschließen möchte" –, dass der Leib sich eine soziale Symbolik anzueignen und als „zweite Natur" dann unbewusst auszudrücken vermag.

Fassen wir zusammen, so zeigt sich der Körper immer da, wo sich der Mensch in ein Außenverhältnis zu seiner unmittelbaren Leiblichkeit setzt. Dabei tritt der Leib aus seiner automatischen Tätigkeit heraus und verwandelt sich in den „gehabten" oder betätigten Körper. Der Leib ist charakterisiert durch selbstverständliches Fungieren, Fluidität, Aufgehen im Lebensvollzug. Der Körper erscheint, wo eine *Gegenbewegung* zu den ursprünglichen leiblichen Vollzügen auftritt; wo diese unterbrochen, gestört oder durch eine Rückwendung der Aufmerksamkeit auf den Leib vergegenständlicht werden. Mein Körper, das ist mein Leib als widerständiger; mein Leib als Instrument oder Objekt der Manipulation; mein Leib als auffallender oder von den Anderen gesehener. Ich bezeichne diese verschiedenen Formen der Vergegenständlichung des Leibes allgemein als *Korporifizierung*; dieser Begriff wird auch für die Psychopathologie der Leiblichkeit eine bedeutsame Rolle

---

[30] „We elaborate our body-image according to the experiences we acquire by the actions and attitudes of others" (Schilder 1950, 199).

spielen.

2.1.7
Kranksein, Krankheit, Hypochondrie

Damit ich mich frei der Welt zuzuwenden vermag, muss mein Leib als Medium im Hintergrund bleiben. Zwischen ihm und mir darf sich keine Kluft auftun, das Leibbewusstsein muss im Vollzug aufgehen. Selbstverständliche, selbstvergessene Existenz ist in diesem Sinne gleichbedeutend mit *Gesundheit*. Gesundheit ist das Schweigen des Leibes.

Demgegenüber tritt in der Erfahrung des Krankseins eine *Störung* auf, die wir als Fremdwerden des Leibes und als Hervortreten des Körpers aus der Leiblichkeit begreifen können. Darauf weist schon die alltagssprachliche Artikulation von Kranksein hin, mit Wendungen wie: „es tut mir da weh", „es drückt", „es brennt", ich habe etwas „bekommen" (Flecken, Durchfall, Husten, Krämpfe), mir „fehlt" etwas, ich „kann etwas nicht mehr", usw. In diesen Äußerungen spiegelt sich das Erleben, dass etwas an meinem Leib sich störend bemerkbar macht, sich verselbständigt, in Spannung zu mir tritt oder mir verloren geht. Kranksein besteht keineswegs nur aus einem „kranken" Teil. Wir erleben Kranksein als Störung einer – bis dahin unhörbaren – Harmonie unseres Lebens; als etwas in uns, „das nicht sein soll" und wieder aufgelöst sein will. Kranksein macht uns gerade durch ihre Bedrohung, durch ihren Verlust diese Harmonie unseres Daseins erst bewusst.

Kranksein besteht somit in einer Entfremdung, einer Partikularisierung innerhalb der Leiblichkeit. Der Leib entzieht sich teilweise meiner Verfügung und wird dadurch zum Körper, an den ich gebunden bin. Gerade das Sich-mir-Entfremdende aber wird in der Dialektik des Leiblichen zu meinem Eigenen; das „Sein" wird zum „Haben". Ich „habe" jetzt ein schmerzendes Körperteil, eine Magenverstimmung, Husten usw. Einerseits *bin* oder fühle ich mich krank (leiblich), andererseits *habe* ich eine Krankheit (körperlich).[31] Zugleich trägt dieses Erleben den Aufforderungscharakter in sich, die beunruhigende oder peinigende Entfremdung der Leiblichkeit wieder rückgängig zu machen und das Partikulare entweder abzutrennen oder zu reintegrieren.

In der Begegnung von Arzt und Patient geschieht nun zweierlei. Zum einen wird schon durch die Versprachlichung der Beschwerden und durch die ärztliche Diagnose die Veräußerlichung, die bereits in der Leiberfahrung des Krankseins liegt, noch weiter getrieben, so dass der Patient Distanz von dieser Erfahrung gewinnen kann. Ihre beunruhigende Fremdheit kann durch die Einordnung in das

---

[31] Auf diese Dialektik hat vor allem Plügge aufmerksam gemacht: „Mit dem Auftreten einer Parästhesie ... taucht der Arm plötzlich aus der Verborgenheit seiner vermittelnden Rolle auf ... Er ist aus etwas Unbestimmtem zu etwas Bestimmtem geworden, aus etwas unnennbar Transparentem zu etwas Massigem geronnen ... Massig-werden und Sich-Entfremden ist Eins ... (Aber) paradoxerweise durch das Sich-Entfremden wird der taube Arm nur noch mehr mein eigener" (Plügge 1967, 51f.). Oder: „Liegt mir mein Herz wie ein Stein in der Brust, erlebe ich gleichzeitig mehr als je, dass dieses Schwere *mein* Herz ist, obgleich es sich wie etwas Eigenständiges, Autonomes benimmt" (l.c. 64).

2.1 Leib 29

medizinische Wissen über den Körper bis zu einem gewissen Grad überwunden werden. Leibliches *Kranksein* wird nun eigentlich erst zu körperlicher *Krankheit*. Diese Veräußerlichung der Krankheitserfahrung kann sich in der Therapie steigern zur ganz realen „Verkörperung", indem nämlich die Krankheit zu einem Stoff materialisiert und als solcher ausgeschieden, vom Heilkundigen durch einen Extraktionszauber „herausgezogen" oder auf andere Weise entfernt wird wie in vielen ursprünglichen Heilriten, im Aderlass der früheren europäischen Medizin, oder in der operativen „Entfernung" durch die heutige Chirurgie.

Bekanntlich ist die Vorstellung von der Krankheit als einem fremden Agens, einem Dämon oder Fremdkörper, der in den Körper eingedrungen ist, in ursprünglichen Kulturen weit verbreitet. Sie findet sich aber ebenso in der „materia peccans" der scholastischen Medizin, in den Miasmen des 18./19. Jahrhunderts oder im Erreger-Gedanken der modernen Infektionslehre. In die gleiche Richtung weisen auch noch die Metaphern der Alltagssprache: Krankheit „befällt", „ergreift", „zwingt", „wirft nieder" usw. Sie haben ihr anthropologisches Motiv in der Entfremdung der Leiberfahrung im Kranksein, die durch die gänzliche Verkörperung, Materialisierung und schließlich Auskörperung der Krankheit überwunden werden soll. So produziert der Heiler im „Extraktionszauber", einem der häufigsten Verfahren der traditionellen Medizin, nach abstreifenden oder aussaugenden Handlungen am Körper des Kranken verschiedene Materialien (Steine, Hölzer etc.), die die Krankheit sinnfällig repräsentieren und dem Kranken seine Heilung anzeigen. Oft geht der Krankheitsstoff auch in den Körper des Heilers selbst über, der ihn kraft seiner höheren Macht neutralisiert oder als auftauchenden Fremdkörper ausscheidet. Solche Prozeduren können sich als *pia fraus*, als frommer Betrug vollziehen, aber auch ohne Vortäuschung einer tatsächlichen Extraktion; dann erfüllen die verwendeten Materialien, auch wenn sie für die Beteiligten erkennbar vom Heiler selbst mitgebracht wurden, als Symbole der Krankheitsübertragung den gleichen Zweck (Schiefenhövel 1986).

Wir haben bisher den Aspekt der Entfremdung des Leibes im Kranksein betont. Nun geschieht aber in der Arzt-Patienten-Begegnung auch eine „Übergabe" des eigenen Leibes an den Arzt, der ihn als Körper untersucht, die Beschwerden an ihm lokalisiert und die Sorge für ihn mitübernimmt. Der durch das Krankwerden entfremdete Leib wird gleichsam eingefasst in eine Beziehung; Arzt und Patient gehen zunächst von der subjektiv-leiblichen Krankheitserfahrung aus, um sich dann dem anatomischen Körper zuzuwenden. Die Vergegenständlichung ermöglicht also eine besondere Zuwendung zur eigenen Leiblichkeit *qua* Körper. Das zunächst ihn mir entfremdende Geschehen kann umschlagen in eine besondere Sorge um diesen Körper, der nun in meiner Welt einen immer bedeutsameren Platz einnimmt. Das „Haben" eines sensiblen, hilfsbedürftigen und verletzlichen Körpers kann zu einer quasi-autoerotischen Beziehung werden. In der ambivalenten Verknüpfung von Entfremdung und vermehrter Zugehörigkeit liegt insofern ein wesentliches Motiv für die Entstehung *hypochondrischer* Haltungen.

Wir können an ihnen auch die historische Dialektik von Leib und Körper nachvollziehen: Das sich „von selbst" vollziehende leibliche Geschehen ermöglicht meine Zuwendung zur Welt, aber ich „habe" es nicht, es untersteht nicht meiner Kontrolle und kann zur Quelle des Leidens werden. Gerade für das nach unumschränkter Autonomie strebende neuzeitliche Individuum musste seine eigene, unkontrollierbare Leiblichkeit ein Ärgernis, ja eine Kränkung darstellen. Die Erforschung und Beherrschung des Körpers ebenso wie der auf ihn zurückgeführten Affekte wird daher bereits bei Descartes zum zentralen Ziel der Wissenschaft. Doch dazu muss sie den Leib zur manipulierbaren Körpermaschine objektivieren; und Objektivierung bedeutet Entfremdung. Sie hebt die Unauffälligkeit der leiblichen Vollzüge auf und bringt den tragenden Untergrund der Existenz vor sie selbst. Paradigma pathologischer Reflexion auf den Leib als Körper ist die Hypochondrie, die nicht zufällig seit der Aufklärung im 18.Jahrhundert zur Modekrankheit wurde (Fischer-Homberger 1970).

Nun ist es für zentrale leibliche Funktionen gerade wesentlich, dass sie ohne reflektierendes und sie intendierendes Bewusstsein ablaufen: Schlafen kann man ebensowenig mit Absicht herbeiführen wie die Gestimmtheit erotischer Liebe. Der Versuch, solche Zustände zu erzwingen, erreicht daher das Gegenteil des Ersehnten: Die instrumentalisierende Haltung zum eigenen Körper verhindert das leibliche Ergriffenwerden und stört die autonomen Funktionen. Schlaflosigkeit, Anhedonie, Impotenz und Frigidität sind häufig die Folge. Der Gebrauch von Schlaf-, Beruhigungs-, Schmerz-, Aufputschmitteln und Drogen resultiert, wie Böhme (1994, 124) schreibt, nicht zuletzt aus der Unfähigkeit, leibliche Zustände kommen und gehen zu lassen; stattdessen sucht man diese Wechsel zu steuern, indem man den Körper chemisch manipuliert.

Die Objektivierung des Leibes zum beherrschbaren Körper hat also zur paradoxen Konsequenz, dass ich das selbstverständliche Zuhausesein in ihm verliere. Der Hypochonder repräsentiert den naturwissenschaftlich-medizinischen Anspruch auf absolute Kontrolle des Körpers und kann doch das Faktum von Krankheit und Tod nicht leugnen. Das verlorene Vertrauen in das eigene Gesundsein im Sinne gelebter Leiblichkeit lässt sich nicht dadurch ersetzen, dass „Gesundheit" nunmehr medizinisch definiert und durch Ausschluss aller Krankheiten „bewiesen" wird. Vergeblich sucht der Hypochonder durch immer genauere medizinische Überwachung sich der Funktionsfähigkeit seines Körpers zu versichern; gerade dadurch hebt er die Unauffälligkeit der leiblichen Vollzüge auf und stört immer mehr ihre Autonomie. Durch seine misstrauische Selbstbeobachtung erzeugt und verstärkt er leibliche Regungen, die er dann als bedrohliche Symptome interpretiert. Mehr und mehr wird dem Hypochonder sein Leib selbst zum quasi-erotischen Objekt, das die Welt abschattet, statt für sie transparent zu sein (Feldmann 1972). Die eigene und die ärztliche Zuwendung zum Leib ersetzt nun, was an mitmenschlicher Beziehung verlorengeht.

Abschließend sei bemerkt, dass die Hypochondrie keineswegs die einzige Fehlhaltung ist, die sich aus der reflektierenden Vergegenständlichung des Leibes ergeben kann. Eine entgegengesetzte Richtung der Leib-Körper-Dialektik liegt im selbstdestruktiven Verhalten, also in Selbstverletzungen und Mutilationen: Der Körper wird dabei zum Projektionsort für negative, abgespaltene Persönlichkeitsanteile, und die Beziehung zu ihm wird eine auto*aggressive*. Selbstverletzungen können andererseits auch den Versuch darstellen, durch massive Schmerzreize ein entfremdetes Selbst- bzw. Leibgefühl zu überwinden. Der Körper dient im einen Fall als Ausdrucksfeld der Selbstentzweiung; im anderen Fall als Mittel der

Selbstvergewisserung durch die „Meinhaftigkeit", die im Schmerz erfahren wird.

Die vielfältigen Formen der „Schamkrankheiten", die Dysmorphophobie, die Erythrophobie oder andere soziale Phobien sind gleichermaßen auf den Leib bezogen, allerdings nicht unter dem Aspekt des leiblichen Spürens und Funktionierens, sondern unter dem Aspekt des leiblichen Auftretens und Erblicktwerdens (vgl.u. 2.4.2.7). Hypochondrie ist die Sorge um den „Innenleib", Dysmorphophobie oder Erythrophobie die Sorge um den „Außenleib". Die *Anorexie* schließlich bedeutet eine Störung sowohl der inneren wie der äußeren, sozialen Leiblichkeit: Der eigene Geschlechtsleib in seiner spürbaren und sichtbaren Ausformung wird für die Patientinnen zum fremden, abgelehnten Körper, der nicht angeeignet und integriert werden kann. Als Ausdruck davon wird auch die Nahrung zum *Fremdkörper*, der als Eindringling empfunden und nicht mehr einverleibt, sondern erbrochen wird. – Daran zeigt sich zugleich, wie Leiblichkeit und Körperlichkeit im Laufe des Lebens immer wieder auseinandertreten und neu integriert werden müssen: Der Säugling muss seinen Körper erst entdecken sich an ihn gewöhnen; der Pubertierende muss die geschlechtliche Verwandlung seiner Körpergestalt bewältigen, der alternde Mensch schließlich das Hinfälligwerden des Körpers. Immer wieder ist der Mensch in der Gefahr, die leibliche Einheit zu verlieren und in den Dualismus von Körper und Geist zu geraten, der nicht etwa die *conditio humana*, sondern eher eine pathologische Erscheinung darstellt.

2.2
Der Richtungsraum
(Sensomotorischer Raum)

Übersicht. – Das räumliche Erleben geht auf die expansive Dynamik des Leibes zurück, der als ein System von Bewegungsvermögen die Grenzen des Körpers ständig überschreitet. Daß der erlebte Umraum eine Fortsetzung des Leibraums darstellt, zeigt sich an psychopathologischen Phänomenen wie dem Mescalinrausch oder aber an der Depersonalisation, die durch einen Verlust der leiblichen Partizipation am Raum charakterisiert ist (2.2.1). Die Freilegung dieser leiblichen Grundschicht der Räumlichkeit gibt die Möglichkeit, die Sinneswahrnehmung als eine Kommunikation mit der Welt, nämlich als eine Synthese intentionaler Gestaltbildung und sympathetischer Partizipation zu begreifen (2.2.2).

Auf dieser Grundlage beschreibt der folgende Abschnitt den von leiblichen Richtungstendenzen durchzogenen „Richtungsraum" (2.2.3). Dabei werden die Grundfiguren zentrifugaler und -petaler Richtung von Wahrnehmung und Bewegung weiter differenziert. Aus ihrer Verbindung mit begegnenden Zielpunkten ergibt sich dann die basale Orientierung und Einbettung des Leibes im Umraum. Störungen dieser Einbettung sind für das Allgemeinbefinden ebenso wie für speziellere psychopathologische Phänomene von weitreichender Bedeutung: So werden etwa die Raumängste bzw. -phobien als Störungen der leiblichen „Raumerfüllung", als spezifische Schrumpfungen des gelebten Raumes beschreibbar. Schließlich lassen sich auch die motorischen Handlungen im vertrauten Umgang mit den Gegenständen als besondere „Einrichtungen" des Leibes im Umraum begreifen.

2.2.1
Der leibliche Charakter des Raumes

Nach der Untersuchung des Leibes und seiner unmittelbaren Beziehung zum Umraum wenden wir uns dem Raum der Bewegung und Wahrnehmung zu. Der gewöhnliche Raumbegriff ist allerdings geprägt von der Vorstellung eines leeren Behälters, eines „Raumes an sich", in dem dann die Dinge untergebracht sind und auch wir selbst uns befinden. Dieser objektivierte, euklidische Raum ist jedoch nicht der Raum, der sich uns in Bewegung und Wahrnehmung eröffnet; er steht nicht in Beziehung zu uns als lebendigen und erlebenden Wesen. Ein solcher Raumbegriff ist insbesondere für die Psychopathologie ungeeignet, da er den Menschen isoliert in den Raum stellt, statt die partizipierende Beziehung zu ihm zu erfassen, die in der psychischen Krankheit vielfach gestört ist.[32] Demgegenüber bezeichnet der „gelebte Raum" (Dürckheim 1932, Minkowski 1930) die Räumlichkeit der präreflexiven Bezüge des Leibes zur Welt: Vor aller bewussten Zielsetzung und gegenständlichen Wahrnehmung ist der Leib durch unbewusste Fäden des Könnens und Verstehens immer schon mit den Dingen verbunden.

Die Analyse des Leibes hat bereits die ursprüngliche, absolute Räumlichkeit

---

[32] Vgl. zum Raumproblem in der Psychopathologie auch Binswanger 1933 und Fischer 1933.

2.2 Richtungsraum

aufgezeigt, die sich in den coenästhetischen Empfindungen präsentiert. Dieser „Urraum" des Leibes erweitert sich nun in den expansiven und zentrifugalen Richtungen (Ausstoßen, Ausatmen, Gliederbewegung usw.) nach außen hin. Diese Richtungsimpulse sind es, die die Erfahrung von Weite, Bewegungsfreiheit, Spielraum und Leere vermitteln. „Weite" ist das ungehemmte Auslaufen oder Verströmen eines zentrifugalen Impulses; „Tiefe" ist nichts anderes als die Möglichkeit, sich auf die Dinge zu zu bewegen. „Leere" erleben wir als Abwesenheit von erwartetem Widerstand, etwa wenn wir ins Leere greifen oder fallen. Weite, Tiefe und Leere des Raumes entfalten sich also ursprünglich mit der Dynamik des Leibes.

Damit fasse ich Ergebnisse der phänomenologischen Literatur zusammen: Nach Scheler entspringt die Räumlichkeit einem „Könnenserlebnis" (Scheler 1976, 218): Der Raum ist der „Inbegriff unserer Möglichkeit der spontanen Selbstbewegung" (l.c. 78), letztlich eine Leistung des beweglichen Leib- und Triebsubjekts, das aufgrund überschüssiger Triebenergien seine unausgelebten Bewegungsmöglichkeiten „nach außen projiziert" (218). – Ebenso ist für Merleau-Ponty Räumlichkeit eins „mit dem Sein des Leibes" als einem System von Bewegungsvermögen; der Leib ist streng genommen gar nicht *im* Raum, sondern er verhält sich immer „zum Raum" (Merleau-Ponty 1965, 178). – Auf eine grundsätzlichere Überwindung der Gegenüberstellung von Subjekt und *res extensa* zielt auch Heideggers Bestimmung der Räumlichkeit als Existenzial. Danach ist Raum nicht etwas, in dem wir selbst nur „vorkommen"; Dasein kann nicht gedacht werden als „das Vorhandensein eines Körperdings (Menschenleib) 'in' einem vorhandenen Seienden" (Heidegger 1925, 56). Das „In" des „In-der-Welt-Seins" ist überhaupt keine primär *topologische* Bezeichnung im Sinne eines „Ineinander" zweier Gegenstände, sondern eine *funktionale*, nämlich das ursprüngliche Bewohnen der vertrauten und in Bedeutungen erschlossenen Welt.

Die leibliche Interpretation der Räumlichkeit wird auch durch die Entwicklungspsychologie gestützt. Nach Piaget entwickelt sich das Raumerleben im Auge-Hand-Mund-Feld, durch die Koordinierung der Seh- und Greifschemata in den auf die Umwelt gerichteten Zirkulärreaktionen im 3.-8. Lebensmonat (Piaget 1974, 135ff.). Primär lokalisiert das Kind „die Objekte im Verhältnis zu seinem Körper und in Abhängigkeit von seinen Greifhandlungen" (l.c.150). Damit entsteht als erster einheitlicher Raum der Nahraum als Spielraum des Greifens, in dem sich die Objekte im Verhältnis zum eigenen Leib in der Tiefe anordnen. Im weiteren Verlauf entfaltet sich die Raumanschauung als „die innere und symbolische Imitation zuerst vorher durchgeführter, dann lediglich durchführbarer Handlungen" (l.c. 521). „Die geometrische Anschauung ... besteht vor allem in virtuellen Handlungen. Diese sind verkürzte Schemata vorausgegangener tatsächlicher Handlungen oder antizipatorische Schemata späterer Handlungen" (525).

Die Beziehung zum Raum lässt sich auch von der biologischen Funktionalität her verstehen: Expansiv gerichtet ist nämlich auch der *Trieb*, hervorgerufen durch einen Mangelzustand des Organismus. Es ist das Charakteristikum des tierischen Lebens im Unterschied zum pflanzlichen, dass seine Abhängigkeit von der Umwelt ihm innerlich wird in Form des Mangels und des Triebes, ihn durch Einverleibung auszugleichen. Daher sind Wahrnehmung und Bewegung auf Entferntes, Ermangeltes gerichtet; die Leere des Raumes ist der Abstand, der zur Erfüllung, zur Aufhebung des Mangels überwunden werden muss. Damit das Triebziel in der Annäherung stets gegenwärtig bleibt, muss es emotional „besetzt" sein. Leere ist daher nicht nur Fehlen von Widerstand, sondern auch „Unerfülltheit" des Begehrens. Mit der triebhaften Gerichtetheit auf das Ermangelte erwacht zugleich das Noch-Nicht der möglichen Erfüllung: In dem durch den räumlichen Abstand erzwungenen

Aufschub liegt die Wurzel des *Zeit*bewusstseins. Die Raumwahrnehmung ist somit, wie Merleau-Ponty formuliert, „... stets ein Ausdruck des gesamten Lebens des Subjekts und der Energie, mit der dieses sich durch seinen Leib und durch seine Welt hindurch auf eine Zukunft richtet" (Merleau-Ponty 1965, 329). *Raum und Zeit sind im Grunde nicht voneinander zu trennen, da beide Ausdruck der Lebensbewegung sind.*

Wenn nun das Raumerleben ursprünglich aus einer Extension des Leibraums resultiert, wie weit reicht dann der Leib? – Wir erleben den Umraum nicht aus dem dunklen Inneren des Körpers heraus, als befänden wir uns in einer Art Kamera, sondern so, dass wir immer bei den Dingen sind, die wir erblicken oder ergreifen. Der Körper hört an der Haut auf; die Leiblichkeit aber breitet sich „ekstatisch" mit den erlebten Richtungen in den Umraum aus. Im unreflektierten Lebensvollzug erfüllen wir den ganzen Raum, und der Körper folgt, wie Merleau-Ponty es ausdrückt, nur den Bahnen und intentionalen Fäden, die den Leib immer schon mit der Welt verbinden. Der Begriff der „Ausdehnung" entspricht daher viel mehr der gelebten Räumlichkeit als der des Raumes im Sinne eines „Behälters".[33]

Dieses ursprüngliche leibliche „Raum-Sein" wird nun in Situationen besonders deutlich, in denen die Strukturierung des Umraumes, wie sie besonders die optische Wahrnehmung vermittelt, vermindert oder aufgehoben ist. Es zeigt sich dann ein leibliches „Mitspüren" des Raumes, das nicht an der tastbaren Körpergrenze haltmacht. Solche Situationen, wie sie Schmitz (1967, 34f., 136ff.) eingehend untersucht hat, sind etwa das Baden in warmem Wasser oder in der Sonne; das entspannte Liegen auf einer Wiese mit dem Blick zum Himmel; die einhüllende Räumlichkeit allseitigen Schalls, etwa ein tiefer Gongschlag, das Rauschen des Meeres; oder der Raum der Nacht, wie ihn Minkowski beschrieben hat:

> „Diese Dunkelheit ... scheint mir viel materieller, viel 'stofflicher' zu sein als der helle Raum ... Und so dehnt sie sich gerade nicht vor mir aus, sondern berührt mich direkt, hüllt mich ein, umgibt mich, dringt sogar in mich ein, durchdringt mich ganz ... Das Ich behauptet sich also nicht gegenüber der Dunkelheit, sondern vermischt sich mit ihr, wird eins mit ihr" (Minkowski 1972, 262).

Die Entgrenzung des Leibraums ist ein Charakteristikum mystischer oder auch durch Halluzinogene hervorgerufener Ekstasen. Dittrich (1985) hat die „ozeanische Selbstentgrenzung" als eine wesentliche Dimension sogenannter veränderter Wachbewusstseinszustände *(altered states of consciousness)* beschrieben. Eine Aufhebung der Körpergrenzen wird etwa im Mescalinrausch erfahren:

> „Das Erste, was mit intensiver Räumlichkeit für mich auftrat, war der befreite, lebendig,

---

[33] Ebenso ist nach Heidegger der Leib kein „Ding", sondern eine Weise des Daseins. Grenze des Leibes ist daher „...der Seinshorizont, in dem ich mich aufhalte" (Heidegger 1987, 113); sie wandelt sich fortwährend mit meinem Spielraum, meiner Reichweite, meinem Weltverhältnis. „Beim Zeigen mit dem Finger auf das Fensterkreuz dort drüben höre ich nicht bei den Fingerspitzen auf" (ebd.). Dasein ist somit „...keineswegs nur in einem Raumstück vorhanden, den der Leibkörper ausfüllt" (Heidegger 1925, 368), sondern reicht bis an die Grenzen seiner Welt.

2.2 Richtungsraum

sinnvoll gewordene Raum, ich atmete erleichtert tief ein und aus und musste begeistert von meiner Befreiung sprechen... Im Verhältnis der Gegenstände zueinander war nichts verändert, aber ich fühlte und begriff nicht abstrakt, sondern irgendwie mit dem ganzen Körper den Raum und die Luft zwischen den Gegenständen" (Beringer 1927, 209).

„Ich fühlte mich eins mit den knorrigen Ästen der Bäume und den kleinsten grünen Zweigen, die durchs Fenster schauten, die meine Augen zu berühren schienen. Es war mir, als zeige sich ein Teil meines Ichs draußen in den Bäumen als ein Zweig, als sei ich selbst in den Stimmen der Menschen" (l.c. 79).

„Manchmal war es, wie wenn der ganze Raum abwechselnd komprimiert und ausgedehnt würde. Das Seltsame, woran ich mich aber genau erinnere, war nur, dass mein Körpergefühl diesen Rhythmus mitmachte: Wenn der Raum sich komprimierte, so hatte ich das Gefühl, dass sich auch mein Körper zusammen-, d.h. gegen den Kopf hinaufzog; wenn der Raum sich ausweitete, so dehnte sich auch der Körper wieder nach unten aus" (l.c. 313).

Im Mescalinrausch tritt also die leibliche Räumlichkeit besonders deutlich hervor; die Probanden können den Raum mit ihrem Leib förmlich spüren, ihn gleichsam „ein- und ausatmen" wie im letzten Bericht.

Eine ganz anderes psychopathologisches Phänomen lässt die leibliche Grundschicht des Raumerlebens aus ihrem *Verlust* deutlich werden, nämlich die Derealisation. Charakteristischerweise schildern die Patienten dabei nicht nur eine Fremdheit und Unwirklichkeit der Dinge, sondern überhaupt ein Abgesperrtsein vom Raum: Die Umgebung erscheint kulissen- und schemenhaft, die Dinge haben ihre räumliche Tiefe verloren, sie wirken flächig, wie auf eine gemeinsame Wand projiziert und eigentümlich unerreichbar. Eine depressive Patientin v.Gebsattels schilderte dies folgendermaßen:

„Die Leere füllt den Zwischenraum zwischen mir und meinem Mann, so dass ich nicht hinüberkomme; statt zu leiten, hält der Zwischenraum mich ab. Von der ganzen Welt bin ich so abgehalten, sogar von meinem Bett ... ich liege drinnen und doch nicht drinnen ... Es ist auch nicht da, die ganze Welt ist nicht da ... nur die Leere ist da – unendlich." – „Ich sehe nicht, was vor meinen Augen passiert. Die Gesichter der Menschen sehe ich nicht plastisch ... sie sind so flach wie Pfannenkuchen ... Die Bretter sind nur Striche, ebenso das Bett, wenn ich darauf hinsehe – es hat keine Länge und Tiefe – Fußende und Kopfende fallen zusammen – das ist die Projektion meiner inneren Leere in die Dinge hinein." – „Ich weiß natürlich, dass die Welt da ist, aber sie zeigt sich nicht ... für mich ist sie nur ein Hohlraum, ein Vakuum" (v.Gebsattel 1954, 25-30).

Die Leere, die die Patientin auch als „Abgrund" zwischen ihr und der Welt beschreibt (l.c. 29), ist offenbar eine ganz andere als die Leere der leiblichen Bewegungsfreiheit. Es ist vielmehr eine Leere, die gewissermaßen durch den Verlust des Raumes selbst entsteht, nämlich des sympathetisch-verbindenden leiblichen Raumes. Janet (1926) sprach von einem *„sentiment du vide"*, Gebsattel von einer „existenziellen Leere" (l.c. 31); sie zeigt, dass der alltägliche Raum sonst keineswegs ein leerer, sondern ein leiblich von uns durchdrungener Raum ist. Die räumliche Tiefe beruht auf der Partizipation, der leiblichen Berührung mit der Welt; fehlt diese Partizipation, so liegen zwischen der Kranken und den Dingen zwar geometrisch messbare Abstände, jedoch kein verbindender Raum mehr. Die Patientin schildert also den Abgrund, den wir gewöhnlich erleben würden, wenn Leib-

und Umraum tatsächlich voneinander getrennt wären.

2.2.2
Wahrnehmung

Wahrnehmung gibt uns die Dinge „als sie selbst", als Gegenstände außerhalb unseres Leibes; sie vollzieht sich aber dem Untergrund des leiblichen Raumes, der uns mit den Dingen verbindet, und der Vorerfahrungen, die wir mit ihnen gemacht haben. Dadurch stellt sie ein Subjekt und Objekt übergreifendes Geschehen, eine Kommunikation mit den Dingen dar. Dies beruht auf der Verbindung eines *aktiven*, intentionalen und eines *pathischen*, partizipierenden Moments in der Wahrnehmung.

2.2.2.1
Wahrnehmung als intentionale Aktivität

Der sensualistische Begriff der Wahrnehmung, basierend auf dem naturwissenschaftlichen Erkenntnismodell, war als ein Registrieren von „Sinnesdaten" konzipiert. Erst die Gestaltpsychologie hat die Eigentätigkeit des Sensoriums wiederentdeckt und besonders in der Formstruktur der Wahrnehmung aufgezeigt: Wahrnehmen bedeutet, durch Synthesen des Empfindungsmaterials und Formergänzungen ganzheitliche Gestalten zu bilden (vgl. Metzger 1954b). Dies wird besonders anschaulich an Blindgeborenen, die durch eine Operation zwar ihr optisches Sehvermögen erlangen, dann jedoch in jahrelanger Anstrengung das eigentliche Sehen lernen müssen: Nur allmählich verleiht ihr Sensorium den diffusen und unräumlichen Helligkeitseindrücken Sinn und Gestalt. Ohne dieses gestaltbildende Moment der Wahrnehmung wären wir blind, trotz intaktem Auge: Reize, die das Auge treffen, bevor es *sehen gelernt hat*, bleiben ohne Bedeutung. Es ist die intentionale Aktivität der Wahrnehmung, die den Sinn und die Bedeutung des Wahrgenommenen konstituiert und *mitsehen* lässt. Man sieht nicht ein Reizmosaik, aus dem dann ein Tisch mit dem bereiteten Mittagessen wird, sondern die Sinneinheit Tisch und der Sachverhalt Mahlzeit ist das primär Gegebene, aus dem sich nur nachträglich einzelne Empfindungsmomente heraussondern lassen. Man sieht Dinge, Menschen und Situationen, keine „Reize".

Auch die kognitive Psychologie und Neurophysiologie (z.B. Gregory 1973, Marcel 1983, Norman u. Bobrow 1986) sieht Wahrnehmung nicht mehr als passive Rezeption von Daten, sondern als aktiven Prozess, in dessen Verlauf „semantische Entscheidungen" in Abhängigkeit von früher ausgebildeten Mustern, Konzepten oder Schemata getroffen werden. Die konzeptuelle Verarbeitung interagiert mit dem sensorischen Empfindungsmaterial, d.h. sensorisch eintreffende „Indizien" aktivieren Schemata, die dann in diesen Indizien wiedererkannt werden. Wahrnehmung ist daher immer auf *Konsistenzbildung* angelegt: Unvollständige Figuren werden zu sinnvollen Gestalten ergänzt, Ambiguitäten „illusionär" aufgelöst. Die Wahrnehmung ist gewissermaßen auf der Suche nach Entsprechungen zu den inneren Bildern, die die Phantasie erzeugt. Gerade unklare oder fehlende sensorische Stimuli, also „Leerstellen" im Wahrnehmungszusammenhang werden zu Kristallisationskernen vorstrukturierter Schemata. Diese Auffassung hat sich auch für die Erklärung der Genese von Illusionen und Halluzinationen als fruchtbar erwiesen (vgl. Fuchs

1993a).

Sobald wir nicht nur mit leerem Blick unbegriffene Eindrücke aufnehmen, sondern *etwas sehen wollen*, bedarf es einer Schärfung des Blicks, einer Anspannung der Aufmerksamkeit, eines „Hinsehens". Das Gestalterkennen bei Vexierbildern macht deutlich, dass die Konsistenzbildung der Wahrnehmung eine aktive Leistung darstellt: Uneindeutige Wahrnehmungsfelder erzeugen eine Spannung oder Unruhe, ein Bedürfnis nach Klärung. Die Intentionalität der Wahrnehmung zeigt sich als spürbare „Anspannung" [34], die sich mit der Konsistenzbildung, d.h. der Erfüllung der Vorgestalt in der tatsächlich gesehenen Gestalt löst. Zu dieser intentionalen Leistung gehört wesentlich eine Auswahl von passenden und eine Hemmung von irrelevanten Merkmalen des Wahrnehmungsfeldes, also die Scheidung von Vorder- und Hintergrund. Der Wechsel eines Wahrnehmungsschemas bei ambivalenten Figuren (z.B. dem Necker-Würfel) erfordert daher eine aktive Bemühung, um den Widerstand zu überwinden, der gewissermaßen durch das „Einrasten" des jeweiligen Gestaltblicks bedingt ist.

2.2.2.2
Wahrnehmung als Partizipation

Während das aktive Moment der Wahrnehmung auch in der gegenwärtigen Sinnesphysiologie betont wird, gerät ein zweites Moment vielfach außer Sicht, durch das wir leiblich mit dem Wahrgenommenen verbunden sind; wir können es in Anlehnung an Erwin Straus das *pathische* oder partizipierende Moment der Wahrnehmung nennen.[35]

In jeder Wahrnehmung spüren wir etwas mit, was über das pure „Quale" des Sinneseindrucks hinausgeht. Die rote oder grüne Farbe, der scharfe oder bittere Geschmack, der hohe oder tiefe Ton, die weiche oder harte Oberfläche – alle diese Modalitäten präsentieren sich nicht nur selbst, sondern sie rufen auch bestimmte Anmutungen hervor: etwa das „Grelle" des Roten, das „Ruhige" des Grünen, das „Helle" des Klangs, das Anschmiegsame der weichen Oberfläche usw. In jeder Sinneswahrnehmung schwingt unmerklich ein leibliches Empfinden mit. Als pathische Momente der Wahrnehmung können wir im einzelnen (1) die *Synästhesien*,

---

[34] Lat. *intendere* = sich anspannen, sich hinstrecken
[35] Straus unterschied ein gnostisches („erkennendes") und ein pathisches („erleidendes") Moment, das jeder Wahrnehmung in unterschiedlichem Maß zueigen sei (Straus 1930, 1960). Das eine hebt das Was des Gegenstandes hervor, das andere das Wie seines Gegebenseins; das eine ist eher gegenständliches Wahrnehmen, das andere eher zuständliches Empfinden (Straus 1960, 151). – Dieser Polarität entspricht auch die Unterscheidung eines „repräsentativen" und eines „impressiven" Wahrnehmungsmodus, die Janzarik in Anlehnung an die strukturdynamische Psychologie Kruegers und Welleks getroffen hat: „Dem *impressiven* Wahrnehmungsmodus erschließen sich dynamisch relevante Gehalte, etwa Physiognomien, unmittelbar und unabhängig von ihrem sachlichen Stellenwert. Das *repräsentative* Wahrnehmen richtet sich erkennend auf den gegenständlichen Aspekt und distanziert sich von dem die seelische Dynamik unmittelbar bewegenden Anmutungsgehalt des Wahrgenommenen" (Janzarik 1959, 20f.).

(2) die von Schmitz so benannten *Gestaltverläufe* und (3) die von Klages und der Gestaltpsychologie entdeckten *Ausdrucks- oder Wesenseigenschaften* unterscheiden.

(1) Für die Phänomenologie synästhetischer Wahrnehmung waren vor allem Wilhelm Schapps Untersuchungen wegweisend:

> „Wir sehen dort, wie der Honig kleben bleibt an jedem Ding, mit dem er in Berührung kommt; wie das Wasser sofort zurückfällt, wie es fließt, und leicht beweglich, flüssig ist. Wir sehen, wie elastisch das Eisen der Stimmgabel ist; wir sehen die Leichtigkeit der Feder, des Rauches, die der Wind davonträgt. Wir sehen die Konsistenz und Schwere des eisernen Gewichtes, das sich in den Sand einbohrt. Dies alles steht im Sehen leibhaftig vor uns" (Schapp 1925, 17).

Auf gleiche Weise erfahren wir, wie Schapp nachweist, in der akustischen oder haptischen Modalität den jeweiligen „Stil", die qualitative Beschaffenheit der Dinge. In der synästhetischen Wahrnehmung sind verschiedene Sinnesbereiche in einer Wahrnehmung vereint. Merleau-Ponty hat sie auf das einheitliche Sinnesvermögen des Leibes als *sensorium commune* zurückgeführt: Wir können Farben spüren und Klänge als ‚hoch' oder ‚tief' empfinden, weil jeder Sinn auf die Grundschicht unserer Leiblichkeit selbst einwirkt und jede „... Tonschwingung ein Echo in meinem ganzen sinnlichen Sein findet" (Merleau-Ponty 1965, 274). In der pathischen Wahrnehmung werden Gegenstände empfunden, wird ihre Wirkung „am eigenen Leib" erlebt.[36]

(2) Als zweites wesentliches Moment leiblicher Wahrnehmung hat Schmitz die *Gestaltverläufe* hervorgehoben (Schmitz 1985, 93). Beim Wahrnehmen einer Sil-

---

[36] Auch die ursprüngliche Wahrnehmung ist eine gesamtleibliche: Die neuere Säuglingsforschung hat gezeigt, dass in den Einzelsinnen von Anfang an synästhetische Charaktere mitempfunden werden. „Säuglinge verfügen über die angeborene Fähigkeit, einen Informationstransfer von einem Modus in einen anderen vorzunehmen, der es ihnen erlaubt, eine Entsprechung zwischen haptischem und visuellem Eindruck zu erkennen" (Stern 1998, 227). Der Säugling vermag z.B. optisch einen Schnuller mit Noppen von einem glatten unterscheiden, obwohl er ihn nicht gesehen, sondern nur an ihm gesaugt hat. Es gibt für ihn nicht zwei Schnuller, einen zum Saugen und einen zum Sehen, sondern nur einen. Ebenso scheint ein gemeinsamer intermodaler *Raum* von Anfang an gegeben zu sein. Neugeborene wenden spontan Kopf oder Augen in Richtung einer Schallquelle, und bereits nach einem Monat reagieren sie deutlich irritiert, wenn eine Stimme nicht aus dem sichtbar bewegten Mund des Gegenübers kommt, sondern experimentell von der Seite her erzeugt wird (Dornes 1993, 44f.). Wahrnehmung beginnt also mit Ganzheiten, die dann in separate Empfindungen differenziert werden, und nicht umgekehrt. Es gibt nicht einen Seh-, einen Hör- und einen Fühlraum, die allmählich zu einer einheitlichen Welt verschmolzen werden, sondern der einheitliche leibliche Raum steht am Anfang der Entwicklung.

Was psychopathologisch unter Synästhesien verstanden wird, sind insofern Extremformen des gewöhnlichen synästhetischen Wahrnehmens: Im Mescalinrausch können Flötentöne zu blaugrüner Farbe werden, deren Helligkeit mit der Tonhöhe schwankt; ein Metronomschlag ruft z.B. die Wahrnehmung grauer Flecken hervor, deren Größe der Tonintensität und deren Abstand voneinander dem Schlagtempo entspricht. „Im Mescalinrausch sehen wir die im Lauf der Entwicklung (zwischen den Sinnen) errichteten Schranken zeitweise wieder fallen" (Mayer-Gross u. Stein 1926, 385); vgl. auch Beringer 1927, 61ff.

houette (eines steilen Bergaufschwungs, einer sanften Wölbung) spüren wir unmerklich ihre Bewegungsanmutung und bilden ihren Verlauf leiblich in uns nach. Einen Vogel mit weiten Schwingen durch die Luft fliegen zu sehen, heißt es ihm leiblich spürend gleich zu tun, indem wir den rhythmischen Bewegungsverlauf in uns anklingen lassen. Wir können von einem in der Wahrnehmung wirksamen *mimetischen Vermögen* des Leibes sprechen. Bereits Säuglinge sind in der Lage, die Ähnlichkeit von Gestalt, Intensität, Rhythmus und Dauer in verschiedenen Modalitäten zu empfinden und nachzuahmen.[37] Auch Kinder versuchen oft unwillkürlich, gesehene Bewegungsverläufe in eigene Leibgesten zu übertragen und sie darzustellen. Nach und nach verschmilzt diese leibliche Mimesis mit der Wahrnehmung, so dass sie nur noch rudimentär erhalten, gleichwohl jedoch wirksam bleibt: Bewegung sehen heißt sich „virtuell" leiblich mitzubewegen.[38]

(3) In jeder Wahrnehmung sind schließlich auch *Ausdrucks- oder Wesenseigenschaften* der Dinge mitgegeben, die ich in Abschnitt 2.3 noch ausführlicher beschreiben werde. An dieser Stelle sei nur einige Beispiele angeführt: So gibt es eine einhüllend-bergende Dunkelheit oder aber eine lastende, bedrohliche Finsternis; ein Tallandschaft erscheint lieblich und einladend oder schroff und abweisend; eine Stille kann feierlich, gespannt, peinlich oder drückend wirken, ja Stille kann als solche *gehört* werden – was an sich schon jeder physiologistischen Reduktion auf ein physikalisches „Reizmuster" widerspricht. Wahrnehmung enthält also immer ein „Mehr", das als Tönung, Stimmung und Ausdruck des Wahrgenommenen eher intuitiv spürbar als zeigbar oder benennbar ist.

Zusammengefasst zeigt sich das pathisch-rezeptive Moment der Wahrnehmung als *sympathetisches Weltverhältnis*, das die gesamte Leiblichkeit spürend und mimetisch engagiert. Der Leib berührt, hört und sieht die Dinge, indem er sie, verwandt mit ihnen, in sich widerklingen lässt und so an ihnen partizipiert. Das pathische Moment erfasst als gemeinsame Grundschicht der Sinne ihre intermodalen Qualitäten (Synästhesien, Gestaltverläufe, Intensitätskonturen, Rhythmus, Ausdruck) und damit eine Ähnlichkeit des Stils, die quer zur dinglichen Einteilung der Reali-

---

[37] Vgl. dazu Stern 1998, 209. Diese Ähnlichkeitsstrukturen – typische Intensitätskonturen sind etwa „steigend", „fallend", „anschwellend", „verblassend", „zart", „heftig", „abgehackt" usw. – sind offenbar für die Wahrnehmung grundlegender als die ausdifferenzierten Modalitäten der Einzelsinne. So erkennen Säuglinge ohne weiteres, dass Bilder und Töne mit demselben rhythmischen oder Intensitätsverlauf zu einer Entität gehören, die durch ihre individuelle zeitliche Organisation charakterisiert ist. Sie ordnen ein anschwellendes Geräusch einem sich nähernden Fahrzeug zu, das ihnen in einem Film gezeigt wird, nicht einem sich entfernenden; sie unterschieden mühelos, ob eine gesehene Mimik und eine gleichzeitig gehörte Stimme zusammengehören oder nicht, usw. (l.c. 131).

[38] Kürzlich wurde die Existenz von sog. „Spiegelneuronen" *(mirror neurons)* in der prämotorischen Großhirnrinde von Halbaffen nachgewiesen, die nicht nur feuern, wenn der Affe mit seiner Hand nach einer Rosine greift, sondern auch dann, wenn das Tier nur beobachtet, wie ein anderer Affe oder ein Mensch genau dieselbe Handlung ausführt (Gallese et al. 1996). Diese Neuronen spiegeln also die Bewegung des Gegenübers wider; sie könnten die Basis für die leibliche Mitempfindung von wahrgenommenen Gestaltverläufen oder Bewegungen darstellen.

tät liegt. V.v.Weizsäcker hat vom „Prinzip einer allgemeinen Synästhesie" gesprochen: „Danach gäbe es eigentlich gar nicht die Sinne, sondern nur eine Sinnlichkeit, einen Sinn" (v.Weizsäcker 1990, 418). Dieser *sensus communis* ist der coenästhetisch empfindende Leib selbst.

2.2.2.3
Wahrnehmung als Kommunikation

Nehmen wir nun beides zusammen: das aktiv-intentionale und das pathisch-partizipierende Moment der Wahrnehmung. Das eine ist Tätigkeit, ein Sich-Richten auf den Gegenstand durch Gestaltbildung und Sinnstiftung. Das andere ist ein Erleiden des Gegenstands: Er bewirkt etwas in mir, er verändert mich in meinem leiblichen Zustand, selbst wenn ich ihn aus der Distanz sehe, und mein Leib ahmt seine Gestalt nach. Wahrnehmung bedeutet, dass wir uns den Gegenstand, das Wirkliche „*einbilden*", also sein Bild zugleich in uns empfangen *und* erzeugen.

Die beiden Momente der Wahrnehmung können unterschiedlich betont sein; daraus ergeben sich polare Einstellungen. Sehen kann rezeptives „Schauen" oder aktives „Hinsehen" sein (im Englischen: *to see / to look at*), Hören ist „hören" oder „lauschen" (*to hear / to listen to*), Tasten „Fühlen" oder „Abtasten". Mit dem Wechsel der rezeptiven in die aktive Einstellung geht eine Verengung des Wahrnehmungsfeldes einher; die Aufmerksamkeit fokussiert sich, die Peripherie tritt in den Hintergrund. Zugleich hebt sich das Wahrnehmungssubjekt deutlicher vom Gegenstand ab; es geht nicht mehr in ihm auf, sondern *nimmt* ihn *wahr*. Dennoch hebt das „Gegenüberstellen" des Objekts die Zusammengehörigkeit nie ganz auf. – Aktives und pathisches Moment stehen also bis zu einem gewissen Grad in Gegensatz zueinander; die Dominanz der Vergegenständlichung rückt das Wahrgenommene in Distanz und dämpft das pathische Empfinden, während umgekehrt das Hervortreten des Pathischen, etwa bei intensivem Ausdruckserleben, eine „Bannung" des Subjekts durch die Sinneseindrücke herbeiführen kann. Immer aber bleiben die beiden Momente in jedem Wahrnehmen gegenwärtig; denn ohne das pathische Moment träte vollständige Entfremdung, also Depersonalisation auf, ohne das aktive würde gar nichts mehr „wahr"genommen. Wahrnehmung ist also in sich polarer Natur.

In der sinnlichen Wahrnehmung erfahren wir daher immer die Welt und uns selbst zugleich. Wir haben unsere Sinne nicht, um die Welt aus der Distanz zu erkennen, sondern um mit ihr in Beziehung zu treten. Das intentionale Sinnesvermögen „meint" den Gegenstand, und der Gegenstand „meint" den spürenden Leib. Das leibliche Sensorium und die Welt antworten einander; sie stehen miteinander in einer *Korrespondenz* oder *Kommunikation*.

Entsprechend den beiden Momenten der Wahrnehmung können wir psychopathologisch zwei Formen der Entfremdung der Wahrnehmungswelt unterscheiden, eine *intentionale* und eine *leibliche* Depersonalisation. Die intentionale Entfremdung und ihre Erscheinungsweise werden wir erst bei der Untersuchung der Schizophrenie, nämlich bei der Apophänie der Wahrnehmung (3.2.1) behandeln. Die leibliche Depersonalisation wurde bereits wiederholt angesprochen; sie lässt sich nun als ein *Verlust des pathisch-leiblichen*

Wahrnehmungsmoments auffassen. Die Fremdheit und Unwirklichkeit alles Wahrgenommenen resultiert aus der Störung der sympathetischen Kommunikation mit der Welt. Für den Patienten ist das Rot dann nur noch „rote Fläche", es ermangelt der Wärme und Tiefe, es spricht ihn nicht mehr an. Ohne das leibliche Mitempfinden erscheinen alle Dinge als leer, tot und ausdruckslos; der Verlust der leiblichen Grundschicht des Raumes lässt auch den Eindruck räumlicher Tiefe schwinden. Die Dinge behalten nur den Charakter des Vorhandenseins, der puren Faktizität; es fehlt ihnen die erlebte Wirkung auf den Kranken, die Kommunikation mit ihm. Eine physiologische Psychologie, die den Organismus nur als Rezeptor von Reizen auffasst, könnte hier keinerlei Veränderung der Sinnesfunktionen, des Verhältnisses von Reiz, Rezeptor und Erregung feststellen; sie hat keinen Begriff vom „Beziehungnehmen" in der Wahrnehmung (Straus 1956, 225f.). An Reizen können wir nicht partizipieren, wohl aber an leiblich empfundenen Dingen. Die Depersonalisation zeigt, dass wirklich für uns nur das wird, was uns im Empfinden *leibhaftig* gegenwärtig ist.

2.2.3
Der Richtungsraum

In Abschnitt 2.1 wurde bereits dargestellt, wie die innerleiblichen Richtungen auf den Umraum übergreifen. Zu den primären Austauschprozessen der Einverleibung, Ausscheidung oder Atmung treten nun Wahrnehmung und Bewegung als zentripetale und zentrifugale Richtungsbeziehungen mit der Umwelt. Dabei bleibt der Leib immer der „Nullpunkt", das Hier, von dem sich das Dort abhebt, sei es als Ausgangspunkt gerichteter Bewegung, sei es als zentraler Bezugspunkt der Sinne. Die Verschränkung von Wahrnehmung und Bewegung im Gestaltkreis konstituiert den einheitlichen sensomotorischen Raum. Becker (1923) und Binswanger (1933) haben dafür den Begriff des „orientierten Raumes" geprägt, v.Allesch (1941) und Schmitz (1967) den des *Richtungsraums*, dem ich hier folge; denn die Orientierung im Raum setzt, wie wir sehen werden, das Gefüge leiblicher Richtungen voraus.

Die zentrifugalen Richtungen bedürfen nicht unbedingt eines Richtungsziels, sondern können ebensogut ins Unbestimmte verlaufen, wie etwa das gespürte Ausatmen, der Schrei, der leere Blick oder eine leibliche Gebärde, z.B. eine „wegwerfende" Geste. Der Richtungsraum wird also auch ohne angetroffene Gegenstände vor allem durch die leiblichen Richtungen des Blicks und der Motorik aufgespannt (vgl. Schmitz 1967, 260ff.). Wir können von einem *„primären Richtungsraum"* ohne Richtungsziele oder definierte Objekte sprechen. Dabei finden wir in Abhängigkeit von der jeweiligen leiblichen Dynamik unterschiedliche Richtungstypen.

(1) Zu den *zentrifugalen* Richtungen gehören
- *expansive*, gegen eine innerleibliche Spannung oder einen äußeren Widerstand vordringende Bewegungstendenzen: etwa die Schwellung der Brust beim Einatmen, die kraftentfaltende Motorik beim Greifen, Beißen, Schieben, Schlagen, Laufen;
- *expulsive*, eine Retention durchbrechende Bewegungen wie etwa die Defäkation, das Ausspucken, -husten oder Erbrechen, der dem Schmerzgequälten

sich „entringende" Schrei;
- *emanative*, also spannungslos verströmende Bewegungen, z.B. die Ausatmung, die Urination, der leere, träumerisch in der Weite sich verlierende Blick;
- *rezessive*, vor einer äußeren Einwirkung zurückweichende Bewegungsrichtungen wie Rückzug oder Flucht;
- *attraktive* Bewegungstendenzen, die als Sog in der abwärts „ziehenden", etwa beim Fallen erfahrenen Schwere vorkommen, ferner bei bestimmten Farbqualitäten (tiefes Blau weicht vor uns zurück und zieht uns nach, wie Goethe feststellte).

(2) *Zentripetale* Richtungen können dem Leib selbst entstammen oder von außen her auf den Leib gerichtet sein:
- *rezeptive* oder einverleibende Tendenzen (Einatmen, Saugen, Verschlucken oder Ergreifen);
- *reflexive* Richtungen, die als Gebärden auf den Leib selbst zurückweisen (sich an den Kopf greifen, die Hände vors Gesicht schlagen, sich zusammenkrümmen o.a.).
- *invasive* Bewegungen vom Umraum her: etwa die Druck- oder Stoßeinwirkung, der aufdringliche Schall, grelles Licht, „schreiende" Farben, der „durchdringende" oder „bohrende" Blick eines Anderen, usw.[39]

2.2.3.1
Orientierter Richtungsraum

Zentrifugale Richtungen treffen auf *Ziele* im Umraum, die sie erfassen. So wird etwa aus dem träumerisch verlorenen Schauen der einen Gegenstand „ins Auge fassende", fixierende Blick; oder aus der ungerichtet expansiven Armbewegung des Säuglings das gezielte Ergreifen eines Spielzeugs. Es entsteht eine *Vernetzung* der vom Leib ausstrahlenden Richtungen mit Zielpunkten des Umraums, die Schmitz (1967, 219) als „Einrichtung" des Richtungsraums bezeichnet; daraus entsteht der *orientierte Richtungsraum*. Die damit bezeichnete präreflexive Orientierung im Umraum ist allerdings basaler als die üblicherweise im psychopathologischen Befund erfasste reflexive Orientierung zu Zeit und Ort: Diese nämlich „stellt die Fähigkeit dar, aus der Unmittelbarkeit des aktuellen Erlebens ständig heraustreten zu können, um sich selbst und die durchlebte Situation in den objektiven Zusammenhang der Welt und in das individuelle Gefüge der persönlichen Erfahrungskontinuität einzuordnen" (Lauter 1986). Die leibliche Orientierung folgt den primären Richtungen des Leibes; die reflexive hingegen sieht gerade von ih-

---

[39] In verwandter Terminologie unterschied Kafka (1950) vier Uraffekte, denen er vier Urbewegungen zuordnete: Ingestion („Her mit dir zu mir!"), Ejektion („Fort mit dir von mir!"), Profusion („Hin mit mir zu dir!"), Rezession („Fort mit mir von dir!"). Darin wird das dialogische Moment in allen primären leiblichen Richtungen deutlich: Sie sind immer auch ursprüngliche Formen der Beziehungsstiftung; Richtungsraum und Beziehung zu den Anderen sind in der kindlichen Entwicklung eng miteinander verflochten.

nen ab, um leibunabhängig definierte Orte zu erfassen und dann die leiblichen Richtungen zu ihnen in Beziehung zu setzen (etwa beim Zurechtfinden mit einer Landkarte).

Die Orientierung im Umraum beruht auf der Gliedförmigkeit des Leibes, insbesondere auf den Blick-, Greif- oder Zeigebewegungen. Becker (1923, 451, 457) erkannte richtig, dass „ein psychophysisches Wesen ohne Glieder, etwa ein kugelförmiges, rein taktuell organisiertes Tier ... nicht zur Konstitution eines orientierten Raumes fähig" wäre, wobei er auch den Blick als „Leibglied" auffasst. Die mehrfache Asymmetrie des Leibes bestimmt auch ausstrahlende Richtungen wie „rechts", „links", „oben", „unten", „vorne" oder „hinten"; diese wiederum konstituieren spezifische, nicht miteinander vertauschbare *Gegenden* des Umraums.

Ausfall der leiblichen Richtungen bedeutet daher Fehlen der Gegenden als potenzieller Dingorte: So geht bei Parietalhirnschädigungen mit dem Verlust der Wahrnehmung einer Körperseite auch die entsprechende Raumhälfte verloren (ohne dass dies durch einen Ausfall des optischen Wahrnehmens bedingt wäre); es entsteht ein Halbseiten-Neglect. Die Patienten essen z.B. nur von der rechten Hälfte ihres Tellers, zeichnen alle Ziffern einer Uhr auf die rechte Seite des Kreises, oder Gänseblümchen, die nur an der rechten Seite Blütenblätter haben (Melzack 1989, 5). Selbst die Erinnerung für die linke Hälfte eines vorgestellten bekannten Raumes geht verloren (Rosenfield 1992, 77), und zwar je nach der Position, die die Patienten in ihrer Vorstellung in diesem Raum einnehmen: Sobald sie sich virtuell „umdrehen", fehlt ihnen die andere Raumhälfte! Solche Patienten leben „in einer halbierten Welt, ohne sich natürlich bewusst zu sein, dass es eine halbe Welt ist, denn für sie ist sie ungeteilt, vollständig und unversehrt. ... die Wahrnehmung, die Vorstellung, die Erinnerung der 'Linksheit' verschwindet" (Sacks 1989, 239). Darin zeigt sich, dass Wahrnehmung eine Bezugnahme auf Gegenden des Umraums ist, die dem Leib selbst entspringt und ohne seine Richtungen keinen Bestand hat.

Die gewöhnliche Einrichtung oder Einbettung des Leibes im Raum wird wiederum besonders durch ihre Störung erfahrbar, nämlich vor allem im *Schwindel*. Nach Schmitz stellt der Schwindel eine „Labilisierung oder Verwirrung" des leiblichen Richtungsgefüges dar (Schmitz 1967, 222), gleichsam ein „Herausfallen aus dem Raum". Schwindel entsteht nicht nur bei schwankendem Gleichgewicht (etwa beim Balancieren, bei der Seekrankheit), sondern auch rein visuell z.B. durch ein rasch vor den Augen um den Kopf rotierendes Drehrad oder auch durch die verwirrenden Eindrücke eines verkehrsreichen nächtlichen Platzes. Der Blick vermag dabei den Blickzielen nicht mehr zu folgen, sie also nicht mehr mit der Leibausrichtung zu koordinieren, so dass zentrifugale und zentripetale Richtungen desynchronisiert werden. Das Fixieren eines Gegenstandes ist daher ein probates Mittel gegen viele Arten von Schwindel, weil es die leiblichen Richtungen wieder im Umraum verankert.

In milderer Form als beim Schwindel zeigt sich die Diskrepanz von Richtungs- und Umraum etwa im *Aufwacherlebnis*, das vielfach durch eine eigentümliche Ortlosigkeit, Verschwommenheit und fehlendes Selbstgefühl bis hin zur Entfremdung charakterisiert ist (Federn 1919). Im Erwachen sucht der Leib nach den Fäden des Netzes, das ihn wieder mit den vom Vortag her vertrauten Dingen des Umraums verbindet. Dann kommt es zu einem meist plötzlichen „Einrasten" der

Richtungen im Umraum und damit einer Zentrierung des Feldes auf den Leib, verbunden mit dem Bewusssein des „Ich-Jetzt-Hier". Das „Zu-sich-Kommen" ist also gewissermaßen eine Rückkehr aus dem nunmehr eingerichteten Umraum. – Umgekehrt äußern sich Müdigkeit und Bewusstseinstrübung in einem verschwimmenden Blick, der seinen Halt in der Umgebung verliert. Mit dem Einschlafen verliert das Wahrnehmungsfeld seine Struktur: Formen, Farben und Geräusche versinken, und man „fällt in Schlaf", wie es die Sprache treffend ausdrückt, nämlich als Herausfallen aus dem orientierten Raum.

2.2.3.2
Richtungsbalance

Zentrifugale und zentripetale Richtungen sind nicht nur geometrische Vektoren, sondern auch spürbare Kräfte. Daher gehört zur leiblichen Einbettung in den Richtungsraum noch eine andere Komponente, nämlich die *Balance* von zentrifugalen und zentripetalen Wirkungen. Sich im Raum einzurichten bedeutet auch, ihn „aufzuspannen" und zentripetalen Eindrücke auf Distanz zu halten. Demgegenüber ist der *Schreck* das jähe „Zusammenfahren" vor einer wegen ihrer Plötzlichkeit und Massivität nicht distanzierbaren zentripetalen Einwirkung. Unsichere oder ängstliche Menschen erleben die Welt näher und somit aufdringlicher.[40] Kann schließlich der Umraum leiblich nicht mehr ausgefüllt, stabilisiert und durch die Sicherheit eigener Bewegungen „erobert" werden, entstehen die *Raumängste* als Verzerrungen des gelebten Raumes: Höhenangst, Agoraphobie, Klaustrophobie.

Bei der *Höhenangst* misslingt die Abstützung der leiblichen Richtungen im Umraum, und es entsteht ein Mischbild von Angst und Schwindel. Die ungewohnte Ferne der Objekte in Blickrichtung nach unten erzeugt die „gähnende Leere" des Abgrunds, d.h. die Richtung des Blicks in die Tiefe zieht den Leib sogartig nach sich (ein Gegenmittel ist daher die Fixierung des Weges unmittelbar vor den Augen). Diese bedrohliche attraktive Tendenz löst einen elementaren leiblichen Fluchtimpuls aus (Schmitz 1967, 146ff.), der aber durch den Sog der Tiefe und die Enge des verfügbaren Raumes unterbunden wird; der Betroffene gerät so in panikartige Angst, die als äußerste Restriktion des Leibes zugleich den letzten Schutz vor der drohenden Überwältigung durch den uneingerichteten Raum darstellt.

Ähnlich rückt in der *Agoraphobie* der Umraum in eine abgründige Ferne, die zwischen ihm und dem Leib eine bedrohliche Leere zurücklässt. Die Weite des Raumes (Felder, Plätze, Straßen) gibt dem Blick keinen Halt mehr, der Bewegung kein Ziel in erreichbarer Nähe. Mit der Abspaltung des „unermesslich" erscheinenden Raums wird der Leib abrupt auf sich zurückgeworfen und fällt in die Enge elementarer Angst. Der Agoraphobe fürchtet den Schritt ins „Freie": Er verliert die Freiheit, den Raum zu beschreiten, ihn zu erobern und die Richtung seiner Bewegung darin zu wählen. Umgekehrt dringt in der *Klaustrophobie* der Umraum förmlich auf den Leib ein und treibt ihn in die Enge. Menschenansammlungen, Theatersäle, Aufzüge usw. entfalten bedrohliche invasive Kräfte; sie lösen einen leiblichen Fluchtimpuls aus, der aber durch räumliche Barrieren unterbunden wird (vgl.

---

[40] Hastings (1952) ließ Versuchspersonen Entfernungen schätzen, wobei sich eine eindeutige Korrelation zwischen der Tendenz zur Unterschätzung der Entfernungen und persönlichkeitsspezifischer Selbstunsicherheit zeigte.

2.2 Richtungsraum

Schmitz 1985, 75ff.).

In den Raumängsten „dynamisiert" sich also der umgebende Raum, er dehnt sich aus oder schrumpft zusammen. Das Übermaß des Affekts destabilisiert hier die euklidische Geometrie des Raumgefüges, das sonst vom diskursiven Bewusstsein als Kantische „Form der Anschauung" konstruiert wird. Das Subjekt vermag die Eindrücke nicht mehr distanzierend zu vergegenständlichen. Die leibliche Einrichtung, die Balance zentrifugaler und zentripetaler Richtungen misslingt, der Leib wird auf sich zurückgeworfen und in die Enge getrieben. Von daher erklärt sich auch die Assoziation von Angst und Schwindel: Beide beruhen auf einer Unterbrechung der leiblichen Einrichtung im Umraum, wobei in der Angst mehr die *Balance*, im Schwindel mehr die *Koordination* zentrifugaler und -petaler Richtungen gestört ist.[41] Ebenso ist die häufige Verbindung von phobischer Angst und Depersonalisation, auf die v.a. Roth (1960) aufmerksam machte, durch die verfremdende Abspaltung des Leibraumes vom Umraum zu erklären.

Freilich lässt sich die Entstehung der Raumangst nicht mehr rein richtungsräumlich beschreiben. Dass die symbolischen Qualitäten des Raums hierbei eine wesentliche Rolle spielen, zeigt sich zum einen an dem Charakter der *Öffentlichkeit*, den die vom Agoraphoben gefürchteten Räume zumeist haben; die Patienten antizipieren auch Exposition, Gesehenwerden, Kontroll- und Gesichtsverlust. Zum anderen ist die Tiefe des Raumes wesentlich die Möglichkeit von Bewegung (s.o. S.33) und insofern verknüpft mit *Zeitlichkeit*. Die vor uns liegende Weite ist daher immer auch ein Bild der *Zukunft*, in die wir entweder sicher voranschreiten, oder die uns bedrohlich erscheint. Die lähmende Angst des Agoraphoben vor dem Offenen und Freien entspricht einem existenziellen „Nicht-von-der-Stelle-Kommen", einer „Regression", d.h. dem Rückzug in die vertraute Nahwelt und der Vermeidung von Zukunft (v.Gebsattel 1954, 66f.). Im Gefühl der Verlassenheit in leerer Weite spiegelt sich zudem die häufige Auslösung erster Panikanfälle durch Trennungssituationen, Todesfälle oder Orientierungskrisen als Konfrontation mit der unentrinnbaren Endlichkeit und Schicksalhaftigkeit der Existenz.

Die Raumängste bedeuten eine Überwältigung durch übermächtige zentripetale Eindrücke. Die umgekehrte Störung der richtungsräumlichen Balance entsteht hingegen durch den *Ausfall* der zentripetalen Richtungen, insbesondere in verschiedensten Situationen von sensorischer Deprivation, also Reizverarmung des Wahrnehmungsfeldes. Hier suchen die leiblichen Richtungen vergeblich nach Zielorten. So beschreibt Metzger die Erfahrungen von Versuchspersonen nach längerer Fixierung eines völlig homogenen weißen Schirms, der sich randlos über das Gesichtsfeld hinaus erstreckt:

> „Die Raumbegrenzung plötzlich ganz anschaulich sich auflösen zu sehen ist ein äußerst unangenehmes Erlebnis, schwindelartig: ... eine Art Schwund der Umgebung wird erlebt, nicht eine gleichgültige Umformung. Die Augen suchen unwillkürlich nach etwas Festem, einem Haltepunkt, der den Schwund verhindert" (Metzger 1930).

Ebenso schwer erträglich ist anhaltende Stille etwa in einem völlig schallisolierten Raum. Die v.a. in den 60er Jahren durchgeführten Experimente mit sensorischer Deprivation – Beraubung von Licht-, Schall-, Druck-, Schwere- und Wärmewahr-

---

[41] In der ersten Beschreibung der Agoraphobie hatte Benedikt (1870) noch vom „Platzschwindel" gesprochen und ihn auf eine Labyrinthstörung des Innenohrs zurückgeführt (Allgemeine Wiener Medizinische Zeitung 15/1870, 488).

nehmung in speziell konstruierten Kammern – erzeugten meist nach kurzer Zeit ein ausgeprägtes Entfremdungserleben, Angstgefühle und Halluzinationen (Zubek 1969). Der Verlust sinnlichen Materials führt also zur kompensatorischen „Eigenproduktion" von Empfindungen in den Gegenden der leerlaufenden leiblichen Richtungsbahnen. Damit zeigt sich erneut, dass der Mensch der dauernden Einrichtung im Sinnesraum, der Begegnung mit der Realität bedarf, um sich leiblich in ihr zu finden.

Dies belegen auch die Halluzinationen, die im heminanopen Gesichtsfeld, also bei Halbseitenblindheit auftreten, ferner die hypnagogen und hypnopompen Halluzinationen beim Einschlafen und Aufwachen, wenn das Wahrnehmungsfeld entdifferenziert und fragmentiert erscheint, schließlich die visuellen Halluzinationen bei Visusverlust bzw. die musikalischen Halluzinationen bei Schwerhörigkeit (Fuchs u. Lauter 1992). Bei tetra- oder panplegischen Patienten mit Guillain-Barré-Syndromen kann es sogar zu oneiroiden, szenisch-wachtraumartigen Phantasie-Erlebnissen kommen, nach Schmidt-Degenhard (1992, 120) vor allem bedingt „durch eine fundamentale Störung des Leib- und Raumerlebens": Die dem Kranken noch verbleibenden akustisch-optischen Informationen können den kompletten, wochenlangen Ausfall des taktilen und kinästhetisch-motorischen Leiberlebens nicht kompensieren. Die durch den Reizentzug der Intensivstation noch verstärkte Leere des Erlebnisfeldes wird stattdessen besetzt von der „imaginativen Matrix des Seelischen" (ebd.).

2.2.3.3
Motorik und Handlung

Alle leiblichen Richtungen sind potenzielle oder tatsächliche Bewegungsrichtungen. Die Sicherheit, mit der man sich bewegt, greift, springt, ist nur möglich, weil der Umraum nicht „gegenüber", sondern immer schon leiblicher Bewegungs-, Greif- oder Sprungraum ist, der sich in der konkreten Aktion nur aktualisiert. Die Richtung ist überhaupt ein raumzeitliches Phänomen, nämlich ein Gerichtetsein auf eine zukünftige Möglichkeit, ein Sich-Entwerfen. Der Leib ist „sich selbst vorweg", im räumlichen wie im zeitlichen Sinn. Im Maßnehmen etwa vor dem Sprung über einen Graben wird die Bewegung nicht „gedacht" oder bildlich vorgestellt, sondern leiblich vorausgespürt. Bereits in der Zielantizipation liegt also eine „Ausstülpung" des Leibes – v.Auersperg (1949) hat treffend von einem „Aktionsphantom" gesprochen. Der Leib nimmt selbst Maß, indem er sich entsprechend seiner „Reichweite" über den Graben hinweg ausspannt, und in diesem spürenden Maßnehmen sind Wahrnehmung und virtuelle Bewegung miteinander verschmolzen.

Die antizipierte Bewegung ist also eine im motorischen Körperschema bereitstehende Vorgestalt, in der Richtung, Maß und Verlauf der Bewegung vorgezeichnet sind. Solche Vorgestalten ermöglichen die Flüssigkeit und Grazie der Bewegungsabläufe. Eine Bewegung hingegen, die sich an äußeren Orten, Abständen oder Zwischenzielen orientiert, wirkt steif, künstlich oder ungeschickt, etwa wenn ein Anfänger im Tanzen seine Füße gezielt zu bewegen versucht. So wie sich Wahrnehmungen nicht aus Sinnesdaten aufsummieren, sondern auf Vorgestalten aufbauen, so setzen sich auch gerichtete Bewegungen nicht aus Teilstücken zusammen. Der Leib entwirft vielmehr ganzheitliche Bewegungsgestalten, die bei richtiger „Passung" mit den in der Situation angetroffenen Strukturen zur Deckung kommen. Einrichtung im Raum bedeutet daher ein *Vertrautsein*, nämlich ein implizites Vertrauen auf die Kongruenz der leiblich vorgebildeten Bewegung mit der äußeren Situation.

Diesem Vertrauen liegt die Einheit des Richtungsraumes zugrunde, die V.v. Weizsäcker (1986, 9, 18) mit dem Begriff der *Kohärenz* bezeichnet hat: Die leiblichen Richtungen der Wahrnehmung und der Motorik stimmen miteinander überein, so dass sie unmittelbar und ohne Überlegung ineinander *transponiert* werden können. Am anschaulichsten wird dies im Fall der optokinetischen Kohärenz: Ich sehe den Ball kommen und fange ihn; ich sehe die rote Ampel und trete auf die Bremse. Der Bogenschütze fasst ein Ziel ins Auge, und seine Hände richten danach den Pfeil aus. Gleiches gilt für den akustischen Raum: Marschmusik und Marsch, Tanzmusik und Tanz sind intermodal verknüpft (Straus 1956, 239). Der Rhythmus, die Dynamik, das Fallen und Steigen der Melodie werden leiblich empfunden und in analoge motorische Richtungen umgesetzt. Daher kann auch bei Parkinsonkranken eine musikalische Begleitung die eingefrorene Körperbewegung spürbar erleichtern, indem sie den Bewegungsraum vorstrukturiert (Kraus 1994b).

Aus der gerichteten Bewegung entwickelt sich die *Handlung*, der instrumentelle Umgang mit den Dingen, die dabei in das motorische Körperschema eingegliedert werden. Das geschickt gehandhabte Werkzeug schiebt sich phänomenal nicht zwischen den eigenen Körper und das behandelte Objekt, sondern schließt sich wie ein neues Glied bruchlos dem Leib und seinem Richtungsgefüge an. Daher spürt der Skifahrer den Schnee unter den Kufen, der Autofahrer die nasse Straße unter den Reifen, so als gehörten ihre Fortbewegungsinstrumente ihrem Leib an. Der Leib schließt sich in der Handlung mit der Welt zusammen; im Bearbeiten der Dinge verwandelt er fortwährend Fremdraum in Eigenraum.[42]

Instrumentelles Handeln bedeutet damit ebenso wie die Wahrnehmung eine Aufhebung der Differenz von Innen und Außen. Zwischen dem Blinden, seinem Stock und der von ihm abgetasteten Wand lässt sich, wie Bateson bemerkt hat, keine Grenze angeben, an der „Selbst" und „Nicht-Selbst" beginnen. Er spürt den Widerstand der Wand an der Spitze des Stocks.[43] Dem entspricht die alltägliche Erfahrung beim Schreiben, auf die V.v.Weizsäcker hinweist: „Hält meine Hand eine Schreibfeder gegen das Papier, so kann ich je nach der Einstellung sehr verschiedenes empfinden: meine Hand selbst, das von ihr umschlossene Stück Federhalter, den von der Federspitze berührten kratzenden Widerstand des Papiers, die von diesem bedeckte härtere oder weichere Unterlage usw." (v.Weizsäcker 1986, 178f.). Die dem Leib entgegentretende Grenze bleibt in der instrumentellen Handlung nicht „außen", sondern wird in eine übergreifende Kommunikation

---

[42] Vgl. dazu Grünbaum (1930) sowie die Analysen Merleau-Pontys (1965, 169ff.).
[43] „Wo beginnt das Selbst des Blinden? An der Spitze des Stockes? Am Griff des Stockes? Oder irgendwo in der Mitte des Stockes? Diese Fragen sind unsinnig, weil der Stock der Weg ist, auf dem Unterschiede übermittelt werden und dabei eine Transformation durchmachen, so dass eine Grenzlinie *durch* diesen Weg zu ziehen bedeutet, einen Teil des systemischen Kreislaufs abzuschneiden, der die Fortbewegung des Blinden bestimmt" (Bateson 1981, 411).

einbezogen. Wir sehen nun, dass der Widerstand, der unter 2.1.4 als Erfahrung der Trennung und der Fremdheit der Dinge beschrieben wurde, in der Handlung aufgehoben ist: Er wird gerade zur Bedingung für einen flexiblen Umgang mit Instrumenten und Dingen, in dem sie an den Leib angeschlossen werden. Die Grenze des Leibes verlagert sich nach außen. Haben wir einmal gelernt zu schreiben, so können wir daher unsere Intention unmittelbar auf die Linie richten, die der Stift auf dem Papier zieht.

Dieses „Zuhandensein" der Dinge ist ursprünglich nicht vorgegeben, sondern entwickelt sich mit dem perzeptiven und motorischen Körperschema in der frühen Kindheit. Wird eine neue Fertigkeit erlernt, so setzt sich die Handlung noch aus probatorischen Einzelbewegungen zusammen; aus dem wiederholten, übenden Durchlaufen des Handlungsbogens resultiert dann eine *Automatisierung*, welche die Einzelbewegungen zu einer Figur integriert und als solche in den unreflektierten leiblichen Vollzug aufnimmt. Der Leib bildet eine einheitliche, sinngerichtete Bewegungsgestalt, die nicht mehr bewusst gelenkt werden muss, einen eigenen „intentionalen Bogen" des motorischen Vollzugs (Merleau-Ponty 1965, 164). Den parallelen Vorgang im Bereich der Wahrnehmung illustriert das Lesenlernen: Die zunächst nur einzeln erfassten Buchstaben werden zu Wortgestalten verbunden, die dann unmittelbar als solche, „mit einem Blick" erfasst werden. Zutt hat diesen Prozess der Gestaltintegration treffend als *Physiognomisierung* bezeichnet (1963b, 794). Automatisierung und Physiognomisierung bilden die motorischen und die perzeptiven Gewohnheiten: Der Leib erschließt uns die Welt, indem er sich nach und nach zum Schlüssel für sie ausbildet.

2.3
Der Stimmungsraum
(Emotionaler Raum)

Übersicht. – Der Stimmungsraum ist von zentraler anthropologischer Bedeutung, da mit ihm die sonst dem subjektiven Seeleninneren zugeschriebenen Ausdrucks- und Gefühlsgehalte wieder einen Ort in der Welt erhalten. Als Grundstruktur des Stimmungsraums ergibt sich zunächst die Beziehung von Ausdruckscharakteren und Physiognomien der Umwelt zur Ausdrucksempfänglichkeit oder „Resonanz" des Leibes. Im magisch-mythischen Raum der kindlichen oder archaischen Welt werden diese Beziehungen noch deutlicher sichtbar; sie treten aber auch im Rahmen histrionischer, anankastischer oder psychotischer Syndrome wieder hervor. – Die Grundstruktur von Ausdruck und leiblicher Resonanz kehrt in den verschiedenen Phänomenen des Stimmungsraumes wieder, nämlich in Atmosphären, Stimmungen und Gefühlen. Während Atmosphären und Stimmungen sich nur in unbestimmter Weise im erlebten Raum ausbreiten, stellen die Gefühle intentional gerichtete und personal zentrierte Verbindungen von Subjekt und Welt dar. Sie verlieren damit ihren traditionellen Status als unräumlich-innersubjektive Seelenzustände und werden zu Trägern unserer Beziehungen im zwischenmenschlichen Raum.

2.3.1
Grundstruktur des Stimmungsraums

Der leibliche Raum wird durchdrungen von den Richtungen der Wahrnehmung und Bewegung. Doch der Umraum ist auch erfüllt von sympathetisch spürbaren Phänomenen, die sich den sinnlichen Qualitäten des Richtungsraumes nicht zurechnen lassen: von Anmutungen und Bedeutungen, von Ausstrahlungen, Atmosphären, Stimmungen und Gefühlsschwingungen. Der sonnige Weg verlockt zum Spazierengehen, das klare Quellwasser zum Trinken; eine finstere Gestalt auf nächtlicher Straße wirkt furchterregend, ein verwesender Kadaver abstoßend. Eine berühmte Person verbreitet eine Aura der Faszination; die Halle einer Kathedrale wirkt ernst und erhaben, die Heiterkeit eines Jahrmarkts anregend und beflügelnd usw. Solche Phänomene haben selbstverständlich räumlichen Charakter, und erst eine künstliche Introjektion schreibt die emotionalen Gehalte der Welt einem rein subjektiven Inneren bzw. seinen „Projektionen" zu. In Anlehnung an Binswangers „gestimmten Raum" (Binswanger 1933) bezeichne ich die anthropologische Räumlichkeit dieser Phänomene als *Stimmungsraum*.

Wenn wir die atmosphärischen Wirkungen der Dinge beschreiben wollen, sprechen wir auch von einer „Tönung", „Färbung" oder „Ausstrahlung", die ihren spezifischen Charakter, ihre Eigenart und ihr Wesen physiognomisch zur Erscheinung bringt. In der Stimmung der Landschaft oder in der Ausstrahlung eines Menschen wird durch das sinnlich Anschaubare hindurch noch ein Anderes spürbar, das wir als das Phänomen des *Ausdrucks* ansehen können. Er ist ein Grundphänomen des Stimmungsraums.⁴⁴

Wie nehmen wir Ausdruck wahr? – Das „pathische Moment" der Wahrnehmung (s.o. S.37ff.) vermittelt zunächst die leibliche Empfindung der synästhetischen Charaktere, Anmutungen und Tönungen des Wahrgenommenen, die wir nun als atmosphärische Wahrnehmung dem Stimmungsraum zuordnen können. Ebenso werden wir von Stimmungen und Gefühlen durch Veränderungen des leiblichen Befindens erfasst; wir fühlen uns z.B. gehoben oder gedrückt, angezogen oder abgestoßen, beengt oder befreit, gehemmt oder offen. Wir geraten „in Erregung", also in eine beweglich-expansive leibliche Verfassung, oder wir fühlen uns „gedämpft", wenn eine dumpfe Zähigkeit der leiblichen Dynamik das teilnehmende Mitschwingen lähmt. Ich bezeichne diese verschiedenen Formen der Wahrnehmung stimmungsräumlicher Phänomene als *leibliche Resonanz*. Der Leib ist gewissermaßen der „Resonanzkörper" des Stimmungsraums; er übersetzt Ausdruck in Eindruck.

Das Freiwerden heftiger Affekte kündigt sich häufig durch ein muskuläres Zittern, Vibrieren oder aufsteigende, wogende Empfindungen an. Versucht man dann, sich zu beherrschen, so muss man diese leibliche Resonanz unterdrücken oder dämpfen, sei es durch vermehrte Muskelanspannung, Atemanhalten oder auch durch Medikamente.⁴⁵ Wen etwa ein Weinen in der Öffentlichkeit zu überwältigen droht, der spannt die Gesichtsmuskulatur an, beißt sich auf die Lippen, drückt die Fingernägel in die Handfläche oder versucht auf andere Weise sich „zusammenzunehmen". Aus der latenten, aber konstanten Abwehr unangenehmer oder bedrohlicher Gefühle resultiert ein leiblicher Dauertonus, der zu psychosomatischen Funktionsstörungen (Asthma bronchiale, Bluthochdruck u.a.) führen kann. Ebenso wird die Störung der leiblichen Resonanz in melancholischen oder schizophrenen Psychosen als „Verlust der Schwingungsfähigkeit" oder „Verflachung des Affekts" beschrieben; sie ist oft mit einer rigiden leiblichen Spannung verbunden. Schließlich beschreibt J.H.Schultz (1966, 104f.) auch die Wirkung des Autogenen Trainings als „Resonanzdämpfung der Affekte": Hier ist es jedoch umgekehrt die Tiefen*entspannung,* welche die leibliche Resonanz der Gemütserregung reduziert, indem sie nämlich wesentliche Ausdrucksträger (Muskulatur, Herz, Atmung) in eine entspannte Lage bzw. gleichförmig-niederfrequente Schwingung versetzt. Damit ist dem Affekt zumindest teilweise der Boden entzogen, er wird nicht unterdrückt, sondern verebbt. – Diese Beobachtungen zeigen, dass die Phänomene des Stimmungsraumes nicht ohne weiteres wahrgenommen werden: Wir müssen auf sie „eingestimmt" sein, uns also in einer geeigneten leiblich-emotionalen Disposition befinden.

Als Grundstrukturen des Stimmungsraumes haben wir nun *Ausdruck* und *Resonanz*

---

⁴⁴ Cassirer hat in seiner „Philosophie der symbolischen Formen" den Ausdruck als Ursymbol aufgefasst, in dem Inneres und Äußeres, Meinendes und Gemeintes noch nicht voneinander geschieden sind. Er unterscheidet Ausdruck als unmittelbares Sich-Zeigen von der hinweisenden, repräsentierenden *„Darstellung"* und schließlich von der *„reinen Bedeutung"* des Zeichens. Diese beiden phylo- wie ontogenetisch späteren Symbolkategorien implizieren bereits ein zunehmendes Auseinandertreten von Bedeutendem und Bedeutetem. Hingegen besteht der Ausdruck darin, dass „... ein Wahrnehmungserlebnis, als 'sinnliches' Erlebnis, zugleich einen bestimmten 'Sinn' in sich fasst und ihn zur unmittelbaren konkreten Darstellung bringt" (Cassirer 1929, 234). Ausdruck ist demnach ein *dem Sinnlichen unmittelbar innewohnender Sinn.*

⁴⁵ Auch „Psychopharmaka" wirken auf den Leib als Resonanzboden der Gefühle und nicht auf diese selbst; als intentional gerichtete Regungen (s.u.) können Gefühle nur gedämpft, nicht pharmakologisch hervorgerufen oder verändert werden.

bestimmt: Leibliche Resonanz lässt die Ausdruckscharaktere von Personen, Dingen oder Situationen in uns anklingen. Diese Korrelation zwischen dem Ausdruck des Umraums und dem leiblichen Spüren besteht nicht zufällig. Sie resultiert ursprünglich aus der triebhaften Beziehung des Organismus zu seiner Umwelt, deren Bedeutsamkeit im Stimmungsraum erschlossen wird. Das hungrige Tier sucht nach Nahrung oder Beute, das durstige nach Wasser, das frierende nach Wärme, das erhitzte nach Schatten. Die Appetenzen erschließen die vitalen Bedeutungsgehalte der Dinge (Kunz 1966) und erzeugen so die appetitiven Vektoren, die den Stimmungsraum durchziehen. Dabei ist das Lebewesen darauf angelegt, sich einerseits gegenüber der andrängenden Wirklichkeit abzugrenzen und zu erhalten, andererseits sie sich einzuverleiben und sich mit ihr zu vereinen. Daraus ergibt sich ein Gegensatz von *aversiven* und *attraktiven* Ausdrucksvalenzen.

Um nun die phänomenologische Grundstruktur des Stimmungsraums zu vervollständigen, müssen wir, um ein geeignetes Bild zu wählen, zwischen die Ausdruckscharaktere des Umraums einerseits und ihren „Empfang" durch die „Antennen" der leiblichen Resonanz andererseits die verbindenden „Schwingungen" von *Atmosphäre, Stimmung* und *Gefühl* einfügen:

		Atmosphäre		
Ausdruckscharaktere	⇔	Stimmung	⇔	leibliche Resonanz
		Gefühl		

Die drei hauptsächlichen emotionalen Erlebnisformen sind demnach Umraum und Leibraum übergreifende Phänomene, in denen sowohl etwas Äußeres gefühlt als auch eine eigene Befindlichkeit erlebt wird. Dabei stehen Atmosphären eher dem äußeren Pol nahe, Gefühle eher dem inneren, während Stimmungen sich am ehesten in der Mitte halten. Diese phänomenal komplexe Struktur, die Inneres und Äußeres, Empfundenes und Wahrgenommenes ständig aufeinander bezieht, macht das „seelische" Erleben aus: Der Stimmungsraum ist der eigentlich seelische Raum.

2.3.2
Ausdruckscharaktere

Ausdruckscharaktere stellen gleichsam das Alphabet des Stimmungsraums dar.[46] Es sind physiognomische Erlebnisqualitäten, die sich am Ganzen einer Gestalt zeigen; Metzger (1954a) unterscheidet sie als „Wesenseigenschaften" von den

---

[46] Ich wähle diesen Begriff, um eine Vielzahl verwandter Bezeichnungen zusammenzufassen: die „vitalen Bedeutungen" der biologischen Umweltlehre (Kunz 1966); die „Aufforderungscharaktere", „Anmutungen" oder „Valenzen" der Feldpsychologie (Lewin 1926), die „Wesenseigenschaften" der Gestaltpsychologie (Metzger 1954a); die „synästhetischen Charaktere" und „Gestaltverläufe" der Wahrnehmungsphänomenologie von Schmitz (1978, 37ff., 47ff.) und die „Vitalitätsaffekte" und „Intensitätskonturen" der Säuglingsforschung Sterns (1998). Die Entdeckung der Ausdrucks- oder Wesenseigenschaften ist die Leistung von Ludwig Klages, der sie allerdings nur Lebewesen zuschrieb (Klages 1964, 392ff.).

Gefüge- und Struktureigenschaften des Wahrgenommenen und nennt als Beispiele das „friedlich daliegende Dorf", die „stolz emporragende Burg" oder den „ finster dreinblickenden Mann". Ausdruckscharaktere sind auch die Synästhesien: ein Grün wirkt „frisch", ein Rot „warm" oder „schreiend"; wir sprechen von rauhem Klima, weichen Konturen, warmem Empfang, hellem Aufruhr, bitterer Not oder süßlicher Melodie. Ebenso lassen die Gestaltverläufe oder Bewegungsanmutungen den Charakter von Dingen hervortreten: Der dem Sturm widerstehende Baum macht einen „trotzigen", die hängenden Zweige der Weide einen „traurigen" Eindruck. – Ausdruckscharaktere sind zugleich Anmutungen, in denen die Dinge an Lebewesen appellieren und sie zu bestimmten Handlungen veranlassen. Ausdruckserfassung ist Wahrnehmung von Kräften, Wirkungen und Bedeutungen im Umfeld; wir erfahren in ihr eine primäre Symbolik des Raumes.

Dabei zeigt sich eine charakteristische Vieldeutigkeit oder *Polyvalenz* der Anmutungen: Der Wald hat den Ausdruck des Bergenden, Umhüllenden, aber auch des Geheimnisvoll-Lockenden, des Gefährlichen oder Unheimlichen. Die einsame Säule ist Sinnbild der überzeitlichen Dauer oder der Vergänglichkeit. Die Mutter ist nährend, versorgend, aber auch übermächtig, verschlingend; der Vater Vorbild oder Rivale, Beschützer oder auch Feind. Diese Polyvalenz resultiert aus der Vielfalt der emotionalen Bezüge, die sich zu einem Gegenstand entwickelt haben. In Abhängigkeit von Situation und Stimmung treten daher unterschiedliche Ausdrucksqualitäten hervor. Dabei sind besonders die *„Ambi-Valenzen"* gleichzeitig attraktiver und aversiver Ausdrucksgehalte für die konflikthafte Grundstruktur des Menschen von zentraler Bedeutung.

Da sich die Ausdruckserfassung auf das Typische und Wesentliche einer Gestalt richtet, ist sie nicht an jeweils eine Sinnesmodalität gebunden. Das „Bergende" des Waldes liegt ebenso in seinem dunklen Grün wie in der sich der Haut anschmiegenden Feuchtigkeit der Luft oder in seiner einhüllenden Stille. Ausdruck verbindet daher auch physiognomisch Ähnliches miteinander: Ein Ton, eine Bewegungsgestalt oder ein Gefühl können gleichermaßen anschwellend, schwebend, sinkend, rhythmisch, weitend oder beengend wirken; sie haben ihr „Crescendo" und „Diminuendo", ihr „Accelerando" und „Ritardando". Dass man z.B. von Licht und Tönen ebenso „überflutet" werden kann wie von Wasser oder aber von Freude, weist auf die gemeinsame leibliche Basis all dieser Empfindungen hin, bei denen wir jeweils von einer zentripetalen, einhüllenden Bewegung überwältigt werden. Ausdruckscharaktere sind also die allen Erlebnismodalitäten gemeinsame Sprache des Leibes.[47]

---

[47] Die leiblich-existenziale Grundstruktur der Sprache hat auch Binswanger in seinem Aufsatz „Traum und Existenz" am Beispiel des Hohen und Niedrigen, des Steigens und Fallens betont: Wenn wir z.B. gleichermaßen von einem hohen Turm, einem hohen Ton, einer hohen Moral sprechen, „... so handelt es sich hier keineswegs um sprachliche Übertragungen aus irgendeiner dieser Seinssphären auf die andere, vielmehr um eine allgemeine Bedeutungsrichtung, die sich gleichermaßen auf die einzelnen regionalen Sphären 'verteilt'." Die Sprache bezeichnet hier die Vertikale, das Gerichtetsein nach oben als einen „in der ontologischen Struktur des Menschseins angelegten speziellen Wesenszug" (Binswanger 1947, 75f.). Ich bezeichne eine solche in der Grundstruktur des Leibes verankerte, allgemeine Erlebnisform als „leibliches

In der alltäglichen Wahrnehmung sind Ausdruckserfassung und gegenständliches Wahrnehmen, pathisches und aktives Moment miteinander verschmolzen. Unter verschiedenen Voraussetzungen können die Ausdruckscharaktere jedoch hervortreten und die Wahrnehmung beherrschen. Solche Umstände sind:

– *Strukturarmut des Wahrnehmungsfeldes:* Ein nur schwach strukturiertes, also verschwommenes und diffuses Wahrnehmungsfeld begünstigt die Erfassung von Ausdruckscharakteren (Conrad 1957): Im Nebel, in der Dämmerung oder in unvertrauter, fremder Umgebung steigert sich die Intensität der Anmutungen. Dann kann z.B. die Physiognomie eines Baumstrunks das Lauernd-Kauernde ausdrücken, das ein Kind einen versteckten Räuber in ihm sehen lässt.

– *Veränderung des Wachbewusstseins:* Das vergegenständlichende Wahrnehmen ist auch an eine wache Bewusstseinslage gebunden. „Protopathisch" abgewandelte Bewusstseinszustände (Conrad 1957) im Halbwachzustand, bei geminderter Vigilanz, unter Drogeneinwirkung oder im Traum lassen daher ebenfalls die Ausdruckscharaktere hervortreten.[48] Die tiefenpsychologisch besonders relevante Traumsymbolik beruht auf der Freisetzung des Physiognomischen, wodurch ausdrucksverwandte Elemente der Imagination beliebig vertauschbar werden.

– *Gesteigerte Affektintensität:* Je höher schließlich die Affektspannung, desto eher werden auch entsprechende Stimmungsgehalte der Umgebung empfunden. Angst steigert den Charakter des Bedrohlichen, Euphorie lässt das Heitere und Farbige, Trauer das Düstere der Dinge hervortreten. Mit zunehmender Affektintensität erhalten die sonst polyvalenten Ausdruckscharaktere des Umraums eine mehr und mehr einsinnige Ausrichtung; der Stimmungsraum erfährt eine Polarisierung. Die emotionale Einstellung besitzt dann einen „Prägnanzdruck" (Wertheimer 1925), d.h. sie tendiert dazu, sich im wahrgenommenen Ausdruck zu erfüllen. Je stärker die emotionale Kraft eines inneren Bildes, umso unähnlicher können die Sinnesobjekte sein, die noch zu einem Wahrnehmungserlebnis dieses Bildes Anlass geben. Auch aus dieser Konstellation können somit illusionäre Verkennungen (Affektillusionen) resultieren.

So wird ein ängstliches Kind in den Schatten der Dämmerung eher bedrohliche Gestalten erkennen als ein mutiges. Ähnlich können bei hoher, angsterfüllter Wahnspan-

---

Existenzial" (Fuchs 2000a, 202f.). Weitere Beispiele solcher Existenzialien sind etwa die „*Wärme*", die gleichermaßen physisch (an der Haut), synästhetisch (als warme Farbe) und atmosphärisch (als warmer Empfang) empfunden werden kann, schließlich aus dem Bereich der Oralsinne der „*Geschmack*", der in der ästhetischen Wertsphäre wiederkehrt, oder das „*Anrüchige*", das auch ein dubioser Sachverhalt haben kann.

[48] Über gesteigertes Bedeutungserleben berichten auch Versuchspersonen im Haschischrausch: „Eine Hand wird 'handlicher', ein Kragen 'kragenhafter'. Ein metallener Behälter muss weggeräumt werden, da seine überaus eindringliche Form nicht mehr ertragen werden kann" (Fränkel u. Joël 1927, 92). – Huxley (1970, 46ff.) beschreibt seine Erfahrungen mit Mescalin: „In grünen Parabeln von der Decke hängend, strahlte das Efeulaub ein jadeartig glasiges Leuchten aus. ... Auf einmal sah ich ... eine Stuckmauer mit einem schräg auf sie fallenden Schatten, eine kahle, aber unvergesslich schöne Mauer, leer, aber von der ganzen Bedeutsamkeit, dem ganzen Geheimnis des Daseins erfüllt."

nung (starker „Prägnanzdruck") auch sehr differenzierte Wahrnehmungsstrukturen der Umgebung noch eine wahnhafte Bedeutung erlangen (Häfner 1953). Andererseits werden illusionäre Wahrnehmungen durch delirante Bewusstseinsabwandlung oder durch Strukturarmut des Wahrnehmungsfeldes oder begünstigt (s.o.). So führt eine starke sensorische Beeinträchtigung (Schwerhörigkeit, Visusminderung) zu einem Konturverlust des Wahrgenommenen, und es genügt schon eine geringere Affektintensität, um bei entsprechend Disponierten Illusionen oder Wahnwahrnehmungen zu erzeugen. Dies erklärt die Häufung paranoider Erkrankungen bei sensorischen Störungen (Fuchs 1993a): Das schon bestehende Misstrauen nimmt in dem verschwommenen Feld leichter „Gestalt an". Gerade das unverständliche Geflüster oder Getuschel in seiner Umgebung erhält für den paranoiden Schwerhörigen den Ausdruck des Bedrohlich-Konspirativen.

2.3.3
Der magisch-mythische Raum

Die Ausdruckswahrnehmung hat ursprünglich Priorität gegenüber der gegenständlich-neutralen. Die kindliche Welt ist die der Spielzeuge, Puppen und Märchen; sie spricht das Kind an, weil sie voller Anmutungen ist. Werner (1959) beschrieb die „physiognomische Perzeption" bei 2-jährigen Kindern, die etwa eine ansteigende Schnörkellinie als „fröhlich" empfanden, eine gezackte dagegen als „ärgerlich", einen abfallenden Bogen als „traurig", einen spitzen Handtuchhalter als „böse" usw. Stern (1991) konnte solche Wahrnehmungen schon an kleinsten Kindern nachweisen. Die Welt wird also ursprünglich als *belebt* erfahren, und alle ihre Erscheinungen als leibliche Handlungen und Ausdrucksformen. Das Kleinkind „projiziert" nicht seine Gefühle, Ausdruck und Leben in die Dinge, sondern lernt umgekehrt schrittweise ihre Neutralität kennen; es erfährt, dass es unbelebte Dinge gibt, und dass nicht alles, was böse oder bedrohlich aussieht, sich auch so verhalten muss. Primär ist alles Wahrgenommene Ausdruck; „Lernen ist in diesem Sinne zunehmende *Ent*-seelung – nicht aber *Be*-seelung" (Scheler 1974, 233).

Die Priorität des Stimmungsraums gilt auch für die menschliche Kulturentwicklung. Cassirer hat den *mythischen Raum* als die ursprüngliche Anschauungsform des Menschen beschrieben, in der Ausdruck und Bedeutung, Ding und Abbild, Wort und Wirkung noch ungeschieden sind. Der mythische Raum ist ein geschlossenes Reich des Ausdrucks, gegliedert nach physiognomischen Charakteren und leiblichen Richtungen, durchdrungen von einer einheitlichen numinosen Atmosphäre *(Manitu, Mana)*, die sich in magischen Kraftlinien und Brennpunkten konzentriert (Cassirer 1994, 94ff., 189). Lebewesen, Dinge und Orte werden nicht in ihrer sachlichen Bedeutung wahrgenommen, sondern als Zentren emotionaler Gerichtetheiten, als Lockendes und Drohendes, zu Fürchtendes oder Hoffendes usw. Zwischen der Welt des Traumes und der des Wachens herrscht ein fließender Übergang (l.c. 48).

Die Dominanz der Ausdruckscharaktere führt zu einer proteusartigen *Transponierbarkeit des Ausdrucks*. In der mythischen Bilderwelt kann alles für einander eintreten; die Ähnlichkeit eines charakteristischen Moments genügt zur *Identifikation* auch des örtlich und zeitlich Getrennten. Der Mond „bedeutet" nicht die

2.3 Stimmungsraum

Frau, er *ist* gleichzeitig Mond und Frau; die Säule ist der Phallus, die Wolke des gerauchten Tabaks zugleich die Wolke des ersehnten Regens. Der Bisonjagd geht der Bisontanz voraus, in dem die Tötung des Wildes bis ins einzelne mimisch dargestellt wird. Der Analogiezauber beruht auf der leiblichen Mimesis des Gewünschten oder auch auf der magischen Partizipation des Teiles am Ganzen, selbst wenn es von ihm getrennt ist wie der Ring von seinem Träger (l.c. 87). Aufgrund ihrer Lebendigkeit sind vor allem Mensch und Tier wesensverwandt, ja für manche Stämme überhaupt nicht voneinander verschieden (214). Die mythische Einheit des Leibverwandten, die von Levy-Bruhl (1921, 57) beschriebene *„participation mystique"*, bezeugt sich am meisten im *Totem*, das die Angehörigen eines Clans mit ihrem Totemtier identifiziert: Sie fühlen sich dann zugleich als Menschen und als Papageien. Die leibliche Verwandtschaft wird zur leiblichen Verwandlung: Die Metamorphosen von Menschen in Tiere, Pflanzen, Gewässer usw. sind ein Grundthema aller Mythologien.[49] Sie illustrieren das leibliche Vermögen der mimetischen Anverwandlung, der „Ein-bildung" und „Einleibung" in die begegnenden Wesen.[50]

Phylogenetisch resultiert die mimetische Ausdrucksempfänglichkeit aus der Sonderentwicklung des Menschen, der in seiner sinnlichen Affizierbarkeit alle Tiere übertrifft. Seine Ausdruckswahrnehmung ist durch die weitgehende Entkoppelung von Trieb und Bildauslöser gegenüber der Instinktfixierung des Tieres enorm gesteigert: Grundsätzlich kann alles aus der Umwelt für den Menschen Gegenstand des Interesses und der Triebfüllung werden; sein Beute-, Feind- oder Partnerverhalten ist nicht vorbestimmt. Für seine Aufmerksamkeit, seine Neugier und seinen Spieltrieb ist alles „da", gleichgültig ob es ihn in seinen vitalen Bedürfnissen etwas „angeht" oder nicht. Das gesamte bewegliche System der Affekte kann als Nachfolger des starren Instinktsystems angesehen werden; es geht mit einer Potenzierung der expressiven Signale der Umwelt einher (Krause 1983).

Zu dieser Freisetzung der leiblich-emotionalen Dynamik trug wesentlich die gesteigerte und nicht mehr an bestimmte Zeiten gebundene menschliche Sexualität bei.[51] Nicht umsonst kennt die Sprache den Begriff der „Sinnlichkeit" für den erotischen Zugang zur Welt, den der Leib erschließt, nämlich als Intensivierung aller Sinne, in der sich die Umgebung atmosphärisch „auflädt" mit den Anmutungen des Lockens, des Versprechens, der Bereitschaft zu Verbindung oder Ver-

---

[49] Dies galt bis in die europäische Neuzeit. Noch Johann Christian Reil beschreibt in seinem Lehrbuch der Seelenheilkunde, einem der ersten der neuen Psychiatrie, ausführlich verschiedene Zoometamorphosen, Lykanthropien etc. (Reil 1805, 295ff.). Vereinzelt finden sich solche Phänomene auch bei Psychotikern in neuerer Zeit (Lukianowicz 1967).

[50] Als „Einleibung" bezeichnet H. Schmitz die Bildung übergreifender quasi-leiblicher Einheiten in bestimmten Situationen (Schmitz 1965, 341-349; 1989, 55-58). Anschauliche Beispiele sind etwa die Verschmelzung von Reiter und Pferd, von zwei Tanzenden, zwei Liebenden, aber auch von Handwerker und Werkzeug, Fahrer und Fahrzeug, Schütze und Bogen etc. Einleibung kann sich aber auch ohne Tätigkeit schon in der Wahrnehmung vollziehen, wenn man von einem Gegenstand „fasziniert", von einem Anblick „gefesselt" ist, „an den Lippen eines Redners hängt" o.ä.

[51] Portmann (1944, 61) spricht von einer „stetigen, dauernden Sexualisierung aller menschlichen Antriebssysteme".

schmelzung. Damit verbunden ist eine enorme Steigerung der ekstatischen Bedürfnisse des Menschen; sie werden im orgiastischen Rausch, im Gebrauch halluzinogener Drogen und berauschender Getränke ebenso sichtbar wie im Drang nach sexueller Vereinigung.

Auf der anderen Seite sah sich der Mensch offenbar bedroht von der Gewalt des Ausdrucks und der Vielzahl von Verwandlungsmöglichkeiten, die sich ihm auftaten. Der mythische Raum ist einerseits eine numinose Sphäre dämonisch erlebter Mächte, andererseits auch eine erotisch lockende und verschlingende Welt. In der Zähmung der leiblichen Verwandlungspotenz und der Eindämmung des Physiognomischen ist daher eine entscheidende Triebfeder des Kulturprozesses zu sehen. Vor allem das *Tabu* ist als soziale Begrenzung für das sich einfühlend und einsfühlend vom Identitätsverlust bedrohte Subjekt anzusehen – wobei das Verbotene immer auch das insgeheim Gewünschte bleibt (Wyss 1968, 104). Das Inzesttabu und die Entwicklung der Scham begrenzen und kanalisieren die Sexualität als fluideste Form ekstatischer Leiblichkeit. Auch gemeinschaftliche Tranceerzeugungen, magische Rituale und Kulthandlungen sind als Formen geregelter, gleichsam „gezähmter" Einleibung zu verstehen.

Eng mit diesen Prozessen verknüpft und ebenso bedeutsam für die „Zurückdrängung des Physiognomischen" ist die Entstehung des reflektierenden Bewusstseins: Seine strukturierende und distanzierende Wirkung hemmt die fluiden Vermögen des Leibes. Die Entwicklung einer rational-analytischen Einstellung zum Begegnenden betont die Struktureigenschaften der Dinge, gleichsam ihr Skelett, und verdrängt ihre lebendig-flüchtigen Ausdruckscharaktere. Eine ähnliche Funktion erfüllt die *Symbolisierung* durch die Sprache, insofern sie den unmittelbaren, überwältigenden Eindruck durch vergleichende Zuordnung in die Distanz des Begriffs rückt. Was wir benennen können, macht uns weniger Angst. Indem der Mensch dem in Atmosphären und Anmutungen sich Aufdrängenden Namen gab, es dadurch vergegenständlichte und neutralisierte, gelang es ihm, davor standzuhalten.

Onto- wie phylogenetisch vollzieht sich durch die distanzierende, damit aber auch entfremdende Wirkung des Geistes nach und nach eine Entmythisierung und Entzauberung der Welt. Bei einem protopathischen Bewusstseinswandel jedoch, im Traum, in intensiver Angst, in einer psychotischen oder neurotischen Erkrankung kann die magisch-mythische Ausdruckswelt wieder in aller Macht hervortreten. Dies sei an einigen Beispielen gezeigt.

Im *Traum* fehlt das reflektierende Bewusstsein: Der Träumende steht dem Geschehen nicht gegenüber, sondern treibt in einem Reigen szenischer Bilder, die er nicht zu steuern vermag. Er geht auf in der proteischen Wandelbarkeit der Traumsituationen und erlebt umso intensiver ihre Ausdrucks- und Stimmungsgehalte. Die geographisch-räumliche, die chronologisch-zeitliche ebenso wie die kausale Ordnung des reflektierenden Bewusstseins sind aufgehoben. Der Raum des Traumes ist daher reiner Stimmungsraum: ein Raum der Angst oder Beglückung, der Hoffnung oder Verzweiflung, des Begehrens oder Entsetzens, in dem auch die Bewegungsrichtungen (Fallen, Schweben, Flüchten u.a.) ganz von Stimmungen und Affekten durchdrungen sind. In diesem Raum gibt es weder neutrale Fixpunkte noch unbeteiligte Gegenstände; was immer erscheint und geschieht, steht in unmittelbarer Beziehung zum Traumsubjekt. Der Träumende erfährt somit die ursprüngliche Partizipation vor der Subjekt-Objekt-Trennung, eine Welt des reinen Ausdrucks.

Auch die Steigerung der Anmutungen und des Beziehungserlebens in der akuten *Schizophrenie* steht der magisch-mythischen Räumlichkeit nahe. Storch (1922) sah solche Parallelen vor allem im Verlust der Ich-Grenzen, in der Verschmelzung mit anderen Menschen und Dingen oder in der magischen Besitzergreifung des Körpers durch fremde, dämonische Mächte (vgl. auch Feldmann 1966). Inwieweit diese Analogien berechtigt sind, werde ich in Kapitel 3.2 noch untersuchen. Eine Gemeinsamkeit liegt zweifellos in der Physiognomisierung der Wahrnehmungswelt, die Matussek als „Hervortreten der Wesenseigenschaften" analysiert hat, wie es etwa an folgender Patientenschilderung deutlich wird: „Meinen Vater hielt ich für einen Teufel, der meine Seele haben will, mein Vater hinkt nämlich. Der eine Bruder sah mich immer so lang und forschend an, der kam mir wie ein Polizist vor" (Matussek 1952, 299). Die Dominanz der Ausdruckscharaktere führt also auch hier zur identifizierenden Verknüpfung von Ausdrucksähnlichem; sie äußert sich in Wahnwahrnehmungen und in den häufigen Personenverkennungen. Ein schönes Beispiel für die Wahnstimmung als Dominanz des Stimmungsraums gibt die Selbstschilderung des schizophrenen Dichters Gérard de Nerval (1808-1855) in seinem Roman „Aurelia":

> „Alles in der Natur nahm neue Aspekte an. Geheimnisvolle Stimmen gingen von der Pflanze, dem Baum, den Tieren, den unscheinbarsten Insekten aus, um mich zu warnen oder zu ermutigen. Die Sprache meiner Gefährten enthielt geheimnisvolle Wendungen, deren Sinn sich mir offenbarte. Leblose Dinge boten sich von selbst für die Berechnungen meines Geistes an. Aus den Gruppierungen von Kieseln, den Formen von Ecken, Spalten oder Öffnungen, der Gestalt von Blättern, aus Farben und Tönen ergaben sich für mich bis dahin unbekannte Harmonien" (Nerval 1996, 72f.).

Parallelen zur phylogenetischen Entwicklung bestehen schließlich in der Abwehrfunktion von leiblichen Ritualen und Zwangshandlungen im Vorfeld oder im chronischen Verlauf von Schizophrenien (Schmoll 1988): Sie lassen sich als ein „Korsett", als eine Einfassung des Leibes verstehen, die ihn gegen die Gefahr des Konturverlusts und der Leibentgrenzung schützen soll.

Auch das starre Zeremoniell des *Zwangsneurotikers* bedeutet, anthropologisch gesehen, einen Schutz vor verlockend-auflösenden, triebhaft bestimmten Anmutungen: Magie und Ritual erscheinen dort, wo der Mensch vom Physiognomischen bedrängt und überwältigt wird. Eine ähnliche Funktion erfüllt der häufig mit dem Zwang einhergehende *Ekel*, der die leibliche Verbindung mit Protopathisch-Gestaltlosem abwehrt: Man ekelt sich vor Schleimigem, wurmartig Wimmelndem, Verwesendem, Schmutzigem, vor Auscheidungen und Ausdünstungen – also vor allen Auflösungen der geordneten Form des Organischen. Der Zwangsneurotiker setzt dieser ihn ebenso bedrohenden wie verlockenden Auflösung die Ordnung von Ritual, Tabu und Magie entgegen. Aber im gleichen Maß wie seine Bemühungen steigert sich die Physiognomie des Auflösenden und Ekelhaften im Umraum und fordert als Abwehr eine immer weitergehende Hypertrophie der Ordnung. So kann er den Umraum nicht mehr als neutrales Handlungsfeld, sondern nur noch als einen Tabu-Raum ansehen, der von ubiquitären Geboten und Verboten erfüllt ist. In diesem Raum ist keine freie Bewegung oder Entfaltung mehr möglich; vielmehr muss das Unreine in einer endlosen Abfolge von Einzelhandlungen gesäubert, das Ungeordnete kontrolliert, das Ungenaue wiederholt werden. Resultat ist die Einengung der anankastischen Räumlichkeit bis zur Erstarrung (vgl. Tellenbach 1987).

Schließlich begegnet uns die archaische fluide Leiblichkeit in der *hysterischen Neurose* wieder, nämlich als proteusartiges Verwandlungs- und Einleibungsvermögen unter dem Einfluss unbewusster Phantasietätigkeit. Die hysterischen Symptome sind überwiegend in der Ausdruckssphäre angesiedelt: die dramatische leibliche Darstellung mit erotisch-sexuellen Konnotationen, die mimetische Imitation von Haltungen und Symptomen, die hochgradige Suggestibilität und die verselbständigte leibliche Resonanz mit der Umgebung. „Von jedem zufällig Anwesenden gehen suggestive Umbildungsanstöße aus, die der Kranke mit erstaunlichem Geschick verwendet, um sein Selbst aufzubauen und ein Spontaneitätszentrum vorzutäuschen, das ihm fehlt" (v.Gebsattel 1954, 239). Charakteristisch ist die Dissoziation von Unterzentren der Leiblichkeit: Die von der Konversion betroffenen Teile des Leibes sind der bewussten Kontrolle entglitten und können andere Leiber imitieren oder symbolische Bedeutungen ausdrücken. Gleichzeitig nimmt der Hysteriker zu seinen Lähmungen oder Sensibilitätsstörungen eine „belle indifference" ein: Sein reflektierendes Bewusstsein ist von der Leiblichkeit teilweise dissoziiert (Lickint 1970). Die Hypnose, zu der der Hysteriker eine besondere Affininität hat, lässt sich als „Einleibung", als Verschmelzung mit der Leiblichkeit des Hypnotiseurs begreifen. In den Fugue- oder Dämmerzuständen schließlich löst sich der Hysteriker in ekstatischer Leiblichkeit aus der Wirklichkeit und bewegt sich in einer Welt von Abenteuern oder Wunschphantasien.

2.3.4
Atmosphären und Stimmungen

Kehren wir nun zur Beschreibung der Phänomene des Stimmungsraums zurück, den Atmosphären, Stimmungen und Gefühlen. – Atmosphären sind ganzheitliche räumliche Ausdrucksphänomene, die unbestimmt und diffus über den Umraum ausgebreitet sind: die feierliche Stille einer dunklen Halle, die lärmende Fröhlichkeit eines Jahrmarkts, die drückende Schwüle vor einem Gewitter oder auch die unheimliche Atmosphäre der Wahnstimmung. Wie die Ausdruckscharaktere wirken auch die atmosphärischen Qualitäten typischerweise attraktiv oder aversiv: Atmosphären sind warm oder kühl, gelöst oder geladen, frisch oder dumpf, vertraut oder unheimlich (Tellenbach 1968, 63).

Von Atmosphären werden wir in leiblicher Resonanz berührt, betroffen, ergriffen. Bedrückende Atmosphären engen ein, sind „zum Ersticken", während in gelösten oder heiteren Umgebungen der Leib sich weitet, „das Herz aufgeht". Auch die Haut ist ein Organ atmosphärischen Spürens: Ein „eisiges" Schweigen macht „frösteln", Unheimliches lässt „erschauern", es „läuft einem den Rücken hinunter", gegen Widerwärtiges „sträuben sich die Haare". Von den Sinnen enthält vor allem der Geruch atmosphärische Ausdruckswahrnehmung: Man spürt daher auch, wie etwas „in der Luft liegt", oder dass etwas „faul ist"; dieses Spüren gleicht der instinkthaften „Witterung" der Tiere. Tellenbach (1968) hat die Affinität des Atmosphärischen zum Bereich des Geruchs und der „Emanationen" eingehend untersucht. Freilich ist alles leibliche Spüren von Atmosphären keine „materiale", gegenständliche Sinneswahrnehmung, sondern Ausdruckserfassung durch den „siebten Sinn", nämlich durch synästhetische leibliche Resonanz. Die einzelnen Sinne tragen nur bei zu dieser Empfindung, sie machen sie nicht aus.

Jaspers (1913) hat ein ähnliches, psychopathologisches Phänomen als *„leibhaftige Bewusst-*

heiten" beschrieben.⁵² Dabei haben die Kranken ohne sinnliche Wahrnehmung das bestimmte und sichere Gefühl, es sei jemand unmittelbar, meist hinter ihnen gegenwärtig. Oft ist die leibhaftige Bewusstheit mit dem Gefühl des Unheimlichen, des Grauens verbunden. Sie kann auch als Element einer Wahnstimmung auftreten, wie in Strindbergs autobiographisch geschilderter Psychose: „Nervös wie die Pferde, wenn sie die Nähe von Wölfen spüren, wittere ich die Gefahr ..." (Strindberg 1961, 65). „Als ich wieder in den Garten meines Hotels zurückkehre, spüre ich die Nähe irgendeines Menschen ... Ich kann ihn zwar nicht sehen, doch ich fühle ihn" (80) – „Ich fühle, dass jemand im Dunkeln auf mich lauert, mich berührt ... Oft habe ich das Gefühl, als stünde jemand hinter meinem Stuhl" (127).

Von den Atmosphären sind die *Stimmungen* nicht immer leicht zu unterscheiden, da sie mit den gespürten äußeren Atmosphären häufig, aber nicht immer konkordant sind. Stimmungen erfassen jedoch primär „von innen her" das eigene Befinden: Wir spüren eine Atmosphäre im Raum und partizipieren an ihr, aber wir *sind* selbst gestimmt, und erst aus dieser zentrierten Stimmung heraus erhält der Erlebnisraum einen entsprechenden Ausdruckscharakter. Die Stimmung beschränkt sich also nicht wie etwa die Müdigkeit oder Frische auf den Leib, sondern erstreckt sich als Tönung oder Einfärbung in diffuser Weite über alles Begegnende. Sie ist die jeweilige Grundbefindlichkeit unserer Existenz, für die die Welt noch nicht gegenständlich geworden ist, Selbst und Welt noch ungeschieden sind (vgl. Bollnow 1941, 21). Typische Stimmungen sind etwa Heiterkeit, Übermut (Euphorie), Missmut (Dysphorie), unbestimmte Sehnsucht, Wehmut, Schwermut oder die Langeweile. Sie lassen sich einer vertikalen Grundpolarität von eher *gehobenen* oder eher *gedrückten* Stimmungen zuordnen.

Nah verwandt mit der Stimmung ist das leibliche *Befinden*, das unabgegrenzt in den Umraum hineinreicht und als Färbung oder Tönung des Weltbezugs unmerklich in die Gestimmtheit übergeht. Missbefinden, etwa bei Wetterfühligkeit, Müdigkeit oder Erschöpfung taucht die Umgebung in eine mattere, eintönigere Färbung; die Dinge verlieren an Reichtum und Interessantheit, werden lästig oder langweilig, ohne dass die leibliche „Herkunftsrichtung" dieser Veränderung zunächst mitempfunden würde.

Diese subtile Struktur des Befindens und der Stimmungen ist auch von psychopathologischer Bedeutung. Denn so wie sich in den Vorstadien des Hungers eine vage Stimmung von Ungeduld, Drängen, Nervosität einstellen kann, die wir zunächst noch gar nicht auf ein leibliches Bedürfnis beziehen, so kann sich etwa die Stimmung der Schwermut wie ein Schleier über die Wahrnehmung legen und sie beeinflussen, ohne dass wir uns dessen bewusst wären. Sorgen, Abneigungen, Zweifel erscheinen nur zu berechtigt und in der Sache begründet, während sie sich unter einer anderen Stimmung wie Nebel auflösen. Die Quelle der Störung unseres Befindens oder unserer Stimmung ist vielfach nicht zu lokalisieren, weil in ihnen Leib und Welt vermittelt und umfasst sind (vgl. Plügge 1967, 116).

---

⁵² Eine neuere Arbeit dazu findet sich bei Thompson 1982.

2.3.5
Gefühle

2.3.5.1
Leiblichkeit und Räumlichkeit der Gefühle

In den Gefühlen begegnen wir dem wohl vielschichtigsten Phänomen des Stimmungsraums. Suchen wir zunächst nach einem prägnanten Merkmal, das sie von Atmosphären und Stimmungen abhebt, so stoßen wir zunächst auf ihren dynamischen Charakter. Gefühle sind keine stationären Zustände, sondern (Gemüts-)*Bewegungen* („Emotionen", „Erregungen", „Wallungen"), die uns „affizieren", erschüttern und durchfluten. Es sind keine Metaphern, wenn wir davon sprechen, dass uns eine Freude widerfährt, Kummer ergreift, ein Schreck überfällt oder Entsetzen packt. Gefühle wirken *zentripetal* – darin sind sie den Atmosphären verwandt – und werden in leiblicher Resonanz empfunden. Auf der anderen Seite „motivieren" sie uns, tendieren also zu *zentrifugal* gerichtetem Ausdruck und zu Handlungen, die die Intentionen der Gefühle realisieren. Daraus wird bereits ihr räumlicher Charakter erkennbar.

In den westlichen Kulturen hat sich seit der Antike die Überzeugung herausgebildet, dass Gefühle sich in einem immateriell-raumlosen Inneren abspielen, nämlich in der Seele; in der rein materiell-räumlichen Außenwelt zeigen sie sich nur durch bestimmte Ausdruckszeichen an. Diese Verinnerlichung und Privatisierung der Gefühle war ein wesentliches Moment im Prozess der Zivilisation. Nachdem sich aber der Begriff der Seele in unserem Jahrhundert zunehmend verflüchtigt hat, ist für die Gefühle eigentlich kein Ort mehr übrig geblieben. In der Emotionspsychologie (vgl. Schachter u. Singer 1962, Izard 1977) werden sie konsequenterweise meist aufgelöst in physiologische Körpersymptome einerseits (z.B. Herzklopfen, Hautrötung, Tonusverlust) und deren kognitive Bewertungen andererseits: Gefühl = Körperempfindung + Begleitkognition. Damit ist die Verbindung von Gefühl und leib-räumlichem Erleben zerrissen.

Während Stimmungen träge verlaufen und oft über Stunden oder Tage anhalten, sind Gefühle eher kurzdauernd. Ihre leibliche Resonanz ist dafür ungleich intensiver und verläuft meist an- und abflutend. Betrachten wir einige Beispiele solcher Resonanzen: Liebe wird als strömende Wärme und öffnende Weitung erfahren; Scham treibt die Röte ins Gesicht; Zorn steigt als Wallung auf, schwillt an und lässt den Zornigen erbeben; Hass verzerrt die Gesichtszüge, „zerfrisst" oder macht „verbissen"; Ekel zieht die Mundhöhle zusammen wie bei einem bitteren Geschmack; Trauer wird als Druck auf der Brust oder Enge im Hals gespürt. Freude macht beschwingt und leicht, hebt empor oder beflügelt; Enttäuschung bedeutet In-Sich-Zusammensinken („aus allen Wolken fallen") oder abrupt eintretendes Leeregefühl. – Typische leibliche Resonanzen der Gefühle bestehen also in strömenden, flutenden oder vibrierenden Empfindungen, und in beengenden, weitenden oder vertikalen Richtungen.

Verschiedene Formen leiblicher Resonanz stellen bereits *Ausdrucksphänomene* oder *Gebärden* dar, die als Bewegungen gewissermaßen die unsichtbaren Kraftlinien der Gefühlswirkung anzeigen. Der Kummervolle ist belastet, bedrückt: Die

Richtungen weisen nach innen und unten, sichtbar im gesenkten Kopf und Blick, in den herabhängenden Armen und dem eingesunkenen Rumpf. Dem Freudigen hingegen ist leicht ums Herz, er fühlt sich gehoben und beflügelt: Die nach außen und oben gerichteten Tendenzen zeichnen unwillkürlich die entsprechende Motorik bis hin zum „Freudensprung" vor (vgl. Schmitz 1969, 114ff.). So lassen sich den verschiedenartigen richtungsräumlichen Tendenzen (s.o. S.41f.) jeweils bestimmte Gefühle zuordnen. So entsprechen den expansiven Richtungen etwa die Gefühle von Zorn oder Stolz, den expulsiven der Hass oder Ekel, den rezeptiven die erfüllte Zufriedenheit; Mitleid oder hingebende Liebe sind eher emanative, Scham und Furcht rezessive Gefühlsbewegungen.

Die neuzeitliche Leibentfremdung bringt es mit sich, dass wir die leibliche Resonanz der Gefühle heute vielfach als „Somatisieren" deuten; so als ob es ein „eigentliches", leibfreies Gefühl gäbe. Dem entspricht eine historische Tendenz zur „Entleiblichung" von Gefühlen in der westlichen Welt. J. Leff fand bei transkulturell-psychiatrischen und historischen Vergleichen zahlreiche Belege für ein ursprünglich ungleich intensiveres leibliches Gefühlserleben: „Western cultures have focused increasingly on the subjective feeling component of emotional states. The historical consequences of this have included the relative eclipse of bodily experiences and an increasing differentiation of unpleasant feeling states... there was a major shift in the mode of expression from somatic to psychological symptoms" (Leff 1988, 49). Leff weist auch auf den stetigen Rückgang der klassischen Konversionshysterie seit einem halben Jahrhundert hin, ebenso wie auf das Verschwinden der katatonen, also leibnahen Form der Schizophrenie in den westlichen Industrieländern, beides im Gegensatz zu den epidemiologischen Entwicklungen in der Dritten Welt (63f., 77f.). Die Trennung des Gefühlserlebens von der leiblichen Resonanz kann soweit gehen, dass die Einheit von Gefühl und Leib im Erleben verlorengeht. Als Resultat können sich leibliche Regungen scheinbar isoliert und oft umso störender bemerkbar machen: Man spürt z.B. eine unerklärliche Unruhe im Bauch, ohne ihre emotionale Bedeutung mitzuerfassen. Diese Abspaltungsphänomene werden in der Psychosomatik unter dem Begriff der *Alexithymie* gefasst (Sifneos 1973, v. Rad 1983).

2.3.5.2
Intentionalität der Gefühle

Die Rolle von Resonanz und Ausdruck für das Gefühlserleben ist damit hinreichend deutlich geworden. Damit ist das eigentliche Wesen der Gefühle jedoch noch nicht erfasst. Gerade ihre Leibgebundenheit könnte die Auffassung nahelegen, es handele sich letztlich um eine Art leiblicher Regungen, die nur sekundär mit bestimmten Objekten gedanklich verknüpft werden. Es gibt aber keine Gefühle im Sinne substanzialisierter und isolierter Affekte mit bestimmten Energiebeträgen (ein Trauer-, Wut- oder Liebesaffekt „als solcher"), sondern nur Trauer *über*, Liebe *zu*, Freude *an*, also intentional gerichtete und an Ausdrucksgehalte geknüpfte Beziehungen zur Welt.[53]

Die Intentionalität der Gefühle zeigt sich zunächst in ihrer Gerichtetheit auf ei-

---

[53] Die Entdeckung der Intentionalität der Gefühle ist ein wesentliches Ergebnis der phänomenologischen Psychologie; vgl. u.a. Krueger 1928, Bollnow 1941, Lersch 1964.

nen besonderen Typus von Ausdruckscharakteren, die *Werte*. Das Wertfühlen ist eine vom gegenständlichen Erfassen unabhängige, ursprünglichere Wahrnehmungs- und Erkenntnisfunktion: Es zeigt zunächst an, dass etwas mir nützt oder schadet, „gut" oder „schlecht" für mich ist, mich anzieht oder abstößt. Gefühle ermöglichen so eine unmittelbare Bewertung von Relevanzen der Situation und damit eine präkognitive Orientierung über die eigenen Prioritäten des Wahrnehmens und Handelns (Ciompi 1989). Dabei sind die Werte des Förderlichen und Schädlichen primär in der vitalen Triebstruktur des Organismus begründet. Dem Menschen ist es aber auch möglich, zur Wahrnehmung objektiver, d.h. von seinem unmittelbaren Befinden unabhängiger Wertqualitäten ästhetischer und sittlicher Art zu gelangen (schön – häßlich, gut – böse), auf die sich zunehmend differenzierte Gefühle richten (Scheler 1980, 262f.).

Die Intentionalität der Gefühle kann noch präziser in Abhebung vom Charakter der *Stimmungen* beschrieben werden, etwa wenn wir das Gefühl der Trauer mit der schwermütigen Stimmung vergleichen. Ich trauere über einen Verlust: Dieses Gefühl trägt seinen Gegenstand in sich, es ist durch ihn nicht nur verursacht oder veranlasst, sondern auch im Erlebnis selbst durch ihn motiviert. Es besteht eine sinnvolle und intentionale Verbindung zwischen dem Gefühl und seinem Gegenstand. Schwermut hingegen kann unmotiviert als rein vitale Verstimmung auftreten; sie erfasst in diffuser Weise das Befinden ebenso wie den Umraum, ohne dass sich ein Gegenstand angeben ließe, „über den" man schwermütig ist. Erst sekundär kann sie auch gerichtete Gefühle, z.B. Enttäuschung über ein Misslingen induzieren.Charakteristisch für Stimmungen ist also gerade die Beliebigkeit ihrer Konkretion. Stimmungen führen nicht wirklich *in Beziehung* zu anderem und anderen; in Beziehung treten wir nur durch Gefühle.

Die Intentionalität der Gefühle bedingt einen weiteren Unterschied zu Stimmungen und Atmosphären, nämlich ihr Ausgreifen über die Gegenwart hinaus. Zu den auf Gegenwärtiges gerichteten Gefühlen (z.B. Verehrung, Neid, Wut) treten Erinnerungsaffekte (Trauer, Wehmut, Reue) und Erwartungsaffekte (Furcht, Hoffnung, Zuversicht); sie zeigen die Beziehung der Person zu Vergangenem oder Zukünftigem an. Stimmungen und Atmosphären hingegen sind an das momentane Befinden und den gegenwärtigen Raum gebunden; sie können zwar mitunter, wie die „gespannte", „knisternde", „unheilsschwangere" Atmosphäre, in unbestimmter Weise Kommendes evozieren, das sich jedoch nicht als Zukunft von der Gegenwart abhebt, sondern ganz am Ausdruck des präsentischen Raumes haftet.

2.3.5.3
Interpersonalität der Gefühle

Die Intentionalität der Gefühle ist unmittelbar verknüpft mit einem weiteren Merkmal: ihrer Rückbeziehung zum erlebenden Subjekt. Wie beim Tasten („Fühlen") Empfinden und Selbstempfinden ineinsfallen, so ist das Gefühl als Gegenstandsbeziehung zugleich ein Selbstverhältnis, also Fühlen und Sich-Fühlen in einem (*sich* fürchten, *sich* schämen, *sich* freuen ...). Die Furcht oder Angst *vor...* bedeutet auch Furcht oder Angst *um* mich selbst oder mein Leben. Die Scham vor den Anderen ist zugleich die Scham über mich. Im Gefühl ist das Selbst sich nicht gegenständlich, als sein eigenes Objekt, sondern zuständlich, erleidend gegeben, als Subjekt affektiven Betroffenseins.

So werden Gefühle auch zu Indikatoren für die Qualität der Beziehung, in der die anderen Menschen und die Sachverhalte unserer Welt zu uns selbst stehen. Dies bezeichnet ihren *interpersonalen* Aspekt. Sie sind Repräsentanten und zugleich Träger unserer Beziehungen, und durch ihren Ausdruck zugleich Formen partizipierender Kommunikation. Gefühle haben Mitteilungs- und Antwortcharakter; darüber hinaus schaffen sie dauerhafte soziale Bindungen. Sie erzeugen ein Netz von interpersonalen Verhältnissen der Zu- und Abneigung, Nähe und Distanz, Vertrautheit und Fremdheit, Über- und Unterordnung etc. Gefühle sind ebenso wie die Sprache nicht solipsistisch denkbar. Es gibt keinen Stolz oder Ehrgeiz, keine Scham, Schuld etc. „an sich", sondern nur die jeweilige Gefühlsbeziehung zu den Anderen. Auch entwicklungspsychologisch zeigt sich, dass Gefühle primär *Wechselseitigkeitsbeziehungen* darstellen. Sie sind das erste Medium der Kommunikation zwischen Eltern und Kind: Von Geburt an ist der Säugling in der Lage, den Gefühlsausdruck der Mutter nachzuahmen und zu beantworten; seine emotionale Mimik ist bereits hochdifferenziert.[54] Die von Stern (1998) so genannte „Affektabstimmung" *(affect attunement)* reguliert die Interaktion zwischen Mutter und Kind; beide induzieren jeweils symmetrische oder komplementäre Gefühlsäußerungen im Gegenüber. Bindungen entstehen in dem Maße, wie dieser Fluss der Gefühle Regelmäßigkeit und Stärke gewinnt.

Der Selbstbezug der Gefühle bedeutet also nicht, dass sie etwas „nur Subjektives" seien; sie verbinden uns auf eine durchaus objektive Weise mit den Anderen. Gefühle werden im Ausdruck, als Ausstrahlungen, Gesten und Handlungen „entäußert", um so ihrerseits Gefühle in anderen Personen zu induzieren. Ohne dass wir uns dessen immer bewusst wären, wirken umgekehrt die Gefühle und Haltungen der Anderen ständig auf unsere eigenen ein. So bilden Gefühle einen Raum mannigfaltiger Schwingungen, die sich ausbreiten und ein Eigenleben entwickeln, obwohl sie doch zugleich das Persönlichste in uns sind.

---

[54] Die Säuglingsbeobachtungen deuten zudem darauf hin, dass die Konkordanz von mimisch-gestischem Ausdruck und Gefühl angeboren ist, und nicht etwa die Verbindung, sondern eher die zunehmende Trennung von Gefühl und Ausdruck gelernt wird (Izard 1977, Dornes 1993).

2.4
Der personale Raum

Übersicht. – Der personale Raum entsteht mit der Aufhebung des unmittelbaren Leibseins und seiner Zentralperspektive durch das reflexive Bewusstsein (2.4.1). Anlässe für diese Aufhebung sind vor allem Störungen des ursprünglichen Lebensvollzugs, der sich an Widerständen oder Misserfolgen bricht und damit eine Rückbewegung des leiblichen Subjekts auf sich selbst einleitet. In dieser reflexiven Bewegung entsteht Selbstbewusstheit; sie begründet zugleich die Exzentrizität des Menschen, d.h. seine fortwährende Oszillation zwischen zentraler und dezentrierter Perspektive. Weitere Konsequenzen der reflexiven Bewegung bestehen in der Fähigkeit zur Objektivierung von Eindrücken, Dingen und Situationen; schließlich in der Intentionalität, der Rückbeziehung aller Akte des Wahrnehmens, Denkens, Fühlens und Handelns auf das personale Aktzentrum oder „Ich".

Diese zunächst nur formal analysierte Struktur personaler Subjektivität verknüpft der folgende Abschnitt (2.4.2) mit der ontogenetischen Entwicklung der menschlichen Interpersonalität. Aus der ursprünglichen Zwischenleiblichkeit von Mutter und Kind entwickelt sich das interpersonale Verhältnis durch Übernahme der Perspektive des Anderen. Wesentliche Schritte dazu bilden die Phänomene des Zeigens, der Verneinung, die Erfahrung des fremden Blicks, die reflexiv gerichteten Affekte der Scham und der Schuld. Die zusammenfassende Analyse beschreibt den interpersonalen Raum als Synthese von zentrierter und der dezentrierter Perspektive. Die Bedeutung dieser genetischen Analyse liegt darin, dass sie Subjektivität und Selbstbewusstheit als eine dialektische, den Anderen immer implizit einbeziehende Struktur begreifen lässt; und dass diese Struktur nicht als ein feststehendes „Ich", gewissermaßen als „erworbener Besitz", sondern vielmehr als fortwährende Bewegung und intentionale Leistung des Perspektivenabgleichs erscheint. Dies ermöglicht es, psychopathologische Phänomene als Störungen der Perspektivenintegration, als Überwältigung durch die Fremdperspektive zu verstehen, wie es abschließend am Beispiel der dysmorphophoben und sensitiv-paranoischen Entwicklungen gezeigt wird.

2.4.1
Exzentrizität

Im Übergang zur Kategorie des *personalen Raumes* verlassen wir die Sphäre der präreflexiven Leiblichkeit. Es charakterisiert den Menschen als Person, dass er sich zu seiner leiblichen Unmittelbarkeit in ein Verhältnis setzen, zu ihr Stellung nehmen und den Leib zum Körper vergegenständlichen kann. Leib und Person stehen in einer dialektischen Beziehung zueinander: Personales Selbstbewusstsein basiert einerseits auf der Ursubjektivität des Leibes, auf dem leiblichen Selbst; andererseits hebt es die primäre Zentralperspektive des Leibes auf zugunsten einer allgemeinen, den Anderen miteinbeziehenden Perspektive. Plessner (1975) hat diese dialektische Struktur des Selbstbewusstseins mit dem Begriff der *Exzentrizität* beschrieben.

2.4.1.1
Die Perspektivität des Leibes

Perspektivität ist zu einem der Schlüsselbegriffe der phänomenologisch orientierten sozialpsychologischen Literatur geworden (vgl. Graumann 1960, Edelstein u. Keller 1982, Geulen 1982, Blankenburg 1991a). Sie bezeichnet zunächst die Zentrierung des gesamten Wahrnehmungsfeldes im Leib, im weiteren Sinne auch die Standortgebundenheit unserer Weltsicht überhaupt. Gegenstände, Situationen und Personen sind uns zunächst immer nur unter Aspekten gegeben; allseitig wird das Ding erst in der Bewegung, im sukzessiven Durchlaufen verschiedener Standorte erfassbar. Die Position und die jeweilige Verfassung des Leibes definieren das Wahrnehmungsfeld, so dass sich Anderes, Noch-Erschließbares oder aber prinzipiell Unzugängliches jenseits seines Horizontes verbirgt. Die Perspektivität unserer primären Umweltbeziehung ist Ausdruck der Zentralität des Leibes, auf den zunächst alles Wahrgenommene bezogen ist.

Erwin Straus hat in diesem Sinn dem leiblichen Empfinden den Raum der „Landschaft", dem objektivierenden Erkennen hingegen den Raum der „Geographie" zugeordnet. Das Empfinden ist an die aktuelle Beziehung des Leibes zu den Eindrücken gebunden; es „hört nie auf, perspektivisches Dasein zu sein. Der Empfindende gewinnt keinen Standpunkt *außerhalb* der Erscheinungswelt" (Straus 1956, 207f.). Diese ursprüngliche Räumlichkeit des Empfindens wird aber, so Straus, vom Menschen immer wieder durchbrochen in Richtung auf auf den geographischen Raum aperspektivischer, objektiver Erkenntnis, auf den *koinós kósmos* (l.c. 346, 384). „Die im Ausdrucks-Erfassen begründete Gemeinschaft packt und verwandelt uns selbst, hält uns und engt uns ein, während wir im Erkennen ... uns von dem Besonderen lösen, die Weite des Horizonts gewinnen und schließlich den Horizont sprengen" (206). Dies bedeutet ein Heraustreten aus der leiblichen Zentralität: „Will ich erkennen, will ich zu den Dingen gelangen, wie sie an sich sind, so muss ich diese perspektivische Bindung durchbrechen. Ich muss Distanz zu mir gewinnen, das Jetzt auflösen, mir selbst in einer allgemeinen Ordnung identifizierbar werden, also gleichsam aus der Mitte, in die ich beim Empfinden gestellt bin, heraustreten, mir selbst fremd werden" (311).

Der Leib ist der raumzeitliche Nullpunkt, der Quell- oder Zielpunkt aller Wahrnehmungs- und Bewegungsrichtungen. Auch wenn ich ganz in einer Wahrnehmung oder Handlung engagiert bin, bleibt er immer mitgegebener Hintergrund, von dem ich mich nicht lösen kann. Jeder Schritt, den ich tue, zeigt mir immer nur einen neuen Ausschnitt der Welt. Deshalb ist der gelebte Raum perspektivisch, anisotrop: Die Zentralität des Leibes unterscheidet qualitativ seine Stellen und Richtungen, sei es als Gegensatz von Vorn und Hinten, Oben und Unten, sei es als Gefälle von Nah und Fern oder als Gliederung nach Erreichbarkeit und Unwegsamkeit. Alles Begegnende ist auf den Leib bezogen und umgibt ihn gewissermaßen kreisförmig. Es gibt in dieser Perspektive nichts Irrelevantes, nichts Leib-Unabhängiges; die Welt der Leiblichkeit ist eine geschlossene Welt. So ist auch der mythische Raum perspektivisch; der in ihm lebende Mensch ist in die Mitte seiner Welt gebannt, umringt von Gesichtern und Blicken, von Ähnlichkeiten und Bedeutungen.

Weiter prägen überdauernde *leibliche Dispositionen*, also gewohnheitsmäßige

Wahrnehmungs- und Handlungsbereitschaften ebenso wie aktuelle Bedürfnisse und Stimmungen das Bedeutungsrelief der Umwelt. Die gegenwärtige Situation tritt daher dem Betroffenen nicht als eindeutig vorgegebene von außen gegenüber; er konstituiert sie vielmehr auch selbst durch seine leiblich und lebensgeschichtlich bedingten Gerichtetheiten. Situationen lassen sich nicht aus der Sicht eines Beobachters von außen feststellen; sie entstehen erst aus dem komplementären Verhältnis von Wahrnehmungsbereitschaften und selektiv erfassten Aspekten einer Umgebung. Wir können nie ganz aus unserer Haut, und wir können nie wirklich wissen, wie es ist, die Welt mit den Augen eines Anderen zu sehen.

Leibliche Perspektivität bedeutet eine Abschattung des Leibes selbst: Als Quellpunkt von Wahrnehmung, Bewegung und Ausdruck ist er selbst skotomisiert, ein blinder Fleck unseres Raumes, den wir nie ganz in den Blick bekommen. Dass man den Splitter im Auge des Anderen, jedoch nicht den Balken wahrnimmt, der den eigenen Blick verzerrt (Mt. 7,3), liegt zunächst in der Natur unserer Wahrnehmungsorganisation begründet, die ihre eigenen Voraussetzungen und Zutaten verbirgt. Es gibt das Unbewusste, weil wir immer nur aus einem leiblichen Zentrum heraus wahrnehmen, denken und handeln können, das selbst dabei nicht sichtbar wird. – Auf der anderen Seite hat der Leib aber auch die Tendenz, eine von der momentanen Verfassung unabhängige Repräsentation der Umwelt herzustellen, nämlich durch die Integration mehrerer Perspektiven. Betrachten wir einige Beispiele:

- Die Augenparallaxe als latente „Doppelperspektive" ermöglicht Tiefenwahrnehmung und stellt damit die Dinge in der ihnen jeweils zukommenden räumlichen Relation zum Leib dar. Der *Perspektivenkontrast* ist überhaupt ein wesentliches Prinzip der Sinnesorganisation: Die fortwährenden Mikrosakkaden der Augen (30-70 Hz) sind ebenso notwendig für die optische Wahrnehmung wie die Bewegungen der Hand für die taktile. Fixierung des Blicks etwa durch Curare-Injektion in die Augenmuskulatur lässt die Gegenstandswahrnehmung verschwinden (v.Campenhausen 1981); die Oberflächenempfindung verliert sich, sobald die tastende Hand stillsteht. Auch ein völlig gleichmäßiger Ton wird bald unhörbar. Die verschiedenen Sinnesmodalitäten bilden ihrerseits mehrere, komplementäre Perspektiven, die sich wechselseitig korrigieren können.
- Ein weiterer Perspektivenkontrast ergibt sich durch die leibliche Eigenbewegung im Wahrnehmungs*verlauf*. Wenn ich um ein Ding herumgehe, vervielfältige ich die Perspektiven, unter denen ich es sehe, wobei diese Ansichten kontinuierlich ineinander übergehen, ohne dass die Einbettung des Leibes in den Umraum abreißt. Die Eigenbewegung des Leibes geht dabei in den Gestaltkreis ein und wird so als mögliche „Störgröße" aufgehoben (Reflexivität des Leibes, s.o. S.22). So entsteht ein Perspektiven*wandel* bei gleichzeitiger Objekt*konstanz*, und eben dies ermöglicht Wahrnehmung: die Vergegenwärtigung einer Realität *außerhalb* des Leibes. Optokinetische Kohärenz, Größen-, Farb- und Formenkonstanz verweisen auf diese Tendenz des Leibes, eine von der momentanen Umweltbeziehung unabhängige Wirklichkeit zur Erschei-

nung zu bringen.

Mit zunehmender Höherentwicklung vermag der Organismus also die Variationen seiner Umgebung nicht mehr nur als Modifikationen seiner eigenen Organisation, also „pathisch" zu repräsentieren, sondern sie *außerhalb* des empfundenen Leibes, „gnostisch" zu vergegenwärtigen. Dies ermöglicht die Objektkonstanz, die Erfassung eines Gegenstandes, der sich auch gegen den Wechsel der Perspektiven behauptet.

2.4.1.2
Exzentrizität

Die Perspektivität hat aufgrund der Reflexivität des Leibes bereits die Tendenz, sich selbst aufzuheben. Eigentlich transzendiert wird sie erst durch die Fähigkeit zum reflektierenden Überstieg und zur Perspektiven*übernahme*, die es dem Menschen ermöglicht, sich und seine Situation prinzipiell auch mit den Augen der Anderen zu sehen, also der leiblichen Perspektive eine „exzentrische" hinzuzufügen. Wie ist dieser veränderte Standort charakterisiert?

Dem Tier ist der Überstieg verwehrt. Es ist in reiner Leiblichkeit unauflöslich mit seiner Umwelt verflochten und bleibt immer in perspektivischem, frontalem Bezug zu ihr. Es lebt nur aus seiner Mitte, aus der Zentralität des Leibes heraus und bleibt sich selbst daher verborgen. Ebenso kommen ihm keine neutralen, von ihrer vitalen Bedeutsamkeit unabhängigen Sachverhalte zur Gegebenheit (Plessner 1975, 237ff.). Vielmehr ist sein Umfeld gleichsam nur die topographische Abbildung seiner momentanen Bedürftigkeit und Stimmungslage. Ein Wesen, das sich selbst erkennbar werden soll, muss aus dem bloßen Vollzugsbewusstsein heraustreten und sich von der Umweltkohärenz des Tieres lösen können. Erst die Unterbrechung des unmittelbaren Lebensvollzugs und die Ablösung von der leibgebundenen Perspektive ermöglicht dem Menschen Überblick, Relativierung seines Standpunktes, Besonnenheit und vernünftige Überlegung. Piaget (1969) hat diese Entwicklung als „kopernikanische Wende" beschrieben, die das Kind mit etwa zwei Jahren zu vollziehen beginnt. Es lernt die Umwelt nicht mehr nur in inneren Bildern zu repräsentieren, die seiner primären Wahrnehmungsperspektive entstammen, sondern als eine Welt, die seinen eigenen Standpunkt und damit seinen Leib als Körper unter anderen einschließt.

Wesentliche Anstöße zu dieser Dezentrierung gehen von den Widerständen aus, auf die das Kind in seinen Aktivitäten trifft und die ihm die Existenz einer von seinen Wünschen unabhängigen Realität vermitteln. Entscheidend ist dabei die Erfahrung der Grenzen, die durch Versagungen und Verbote der Eltern errichtet werden (s.u. 2.4.2). Die Trennung zwischen Wunsch und Erfüllung erlebt das Kind als Zurückweisung; es erfährt Gefühle von Überraschung, Enttäuschung, Schreck, Scheu oder Scham, und wird auf sich selbst zurückgeworfen. In diesen Erfahrungen liegt der Keim von Reflexion; sie resultieren in einer zunehmenden Scheidung von Innen und Außen, Eigen und Fremd, von Ich und Nicht-Ich.[55] Reflexion entsteht aus Leiden – aus einer Unterbrechung und Negation der primären Lebensbewegung. Im reinen, hingegebenen Handlungsvollzug ist in der Regel kein Selbstbewusstsein möglich. Es sind die „Widerfahrnisse", die überraschenden oder schmerzlichen Erlebnisse des Zurückgeworfenseins aus der primär „ekstatischen" Leiblichkeit, in denen der Mensch seiner selbst bewusst wird.

Auch später sind die Anlässe zur Reflexion immer Unterbrechungen des unmittelbaren Lebensvollzugs. Wenn etwa unser Arm zu kurz ist, um etwas zu erreichen, wenn ein Vorhaben nicht unmittelbar durchführbar ist oder fehlschlägt, wenn wir auf Ablehnung stoßen, werden wir auf uns selbst zurückverwiesen und beginnen zu „überlegen". Wir suchen z.B. nach einem Werkzeug, nach einem Umweg, nach einer anderen Verhaltensmöglichkeit, um unser Ziel zu erreichen. Ein Werkzeug zu suchen oder einen Umweg einzuschlagen heißt aber, das primäre leibliche Gerichtetsein auf das Ziel zu suspendieren und sich die Situation als ganze zu vergegenwärtigen. Die Perspektivgebundenheit wird da durchbrochen, wo ich im Sehen des Dinges zugleich *meiner selbst im Verhältnis zu ihm* gewahr bin. Das leibliche Hier und das Dort werden dabei gleichsam vertauscht, ohne dass der Leib sich bewegt: „Ich betrachte ... von einem zum Hier gewandelten Dort aus mich, an einem zum Dort gewandelten Hier" (Zutt 1963b, 768). Der Mensch kann sich das Sich-auf-etwas-Richten des Leibes noch einmal bewusst machen, sich selbst als Leib-in-der-Situation repräsentieren und so „über der Sache stehen". Dies schließt wesentlich das Vermögen ein, Situationen und Handlungsabläufe fiktiv vorwegzunehmen. Denken („Überlegen") stellt ein aus dem Aufschub oder der Unterbrechung von Triebhandlungen geborenes, virtuelles Probehandeln dar.[56]

Am Beginn der Reflexionsbewegung steht also die primäre leibliche Richtung aus dem Zentrum heraus; sie wird unterbrochen durch Widerstand, Überraschung oder Misserfolg, verbunden mit Reaktionen des Innehaltens, Stutzens, Erschreckens, der Enttäuschung oder Entfremdung. Das Auf-sich-Zurückgeworfen-Werden als zentripetale Umkehrung resultiert in der elementaren Erfahrung des „Ich-Hier-Jetzt". Das Subjekt springt gleichsam aus der Wechselbeziehung von leiblichem Hier und Dort heraus, um sich selbst in der Situation zuzusehen; es transzendiert den Standort der raumzeitlich gebundenen Leiblichkeit – die aber doch gleichzeitig ihre ursprüngliche Zentralität, ihre absolute Räumlichkeit beibehält. Genau diese Doppelung bezeichnet Plessners Begriff der *exzentrischen Position*: In ihr konstituiert sich das Subjekt als leiblich-zentriertes und zugleich dezentriertes, seine Leiblichkeit transzendierendes (Plessner 1975). Exzentrizität bedeutet die Rückbeziehung eines leiblichen Erlebens auf das erlebende Subjekt: Das Tier *ist* sein Erleben, der Mensch ist *und* hat sein Erleben, d.h. er kann einmal in ihm aufgehen, einmal zu ihm Stellung nehmen. Er ist leiblich und er hat einen Körper.

---

[55] „Die Ich-Grenze zieht sich von den Objekten zurück, wann immer das Kind durch sie Enttäuschungen erlebt, wann immer es findet, dass sie seinen Wünschen nicht gehorchen und wann immer es von ihnen Schmerz, Kummer, Angst oder gar Schrecken erfährt" (Federn 1956, 299).

[56] Diesen Gedanken hat Freud mehrfach formuliert, u.a. in dem Aufsatz „Die Verneinung" (Freud 1948a).

2.4.1.3
Objektivierung des Raumes

Die Transzendenz der ursprünglichen Zentralperspektive bedeutet, so sagten wir, dass ich im Sehen des Dinges zugleich meiner selbst im Verhältnis zu ihm gewahr bin. Ich kann meine Situation und meine Stellung in ihr als solche, gewissermaßen „von oben" repräsentieren. Das Tier nimmt seinen Umraum immer mit; es kennt keinen „Weltraum", keinen unabhängigen Hintergrund all seiner Bewegungen. Sein Raum bleibt gebunden an die jeweilige Stellung des Leibes und die von ihm ausgehenden Richtungen. Im gelebten Raum gibt es nur Entfernungen-für-mich, nur ein Sichrichten von einem Hier auf ein Dort, niemals aber vom Dort zum Hier zurück. Auch Nähe und Ferne sind hier nicht messbar: „Nah" ist das Anziehende, Aufdringliche oder Bedrohliche, „fern" das Gleichgültige oder auch das schwierig Erreichbare. Erst in der Vergegenständlichung von Entfernungen werden sie zu *Abständen*, zu objektiven Beziehungen zweier gleichwertiger Raumpunkte.

Die Transzendenz der leiblichen Perspektive relativiert mein absolutes „Hier". Ich kann nun im Verändern meines Standorts die allmähliche Veränderung meiner Perspektiven erfahren; ich kann schließlich auf meinen Ausgangspunkt zurückblicken und ihn als gleichgeordnet zu meinem jetzigen erkennen. Durch die Vertauschbarkeit der Richtungen wird der leibzentrierte Raum meiner „Landschaft" zum allgemeinen Raum der „Geographie" (Straus). Zur Orientierung im Richtungsraum, wie sie unter 2.2.4 beschrieben wurden, tritt nun die geographische Orientierung. Die erstere geschieht unwillkürlich anhand ausstrahlender leiblicher Richtungen, die sich in der vertrauten Umgebung einrichten; ihr Bezugspunkt ist der absolute Raum des Leibes. Die zweite hingegen erfolgt durch Reflexion auf umkehrbare Lagen und Abstände, etwa beim Gehen mit einer Karte oder beim Zeichnen eines Grundrisses. Die Umkehrbarkeit der Richtungen ist also das Kennzeichen der exzentrischen, objektivierten Räumlichkeit.

Umschriebene Hirnläsionen zeigen die Unterschiede der Orientierungsweisen: Kisker (1955) beschrieb einen Patienten, dem die richtungsräumliche Orientierung auf bekannten Wegen zwar ohne weiteres möglich war, der sich auf einer Landkarte jedoch nicht im Geringsten zurechtfinden konnte. – Die Unterscheidung beider Orientierungen wird auch an einem seelenblinden Patienten Goldsteins deutlich, der nach einem Gegenstand unwillkürlich zu greifen, ihn aber auf Aufforderung hin nicht zu zeigen vermochte: Das Greifen richtet sich „von selbst" auf sein Ziel, das Zeigen aber setzt die Vergegenwärtigung der Richtungsbeziehung als solcher voraus. Greifen ist eine zentrische, Zeigen eine exzentrische, „virtuelle" Bewegung. „Es ist charakteristisch für diese Kranken, dass sie, obwohl sie sämtliche räumliche Leistungen verschiedenster Art auszuführen vermögen, nicht imstande sind, sich über objektive Raumverhältnisse, Richtungen, Entfernungen usw. Rechenschaft zu geben ... Sie leben und handeln in der Welt, aber sie haben nicht eine ihnen gegenüberstehende Welt" (Goldstein 1931).

2.4.1.4
Objektivierung der Zeit

Im Transzendieren der Leiblichkeit ermöglicht die Selbstbesinnung nun auch einen zeitlich übergeordneten Standpunkt. Die exzentrische Position ist aus dem Strom der Zeit herausgehoben, in dem der Leib lebt; der Mensch geht nicht mehr in der gelebten Zeit auf, sondern vermag auf seine Erlebnisse zurückzublicken und mögliche Zukunft zu antizipieren. Dem Tier ist Zukunft nur als das Noch-Nicht des Mangels, im triebhaften Gerichtet- und Sich-Vorwegsein gegeben. Erst dem Menschen öffnet sich die Zukunft als solche, nämlich durch die Fähigkeit, die Triebrichtungen in der Schwebe zu halten (was allerdings ein Mindestmaß an „Ausgeglichenheit", also eine emotionale Gleichgewichtslage voraussetzt) und so einen Spielraum für Imagination und Antizipation zu gewinnen. Zur *Protensivität* des Tieres, der leiblichen, vitalen Intention auf Zukunft hin, tritt beim Menschen die *Prospektivität*, die vorgestellte, phantasierte oder geträumte Zukunft.[57]

Noch mehr als für die Zukunft gilt für die Dimension der Vergangenheit, dass sie erst durch die Reflexion, das „Nach-Denken" eröffnet wird – ist doch die Rückwendung in der Zeit der primären Lebensbewegung gerade entgegengesetzt. Wiederum können wir an den Tieren erkennen, dass das Vergangene in ihnen nur als Prägung durch frühere Erlebnisse weiterwirkt, als Gewohnheit, als bekannte Physiognomie des Lockenden oder Feindlichen – also in einer unbewussten, impliziten Weise. Ihre vergangenen Erlebnisse präsentieren sich ihnen nicht als solche, d.h. als von ihnen selbst und zu jenem Zeitpunkt erlebte. Wir können hier von einem *impliziten Gedächtnis des Leibes* sprechen: In allen automatischen leiblichen Vollzügen, im Erlernten und Gewohnten, im Vertrautsein mit Kleidung, Werkzeug oder Wohnung, in persönlichen Idiosynkrasien, unbewussten Haltungen und Vorlieben usw. zeigen sich leibliche Dispositionen, in denen die früher erlebten Prozesse der Habituation gleichsam eingeschmolzen sind. Ihnen gegenüber steht das *explizite Gedächtnis*, von dem wir sprechen, wenn wir uns an etwas erinnern wollen: In ihm sind uns die Gehalte früherer Erlebnisse nicht nur als solche gegeben, sondern auch in der reflexiven Beziehung auf uns selbst und unseren Lebensverlauf („ich war es, der dies damals erlebte"). Dieses Gedächtnis eröffnet die Dimension der geschichtlichen Zeit im Unterschied zur gelebten Zeit des Leibes; es konstituiert die persönliche Identität als zeitübergreifendes Bewusstsein meiner selbst.[58] Bezeichnenderweise sprechen wir ja davon, dass wir uns auf etwas Vergessenes *„besinnen"* oder uns *„er-innern"* müssen; dies drückt die Inversionsbewegung aus, als welche die Reflexion oben beschrieben wurde. Dabei wiederholt die Erinnerung als zentripetale Bewegung nur ein früheres „Inne-Werden": Die intentionale Repräsentation der gelebten Situation im Bewusstsein muss ihrer Erinnerung vorausgegangen sein. Nur das distanzierende Bewusstsein ermöglicht das *Haben* von Erlebnissen und damit auch ihr *Behalten* im expliziten Gedächtnis. Wo

---

[57] Vergleiche zu diesen Begriffen Janzarik 1965.
[58] Vgl. zum leiblichen, impliziten im Unterschied zum expliziten Gedächtnis ausführlicher Fuchs 2000a, 316ff.

das Bewusstsein in der Leiblichkeit aufgeht, kann es keine Erinnerungen bilden. Daher verfällt das Traumerleben der Amnesie, wenn es nicht im Moment des Erwachens „festgehalten" und explizit gemacht werden kann. Dem Träumenden fehlt der „Überblick", er gleitet im Fluss des Traumgeschehens und vermag ihn nicht „vom Ufer aus" als ganzen zu vergegenwärtigen. – Störring wies bereits auf die psychopathologisch zu beobachtende Parallelität zwischen dem Grad der Besinnungseinschränkung und dem Grad der nachträglichen Amnesie hin (Störring 1949, 211). Die Abwesenheit des selbstbewussten Subjekts z.B. in der traumartigen Verwirrtheit des Delirs bedingt zwar eine *Faszination* durch die kaleidoskopartige Bilderwelt, gleichsam ein Aufgehen im Stimmungsraum, jedoch zumeist eine *Amnesie* für die oneiroiden Erlebnisse. Mit dem Fehlen der Selbstbesinnung ist schließlich auch die Amnesie des Kleinkindalters zu erklären: Der Säugling lebt noch ganz in der unmittelbaren Leiblichkeit; er kann das Erlebte nicht auf sich beziehen und daher auch nicht im Gedächtnis festhalten, so dass es nur implizit in seine leiblichen Dispositionen eingeht. Erst mit zunehmender Fähigkeit zur Repräsentation ab dem 2.Lebensjahr entsteht auch das explizite oder personale Gedächtnis.

An dieser Stelle soll die *Demenz* in einem kurzen Exkurs als eine Störung der Objektivierung bis hin zum *Verlust der exzentrischen Position* beschrieben werden. – Gerade in den ersten Stadien der Erkrankung fällt die Diskrepanz zwischen den weitgehend normalen alltäglichen Lebensvollzügen und der Störung der übergeordneten Orientierung auf. Während den Kranken adäquates Verhalten durchaus möglich ist, solange es aus der Unmittelbarkeit des Lebensvollzugs, aus dem perspektivischen Erfassen der Situation heraus erfolgt, fehlt häufig bereits das Wissen um ihre örtlichen und zeitlichen Rahmenbedingungen. Was mit dem (diskreditierenden) Begriff der „gut erhaltenen Fassade" bezeichnet wird, ist also tatsächlich die Verbindung mit den vertrauten Dingen, Plätzen und Wegen, Gesichtern und Worten, die der Leib durch seine Gewohnheiten, sein implizites oder prozedurales Gedächtnis herstellt. Erst wo die reflexive Orientierung erforderlich wird, auf die auch die Frage nach Ort und Datum zielen, offenbart sich das Fehlen des Situationsüberblicks.

Oft ist es ein Ortswechsel, der eine plötzliche Dekompensation auslöst; denn die neue und unvertraute Situation kann nicht mehr aus den leiblichen Dispositionen heraus gelebt werden. Dem Kranken fehlt aber die Möglichkeit, sie als solche zu vergegenwärtigen, zu vergleichen und aus dieser Distanz heraus in sein bisheriges Bezugssystem einzuordnen. Um so eher kommt zu Situationsverkennungen aufgrund des „ersten Eindrucks", den keine distanzierende Beurteilung mehr korrigiert: Vertraute Ausdruckselemente einer sonst fremden Gegenwartssituation können dann Erinnerungsbilder wachrufen, die mit ihr verschmelzen: In einer Tagesstätte sieht der Kranke die Diensträume seiner früheren Behörde, das moderne Krankenzimmer wird zum Feldlazarett der Kriegszeit, ein geselliges Beisammensein zu einer Familienfeier der Kindheit (Fuchs 1994c). Oft suchen die Patienten ruhelos nach der vertrauten Wohnung ihrer Kindheit oder verkennen Angehörige als ihre längst gestorbenen Eltern. Dabei werden also vergangene Situationen nicht mehr erinnernd *vergegenwärtigt*, sondern plötzlich selbst zur leibhaftigen Gegenwart. Es fehlt das Bewusstsein, sich zu erinnern, sich also auf einen Gedächtnisinhalt intentional zu richten; damit wird aus der Repräsentation ein unmittelbares Erleben.

Dies verweist zugleich auf die besondere Struktur der Gedächtnisstörungen: Neben einfachen Ausfällen zeigt sich dabei meist auch ein Verlust des *Zeitgitters*. Der geographischen Raumorientierung nach Orten und Abständen entspricht im expliziten Gedächtnis das

Zeitgitter als System umkehrbarer Relationen der Punkte des Zeitpfeils, das eine kalendarische „Ortsbestimmung" von Erinnerungen ermöglicht. Diese Gedächtnisfunktion setzt aber die Rückbeziehung des Erlebten auf das Subjekt und seine Lebensgeschichte voraus, also eine übergeordnete Perspektive, zu der der Demente nicht mehr in der Lage ist. Einzelne, oft lebhafte Fragmente treiben zwar auf dem Meer seiner Erinnerung, können aber nicht mehr in eine Ordnungsbeziehung zueinander gesetzt werden. – Ebenso vermag der Kranke neue Situationen nicht mehr zu repräsentieren und daher auch dem Gedächtnis nicht mehr anzufügen; sein Bewusstsein reicht nur soweit, wie die jeweils gelebte Situation andauert. Das Unvermögen zum antizipierenden Zukunftsbezug, der dem Gesunden die Möglichkeit der autonomen Orientierung seines Handelns anstelle bloßen Reagierens gibt, kommt in der Rat- und Hilflosigkeit des Dementen zum Ausdruck

Der Verlust der exzentrischen Position zeigt sich schließlich im Unvermögen, einzelne Situationen zum Ganzen der persönlichen Lebenskontinuität zusammenzuschließen. Das Dasein des Demenzkranken löst sich mehr und mehr auf in eine Folge unzusammenhängender Gegenwartsmomente, in ein querschnitthaftes Zeiterleben (Bürger-Prinz u. Kaila 1930). Die Gebundenheit an die aktuelle Situation und Leiblichkeit äußert sich in Perseverationen, Aufgehen im Nächstliegenden und egozentrischen Verhaltensweisen. Der Verlust der reflektierenden Distanz zur Situation kann andererseits die Emotionalität und die Ansprechbarkeit durch Ausdruckscharaktere steigern: Anhänglichkeit, kindliche Freude an behaglicher Umgebung oder Spielzeug, aber auch Reizbarkeit und Affektlabilität zeugen davon. Schließlich zeigt sich in der Akzentuierung von Charakterzügen wie Sparsamkeit, Pedanterie oder Misstrauen die fehlende Möglichkeit, zu den momentanen Gerichtetheiten bewertend, gewichtend oder distanzierend Stellung zu nehmen. Der Mensch verliert in der Demenz die zentrale personale Fähigkeit, *sich zu sich selbst zu verhalten*.

2.4.1.5
Intentionalität

Mit den Vermögen der Reflexion, des Überstiegs und der Objektivierung ist die Exzentrizität noch nicht hinreichend beschrieben. Sie ist nicht nur eine besondere Position, von der aus der Mensch sich selbst und die Dinge sehen kann, sondern sie geht in alle seine wahrnehmenden, vorstellenden, fühlenden und handelnden Vollzüge ein als ein „*Innesein*", als ein begleitendes, reflexives oder selbstbezügliches Moment. Ich will dies vor allem anhand der Wahrnehmung zeigen.

Die intentionale, repräsentative oder gnostische Leistung der Wahrnehmung (s.o. S.36f.) verdankt sich einerseits der Abhebung des Wahrnehmungssubjekts vom Gegenstand, andererseits seiner Aktivität in der Beziehung zu ihm. Dass der Wahrnehmende sich auf den Gegenstand richtet, ihn erkennt und zugleich andere Empfindungen des Wahrnehmungsfeldes als nicht zugehörig ausschließt, ist nur möglich, insofern er gerade nicht pathisch im Sehen, Hören, Tasten usw. aufgeht, sondern als Pol in dieser Beziehung erhalten bleibt. Der Mensch kann wahrnehmen in dem Maß als er sich dabei *als* Wahrnehmenden miterfährt: Nicht „es nimmt in mir wahr", sondern „ich bin es, der dies wahrnimmt". Im Sehen „sieht man, dass man sieht"; erst mit dieser reflexiven Wendung wird aus der reinen Empfindung die aktive Wahrnehmung.

Wir können uns dies zunächst daran verdeutlichen, dass das Sehen eines Tisches nicht durch die bloße Konfiguration bestimmter optischer Reize im Wahrnehmungsfeld zustandekommt. Diese Konfiguration liefert ja nur einen Einzelaspekt des Tisches; um ihn dennoch als *Tisch* zu sehen, muss ich z.B. seine Rückseite, seine verschiedenen Ansichten, seine Materialität *hinzusehen*, oder „appräsentieren", wie Husserl dies ausdrückte. Der Tisch selbst ist immer nur in perspektivischer „Abschattung" gegeben, mit einem Bruchteil seiner möglichen Wirklichkeit; gleichwohl wird er als Tisch in der Wahrnehmung gesehen, nämlich „vermeint", *intendiert*. Ich sehe ja „den Tisch" als Sinneinheit und nicht etwa „drei Flächen", aus denen ich auf einen Tisch schließe. Es ist diese intentionale, den Gegenstand „meinende" Tätigkeit, die ihn überhaupt nur *als solchen* – und nicht nur als ein Bild oder Anschein – sehen lässt. Sie zeigt den Gegenstand in seinem „an sich", als *Gegenüber*, und nicht als bloßen Empfindungseindruck, mit dem das Wahrnehmungssubjekt in jedem Moment verschmölze.[59] Die intentionale Leistung der Wahrnehmung ist darin begründet, dass sie ihre Perspektivität, ihre bloße Aspekthaftigkeit mitberücksichtigt. Diese „Rücksicht" ist das reflexive oder selbstreferenzielle Moment in der Wahrnehmung: Sehend bin ich mir dessen inne, dass ich-hier es bin, der sieht.

Zu diesem intentionalen Moment der Wahrnehmung gehört wesentlich die Leistung der Aufmerksamkeit als *selektive Richtungssetzung*. Das „gespannte", „konzentrierte", „angestrengte" Schauen oder Lauschen bedeutet ein Innehalten, eine Zuwendung und eine Ausblendung ablenkender Regungen oder Empfindungen. Damit erst kann sich aus einem zunächst verschwommen und konturlos gegebenen Nebel von Eindrücken die volle Wahrnehmungsgestalt herausheben. Um einen einheitlichen Bezug zum Gegenstand herzustellen, ist also eine vom Subjekt ausgehende Aktivität erforderlich, ein *Richten* der Aufmerksamkeit, ein Sehen-Wollen.[60] – Schließlich ist es die Intentionalität der Wahrnehmung, die den *Sinn und die Bedeutung* des Gegenstandes „Tisch" konstituiert und *mitsehen lässt*. Man sieht nicht etwas Farbiges, so und so Konfiguriertes, aus dem dann im Urteil ein Tisch wird, sondern die Sinneinheit Tisch ist das primär Gegebene. Das heißt, dass auch die Allgemeinheit des Begriffs, die symbolische Repräsentation der Wirklichkeit in die Wahrnehmung eingeht und mitgesehen wird.

Durch die Intentionalität beziehe ich mich selbst auf das Wahrgenommene; ich bin als Subjekt in die Wahrnehmung einbezogen, ohne mich jedoch darin zu verlieren wie im rein pathischen Erlebnismodus. Deshalb können wir das intentionale Moment der Wahrnehmung auch als *Ich-Moment* bezeichnen: Wahrnehmend richte ich mich auf den Gegenstand und bin zugleich meines Wahrnehmens inne.

Diese Überlegungen zur Intentionalität lassen sich erweitern auf die inneren Repräsentationen der Wirklichkeit in Form bildhafter Vorstellungen, Erinnerungen

---

[59] Im Traum ist diese Objektivität der Perspektive aufgehoben: Der Träumende erlebt abrupte Wechsel beliebiger Perspektiven (er sieht z.B. ein Haus von außen und im nächsten Moment oder zugleich von innen), mit denen er doch immer jeweils eins ist, in die er gleichsam „hineinstürzt".

[60] Janzarik (1959) hat diese intentionale Leistung unter dem Begriff der *„Desaktualisierung"* beschrieben, als die Fähigkeit, andrängende Sinneseindrücke ebenso wie innere Assoziationen auszublenden, wenn sie sich nicht in das aktuelle Feld des Wahrnehmens oder auch Denkens sinnvoll integrieren lassen.

und Gedanken: Mich an etwas zu erinnern bedeutet ineins zu wissen, dass ich es bin, der sich erinnert; an etwas zu denken, heißt zugleich „zu denken, dass ich dies denke". Auch die Reflexivität und Intentionalität der Gefühle (s.o. S.36f.) lässt sich erst von der Exzentrizität her, nämlich als selbstbezügliches oder Ich-Moment der Akte des Fühlens verstehen. – Ebenso bedeutet die willentliche Handlung das intentionale Sich-Richten auf ein vorgestelltes Ziel, das geeignete, leiblich vorentworfene Bewegungsgestalten aktualisiert, auf die Aufgabe hin zentriert und sie gegenüber divergierenden Impulsen festhält. Der Willensakt enthält also wie die Wahrnehmung das Vermögen, das Ziel zu intendieren, zu „vermeinen", und andere leibliche Gerichtetheiten zu desaktualisieren. – Die Exzentrizität bezieht schließlich die leiblichen Regungen selbst noch mit ein, indem sie sie in einer „inneren Wahrnehmung" erfasst: Es gibt den Hunger als elementare leibliche Regung und die Wahrnehmung des Hungers als zum Subjekt gehörigen.[61]

Die Exzentrizität geht somit in alle wahrnehmenden, vorstellenden, fühlenden und handelnden Vollzüge mit ein als ein „Innesein". Im Unterschied zur geläufigen, nachfolgenden Reflexion und Selbstvergegenwärtigung („das habe ich getan", „so und so bin ich") gibt es also noch ein unmittelbares Ich-Moment in allen genannten Vollzügen; man könnte mit einer paradoxen Wendung von einer „gleichzeitigen Reflexion" sprechen.[62] Es ist dieses Ich-Moment, das die Vollzüge zu Tätigkeiten oder *Akten* macht: *ich* denke, will, fühle, nehme wahr.[63] Das Reafferenzprinzip auf der leiblichen Ebene des Gestaltkreises kehrt somit wieder als inhärente Reflexivität oder „Selbstreferenzialität" auf der Ebene der intentionalen Akte.[64]

Damit entsteht aber keine neue Instanz oder Seelenfunktion, die als „das Ich" bezeichnet werden könnte. Ich bin mir dessen inne, dass ich denke, will, fühle usw., und dieses Innesein bezieht diese Akte auf mich als Person, als lebenden Menschen. „Person" heißt die leibliche, erlebende *und* selbstbewusste Einheit, die wir als Menschen sind. Es gibt keine einzelne psychische Funktion, durch die ein quasi-isoliertes Ich-Bewusstsein erzeugt wird; auch die Selbstreflexion richtet sich nicht auf ein „Ich", sondern auf mich als Person. Das „Ich" ist nur das intentionale Moment der personalen Akte, die in ihrem Gerichtetsein auch eine Selbstreferenzialität enthalten; dieses Ich-Moment ist nur indirekt, in *„intentio obliqua"* erfahrbar. Selbstbewusste Subjektivität ist keine Instanz, keine Position, sondern eine fortwährend sich selbst erzeugende („autopoietische") Bewegung, die als

---

[61] Diese Wahrnehmung macht den Hunger zu „meinem"; man könnte daher denken, dass die „Meinhaftigkeit" des Leibes (2.1.2) erst durch das reflexive Bewusstsein konstituiert wird. Tatsächlich ist aber diese Selbstzuschreibung nur möglich, weil der Leiblichkeit bereits eine elementare Subjektivität, eine vorgängige Meinhaftigkeit eignet, die in der Wahrnehmung durch das selbstbewusste Subjekt nur wiederaufgenommen wird.

[62] Diese Formulierung stammt von Bin Kimura (Reflexion und Selbst beim Schizophrenen, Vortrag Nagoya 1986); zit. n. Blankenburg 1988.

[63] Husserl bezeichnete intentionale Akte als solche, in denen „ein Ich lebt und engagiert ist" (Husserl 1950, 111).

[64] Wir werden in Abschnitt 3.2 sehen, dass die Schizophrenie wesentlich durch eine Störung dieses intentionalen „Inneseins" charakterisiert ist.

solche in die transzendentale Organisation der Person eingeht.
Der folgende Abschnitt verfolgt die Genese dieser dynamischen Struktur in der Interpersonalität.

2.4.2
Interpersonalität

Wenn wir das Heraustreten aus der Zentralperspektive des Leibes bisher nur als reflexive und exzentrische Bewegung beschrieben haben, so war diese Beschreibung noch unvollständig. Denn erst im Durchgang durch die Perspektive der Anderen wird die Aufhebung der Zentralität des Leibes eigentlich möglich. Aus sozialpsychologischer Sicht hat G.H.Mead Reflexion und Selbstbewusstsein an die Fähigkeit zur Perspektivenübernahme geknüpft und das „Ich" als „internalisierten Anderen" aufgefasst (Mead 1973), ohne diesen Prozess allerdings an eine phänomenologisch konzipierte Leiblichkeit zu binden. Ich will die Aufhebung der leiblichen Zentralität durch die Perspektivenübernahme und damit die Entwicklung des *interpersonalen Raumes* in mehreren Schritten verfolgen, die als Elemente einer „genetischen Phänomenologie" aufgefasst werden können.[65] Ich beginne zunächst mit der frühkindlichen Zwischenleiblichkeit von Mutter und Kind, untersuche dann ihre Aufhebung im Zeigen und in der Verneinung, um mich dann dem Blick des Anderen, der Spiegelung, der Scham und der Schuld zuzuwenden. Diese Einzelschritte münden in eine zusammenfassende Darstellung des interpersonalen Raumes.

2.4.2.1
Die Zwischenleiblichkeit von Mutter und Kind

Interpersonaler Kontakt bedarf eines umgreifenden, atmosphärischen Mediums, das Merleau-Ponty (1960, 213) als Zwischenleiblichkeit *(„intercorporéité")* bezeichnet hat. Ihre Bedeutung für die Entstehung von Intersubjektivität zeigt sich im phylogenetischen Primat der „Körpersprache" (Argyle 1979) ebenso wie in der frühkindlichen Entwicklung. Die neuere Säuglingsforschung – als Hauptvertreter ist Daniel Stern (1991, 1998) zu nennen – hat die Vorstellungen Freuds und Mahlers von einer „primär-narzisstischen" oder „autistischen" Phase am Anfang der Entwicklung korrigiert. Leibliche Kommunikation oder Zwischenleiblichkeit kennzeichnet vielmehr von Beginn an das Weltverhältnis des Säuglings.

Zwar gibt es für den Säugling noch keine deutliche Unterscheidung von Innen und Außen, von propriozeptiven und Fremdreizen, „Ich" und „Nicht-Ich". Erst schrittweise grenzt sich in der Erfahrung von Berührung und Widerständen der Körper als Eigenraum ab. Leib und Raum fallen also ursprünglich ineins. Aber

---

[65] Hier ist neben dem Werk Piagets auf die reiche psychoanalytische Literatur (Erikson 1950, Mahler et al. 1975, Spitz 1960, 1967, Winnicott 1973, 1984) und auf die neuere Säuglingsforschung (Stern 1991, 1998, Dornes 1993) zu verweisen. Aus leibphänomenologischer und psychoanalytischer Sicht liegt inzwischen eine umfangreiche Darstellung der Leibentwicklung von Seewald (1992) vor.

aufgrund der dialogischen Resonanzstruktur des Leibes ist das Kind in diesem Raum von Anfang an auch zur Kommunikation mit der Mutter fähig und wendet sich ihr aktiv zu.[66] Basis dieser Interaktion ist zunächst vor allem ein „tonischer Dialog" durch Berühren, Streicheln, Halten und Stillen, dann zunehmend die Mimik und der Blickkontakt, der ab dem Alter von 6 Wochen bereits bis zu 30 Sekunden und länger anhalten kann (Stern 1979, 27). Stern beschreibt die primäre, präverbale Kommunikation zwischen Mutter und Kind als „Affektabstimmung" *(affect attunement)*: Die Mutter kommentiert zum Beispiel das rhythmische, energische Schlagen des Kindes mit einem Löffel mit einem freudig erregten Gesicht und kurzen Rufen in gleichem Rhythmus; sie begleitet das Lächeln des Säuglings mit ihrem eigenen Lächeln, öffnet selbst den Mund, wenn sie das Kind zum Füttern veranlassen will, usw. Sie bedient sich also einer vorwiegend mimetischen Ausdrucksresonanz, um einen gemeinsamen Stimmungsraum herzustellen.[67] Immer öfter kommt es zu gestisch-mimisch-vokalen Interaktionssequenzen, deren einzelne Schritte so synchronisiert sind, dass sie nicht nach dem Schema von Reiz und Reaktion erklärt werden können. Stern vergleicht sie mit einem Tanz: „Beide Partner kennen die Schritte und die Musik in- und auswendig und können sich daher exakt im Einklang miteinander bewegen" (l.c. 107).

Aus dem Eindruck, den seine Äußerungen auf dem Gesicht der Mutter hinterlassen, aus ihrem Lächeln und ihren Gesten versteht sich der Säugling selbst. Die Differenzierung und Klärung seines anfänglich noch amorphen Erlebens geschieht wesentlich durch die unterschiedlichen Reaktionen und Deutungen, die die Mutter mit ihrem Verhalten seinen Äußerungen gibt. Ohne ihre Resonanz blieben ihm seine leiblichen Regungen und Empfindungen unwirklich. Die „Protoaffekte", die der Säugling erlebt, erhalten nur im Kontakt mit der Mutter ihre Richtung und Bedeutung. Den Affekten fehlt noch die „Selbstbezüglichkeit"; der Säugling kann nicht *sich* freuen, sondern nur zusammen mit der Mutter Freude empfinden. Er entwickelt nur die emotionalen Erfahrungen, die in ihr widerklingen. Nach Stern ist daher „im Alter von zwei bis sieben Monaten ein enormer Teil des gesamten Affektspektrums, das vom Kind wahrgenommen werden kann, nur in Gegenwart und durch die interaktive Vermittlung eines Anderen erlebbar" (Stern 1998, 148). Gefühle sind also ursprünglich im „Zwischen" beheimatet, eingebettet in die elementare leibliche Kommunikation.

Erst etwa ab dem siebten Monat entdeckt das Kind, dass es Gefühle selbst erleben und dann mit Anderen teilen kann. Die zwischenleibliche Einheit beginnt allmählich einer bipolaren Kommunikation, einer „Beziehung" zu weichen. Dies dokumentiert sich in einer neuen, symbolischen Form der Interaktion: in der Gestik, und dabei besonders im Zeigen.

---

[66] Nach Spitz ist die frühkindliche Beziehung zur Mutter geprägt von einer „coenästhetischen", vorwiegend körpersprachlichen Kommunikation, die „innerhalb der Dyade selbst einen zirkulären Resonanzprozess" darstellt (Spitz 1957, 39).

[67] Die Untersuchungen von Condon u. Sander (1974) belegten zudem eine fein abgestimmte Synchronie zwischen den Modulationen der mütterlichen Stimme und den kindlichen Bewegungen: So führt die ruhige Stimme der Mutter zu weichen, runden, die aggressive Stimme zu eckigen, fahrigen Bewegungen des Säuglings.

2.4.2.2
Das Zeigen

Durch die wiederholte Resonanz und Reaktion der Mutter lernt der Säugling seine Äußerungen auch als Initiatoren für gewünschte oder unerwünschte Handlungen aufzufassen. Die Mutter legt durch ihr Verständnis Vorformen von Zeichen eines leiblichen Dialoges fest, die der Säugling in sein Repertoire aufnimmt. Der primäre Ausdruck erweitert sich um die Gesten, die „für etwas" stehen, eine Bedeutung erhalten.[68] Eine solche Geste ist das *Zeigen*, das in der mütterlich-kindlichen Kommunikation zum ersten Mal einen Perspektiventausch andeutet. Etwa im 9.Lebensmonat fangen Kinder an, mit dem Blick der Richtung eines zeigenden Fingers zu folgen, also den *gezeigten Gegenstand* statt wie bisher nur auf die zeigende Hand zu sehen. Sie erfassen also in einer elementaren Weise bereits die „Bedeutung" der deutenden Hand. Das Kind beginnt nun auch der Mutter etwas zu zeigen, ja es blickt sogar vom gezeigten Gegenstand wieder zurück zur Mutter, um sich zu überzeugen, dass beide ihn gemeinsam sehen (Dornes 1993, 152f.). Die aus der primären leiblichen Gerichtetheit stammende Greifbewegung wird dabei zunächst zu einer Ausdrucksbewegung und schließlich zu einer signifikanten Geste-für-Andere.[69]

Das Tier kann nur greifen, nicht zeigen. Zeigen „deutet" und „verweist" auf den Gegenstand. Es ist Ausdruck des Leibes, der aber nun zugleich zum Mittel geworden ist, und damit die Grundform aller darstellenden und symbolischen Bewegungen. In der Verlängerung des zeigenden Fingers erfassen wir die Richtung als solche (statt ihr einfach nur zu folgen); wir erkennen in ihm eine Bedeutung. Sie impliziert eine gemeinsame Beziehung auf ein Drittes, das im Verhältnis zur bisher geschlossenen Dyade von Mutter und Kind ein „Anderes", „Äußeres" ist. Durch diesen Referenzpunkt löst sich erstmals die Verschmolzenheit der ursprünglichen zwischenleiblichen Kommunikation. Im konzentrischen, einheitlichen Feld der Leiblichkeit tritt die Mutter nun als eigener, zweiter Pol auf.

Auf das kindliche Zeigen reagiert die Mutter instinktiv durch das *Benennen* des Gezeigten. Das gestische „Deuten" des Kindes verknüpft sich nun – im 1. Lebensjahr ist dies gut zu beobachten – mit begleitenden Ausdruckslauten, die ebenfalls Zeigecharakter erhalten. Dieses „Zeigen durch die Stimme" wird schließlich zum Sprechen, zum Bedeuten durch das *Wort*. Es ist der Übergang vom Zeigen zum Zeichen, von der leiblichen Darstellung zur reinen Symbolik. Das Zeichen

---

[68] Wir treffen hier auf den wichtigen Übergang vom Ausdruck zur Darstellung (Cassirer, s.o. Anm. 44), der sich im Übergang von der Mimik zur Gestik spiegelt: Mimischer Ausdruck, der sich vorwiegend im Gesicht zeigt, ist unmittelbar, unwillkürlich und entzieht sich weitgehend der Kontrolle. Gefühle artikulieren sich vorwiegend im mimischen Ausdruck (Freude, Ärger, Lachen, Weinen etc.). – Gesten hingegen enthalten eine „deiktische", symbolische Bedeutung; sie werden darstellend oder intentional gebraucht. Form und Inhalt, im Ausdruck noch ungeschieden, treten auseinander. An den Gesten ist nicht nur das Gesicht, sondern der ganze Körper beteiligt; ihre Sprache ist nicht mehr universell, sondern wird kultur- und zeitspezifisch erlernt.

[69] Vgl. zu dieser Entwicklung vom „*reach-for-real*" zum „*reach-for-signal*" auch Bruner 1977.

entfernt sich allmählich von der leiblichen Gegenwart und steht nun auch für abwesende Objekte. Die Mutter ist selbst das erste, was mit dem Wort bezeichnet wird, weil sie das erste ist, was sich vom Kind trennt (Seewald 1992, 345). Das Wort hilft die Trennung zu bewältigen, indem es das schmerzlich Getrennte präsent und verfügbar hält. Ja, das Kind bemerkt sogar eine magische Macht der Worte, die die Mutter auf zunächst rätselhafte Weise zu einem bestimmten Verhalten veranlassen können.

Bereits im Zeigen werden die Dinge zu Gegenständen einer leibunabhängigen und zugleich *intersubjektiven* Realität: Wenn ich etwas nicht mehr *er*greife, sondern zeige, muss der Andere *be*greifen, was meine leere Hand sagen will. Das Wort als Symbol, der Begriff entstammt nun gar nicht mehr dem Leib selbst, sondern ist von vorneherein eine Gabe der Anderen. Die Abhebung von der Unmittelbarkeit des Leibes in der exzentrischen Position ist also verknüpft mit der Konstitution von Intersubjektivität; ihre Allgemeinheit findet ihre Entsprechung in der Allgemeinheit des Begriffs. Wenn das Kind die Erwachsenen immer wieder fragt: „Was ist das?", so sucht und entwickelt es eine gemeinsame, objektivierende Wahrnehmung und Symbolik, die sich gewissermaßen über die leiblich-naturhafte Beziehung zur Welt legt.

2.4.2.3
Verneinung und Perspektivenwechsel

An die Stelle der überwiegend zentripetalen Bewegungen des ersten Lebensjahres (Saugen, Greifen) tritt im zweiten zunehmend die zentrifugal gerichtete Exploration, ermöglicht durch den aufrechten Gang. Das Laufen- und Kletternkönnen führt aber auch in Zonen der Gefahr, möglicher Verletzung und damit des mütterlichen *Verbots*. Die Verbotsgeste der Mutter ist die erste Verneinung, die das Kind erfährt. Mit der Hemmung und Versagung seiner Impulse stößt es nicht mehr nur an körperliche, sondern auch an imaginäre Grenzen im Raum, nämlich an Tabubezirke, die eine neue, symbolische Gegenwart der Eltern darstellen. In feldpsychologischen Begriffen ausgedrückt, bildet das *„Nein"* des Verbots eine Barriere zwischen dem Kind und dem gewünschten Objekt. Es muss eine intendierte oder schon begonnene Handlung abbrechen, einem Impuls durch einen Gegenimpuls Einhalt gebieten und ihn unterdrücken. Die Verneinung der Mutter führt zum inneren Widerstreit zwischen dem kindlichen Autonomiestreben einerseits und drohendem Liebesentzug bzw. Strafe andererseits.[70]

Die Lösung dieses Konflikts und die Bewältigung der Frustration des Verbots besteht nun nach R.Spitz in der *Identifikation* des Kindes mit der Mutter als der Mächtigen und Überlegenen. Es identifiziert sich, um eine Kluft zu überbrücken, die sich zur Mutter aufgetan hat; es imitiert die Mutter, gerade weil sie eine An-

---

[70] R.Spitz hat die zentrale entwicklungspsychologische Rolle der Verneinung in seinem Buch „Nein und Ja. Die Ursprünge der menschlichen Kommunikation" dargestellt. Die Geste des verneinenden Kopfschüttelns, die das Kind etwa mit 1 1/2 Jahren erlernt, ist für Spitz „der sichtbare Indikator für die Tatsache, dass es zur Abstraktion der Ablehnung oder Verneinung vorgedrungen ist" (Spitz 1970, 83).

dere, eine Widersprechende und Verbietende geworden ist. Konkret geschieht dies, indem es das mütterliche Nein in entsprechenden Versuchungssituationen in sich nachklingen lässt und ihre Stimme imitiert. Man kann im 2.Lebensjahr z.B. beobachten, wie das spielende Kind zu sich selbst (oder auch zu seiner Puppe) „nein, nein" sagt oder den Kopf schüttelt (vgl. Spitz 1967, 200f.; Bruner 1977, 842). Es nimmt die enttäuschende Versagung der Mutter gewissermaßen prophylaktisch vorweg und wendet sie gegen seine eigenen Impulse.

Mit der Aneignung des „Nein" vollzieht das Kind nicht nur den Übergang von der expressiven leiblichen Geste zum sprachlichen, von der Perspektive der Anderen her konstituierten Symbol; es begegnet auch sich selbst. Das Kind verinnerlicht die Interaktion mit der Mutter zu einem inneren Dialog; es spricht mit sich, indem es sich selbst widerspricht und sich so zum Objekt macht. Die Inkorporation der Außenperspektive geschieht erstmals im „Nein", weil sie überhaupt nur als Negation, als „Nichtung" der leiblichen Zentralität möglich ist. Die Negativität der fremden Perspektive bringt das Kind in die exzentrische Position und ruft Selbstwahrnehmung bzw. Selbstbewusstsein hervor. Reflexion entsteht vor allem aus der Inversion der primären leiblichen Richtungen durch Versagung und Verneinung.

Die darstellende Verarbeitung und Fortführung dieses Geschehens geschieht im *Spiel:* Das Kind spielt etwa mit der Puppe „Mutter und Kind" und nimmt dabei die Rolle der Mutter ein; es imitiert ihre Handlungen und Gefühle, ist mit der Puppe zärtlich oder zornig, ermuntert oder verbietet wie sie. Mit dieser spielerischen Identifizierung beginnt das Kind, die Welt auch aus der Perspektive der Mutter zu sehen. Indem es ihre Rolle übernimmt und sich darin auf sich zurückwendet, erblickt es sich selbst und wird zum Gegenstand seiner eigenen Aktionen. In der Folge inkorporiert es über die Identifikation nach und nach wesentliche Verhaltensweisen, Bewertungen und Urteile der Anderen. Dies wird auch daran erkennbar, dass das Kind (etwa mit 18 Monaten) von sich in der dritten Person spricht („Monika spielt Puppen..."), also aus der Perspektive der Anderen.

2.4.2.4
Der Blick des Anderen und die Scham

Die Reaktion des Kindes auf sein Spiegelbild lässt sich als Indikator für die Entstehung des reflexiven Bewusstseins auffassen. Man kann das zeigen, indem man Kindern unbemerkt die Nase mit einem roten Fleck markiert und sie sich dann im Spiegel betrachten lässt: Während Kinder bis ins zweite Lebensjahr hinein ihr verändertes Spiegelbild nur freudig-interessiert betrachten, greifen sie sich meist etwa ab dem 18.-20. Monat an die Nase (Dornes 1993, 249f.). „Das Kind weiß jetzt, dass es selbst in einer Form repräsentiert werden kann, die außerhalb seines leiblich gespürten Selbst besteht" (Bohleber 1992). Dabei ist das Erkennen des eigenen Spiegelbilds anfänglich mit Verlegenheit, Verunsicherung und Befangenheit, also mit typischen „reflexiven Affekten" verbunden.

Der Spiegel ist freilich nicht der Ursprung des bewussten Selbst; er veranschaulicht nur seine Entstehung durch die *Reflexion im Anderen.* Um seine „Selbstverdopplung" im Spiegel zu erkennen, muss das Kind den Blick der Anderen bereits als solchen erfasst haben. Es muss begreifen, dass das Spiegelbild *dort* es selbst darstellt, obgleich es sich doch *hier* an seinem leiblich gespürten Ort befindet. Das aber setzt das Wissen voraus, dass es eine Außenansicht seines Leibes gibt, die ihm selbst unzugänglich war, die es aber nun im Spiegel entdeckt. Sich im Spiegelbild erstmals erkennen heißt also schon sich *wieder*erkennen, nämlich das Bild als die Ansicht seiner selbst aus der Perspektive der Anderen begreifen. Im zweiten Lebensjahr wird sich das Kind dessen bewusst, dass es in seiner leiblichen Erscheinung von den Anderen gesehen wird, dass Andere seine Empfindungen an seinem Gesichtsausdruck erkennen und darauf reagieren können. Dabei spielt besonders der Vater als Dritter, der die dyadische Mutter-Kind-Beziehung „von außen" sieht, eine zunehmend wichtige Rolle.

Mit dem Erblicktwerden entwickeln sich im zweiten Lebensjahr die „reflexiven Affekte" der Befangenheit, Verlegenheit und vor allem der Scham (Tangney u. Fischer 1995). – Was ist Scham?

Scham entsteht typischerweise in Situationen der Exposition und Zurückweisung. Jemand wagt sich aus seiner bisherigen Neutralität und Unauffälligkeit hervor, indem er z.B. jemand anspricht, um etwas bittet, anderen etwas vorführt; dadurch „entblößt" er sich, zeigt sich bedürftig oder verwundbar. Nun prallt er überraschend mit seiner Initiative ab, er wird abgewiesen, stößt auf Unverständnis oder wird sogar verlacht.[71] Andere Schamsituationen beinhalten die Aufdeckung eines verborgenen Handelns, das „Ertapptwerden", das den Beschämten schutzlos den Blicken der Öffentlichkeit preisgibt.

Die plötzliche Umkehr der leiblichen Gerichtetheit erzeugt das charakteristische Erlebnis der Scham: Brennende Röte der sichtbaren Körperpartien, deren gespürtes Hervortreten vor den Anderen als „Scham über die Scham" das Gefühl sogar noch verstärkt; schmerzliche Betroffenheit durch zentripetale Richtungen, seien es die Blicke oder die gestreckten Finger der Anderen, die der Beschämte von allen Seiten auf sich gerichtet fühlt. Er erlebt sich als förmlich schrumpfend, schlägt die Augen nieder, um den Blicken auszuweichen, und „vor Scham in den Boden zu versinken" scheint der einzige Ausweg vor der zentripetalen Überwältigung. Die brennende Rötung des Gesichts korrespondiert dem peinlichen Erblicktwerden: Der Blick des Anderen wirkt in der Scham förmlich wie ein heißer Strahl, der sich dem eigenen Leib einbrennt. Der Sich-Schämende steht also im Sinne des Wortes im „Brennpunkt" der Aufmerksamkeit der Anderen. Dies bedeutet, dass der Leib das Gesehenwerden in sich aufgenommen hat, dass sein Entblößtsein als Körper vor dem fremden Blick Teil seines Spürens geworden ist. *Die Scham ist der inkorporierte Blick des Anderen.*[72]

In der geschilderten typischen Dynamik der Schamsituation ist unschwer die Bewegung der *Reflexion* wiederzuerkennen, die hier einen peinigenden Charakter annimmt. Der Beschämte erfährt eine Richtungsumkehr: Während er sich leiblich öffnet, hervortritt, zu agieren beginnt, wird er plötzlich gehemmt und auf sich zurückgeworfen. Diese Umkehr wird sichtbar in der Blickabwendung als Haupt-

---

[71] Schmitz spricht von Scham als „Rückschlag der Initiative" (Schmitz 1973, 35).
[72] Zu einem ähnlichen Ergebnis führte bereits Sartres Deutung der Scham (1962, 348ff., 381ff.). Neuerdings hat auch Seidler in einer ausgezeichneten, phänomenologischen wie tiefenpsychologischen Analyse die Scham mit dem „Blick des Anderen" verknüpft (Seidler 1995).

merkmal des Schamausdrucks. Seidler (1995, 178) charakterisiert das Schamerlebnis treffend als *Verworfenheit*: Wer sich schämt, ist für den Moment aus seinen zwischenmenschlichen Bezügen herausgefallen. Er wird durch einen plötzlichen Wechsel des Blickpunkts seiner selbst als verschieden und getrennt von den Anderen bewusst. Zugleich erfährt er eine elementare Selbst-Entwertung: Sich schämen bedeutet Unzulänglichkeit, Missbilligung, ja Vernichtung durch prüfende, verächtliche, strafende Blicke. Nicht zufällig geht der Schamaffekt phylo- wie ontogenetisch dem Schuld- und Gewissenserleben voraus: Scham ist der Verlust der kindlichen „Unschuld". Sie enthält ein Entfremdungserlebnis, welches das leibliche Subjekt auf sich selbst zurückwirft und ein „Selbst-Bewusstsein" hervorruft.

Der Blick des Anderen lässt das Kind seinen Körper erst als solchen, nämlich als Gegenstand-für-Andere erkennen. Es entwickelt ein Körper-Bild *(body image)*. Wir können von einer *Korporifizierung* des Leibes sprechen, die in der Erfahrung von Nacktheit, Befangenheit und Scham zum Ausdruck kommt (vgl.o. S.27). Diese Entfremdung von der ursprünglichen Leiblichkeit findet ihren Ausdruck nicht zuletzt in der Verdeckung des Körpers durch die Kleidung und im Gebot der Heimlichkeit der Ausscheidungen.

2.4.2.5
Schuld und Schuldgefühl

Den in der Verneinung erlebten Bruch der primären Konsonanz mit der Mutter erlebt das Kind nicht nur als Unstimmigkeit, sondern auch als eine Zurückweisung seiner selbst, als ein „Nicht-in-Ordnung-Sein", als *Unwert*. Dazu tritt eine elementare Trennungs- und Verlustangst, die durch die zurückweisende Wirkung elterlicher Urteile („das war schlecht", „böse", „schäm Dich!"), erst recht natürlich durch entsprechende Sanktionen ausgelöst wird (Izard 1977). Aus den Erfahrungen der Verneinung, des Verbots und seiner Inkorporation, schließlich des Vorwurfs, des drohenden Liebesentzugs und der Strafe, entwickelt sich nun das *Schuldgefühl* als weiterer mit der Exzentrizität verbundener Grundaffekt.[73]

In der Schuld wirkt das momentane Beurteiltwerden weiter und wird verinnerlicht. Der Vorwurf wird zum Selbstvorwurf, die Kritik zur Selbstkritik. Schuld ist daher nicht mehr an die unmittelbare Gegenwart der Anderen gebunden; ihre im Vergleich zur Scham nachhaltigere Wirkung ergibt sich aus der innerlich vorweggenommenen Verworfenheit und der Trennungsangst des von den Eltern abhängigen Kindes. Bedeutet die Scham das „Abprallen" von den Blicken der Anderen, so ist Schuld die Erfahrung des Verstoßenseins aus der Gemeinschaft. Der Beschämte hat sich nur „exponiert", der Schuldige aber ist gleichsam schon „ausgesetzt" worden.[74] Conrad beschreibt die Situation des Schuldiggewordenen, etwa eines Mör-

---

[73] Scham und Schuldgefühl gehören damit – neben Verlegenheit, Reue oder Stolz – zu den reflexiven oder selbstbezüglichen Affekten, die die Übernahme der Außenperspektive voraussetzen (vgl. Fuchs 1999a).

[74] Bilz führt die Schuldangst auf die phylogenetisch frühere „Disgregationsangst" des vom Stamm verlassenen oder verstoßenen und damit einem tödlichen Schicksal überlieferten Individuums zurück (Bilz 1971, 356).

ders nach der Tat, als radikale Veränderung des Erlebnisraums:

> „Etwas ist unwiederbringlich anders geworden und kann niemals wieder in den alten Zustand zurückkehren. Zwar scheint die Welt noch die gleiche, der Stuhl, der Tisch, die Bäume und die Wolken sind dieselben, die sie vorher waren. Dennoch ist alles anders: *Ihr Bezug* zu mir, dem Täter, ist geändert; sie sind unschuldig, unbetroffen von der Schuld. Damit sind sie von mir abgerückt, wenden sich ab, wollen von mir nichts mehr wissen, lassen mich im Stich. Ich falle aus dieser Welt heraus, bin nicht mehr in ihr eingebettet und geborgen. Und zwischen den Menschen, die mir begegnen, und mir hat sich ein *Abgrund* aufgetan. ... Die Topologie des Feldes im Schulderleben ist also charakterisiert durch die *scheidende Kluft* zwischen dem Ort, wo der Schuldige steht und demjenigen der anderen" (Conrad 1992, 36).

Während die Scham ein Affekt der unmittelbaren Gegenwart ist, haftet die Schuld an der *Vergangenheit*, die diese Kluft erzeugt hat. In intensiver Reflexion wird das Vergehen immer wieder erinnernd durchlaufen. Schuld widersetzt sich wie ein Fremdkörper der Implikation in die Leiblichkeit; der Schuldige bleibt von der lebendigen, unbefangenen Gegenwart ausgeschlossen. Ausdruck dieser Fixierung und des Verlusts der zwischenleiblichen Konsonanz mit den Anderen ist erneut die *Korporifizierung*, die sich aber anders als bei der Scham vorwiegend in einengenden und abwärts verlaufenden Richtungen äußert: Die Scham „brennt", die Schuld aber „lastet". In der „Schwere der Schuld" spürt der Schuldige seinen Körper, er ist „gedrückt" oder „niedergeschlagen", hält den Kopf gesenkt, und eine „Zentnerlast" liegt ihm als Beklemmung auf der Brust.[75] Die Dialektik von Leib und Körper bildet also wie bei der Scham die Ausdrucksform des Schuldgefühls.

Damit ist die Schuld phänomenal jedoch noch nicht hinreichend beschrieben; denn ihre Selbstentzweiung bedeutet nicht nur eine Korporifizierung, sondern erneut eine Introjektion des Anderen. So wie die Scham den inkorporierten *Blick* des Anderen darstellt, so könnte man das Schuldgefühl die inkorporierte *Stimme* des Anderen nennen. Sie entspringt dem Bruch der primären zwischenleiblichen Übereinstimmung, nämlich in der Erfahrung von Widerspruch, Verneinung, Vorwurf und Anklage. Vollständig wird diese Internalisierung von Beziehungserfahrungen in der dialogischen Struktur des *Gewissens*: Vor der seiner „Stimme" hat man sich selbst zu „verantworten" wie vor einem Gerichtshof; eine Rechenschaft fordernde und eine Rechenschaft ablegende Instanz stehen sich im eigenen Inneren gegenüber. Dabei ist die Gewissensstimme offensichtlich nicht die des Geschädigten selbst, sondern die eines anklagenden, die Schuld bekundenden *Zeugen*.[76] Inkorporiert wird im Gewissen also wesentlich ein *Dritter*. Damit zeigen sich Schuld und Gewissensregung als Affekte, deren Herausbildung an die „Triangulierung" geknüpft ist, also an die Einbeziehung des *Vaters* als Rivalen gegenüber der mütterlich-kindlichen Harmonie und als Vertreters der äußeren, gesellschaftlichen Normen.

---

[75] Vgl. auch „Schuldenberg", „Schuldenlast", „Belastungszeuge", ein Haus ist mit Hypotheken „belastet" bzw. sie „liegen auf" dem Haus, usw.
[76] Bereits bei Quintilian findet sich der in der späteren Moraltradition häufige Satz, das Gewissen sei wie „tausend Zeugen" (*conscientia mille testes*); vgl. Reiner 1974.

2.4.2.6
Der interpersonale Raum

Selbstbewusstheit entsteht, so zeigte sich, im Durchlaufen der „Reflexion durch den Anderen", dessen Perspektive damit inkorporiert wird. Das Subjekt setzt das vom Anderen zurückgeworfene Bild seines leiblichen Seins in Beziehung zu sich. Es inkorporiert den Anderen – seinen Blick, seine Stimme – als „alter ego". *In dieser internalisierten und fortdauernden Wechselbeziehung konstituiert sich das Selbstbewusstsein.* Hier gilt der Satz v.Weizsäckers (1986, 173): „Das Subjekt ist kein fester Besitz, man muss es unablässig erwerben, um es zu besitzen." Das entstehende Selbst ist nicht als eine Substanz, sondern als dynamische Struktur, als „organisierter Niederschlag von Interaktionserfahrung" zu begreifen (Seidler 1995, 156). Es ist keine vorweg bestehende Monade, die von innen her zu sich selbst kommt. Die Repräsentanz des Anderen ist vielmehr eine bleibende Struktur von Subjektivität. Noch in allen reflexiven sprachlichen Wendungen (ich schäme mich, freue mich, entscheide mich usw.) ist das „mich" letztlich das vom Anderen her intendierte Ich: „Mich" als Akkusativ verweist auf den allgemeinen oder *impliziten Anderen* als zu ergänzenden Nominativ. Selbstwahrnehmung ist ein Sich-Sehen mit den Augen des Anderen.

Die Dialektik der Perspektivenübernahme zeigt sich exemplarisch an der wechselnden Richtung der Personalpronomen. Dies sei an einem Bericht aus einem späteren Entwicklungsabschnitt verdeutlicht:[77]

> „Als ich dreijährig war, musste ich erst den Unterschied lernen zwischen Ich und Du. ... Es schien mir schwierig, dass die Mutter mich Du nennen konnte, und ich sie auch. Es dauerte, bis ich es endlich verstand... Es war in der Küche, und ich kniete auf der Bank. Ich nannte sie 'Ich', denn sie sagte zu sich selber 'ich'. Ich dachte, das wäre ihr Name. Sie drehte sich um und verstand es zunächst nicht. Dann merkte sie, was das Problem war. Sie zeigte mit ihrem Finger auf mich und sagte: 'Du', dann auf sich selber: 'ich'; dann nahm sie meine Hand und zeigte mit meinem Finger auf mich und sagte 'ich', und dann auf sich, und sagte: 'du'. Sie verstand, dass das Konzept von mir aus war, und stellte es mit meiner Hand dar, dass ich es umdrehen musste. Ich kann fast für den Moment ihr Gesicht sehen ..."

Das Kind fasst das Personalpronomen zunächst als *Namen* der Mutter auf; denn im Namen ist die abstrakte Symbolik des sprachlichen Zeichens noch nicht gegeben. Daher bezeichnen sich Kinder zunächst selbst mit dem Eigennamen („Monika spielt Puppen ..."): Sie übernehmen einfach die Bezeichnung der Anderen, also die zentripetale Perspektive von außen. – Die Mutter tut nun instinktiv das Richtige: Sie erklärt die Perspektivenumkehr durch Zeigen, also leibliches Handeln. Damit demonstriert sie dem Kind, dass es sich bei dem merkwürdigen Gebrauch der Personalpronomen nicht um feststehende Namen für Vorhandenes handelt, sondern um Begriffe, die nur in der lebendigen Situation leiblich gerichteter Subjekte sinnvoll sind, nämlich als Bezeichnungen für ihre Perspektiven im Moment der

---

[77] Es handelt sich um den Bericht einer Patientin im Verlauf einer Analyse, den Leon Wurmser zitiert (Vorwort zu Seidler 1995).

Begegnung. Allein die Zentralität, die *Richtung des Leibes* gibt ja dem gesprochenen „ich" bzw. „du" jeweils seine *Bedeutungs*richtung vor – obgleich die Wortbedeutung gleichzeitig eine allgemeine ist. Das Personalpronomen ist insofern der sinnfällige Ausdruck der exzentrischen, gedoppelten Position. Indem die Mutter auf sich zeigend „ich" sagt, stellt sie die vollständige Bewegung der Reflexion dar, in der sich der Leib im Durchgang durch die Perspektive der Anderen zum Körper wandelt: *Ich* als Leib zeige (zentrifugal) zurück auf *mich* als Körper (zentripetal), das heißt auf mich als erscheinenden Leib oder „Körper für andere" (vgl. Meads Konzeption des „*I*" und „*me*"; Mead 1973, 216ff.).

Solange das Kind sich mit dem Eigennamen bezeichnet, bestehen die zentrifugale, eigenleibliche Richtung und die zentripetale Perspektive der Anderen noch nebeneinander. Die Entdeckung des Wortes „ich" bedeutet nun die *Synthese* dieser beiden Perspektiven. „Ich" sagen heißt, die ursprüngliche leibliche Zentralität im Durchgang durch die Perspektive der anderen zu relativieren *und* doch zu affirmieren. Ich begreife mich nicht mehr als ein Vorkommendes in der Welt („Monika"), sondern als Zentrum eines Zeigens, Blickens und Sprechens, als Zentrum einer *und* meiner Welt. Dadurch aber wird meine ursprüngliche leibliche Perspektive zu einer allgemeinen, denn das „ich" ist austauschbar; alle können „ich" sagen wie ich selbst. Gerade indem ich aber meine leiblich verankerte Zentralität, meine Welt als solche erfasse und im Aussprechen des „ich" auch behaupte, geht sie in der Perspektivenübernahme nicht verloren. Das „ich" bezeichnet etwas ebenso Allgemeines wie Einmaliges – das Zentrum nur *einer* und doch *meiner* Welt. Eben in dieser Synthese beider Perspektiven besteht die Exzentrizität.

Exzentrizität bedeutet den oszillierenden Wechsel zwischen zentraler und dezentraler Perspektive, die dabei doch als solche bestimmt bleiben. Diese Oszillation geschieht ständig im alltäglichen Umgang oder Gespräch, wo wir uns immer wieder der Zentralität des Anderen und unseres Außenaspekts bewusst werden (er sieht mich ... hat ein Bewusstsein von mir ... usw.) und dennoch bei uns selbst bleiben. Selbstbewusstsein konstituiert sich und besteht im dauernden Wechsel zwischen der Unmittelbarkeit des Leibes und der Selbstdistanz der Dezentrierung.[78] Es schließt eine primäre, leibliche und eine entfaltete Subjektivität ein: ein unmittelbares *„Leib-Selbst"* und ein vermitteltes *„Ich-Selbst"*. Exzentrizität bedeutet keine feste „Position", die der Mensch einnehmen könnte, sondern eine fortwährende dialektische Bewegung zwischen beiden Polen.

Fassen wir zusammen: Die Perspektivenübernahme konstituiert die exzentrische Position und damit den interpersonalen Raum. Personen sind, wie Spaemann (1996) dargestellt hat, Wesen, die einander als Zentren einer um ihren Leib zentrierten Welt erkennen, und die gerade durch diese Erkenntnis aus diesem Zentrum heraustreten. Der interpersonale Raum wird durch zwei Menschen konstituiert, die sich ihrer Perspektiven bewusst sind und sie miteinander verknüpfen. Die personalen Wechselworte "ich" und "du" und die räumlichen Wechselworte "hier" und

---

[78] Sprachlich lässt sich dies nur sehr umständlich nachvollziehen, etwa in der Form: „Ich weiß, dass du weißt, dass ich das weiß", oder: „Ich fühle, dass du fühlst, dass ich dies fühle."

"dort" haben daher die gleiche Wurzel.

> "Ein Hier und ein Jetzt gibt es nur für Personen, also Lebewesen, die einerseits ein vitales Zentrum bilden, von dem aus sich eine Perspektive ergibt, die aber andererseits um diese Perspektivität und also um die Relativität dieses Zentrums wissen und deshalb von 'hier' im Unterschied zu 'woanders' und von 'jetzt' im Unterschied zu 'früher' oder 'später' sprechen können" (Spaemann 1996a, 175).

Im Perspektiventausch verliert mein absolutes leibliches "Hier" seine Einzigartigkeit und wird zu einem relativen "Dort". Denn nun hat auch der Andere sein Hier, von dem aus ich auf meines zurückblicke. Die Interpersonalität konstituiert sich Hand in Hand mit dem homogenen, von meinem Leib unabhängigen Raum, in dem ich andere Zentren von Intentionalität erkenne und anerkenne. Etwa ab dem 6./7. Lebensjahr wird dem Kind begreiflich, daß ein Anderer von seinem Standort den Raum nicht so sieht wie es selbst; es vermag nun z.B. die Rechts-Links-Unterscheidung von seinem Gegenüber aus spiegelbildlich anzuwenden (Paul 1970). In dem etwa bis zum 12.Lebensjahr dauernden Prozeß der Dezentrierung rückt das Kind aus dem vorher absoluten Mittelpunkt seiner Welt. In gleichem Maße festigen sich aber auch seine Ich-Grenzen und erlebt es sich als eigenständige Person. Gerade indem es sich als nur eine unter anderen Personen begreift, erfasst es seine Einzigartigkeit.

Um sein Personsein zu realisieren, muss der Mensch seinen Außenaspekt in sich aufnehmen. Dieser Außenaspekt bleibt jedoch an den Leib gebunden, insofern er die Beziehung zu den Anderen vermittelt. In der absoluten Räumlichkeit meines Leibes sind auch meine intentionalen Akte des Denkens, Urteilens und Wollens verankert, insofern sie meine sind und nicht die eines weltlosen, allgemeinen Bewusstseins. Zwar muss ich, um mein leibliches Hier zugleich als einen relativen geographischen Ort zu erfassen, und um meine gelebte Gegenwart auch als Punkt in der Weltzeit zu betrachten, einen allgemeinen Standpunkt einnehmen. Die beiden Sichtweisen, die durch diesen Perspektivenwechsel vermittelt werden, verlieren dabei aber keineswegs ihre Ungleichartigkeit. Der Leib bleibt mein eigentliches Zentrum - sonst ginge ich mir in der exzentrischen Bewegung selbst verloren. Und so wie das Gleichgewicht und die Schwere des Leibes mir meinen Standort im Umraum vermitteln, so ist der Leib auch das, was mich für Andere identifizierbar macht und mir meinen Ort im interpersonalen Raum gibt. Die Person übergreift daher den Dualismus von Innen und Außen. Personen sind lebendige, leibhaftige Menschen. "Es gibt nicht ein eigenes, vom Menschsein unterschiedenes Sein von Personen, das zum Beispiel im Denken oder in bestimmten Bewusstseinszuständen bestünde" (Spaemann 1996, 78). Der menschliche Leib ist das *principium individuationis* des personalen Raumes. Den Anderen als Person erkennen heißt, seinen Körper als von ihm beseelten Leib wahrzunehmen.

2.4.2.7
Zur Psychopathologie des interpersonalen Raumes am Beispiel der Scham

Als zentraler reflexiver Affekt ist die Scham auch für eine interpersonale Psychopathologie von besonderer Bedeutung. In jüngster Zeit sind dazu von psychoanalytischer ebenso wie phänomenologischer Seite wichtige Beiträge geleistet worden (Lewis 1971, Wurmser 1990, Seidler 1995, Kühn et al. 1997, Metcalf 2000). Die zentripetal gerichtete Situation der Scham und des Erblicktwerdens ist zunächst bedeutsam für die Pathologie des „Außenleibs": Beschämend wird das leibliche Erscheinen in verschiedenen körperbezogenen Störungen wie etwa der Erythro- oder Dysmorphophobie erfahren. Scham und Öffentlichkeit spielen andererseits eine wichtige Rolle für die Genese bestimmter paranoider Syndrome. Ich betrachte im Folgenden exemplarisch die Dysmorphophobie und den sensitiven Beziehungswahn.

2.4.2.7.1
Dysmorphobie

Die *Dysmorphophobie* oder Missgestaltsfurcht ist als Störung des „erscheinenden Leibes" eng mit der Scham verbunden. Im Mittelpunkt stehen überwertige Ängste wegen einer vermeintlichen körperlichen Hässlichkeit oder Entstellung, die sich vor allem auf das Gesicht als Ort der Schamexpression beziehen: Die Patienten klagen über eine riesige Nase, über die Form des Mundes oder anderer Gesichtspartien, exzessive Gesichtsbehaarung, Schwellung oder Verfärbung der Haut etc. Es geht dabei also um das Sich-Zeigen und Gesehenwerden in der Körperlichkeit. Charakteristischerweise tritt die Störung häufig in der Adoleszenz auf, wenn der eigene Leib sich verändert und durch die Sexualität einen neuen Außenaspekt erhält.

Charakteristisch sind intensive Schamgefühle, Angst vor visueller Exposition und das Gefühl, von der Umgebung ständig beachtet oder angestarrt zu werden, das sich bis zu paranoiden Beziehungsideen steigern kann. Häufig wird der betreffende Körperteil auch als Leibinsel prominent und vergrößert empfunden, oder es treten Dysästhesien auf; das gestörte Körperbild hat also Rückwirkung auf das Leibempfinden. Die Symptomatik verstärkt sich in Gegenwart anderer Menschen und tritt beim Alleinsein in den Hintergrund, weshalb sich die Patienten soweit als möglich von Kontakten zurückziehen. Kosmetische Operationen, die die Patienten häufig vornehmen lassen, ändern meist nichts an der zugrundeliegenden schweren Selbstwertstörung (Phillips 1991).

In der Dysmorphophobie manifestiert sich somit die Scham als unmittelbar am eigenen Leib empfundener Blick des Anderen, dem der Patient nicht standzuhalten vermag. Deutlich wird die *korporifizierende* Wirkung der Scham: Der betreffende Körperteil steht im Erleben unförmig und partikularisiert hervor. Er wird zum ständigen Objekt der Aufmerksamkeit und macht spontanes leibliches Verhalten unmöglich. Fortwährend kreist das hyperreflexive Denken des Patienten um seinen vermeintlich mangelhaften Körper. An diesem Punkt trennt sich der pathologische

Prozess von normaler Scham: Diese bleibt an eine bestimmte interpersonelle Situation gebunden und zeigt einen typischen Verlauf von plötzlichem Anschwellen und nachfolgender Abnahme. Der Beschämte gewinnt außerhalb der peinlichen Situation zumindest teilweise sein Selbstbewusstsein wieder. Die dysmorphophobe Scham hingegen erneuert sich ständig durch die verzerrte, egozentristische Wahrnehmung, die der Patient von sich und den Anderen hat. Er ist nicht mehr in der Lage, ihre Blicke zu neutralisieren, d.h. sie als nicht ihm selbst geltend zu erkennen. Stattdessen fühlt er einen ubiquitären, verächtlichen Blick auf seinem Körper – den *Blick des Anderen*, in dem sich seine eigene Selbstentwertung spiegelt.

Dysmorphophobe Patienten sind zumeist durch sensitiv-kränkbare und gleichzeitig ehrgeizig-narzisstische Tendenzen charakterisiert (vgl. Joraschky u. Moesler 1992, Fuchs 1993b). Dies weist auf eine Abwehrfunktion der Wahnentwicklung hin: Der vermeintlich missgestaltete Körperteil steht als „pars pro toto" für eine schwere Störung des Selbstwertgefühls. Er verdeckt eine tiefere Unsicherheit im leiblichen Auftreten, besonders in der Sphäre der Sexualität. Die angenommene Missgestalt legitimiert das Unvermögen, eine Beziehung zum anderen Geschlecht aufzunehmen. Diese Insuffizienz ist „personnäher" und damit schwerer erträglich als die Vorstellung einer äußerlichen Missgestalt, die zudem noch operativ korrigierbar wäre. Hier zeigt sich erneut die Dialektik des Leib-Körper-Verhältnisses: Korporifizierung kann auch eine Möglichkeit darstellen, Konflikte zu externalisieren und von der eigenen Person zu distanzieren. Dies geschieht allerdings um den Preis einer Selbstentfremdung: In der Dysmorphophobie tritt häufig ein Depersonalisations- und Derealisationserleben auf. Die pathologische Scham bedeutet also nicht nur Korporifizierung, sondern auch Entfremdung durch die hypertrophe Selbstreflexion und die Trennung von den Anderen.

2.4.2.7.2
Sensitiver Beziehungswahn

Die paranoide Struktur wurde erst in der neueren Literatur mit dem Schamaffekt in Verbindung gebracht, so von Lewis (1971), Meissner (1978) und Morrison (1987). Danach fürchtet der Paranoide besonders Situationen der Demütigung, Herabsetzung oder Lächerlichkeit, die er in seiner Biographie traumatisch erfahren hat.[79] Entwürdigung, Entblößung, Verletzung der persönlichen (Intim-)Sphäre, soziale Randstellung, Ausgestoßensein, Mangelhaftigkeit der körperlichen Erscheinung sind typische Situationen der Beschämung, zugleich häufige Auslöser von paranoiden Entwicklungen.

Das Vertrauen als das zentrale Thema des Paranoiden ist zugleich ein Thema der Scham: Um Intimität herzustellen, d.h. mich zu zeigen, wie ich eigentlich bin, muss ich dem Anderen vertrauen können. Scham kann entstehen bei dem Gefühl, zuviel von sich preisgegeben zu haben und dabei nicht respektiert worden zu sein. Dieses Grundvertrauen ist bei Paranoiden meist gestört. Durch seine Erfahrungen

---

[79] „The paranoid person can be understood as having suffered from humiliation and also developing defenses in response to fears of, and oversensitivity to, humiliation" (Morrison 1987).

sensibilisiert, überwacht der Paranoide seine Umgebung argwöhnisch auf mögliche Zeichen von Missgunst oder Feindseligkeit. Er sieht sich immer schon mit den Augen der Anderen, als potenzielles Zentrum ihrer Blicke und Intentionen. Dieser paranoide „Egozentrismus" – beobachtet und erblickt zu werden, im Zentrum der Aufmerksamkeit zu stehen – entspricht wiederum der räumlichen Struktur der Scham. Der Paranoide fühlt sich entblößt, durchschaut und in seinen Absichten erkannt, bevor er sie überhaupt in die Tat umsetzen kann. Entsprechend wird die Preisgabe und Bloßstellung intimer Bereiche vor der Öffentlichkeit zu einem häufigen Wahnmotiv.

Charakteristisch für den Paranoiden ist dabei die Umkehr des mit der Scham verknüpften Minderwertigkeitserlebens in Wut- und Racheimpulse. Sie werden zunächst meist unterdrückt und so zu einem anhaltenden Ressentiment, das durch Demütigungen in der Lebensgeschichte weiter genährt wird. Die projektive Schuldzuweisung kann als Kompensation beschämender und herabsetzender Erfahrungen angesehen werden: Die Böswilligkeit der Anderen überdeckt gleichsam die eigene Minderwertigkeit („*blame* anstelle von *shame*", vgl. Morrison 1987).

Besonders für den „sensitiven Beziehungswahn" Kretschmers spielen Scham und Schande wegen einer tatsächlichen oder vermeintlichen Verfehlung oder Minderwertigkeit eine entscheidende Rolle. Nach Kretschmers Analyse wirken drei Faktoren bei der Entstehung zusammen: (1) eine empfindsam-schüchterne, im Affektausdruck verhaltene, in ihrem Selbstwert verletzliche, dabei zugleich ehrgeizig auf Anerkennung, Ehre und Geltung bedachte Persönlichkeit; (2) eine mühsam kompensierte soziale Außenseiterstellung („Anspannung des Selbstgefühls in demütigender Lage); und schließlich (3) ein auslösendes „Erlebnis der beschämenden Insuffizienz, der ethischen Niederlage" (Kretschmer 1966, 145ff.). Eine pathogene Auswirkung haben vor allem Konflikte mit der geltenden Sexualmoral, berufliche Zurücksetzungen oder Blamagen und jede Art von Bloßstellung vor der Öffentlichkeit.

Die auslösende Situation gleicht also einem generalisierten Schamzustand: Alle Blicke scheinen mit Hohn und Verachtung auf den Patienten gerichtet zu sein, der verzweifelt versucht, sein Gesicht zu wahren. Man flüstert über ihn und verleumdet ihn; seine Verfehlungen oder seine Schande sind ihm am Gesicht abzulesen, jeder weiß, was er getan hat. In diesem unerträglichen Spannungszustand tritt nun nach Kretschmer die plötzliche „Inversion" ein, nämlich die wahnhafte Gewissheit, dass die Anderen bereits von der Verfehlung oder Schande wüssten, sich jedoch auf Andeutungen, wissende Gesten und vielsagende Blicke beschränkten, um den solchermaßen Gequälten in die Selbstoffenbarung zu treiben.

> „Das Primärerlebnis der peinlichen Insuffizienz, der beschämenden Minderwertigkeit, des Verlustes der Selbstachtung schlägt reflektorisch ... in die sinnliche Beobachtung um, von allen begegnenden Mitmenschen peinlich betrachtet, gestichelt und verachtet zu werden" (l.c. 55).

Der Beziehungswahn stellt insofern „ein anschauliches äußeres Abbild innerer Selbstverachtung dar" (l.c. 146). Dabei markiert die Inversion genau den Moment, an dem unter dem Druck zentripetaler Richtungen die innere Spannung auf den

Höhepunkt steigt, das Erleben sich auf den engsten Raum zusammenzieht und so dem reflektierenden Bewusstsein keinen Spielraum zur Selbstdistanzierung mehr lässt. *Die exzentrische Position wird in diesem Augenblick preisgegeben; an ihre Stelle tritt die starre und überwältigende Außenperspektive.* Die unerträgliche Konfliktspannung sinkt schlagartig, sobald der Kranke gewissermaßen die mit letzter Kraft aufrechterhaltene Verteidigungslinie aufgegeben hat, was jedoch nur um den Preis wahnhafter Überzeugung möglich ist. Die quälende Ungewissheit, ob die Anderen den Patienten nicht längst durchschaut und geächtet haben, weicht der Gewissheit ihrer feindseligen Machenschaften. Der entmachteten Reflexion bleibt im weiteren Verlauf nur noch die Funktion, die wahnhafte Interpretation der Situation weiter zu systematisieren; sie ist zum Diener einer subjektzentristischen Position geworden, die nicht mehr selbstkritisch in Frage gestellt werden kann.

> „Der Beziehungswahn der sensitiven Entwicklung verläuft in einer geknickten Linie: Das pathogene Primärerlebnis wird bis zu großer Affekthöhe weiterentwickelt; plötzlich bricht diese Entwicklung ab, das invertierte Sekundärerlebnis springt hervor, und erst von hier ab wird wieder kombinatorisch weitergebaut. Die Inversion bezeichnet also den Punkt, wo die bewusste seelische Weiterverarbeitung des Erlebnisses momentan abknickt; dem bewussten Ich kommt in diesem Augenblick eine rein passive Rolle zu; es nimmt seine Arbeit erst wieder auf, wenn das Sekundärerlebnis geboren ist" (l.c. 36).

Diese Analyse führt uns zu einem wichtigen Ergebnis: Die Fähigkeit zur reflektierenden Selbstdistanzierung ist abhängig von einer hinreichenden Balance zentrifugaler und zentripetaler Richtungen der Leiblichkeit, die dem oszillierenden Wechsel zwischen zentrierter und dezentrierter Perspektive genügend *Raum* lässt. In Zuständen katastrophaler Scham, Angst, Panik oder auswegloser Bedrohung bricht diese Balance zusammen, und der Betroffene wird von zentripetalen Richtungen überwältigt. Er verliert buchstäblich den Zwischenraum, der die Umgebung und ihre Ausdruckscharaktere auf Distanz hält. Die Situation rückt ihm so „zuleibe", dass er zur Bewegung der Selbstbesinnung, zum „Überstieg" nicht mehr in der Lage ist und in die reine Zentralität zurückfällt. Massive Affekte verändern also das Bewusstsein in einer Weise, dass die distanzierende Besinnung entmachtet wird und die Eindrücke sich nicht mehr objektivieren lassen. In solchen Situationen kann es daher zu einer *Störung der Exzentrizität* und zum Verlust der Perspektivenbeweglichkeit kommen.

Einen letzten Schutzmechanismus gegen diese Überwältigung stellt offenbar die Depersonalisation oder Dissoziation dar, bei der sich das reflektierende Bewusstsein von der Leiblichkeit abspaltet, wie es bei lebensbedrohlichen Unfällen oder Schocksituationen vorkommt (Noyes u. Kletti 1976a, b). Der Betroffene sieht seinen eigenen Aktionen in höchster Gefahr mit einem gänzlich empfindungslosen Bewusstsein zu. Um den Preis einer vollständigen Gefühlslähmung (Baelz 1901) kann in solchen traumatischen Situationen der Situationsüberblick noch bewahrt werden. Auch in Panikattacken tritt häufig ein vergleichbares Entfremdungserleben auf (Roth 1960).

Perspektivenbeweglichkeit ist also gebunden an leiblichen Spielraum; geht dieser unter dem Druck zentripetaler Richtungen verloren, so kann auch die exzentrische Position, die Fähigkeit zu distanzierender Besinnung nicht aufrechterhalten werden. Damit büßt der Kranke die personale Fähigkeit ein, seine eigene Sichtweise kritisch in Frage stellen und *sich zu sich selbst verhalten* zu können. – Bei der Untersuchung der Schizophrenie werden wir auf diese Störung der Exzentrizität, die Störung im „Zentrum der Person" zurückkommen.

2.5
Der Lebensraum
(Ökologischer Raum)

Übersicht. – Der Lebensraum bezeichnet die gesamte, gelebte und erlebte Umwelt einer Person, die vor allem in Form unsichtbarer Felder von Beziehungen, Wirkungen und Territorien das Erleben und Verhalten beeinflusst. Der Begriff geht auf Kurt Lewins „Topologische Psychologie" zurück, deren Beschreibungen sich auch in den Rahmen einer leibräumlichen Phänomenologie einordnen lassen. Das Kapitel skizziert einige Grundstrukturen des Lebensraumes, insbesondere die Territorialität menschlicher Beziehungen.

2.5.1
Allgemeine Strukturen des Lebensraums

Die bisherigen Kapitel haben eine Räumlichkeit aufgezeigt, die von ganz anderer Art ist als der physikalische Raum materieller Dinge, den wir gewöhnlich als den realen annehmen. Der erlebte Raum ist ein seelisch „aufgeladener", von Anziehungs-, Abstoßungswirkungen, emotionalen Kräften und Vektoren erfüllter Raum. Er gleicht eher einem Gravitations- oder Magnetfeld, einem ausgedehnten Gefüge von Kräften und Wirkungen, die sich an gewissen Knotenpunkten verdichten. Auch unser alltägliches Verhalten vollzieht sich in ständig wechselnden Feldern, die von unseren Wahrnehmungen, Gefühlen, Gewohnheiten, Neigungen ebenso wie von der Ausstrahlung und Wirkung anderer Menschen erzeugt werden. In diesem Raum des alltäglichen Lebens spielen interpersonale Beziehungen eine entscheidende Rolle. Wir brauchen nur unseren gewöhnlichen Tagesablauf zu verfolgen, um zu sehen, dass unsere Bewegungen zum größten Teil von Beziehungserwartungen und -angeboten bestimmt werden. Als *Lebensraum* oder *ökologischer Raum* können wir also den Umraum eines leiblichen Subjekts im weitesten Sinn verstehen, d.h. den gelebten und erlebten Raum mit seinen natürlichen und sozialen Bedingungen, Wirkungen und Möglichkeiten. Damit bestehen enge Beziehungen zum phänomenologischen Begriff der „Lebenswelt"; der Lebensraum ließe sich auch als die *Räumlichkeit der Lebenswelt* auffassen.[80]

Der Begriff des Lebensraums entstammt ursprünglich der biologischen Umweltlehre. Die Übertragung auf den menschlichen Bereich nahm vor allem Kurt *Lewin* (1934, 1969) mit der Entwicklung seiner „Topologischen Psychologie" vor. Er beschrieb die grundlegenden Strukturen des Lebensraums als „Bereich", „Grenzen", „Valenzen", „Vektoren" oder „Widerstand". Leitend war dabei die Intention, das von der Psychologie bislang vorwiegend innerseelisch gedachte (und daher wesentlich durch „Introspektion" zu erfassende) Erleben zu verräumlichen und als ein die Person umgebendes Feld darzustellen. „Die Grundkonzeption, von der alle Darstellung des psychologischen Lebensraums ausgeht, ist die einer Person in

---

[80] Vgl. zur Lebenswelt u.a. Brand 1971.

ihrer Umgebung" (Lewin 1969, 61). Diese Darstellung zielt auf die Beschreibung und Erklärung menschlichen *Verhaltens* als eines psychophysisch indifferenten Phänomens: Verhalten ist einerseits physische Bewegung, andererseits Ausdruck seelisch erlebter Wirkungen und Beziehungen. Es vollzieht sich in einem sozialen Raum, der symbolisch strukturiert ist, in dem also jede Bewegung auch *Bedeutung* hat. Insofern ist der Lebensraum für Lewin auch der „Inbegriff möglichen Verhaltens" (l.c. 36). Von besonderer Bedeutung sind dabei Phänomene wie *Eigen-* und *Fremdraum, Geltungs-* und *Einflusssphäre, Territorium, Besitz, Wohnung, Tabu, Verbot* u.a., die den Lebensraum in Bedeutungszonen gliedern und durch bestimmte Barrieren voneinander abgegrenzt sind.

Die „Topologische Psychologie" beschreibt seelische Dynamik in Gestalt räumlicher Felder, Kräfte oder „Vektoren", und die motorischen wie sozialen Bewegungen der Person als „Lokomotionen" innerhalb ihres Lebensraums. Lewins Grundintention einer „Verräumlichung des Innerseelischen" stimmt insofern mit dem phänomenologischen Ansatz überein. Im Folgenden gebe ich einige zentrale Begriffe des Lebensraums in phänomenologischer Auffassung wieder: Feld, Bereich, Lokomotion, Grenze und Vektor.

– Feld: Das Feld ist der aktuelle, von spürbaren affektiven Kräften durchzogene Raum, dessen Punkte durch (positive oder negative) Aufforderungscharaktere oder Valenzen charakterisiert sind, wie sie bereits im Stimmungsraum beschrieben wurden. Entscheidend sind also nicht die physikalischen Strukturen, sondern die „Reize", die von ihnen auf das Subjekt ausgehen. Dabei erhält das Wort „Reiz", das in der Sinnesphysiologie als physikalische Einwirkung auf einen Rezeptor verstanden wird, wieder seinen ursprünglichen Sinn („Anreiz", „reizend"). Der Feldbegriff lässt sich auch verdeutlichen durch die Analogie zum physikalischen Feld als einem ausgedehnten Gefüge von Wirkungen, die zwar von gewissen 'Verdichtungen' oder 'Knotenpunkten' ausgehen, aber doch nicht auf sie beschränkt bleiben.[81] So gleichen die Anziehungs- und Abstoßungskräfte der physikalischen Felder den attraktiven und aversiven, verbindenden und trennenden Kräften im interpersonalen Feld. Die „krümmenden" Wirkungen von Körpern auf den Umraum entsprechen der „Ausstrahlung" eines Menschen, einer Gruppe oder Institution auf ihren jeweiligen Einflussbereich.

So lassen sich Feldkräfte am Verhalten eines kleinen Kindes verdeutlichen, das noch zwischen Mutterbindung und Neugier schwankt (vgl. Stern 1991, 101): Die Mutter ist zunächst der „sichere Hafen", gleichsam das Gravitationszentrum, das den erlebten Raum des Kindes krümmt, so dass es sich zunächst nur in ihrer Nähe bewegt. Sein Raum enthält einen Gradienten, er wird „leerer", je weiter sich das Kind beim Spielen von der Mutter entfernt. Zwar verdichtet er sich wieder um andere, fremde Personen, doch macht das Kind lieber einen Bogen um sie: Die Raumkrümmung in ihrer Nähe ist „negativ". Wird andererseits die Entfernung von der Mutter zu groß, spürt das Kind den „Sog" zum Zentrum des Feldes und läuft zu ihr zurück. Mutterbindung, Neugier und Furcht bilden somit gegensätzliche Feldkräfte, die sein Verhalten bestimmen.

---

[81] Auch hier handelt es sich natürlich wie beim "Reiz" um eine Rückübersetzung, denn der physikalische Feldbegriff (z.B. Gravitations-, Magnetfeld) ist selbst aus dem seelischen Erleben im Raum abgeleitet, nicht umgekehrt.

- *Bereich:* Als Bereich können wir mit Lewin einen Teil des Lebensraums bezeichnen, der unter einem bestimmten Aspekt relevant und durch physische oder symbolische Grenzen (Barrieren) von anderen abgegrenzt ist. Dazu gehören nicht nur materiale Räume (Haus, Kirche, Stadt), sondern auch Gemeinschaften wie eine Familie, eine Firma, ein Beruf oder Stand, eine soziale Schicht, Altersklasse usw. Solche zunächst symbolischen Bereiche tendieren dazu, sich ihre konkreten *Territorien* zu schaffen, deren Bedeutung dann gebräuchlich oder kodifiziert wird: Schule, Marktplatz, Werksgelände, Gemeinde, Armenviertel usw. Bestimmte Räume und Plätze sind als konstanter Besitz einer Person ausgewiesen (z.B. die Wohnung, das Haus, der „Stammplatz"); andere weisen umgekehrt ihrem momentanen Inhaber einen besonderen Status zu (z.B. Anklagebank oder Zeugenstand im Gerichtssaal; Ehrenloge oder Parkett in der Oper; Krankenhaus, Gefängnis o.a.). Was an einem Ort als normal oder erlaubt gilt, wäre an einem anderen verpönt oder verboten. So haben etwa die Teile des Hauses und der Wohnung ganz unterschiedliche soziale Bedeutungen, die durch Regeln und Tabus definiert sind (Haustür, Flur, Wohnungstür, Wohnzimmer, Schlafzimmer). Gerade die vielfältigen und gestuften Abgrenzungen des privaten vom öffentlichen Raum sind für die menschliche Kulturentwicklung grundlegend.

- *Lokomotion:* Jede Lageänderung im Lebensraum wird als „Lokomotion" verstanden, sei sie physischer oder symbolisch-sozialer Natur. Jede Bewegung ist durch Bedeutungen und Absichten bestimmt. Auch der Lebensraum ist ein „orientierter" Raum, strukturiert durch Wege und Ziele, aber auch durch die Verfügbarkeit von Werkzeugen, Mitteln, Strategien etc. Funktionale Kriterien wie „Zugänglichkeit", „Verbundenheit", „Nähe" oder „Ferne" zwischen einzelnen Regionen erhalten wesentliche Bedeutung. Wichtigste Struktur ist der „ausgezeichnete Weg", der die für den Betreffenden „kürzeste" (das aber kann bedeuten: schnellste, billigste, sicherste, angenehmste o.a.) Verbindung zwischen zwei Bereichen darstellt. Lewin spricht daher vom Lebensraum auch als *„hodologischem Raum"* (griech. *hodós* = Weg; Lewin 1934).

Ein Beispiel gibt der Raum einer Wohnung: Er weist durch Funktion bestimmte und durch Zugänglichkeit miteinander verbundene Teilräume auf, deren Zusammenhang von ganz anderer Art ist als der geometrische Grundriss. Das Zimmer einer Nachbarwohnung mag unmittelbar an das eigene Wohnzimmer angrenzen und ist doch für den Bewohner "hodologisch" ungleich weiter entfernt als die Wohnungstür oder der Hausflur. Ebenso beruht die Orientierung in der Heimatstadt nicht auf der vollständigen Kenntnis des Stadtplans, sondern auf der *Erfahrung* ihres Raumes: auf den Eindrücken einzelner Häuser, den Abfolgen vertrauter Wege zu persönlich bedeutsamen Zielen usw. Der hodologische Raum bezeichnet also die „subjektive Landkarte" einer Person, die ihre Umwelt mit den jeweiligen Spielräumen, Richtungen, Wegen und Grenzen repräsentiert. Auch rein soziale Räume bilden solche Landkarten: Ein bestimmter Berufsweg, eine „Karriere", ein sozialer „Aufstieg" stellen z.B. Lokomotionen dar, die soziale Barrieren überwinden und Bereiche durchlaufen (Kruse & Graumann 1978, 179).

- *Grenze:* Die Grenze oder Barriere bezeichnet eine Linie bzw. einen Bereich, der der Lokomotion *Widerstand* entgegensetzt, sei dieser physischer, emotionaler oder sozialer Art. Im Lebensraum begegnen wir daher den Qualitäten der leiblichen Widerstandserfahrung wieder: Eine Arbeit ist „*schwer*", deren Widerstand groß ist, sich aber durch vermehrte Anstrengung überwinden lässt (wie beim Heben eines Gewichts); „*weich*" ist ein Mensch, dessen Widerstand nachgibt; etwas geht „*glatt*", wenn sich gar keine Widerstände zeigen, usw. Das Maß des Widerstandes lässt sich auch positiv als Grenzdurchlässigkeit oder „Grad der Kommunikation" zwischen zwei Bereichen definieren. Ein geringer Kommunikationsgrad entspricht rigiden, ein hoher Grad permeablen Grenzen. So weist z.B. ein Gefängnis besonders starre physikalische Grenzen auf, die der Ortsveränderung unüberwindliche Barrieren entgegensetzen, jedoch nicht unbedingt auch der Kommunikation mittels Briefen, Besuchen, rechtlichen Verfügungen etc. Andererseits können auch symbolische (moralische, rechtliche) Grenzen unüberwindliche Tabu-Bezirke markieren (z.B. für das Kind die verbotene Speisekammer oder das gefährliche Flussufer). Die Grenzfestigkeit beruht dann auf der Macht emotionaler Beziehungen, also auf Autorität, Furcht vor Strafe usw.

– *Kräfte/Vektoren:* Kräfte sind gespürte Tendenzen und Wirkungen, die sich in verändertem Verhalten niederschlagen. Diese Wirkungen gehen von Aufforderungscharakteren oder Valenzen der Umgebung aus, die grundsätzlich als attraktiv oder aversiv erlebt werden. Kräfte sind charakterisiert durch Stärke und Richtung und lassen sich daher auch als Vektoren im Feld darstellen. Konkurrierende Kräfte führen zu Konflikten, die als widerstreitende Richtungstendenzen im Lebensraum begreifbar sind (Appetenz-Appetenz, Appetenz-Aversions-, Aversions-Aversions-Konflikte). Eine mögliche „Lösung" bei unüberwindlichen Konflikten besteht darin, „aus dem Feld zu gehen", also sich dem Konflikt nicht zu stellen, sondern ihm auszuweichen, zu flüchten oder zu resignieren.

Damit sind einige Grundstrukturen des Lebensraums benannt, die es erlauben, die persönliche Welt eines Menschen als seine „ökologische Nische" darzustellen (Willi 1996). Sie lässt sich mit Kriterien wie Weite und Enge, Gliederung, Differenzierung, Offenheit, Entfaltungsmöglichkeiten u.a. näher beschreiben, was hier jedoch nicht weiter ausgeführt werden soll. Das Ineinandergreifen und die Abgrenzung persönlicher und sozialer Räume kommt ferner im Prinzip der *Territorialität* zum Ausdruck.

2.5.2 Territorialität

Territorialität ist als räumliche Erscheinung sozialer Beziehungen und Ordnungen eine zentrale Kategorie des Lebensraums. In Territorien manifestieren sich Macht- und Eigentumsverhältnisse, Status- und Rangordnungen, rechtliche Bestimmungen des Erlaubten und Verbotenen, die Abgrenzung von öffentlicher und privater Sphäre usw. Besonders in archaischen Kulturen ist die Abgrenzung von Tabubereichen, von heiligem und profanem Raum, die Festlegung von Zonen für bestimmte Handlungen usw. ein zentraler Bestandteil des sozialen Lebens. Die sozialen Beziehungen und Institutionen einer Gemeinschaft sind noch wenig internalisiert bzw. symbolisiert, sondern äußern sich in entsprechend reichhaltigen Gliederungen des gemeinsamen Lebensraums.

Auch in den Umwelten der Tiere spielt das weitgehend angeborene Territorialverhalten eine wichtige Rolle. Die leibliche Grundlage der Territorialität zeigt sich dabei deutlich etwa in der Abgrenzung des Reviers durch Kot- oder Urinmarken: Sie bilden ein atmosphärisches Umfeld, das in sublimer Form noch die gleichsam nach außen gestülpte Leiblichkeit des Besitzers repräsentiert. Das Revier wird daher auch mit der gleichen Intensität verteidigt wie der eigene Leib.

Beim Menschen ist das Territorialverhalten nicht mehr angeboren, sondern weitgehend kulturell geprägt und erlernt; er muss sich seine Territorien suchen, auf symbolische Weise markieren und abgrenzen. Die Komplexität sich überlagernder sozialer Räume, die jeweils ein unterschiedliches Verhalten erfordern, steigt gegenüber der tierischen Umwelt erheblich. Dennoch bleibt ihre Beziehung zur Leiblichkeit erhalten: Auch Territorien wie Wohnung, Garten, Stammplatz usw. repräsentieren noch den „Außenleib" ihres Besitzers, der sich oft in entsprechendem Maß mit ihnen identifiziert. Sich z.B. eine Wohnung, einen Arbeitsplatz einzurichten oder Besitz zu erwerben bedeutet, die Räumlichkeit des eigenen Leibes gleichsam auf die Umgebung abfärben zu lassen, nämlich einen Raum zu schaffen, der sich durch persönliche Gestaltung, durch Ausdruckscharaktere, Insignien oder Rechtstitel des Inhabers auszeichnet, der zu „meinem" Raum geworden ist. Das „Mein" des Eigentums ist abgeleitet von der Meinhaftigkeit des Leibes, so wie der Be-sitz ursprünglich das ist, worauf man sich mit seinem Körper niedergelassen hat, und was einem somit unterworfen ist.

Der als zu mir gehörig empfundene Raum endet also nicht an der Haut, sondern umfasst meine Kleidung, den Stuhl, auf dem ich sitze, den Wagen, den ich besitze, das Haus, in dem ich wohne. Dabei kommt mir der leibliche Eigenraum meist erst dann zu Bewusstsein, wenn etwas meinen Bereich stört, einengt oder bedroht: etwa wenn mich jemand unversehens auf die Schulter klopft, wenn ein Fremder ohne Erlaubnis meine Wohnung betritt, oder wenn mir ein Raum zu eng ist und meinen gewohnten Spielraum einschränkt.

Durch die stufenweise Abnahme der Ausstrahlung, Verfügungsmacht und Wirkung einer Person auf ihre Umgebung entstehen nun konzentrisch um den Leib gestaffelte Schalen oder Sphären von Territorialität. Die innerste Schale ist die der Intimsphäre oder der *persönliche Raum* (Kruse & Graumann 1978, 206; Horowitz 1964). Er bildet eine „Pufferzone" um den eigenen Leib, deren Überschreitung als aufdringlich, verletzend oder bedrohlich empfunden wird. „Distanzlosigkeit" bedeutet eine Missachtung dieses persönlichen Raumes. Dabei ist das Maß an Nähe, das Menschen zulassen bzw. die räumliche Distanz, die sie benötigen, individuell wie kulturell sehr verschieden.[82] Zum persönlichen Raum gehört auch die Reichweite der Extremitäten als manipulative Wirkzone, schließlich die äußere Erschei-

---

[82] Argyle (1979), 285ff. – Im Allgemeinen benötigen psychisch Kranke einen größeren persönlichen Raum als andere Menschen (l.c. 300). Besonders bei Schizophrenen ließ sich ein stärkeres Bedürfnis nach Distanz nachweisen, was als höhere Verletzbarkeit der Ich-Grenzen zu interpretieren ist (Horowitz et al. 1969).

nung - Kleidung, Haartracht, Schmuck usw. - als Ausdruck und Ausstrahlung der Person.

An den persönlichen schließt sich der *private* Raum an, der als Besitz, Wohnung, Fahrzeug etc. in ständiger oder überwiegender Verfügung einer Person steht. Er ist gegen den *öffentlichen* Raum abgegrenzt, der seinerseits in die Bereiche der Nachbarschaft, des alltäglichen Wirkungs- und Kontaktbereichs, des Viertels, der Heimatstadt usw. gestaffelt ist. Ihnen entsprechen jeweils komplementäre Außenbereiche zunehmender Fremde. Daraus ergeben sich komplexe Feldstrukturen. So sind Lebensräume durch ein unterschiedliches Maß an Überlagerung von Eigen- und Fremdraum charakterisiert. In der Großstadt wird der mitgeführte Eigenraum ständig von Fremdbegegnungen durchkreuzt, während das Leben auf einem Dorf in einem mehr oder minder festen, definierten Gefüge von Bereichen verläuft. Um die Mitte des Vertrauten lagert sich in konzentrischen Kreisen das zunehmend Unbekannte. Äußerlicher und innerlicher Abstand zum Anderen stehen in ungleich größerer Kongruenz zueinander.

Die Komplexität interferierender Eigenräume wird von der Gemeinschaft durch eine *Status- und Rangordnung* reguliert, die sich in leiblichen Ausdrucksformen ebenso wie in räumlichen Territorien manifestiert. Menschliche Existenz ist grundsätzlich „raumgreifend", d. h. sie impliziert immer die Ausdehnung des leiblichen Eigenraums auf einen Einflussbereich, der andererseits gegen Fremdansprüche behauptet werden muss. Diese Grundstruktur tritt in *Raumkonflikten* zutage, in denen Menschen mit verschiedenen Interessenlagen z.B. dasselbe Territorium beanspruchen, sich ihren Status streitig machen usw.; ein Großteil der zwischenmenschlichen Konflikte ist von dieser Struktur. Eher innerpersönliche Konflikte entstehen andererseits durch die Dialektik von Sicherheit und Offenheit, die mit jeder Grenzziehung im Lebensraum verbunden ist: Distanz und räumliche Abgrenzung bedeuten Schutz vor Eindringen und Verletzung, verhindern jedoch den Kontakt zu Anderen und beschränken die eigene Freiheit, wie dies besonders an der paranoiden Räumlichkeit deutlich wird (Fuchs 1994a).

Status- und Rangverhältnisse regeln Nähe und Distanz, Über- und Unterordnung und schlagen sich in entsprechenden leiblichen Haltungen nieder. Bei den Tieren kennen wir die „Hackordnungen", das Imponiergehabe oder die Demutshaltung. Auch beim Menschen drücken sich Dominanz und Submission in gegensätzlichen Haltungen und räumlichen Verhaltensweisen aus (z.B. „respektvoller Abstand" vor einer Autorität, Sprechen vom Rednerpult oder von der Kanzel, Anklopfen beim Betreten eines Zimmers, Sich-rückwärts-Entfernen nach einer Audienz usw.). Canetti hat in „Masse und Macht" (Bd.2, 125ff.) die Bedeutung der Stellungen des Stehens, Sitzens, Liegens, Hockens oder Kniens als Ausdruck von Machtverhältnissen untersucht. So leitet er das Sitzen vom „Thronen" ab als dem sichtbaren Ausdruck von Macht: „Es gibt keine elementarere Form von Macht als die, die der Körper selbst ausübt. Er kann sich durch *Größe* hervortun, und dazu muss er stehen. Er kann durch *Schwere* wirken, und dazu muss er einen sichtbaren Druck ausüben" (l.c.129).

Dass auch Konflikte Prozesse im leiblichen Raum sind, zeigt sich an entsprechenden, raumgebenden oder -greifenden Ausdrucksformen von Gestik und Haltung. Nachgeben bedeutet auch leiblich „weich zu werden", „einzuknicken", „in die Knie zu gehen"; seine Position behaupten heißt hingegen „hart bleiben", „Rückgrat zeigen" usw. Wir sprechen, wie Binswanger bemerkte, auch davon, daß ein Diskussionsteilnehmer dem anderen etwas „ein-räumt", „zu-gibt", von seiner Position „abrückt". „Und nicht von ungefähr, sondern auf Grund der vollendeten Durchstrukturiertheit des menschlichen Seins, sehen wir den Zugebenden ... die Gebärde der Überlassung machen, auf diese Weise 'aus seinem Raum' heraustretend und die Übergabe an den Raum des anderen vollziehend" (Binswanger 1962, 24). Seine Stimme „senkt sich", sein Blick wird weniger „durchdringend", was den Verlust seiner Machtsphäre auch leiblich zur Erscheinung bringt. Hier wird noch einmal anschaulich, wie die leibliche Existenz die verschiedenen räumlichen Sphären durchdringt, so dass sie zueinander isomorph sind.

Fassen wir zusammen: Der Begriff des Lebensraums bezeichnet die erweiterte und dauerhafte Form des unmittelbar gelebten Raumes, nämlich die organisierte Gesamtheit der Situationen und Bereiche, in denen die Person lebt. Er bringt zum Ausdruck, dass Person und Welt nicht getrennt bestehen, sondern einander konstituieren. Die Frage "Wer bin ich?" ist untrennbar von der Frage: "Wie ist die Welt beschaffen, in der ich lebe?" Freilich ist der Lebensraum, in dem ein Mensch wohnt, sich orientiert und bewegt, für andere Menschen unsichtbar. Wir sehen nicht die Nähe oder Ferne, die die Dinge und Personen für ihn haben, die Barrieren, die ihn ängstigen, die Freiräume oder Fluchtlinien, die ihn anziehen, die Zentren und Grenzen, die seine Wege bestimmen. Und doch müssen wir, um einen Menschen zu verstehen, auch seine vertraute Umgebung, seine Wirksphäre, seine vielfältigen Bezüge zur Mitwelt kennen. Denn was wir die Seele eines Menschen nennen können, ist ebenso "in ihm" wie in seiner Welt; und er entwickelt und entfaltet sich in dem Maß, als er seine Umwelt immer mehr beseelen, mit seiner Leiblichkeit, seiner Ausstrahlung und Wirkung durchdringen kann.

3 Psychopathologie von Leib und Raum: Melancholie und Schizophrenie

3.1
Die melancholische Depression als Korporifizierung des Leibes

Übersicht. – Im dritten Teil finden die entwickelten Kategorien der Leiblichkeit und Personalität exemplarische Anwendung auf die Analyse der melancholischen Depression und der Schizophrenie. Die Melancholie wird als tiefgreifende Störung des Verhältnisses von Leib und Körper gedeutet, nämlich als eine „Korporifizierung des Leibes". Sie äußert sich primär in einer rigiden leiblichen Enge oder Restriktion und im Versiegen des Antriebs als der zentralen Quelle der Lebensbewegung. Fluidität, expansive Gerichtetheit und sympathetische Resonanz des Leibes weichen einer Erstarrung, Lähmung zentrifugaler Richtungen und Gefühlsentfremdung. Der unter 2.4.2 herausgearbeitete Zusammenhang von Perspektivenbeweglichkeit und leiblichem Spielraum liefert auch eine Erklärung für den melancholischen Wahn: Die äußerste leibliche Enge lässt die exzentrische Bewegung der Selbstdistanzierung nicht mehr zu und führt zur Identifikation der Person mit ihrem momentanen leiblichen Zustand. Im hypochondrischen oder nihilistischen Wahn wird daher der Stillstand der leiblichen Dynamik mit dem eigenen Sein schlechthin gleichgesetzt. Im Schuldwahn reaktiviert der Verlust der Beziehungen zur Welt frühkindliche Erfahrungen des Verworfenseins als eine elementare „Leibschuld", die erst sekundär durch Erinnerungsmaterial ausgestaltet wird. Die melancholische Depression lässt sich aus dieser Sicht als eine Erkrankung verstehen, die in der anthropologischen Grundstruktur der Person und ihrer durch die Reflexion gebrochenen Leiblichkeit angelegt ist.

Im ersten Teil der Arbeit wurde wiederholt die Dialektik von Leib und Körper thematisiert. Im ersten Lebensjahr macht sich das Kind nach und nach mit seinem Körper vertraut, es „verleibt ihn sich ein". Diese Integration des Körpers zum eigenen Leib gelingt jedoch nie vollständig und bleibt labil. In den Erfahrungen von Widerstand, Ungeschicklichkeit, Schwere, Müdigkeit oder Krankheit tritt uns der Körper immer wieder als störend und fremd gegenüber. Ebenso wird die primäre, unbefangene Leiblichkeit durch den Blick des Anderen objektiviert und „korporifiziert" (s.o. S.26f., 80f.). Namentlich in den Erlebnissen von Scham und Schuld wird das Kind auf sich zurückgeworfen und dabei vor den Anderen seiner Körperlichkeit bewusst. Das balancierte Verhältnis von Leib und Körper kann also gewissermaßen „von innen" wie „von außen" her aus dem Gleichgewicht gebracht werden: durch die Widersetzlichkeit des Körpers einerseits, durch sein Erblicktwerden andererseits.

Im Folgenden wird die melancholische Depression mit den bisher erarbeiteten phänomenologischen Kategorien als eine *„Korporifizierung des Leibes"* beschrieben, die nicht von „außen" her, sondern durch eine Störung der innerleiblichen Dynamik selbst zustandekommt, wenngleich die Auslösung depressiver Phasen ebenso wie ihre psychopathologische Ausgestaltung etwa im Schulderleben durchaus das interpersonale Verhältnis miteinbezieht. Der Leitbegriff der Korporifizierung lässt sich durch die verschiedenen anthropologischen Räumlichkeiten hindurch verfolgen; im letzten Abschnitt wird dann eine zusammenfassende Interpretation gegeben.

3.1.1
Leibraum

Anknüpfend an Schelers Schichtenlehre des emotionalen Lebens führte Schneider 1920 den Begriff der *Vitalstörungen* zur Bezeichnung der leibnahen depressiven Symptome ein. Als vorrangig benannte er dabei „jene vollkommen leere und inhaltslose Angst, die ausgesprochenes Leibgefühl ist" (Schneider 1920). Es handelt sich weniger um einzelne Empfindungsstörungen als um ein diffuses Darniederliegen des Lebensgefühls, eine „vitale Baisse" oder „vitale Traurigkeit" als „spezifisch zyklothymes Leibgefühl" (Schneider 1992, 66f.). Diese leibliche Grundlage des depressiven Erlebens stellt den Schlüssel zur Phänomenologie der Melancholie dar.

Die heute in den Vordergrund gestellten affektiven oder Stimmungssymptome der Melancholie lassen sich aus der Veränderung der Leiblichkeit ableiten und sind keineswegs bei allen Kranken vorzufinden. Man spricht dann – eigentlich unzutreffend – von einer „larvierten" oder „somatisierten" Depression, so als handelte es sich um eine primär emotionale Störung. Demgegenüber weisen zahlreiche transkulturelle Studien darauf hin, dass das Kernsyndrom der Melancholie keineswegs „psychologischer" Natur ist. Die Symptome von Schwermut, Selbstwertverlust und Schulderleben entstehen vielmehr auf der Grundlage der „vitalen Baisse" oder Antriebshemmung (Pfeiffer 1969). Angst vertrat daher die Auffassung, „... dass sich die maskierte oder larvierte Depression im Grunde genommen im Wesen nicht von dem kulturstabilen, aus transkulturellen Untersuchungen hervorgehenden Kernsyndrom depressiver Erkrankungen unterscheidet" (Angst 1973). Dieses Kernsyndrom bestehe in den primär vitalen Störungen der biologischen Rhythmen und der Leibgefühle. Der klassische Depressionsbegriff sei hingegen abhängig von der kulturspezifischen Überformung dieses Syndroms in der christlich-westlichen Welt. Auch für Heinrich (1983) wird „die larvierte Depression ... bei dieser psychopathologischen Betrachtung zur endogenen Depression an sich."

Die leibliche Grundverfassung in der Melancholie kann nun als ein *Fixierung der beengenden Spannung* oder *Restriktion* angesehen werden: als ein Erstarren in der Enge des Leibes.[83] Die Restriktion kann sich auf einzelne Leibinseln konzentrieren (Panzer- oder Reifengefühl über der Brust, Globus im Hals, Druck im Kopf), sich zum umgrenzten Schmerz (etwa in der Magengegend) zuspitzen oder in diffuser, grundloser *Angst* als generalisierter leiblicher Enge äußern. Die Schwere der Glieder und der Widerstand des Brustkorbs bei der Inspiration, sonst im Lebensvollzug aufgehoben und damit unbewusst, treten hemmend und einengend hervor. Lokale oder generalisierte Oppression verdichten den beweglichen und fluiden Leib zum kompakten Körper, der allen expansiven Richtungen Widerstand entgegensetzt.

---

[83] Janzariks strukturpsychologischer Begriff der „dynamischen Restriktion" (Janzarik 1959) ließe demnach auch leibphänomenologisch verstehen.

3.1 Melancholie

Typische Schilderungen von Patienten sind bekannt: „Die Angst presst mir die Brust zusammen wie ein Schraubstock." –„Ich fühle mich wie eingemauert." – „In der Depression habe ich mich so eingepfercht gefühlt; jetzt merke ich, wie es wieder weit um mich herum wird, und ich kann wieder freier atmen."

Diese vitale, elementare Angst der Depression unterscheidet sich von der normalpsychologischen Angst nicht nur durch ihren fehlenden Anlass, sondern vor allem durch die *Fixierung* der Enge. Die gewöhnliche Angst als rhythmisch gegen eine innere Barriere sich aufbäumender Fluchtimpuls (s.o. S.16) gleicht einem Hin und Her restriktiver und expansiver Richtungen. Entsprechend ihrer Funktion als Alarmreaktion steigt sie in der Regel rasch bis zu einem Gipfelpunkt an, um dann langsamer abzuklingen. In der Vitalangst der Depression hingegen herrscht allein die Restriktion, in der alle rhythmische leibliche Dynamik eingefroren ist. An die Stelle des Crescendo-Decrescendo der gewöhnlichen Angst tritt also eine konstante Enge, die keinen alarmierenden Charakter mehr hat, sondern als mehr oder minder unaufhörliche Qual erlebt wird.

Die leibliche Angst der Melancholie mündet daher anders als die der Angstneurotiker selten in eine akute Todesangst. Angstkranke und Phobiker haben Angst *vor* etwas, dem sie entgehen wollen, Angst *um* ihr Leben, das sie bewahren wollen; ihre Angst bleibt rhythmisch und intentional gerichtet. Die leibliche Starre der Melancholie hingegen lässt die Dynamik der phobischen, fluchtbereiten Angst nicht mehr zu; sie bedeutet vielmehr anhaltende Lähmung in einer unveränderbaren Situation. Es fehlt der „Weg!"-Charakter der Angst, und der Antrieb zur Flucht erstarrt in einem Vernichtungsgefühl, in der Gewissheit des unabwendbaren Verhängnisses. Die Katastrophe ist schon eingetreten oder so unvermeidbar, dass „jeder Widerstand zwecklos" ist.

Die restriktive Enge wird nicht nur innerleiblich erlebt, sie versperrt auch den Austausch von Leib- und Umraum. Dies manifestiert sich in beengter Atmung, Schluckbeschwerden, Appetitlosigkeit, abnormem Völlegefühl und Obstipation. Charakteristisch ist ferner die Unfähigkeit, sich im Weinen zu lösen, denn Weinen bedeutet eine Aufweichung und Verflüssigung leiblicher Rigidität; dieses Sich-Fallen-Lassen in die Spontaneität des Leibes ist dem Depressiven nicht mehr möglich.[84] In ähnlicher Weise bedeutet das Einschlafen eine Lösung des stets latenten leiblichen Tonus, ein Versinken des Leibes in die Weite; die dominante Restriktion in der Melancholie erschwert jedoch dieses „In-den-Schlaf-Fallen", so dass der Schlaf oft medikamentös erzwungen werden muss. Umgekehrt heißt Erwachen „zu sich kommen", nämlich aus dissoziierter leiblicher Weite in die unterschwellige Spannung des Leibes zurückkehren, die mit dem Bewusstwerden verknüpft ist.[85] Für den Depressiven aber tritt an die Stelle dieser leisen Spannung die qualvolle leibliche Enge; bei genauer Befragung lässt sich vielfach explorieren, dass im

---

[84] Plessner (1970) hat Lachen und Weinen als Formen des Kontrollverlusts beschrieben, in denen der Mensch gerade durch vorübergehende Selbstpreisgabe an einen körperlichen Automatismus seine „Fassung" bzw. Situationsbeherrschung wiedergewinnt.
[85] Erwachen ist physiologisch mit einer Tonussteigerung verbunden, während umgekehrt der Bewusstlose durch einen schlaffen Muskeltonus charakterisiert ist. Vgl. zum Zusammenhang von Bewusstsein und leiblicher Enge Schmitz 1965, 121.

Moment des Erwachens schlagartig die im Schlaf vorübergehend gelöste Oppression zurückkehrt, „als ob die Angst schon auf einen gewartet hätte".

Die melancholische Leiblichkeit lässt sich somit in erster Annäherung als eine Erstarrung der leiblichen Dynamik, eine Störung des Austauschs mit dem Umraum, ein Eingeschlossensein im eigenen Körper und damit als *Korporifizierung des Leibes* deuten.[86] Die Fluidität, Beweglichkeit und Prozesshaftigkeit des Leiblichen weichen einer mehr oder minder ausgeprägten Retardierung oder *Stase*.[87] Dem entsprechen Veränderungen auf physiologischer Ebene, die als Reduktion der vitalen Dynamik, als vorübergehende Schrumpfungs- und Absterbeprozesse aufzufassen sind: Das vorgealterte Aussehen der Patienten, die blasse und welke Haut, das glanzlose Haar, Appetitlosigkeit, Obstipation, Amenorrhoe und Libidoverlust, bei schwerster Depression schließlich Abmagerung bis zur Kachexie und Störung der Kreislaufregulation – all dies bedeutet auch eine „Korporifizierung", nämlich im Sinne einer Annäherung an den *„corpus"* (lat. = Körper, Leichnam). Die Erstarrung der Melancholie, gipfelnd im melancholischen Stupor, lässt sich unter ethologischem Aspekt auch als eine Form der Totstell-Reaktion auffassen (Eibl-Eibesfeld 1969). Im nihilistischen Wahn bringen die Patienten das Erleben des Gestorbenseins unmittelbar zum Ausdruck.

Eine wesentliche Bedingung für die generalisierte Restriktion und Rigidität der Leiblichkeit dürfte im Verlust des Antriebs zu suchen sein: Die Quelle der expansiven Richtungen, der Spontaneität und Initiative des Leibes versiegt. Daraus resultiert eine Störung der Triebfunktionen und ein Erlahmen aller zentrifugalen Richtungen. Anhaltende Erschöpfung, Mangel an Appetit und Libido, fehlender Elan und Interesselosigkeit zeigen an, dass das leibliche Grundbedürfnis nach Expansion und Verbindung mit dem Umraum zum Erliegen kommt. Die restriktiven Richtungen erhalten ein fixiertes Übergewicht, das die vorhandenen Antriebsreste noch weiter hemmt und einschnürt. Dennoch zeigen die *agitierten* Depressionen, dass die Restriktion nicht die bloße Kehrseite der Antriebshemmung darstellt, sondern bis zu einem gewissen Grad von ihr unabhängig wird. Bei ihnen reichen die expansiven Potenziale noch zu einem vorübergehenden „Ausbrechen" aus der beengenden Spannung des Leibes, das sich in zielloser Bewegungsunruhe (Händeringen, Umherlaufen oder lautem Klagen) äußert, ohne freilich zu einer Lösung der Spannung zu führen. Die Restriktion hält auch hier den Leib gewissermaßen fest im Griff, bringt den Antrieb aber nicht völlig zum Erliegen.

---

[86] Dabei besteht eine gewisse Verwandtschaft zum Rigor beim Morbus Parkinson, die zur Häufigkeit gehemmt-depressiver Syndrome im Verlauf dieser Krankheit beitragen dürfte (zwischen 20 und 90% nach Gotham et al. 1986). Allerdings ist vom Rigor nur die Willkürmuskulatur vor allem der Extremitäten betroffen; die Spannung erstreckt sich nicht wie in der Depression auf den für das Selbsterleben ungleich bedeutsameren zentralen Leibraum.

[87] In der anthropologischen Psychiatrie wurde diese Stase auch als „Werdenshemmung" beschrieben (von Gebsattel 1954). Die Korporifizierung der Leiblichkeit lässt sich selbstverständlich auch unter primär zeitlichem Gesichtspunkt beschreiben; denn der Leib ist ein raumzeitliches Gebilde (vgl. dazu etwa Fuchs 2001).

3.1.2
Richtungsraum

Auf den Umraum bezogen führt die Restriktion zu einer Hemmung der zentrifugalen Richtungen, die ebenso die Wahrnehmung wie die Motorik betrifft. – Die Wahrnehmung des Depressiven ist vielfach durch einen Verlust des sympathetischen Empfindens (s.o. S.37ff.) gekennzeichnet, wenn sich dies auch oft erst durch nähere Exploration in Erfahrung bringen lässt. Die Patienten berichten dann von einem Verlust des Geschmacks, von einer Mattigkeit und Blässe der Farben oder von einem gedämpften Hören wie aus weiter Entfernung. Aus einer Steigerung dieser Störung leiblicher Wahrnehmung resultiert das Bild der Entfremdungsdepression, auf die wir später noch zurückkommen. Aber auch unabhängig von solchen Empfindungsstörungen ist das Vermögen der Patienten eingeschränkt, sich mit wachen Sinnen der Umgebung zuzuwenden. Ihr Blick wirkt müde, leer und erloschen; Interesse und konzentrierte Aufmerksamkeit erlahmen, so dass die Patienten schließlich nur noch passiv rezipieren, was von außen her in sie eindringt.

Die leibliche Restriktion resultiert andererseits in psychomotorischer Hemmung. Alle motorischen und sprachlichen Äußerungen sind auf das Notwendigste reduziert; Gesten und Bewegungen werden nur mechanisch und kraftlos vollzogen. Gebeugte Haltung, gesenkter Kopf, bleierne Schwere der Arme und Beine sind Ausdruck der Dominanz abwärtsgerichteter Kräfte. Die Schwere des materiellen Körpers, die sonst im leiblichen Vollzug aufgehoben ist, kommt in der vitalen Hemmung wieder zum Vorschein. Schritt für Schritt bewegt der Kranke seinen Leib, „trägt" ihn selbst an die erforderliche Stelle, gewissermaßen ungläubig, so als wäre „das Sich-Bewegen nichts anderes als ein Erkennen, sich bewegt zu haben" (Straus 1956, 159). Der Richtungsraum schrumpft auf die nächste Umgebung des Kranken zusammen.

Jede Bewegung ist nur die Aktualisierung eines leiblichen Vermögens, eines vorwegnehmenden Ausgreifens des Leibes (s.o. S.46). „Wenn ich zum Ausgang des Saales gehe, bin ich schon dort und könnte gar nicht hingehen, wenn ich nicht so wäre, dass ich dort bin" (Heidegger 1954, 158). Geht dieses selbstverständliche leibliche Können aber verloren, dann rücken die äußeren Dinge fern und werden nicht mehr als Greif- oder Handlungsziele dem Leib angeschlossen. Sie sind, in Heideggers Terminologie, nicht mehr selbstverständlich „zuhanden", sondern nur noch „vorhanden". Der Depressive kann nicht im Blicken und Begehren, im potenziellen Gehen oder Greifen schon bei den Dingen sein. Anstatt sich den Umraum „einzuverleiben", setzt sich sein Leib in widerständiger Schwere von ihm ab. Die Patienten müssen sich zu noch so geringfügigen Aufgaben erst durchringen und bei jeder Handlung die innere Hemmung überwinden, indem sie mittels einer Willensanstrengung kompensieren, was der Leib nicht mehr von selbst leistet. Bildlich gesprochen: Der „Wind in den Segeln" fehlt und kann durch mühsames Rudern nur unzureichend ersetzt werden.

Alltägliches Handeln basiert auf dem automatischen Vollzug: Der Leib hat durch Habituation, Wiederholung und Übung eine Disposition erworben, zu deren

Aktualisierung bereits ein einmaliger Willensentschluss genügt. „Willensstarke" Menschen haben ihre Leiblichkeit soweit integriert, dass sie ihren Willensentschlüssen nicht fortwährend Widerstand entgegensetzt und die Ausführung des einmal Gewollten auch gegen äußeren Widerstand leicht wird. Hingegen bedarf der „willensschwache" Mensch, scheinbar paradoxerweise, einer *größeren*, ständig wiederholten Willensanstrengung, um zum gleichen Resultat zu kommen, denn er erfährt bereits seine Leiblichkeit selbst als Widerstand. Die Hemmung in der Depression führt nun ebenso zu einer Art „Willensschwäche", die freilich nicht charakterlich bedingt ist, sondern nur relativ gegenüber dem massiv gesteigerten Widerstand des Leibes besteht. Auch die melancholische Ambivalenz resultiert im Unterschied zur neurotischen weniger aus konfligierenden Trieb- und Strebensrichtungen als vielmehr aus der grundsätzlichen Hemmung aller Handlungsimpulse:

> „Ich sage mir: Du musst etwas tun; aber während ich es sage, setze ich mich trotzdem auf den nächsten Stuhl und starre vor mich hin. Sowie ich allein war, machte ich es so, und dabei spürte ich, wie dies Hin und Her zwischen Wollen und Nicht-Wollen an meinen Nerven riss" (Tellenbach 1983, 152).

Einsichtig wird, wie quälend die Aufforderung, sich „zusammenzureißen", für den Depressiven sein muss – eine weitere Restriktion ist ja nicht mehr möglich, der Leib bietet den Willensimpulsen keinen Ansatz mehr. Hier wird bereits erkennbar, warum die Depression – im Unterschied zu vergleichbaren Zuständen beim Tier – für den Menschen zu einer „Schuldkrankheit" werden kann. Hätte der Mensch keinen bewussten, auf antizipierte Ziele gerichteten Willen, so litte er einfach unter seinem Nicht-mehr-Können. Die Willensfähigkeit jedoch wird ihm in dieser Lage zum Verhängnis, da ihre vermeintlich selbstverursachte Schwäche Schuldgefühle mobilisiert. Gerade melancholische Patienten, die sich in der Regel hohe Leistungen abfordern, sind an eine Disziplinierung ihres Leibes gewöhnt; dass dieser sich nun ihrem Willen widersetzt, erleben sie als eine Selbstwidersprochenheit, als moralisches Versagen: „Wenn ich nur wollte, könnte ich schon".[88]

3.1.3
Stimmungsraum

3.1.3.1
Resonanzverlust

Die Störung der Leiblichkeit des Depressiven wird für die Umgebung vor allem im Stimmungsraum spürbar. Die depressive Verstimmung lässt sich als ein Versagen

---

[88] „Es ist auch dem Gesunden bekannt, daß z.B. in der äußersten Anstrengung oder Erschöpfung der Zustand ‚ich kann nicht mehr' erreicht wird, daß aber diese Grenze keine streng objektive ist; der Zweifel, ob sie schon erreicht sei, ist doch noch möglich, und wir pflegen dann die Entscheidung beim Wollen zu suchen. Nicht von der Könnenseite, sondern von der Willensseite her soll bestimmt werden, ob eine fragliche Leistungshöhe noch erreicht werden ‚kann' oder nicht" (v.Weizsäcker 1986, 185).

der „Einstimmung" in den gemeinsamen atmosphärischen Stimmungsraum interpretieren, als ein *Verlust der sympathetischen, partizipierenden Weltbeziehung.*

Im Umgang mit dem Kranken erfährt man diesen Verlust zunächst als eine Störung der leiblichen Kommunikation, die durch spärliche oder fehlende Resonanz charakterisiert ist (Fuchs 1996). Normalerweise sind Gespräche von Mikrobewegungen, Gesten und Blicken begleitet, oft von spiegelnden Imitationen bis hin zu einem subtilen „Gestentanz" (Condon u. Ogston 1966). Hingegen fällt beim Depressiven rasch die Armut an Reaktionen und die fehlende Resonanzverstärkung durch Zuwendung, Nicken, Ansehen oder Bestätigungslaute auf. Die irritierende Erstarrung des Ausdrucks wird von den Kranken selbst registriert und verstärkt ihre Isolation. Sie vermögen ihre innere Situation nicht mehr mitzuteilen und versuchen vergeblich, durch verbale, stereotyp wirkende Wiederholungen die fehlende leibliche Kommunikation zu ersetzen. Am Ende steht der versteinerte, leere Ausdruck der schweren Melancholie, deren Qual bezeichnenderweise nicht mehr bis in die Tiefe mitzufühlen ist. Schulte (1961) wies darauf hin, dass die melancholische Schwermut keine Induktion auf die Umgebung ausübe und nicht zum sympathetischen Mitschwingen anrege. Ihr anfänglicher Appellcharakter weicht im Verlauf des Gesprächs einer tiefen Irritation und Beklemmung, wenn sich zeigt, dass die Mauer zur Welt des Kranken nicht zu überwinden ist (Glatzel 1981, 141). Ein tief gehemmter, ausdrucksloser Depressiver kann oft erst nach Lösung der Hemmung berichten, welche Verzweiflung er durchlitten hat.

Die fehlende Schwingungsfähigkeit in der Kommunikation lässt sich als eine subtilere Erscheinungsform der generellen leiblichen Restriktion begreifen. Es ist der Verlust der feinen Oszillation zwischen leiblicher Spannung und Lösung, der subtilen Ausdrucksmotorik, also die *gestörte Resonanz des Leibes* (s.o. S.50), welche die Depression überhaupt erst zu einer „affektiven" Störung macht: indem sie nämlich die Einstimmung, die Partizipation am Stimmungsraum verhindert und an seiner Stelle nur eine öde Leere empfinden lässt. Verlust der leiblichen Resonanz bedeutet das Unvermögen, fühlend bei den Menschen und Dingen zu sein, von ihnen angesprochen oder betroffen zu werden. In milderer Form äußert sich dies als Interesseverlust, Freudlosigkeit und Anhedonie. Je tiefer die Melancholie, desto mehr verblassen die attraktiven Ausdruckscharaktere der Umgebung: Für den Melancholischen hat der Morgen nicht mehr den Reiz der Frische und des Neuen; die Speise erregt keinen Appetit, erotische Reize keine Wollust (Tellenbach 1983, 45). Schließlich geht die Fähigkeit verloren, Gefühle und Atmosphären überhaupt noch empfinden zu können. Diese *Resonanzstörung* wird als „Gefühl der Gefühllosigkeit" von den Kranken selbst schmerzlich erlebt, weil sie nicht (wie etwa beim Frontalhirnsyndrom) bloße „A-pathie" und damit Gleichgültigkeit bedeutet, sondern eine durch die quälende leibliche Restriktion erzwungene Absperrung von den sonst gefühlten Werten. Die normalpsychologisch nicht ohne weiteres verständliche Gleichzeitigkeit von Gefühlsverlust einerseits, Angst, Pein und Schmerz andererseits wird leibphänomenologisch erklärlich: Beklemmung, Schmerz, Angst, Schulderleben und Verzweiflung sind Regungen, die gerade der äußersten Restriktion entspringen, während die Empfindung anderer Gefühle eine bewegliche leibliche Resonanz erfordert (vgl.o. S.60f.).

Auch wenn sich die Intensität der Angst verringert, lässt der Verlust der sympathetischen Resonanz nur eine unter den möglichen Stimmungen zu, nämlich die der Schwermut. Sie gehört, wie der Name sagt, zu den gedrückten, vertikal abwärts gerichteten Stimmungen, die einerseits als gespürte Trägheit, Mattigkeit und bleierne Schwere der Korporifizierung des Leibes entspricht, sich andererseits als trüber Schleier über den gesamten Umraum senkt. Wie in einer Wüste zeichnen sich im homogenen Raum der Schwermut keine Richtungen und Wege mehr ab, die interessante Ziele verheißen und die Mühe des Aufbruchs lohnen. Schwermut lähmt durch die alles erfassende Atmosphäre der Vergeblichkeit. In dieser Stimmung wird gerade das sonst als schön oder freudig Erlebte zur Quelle umso größeren Leids, da es die Schwermut nicht zu durchdringen vermag und sich nur unter dem Signum des Unerreichbaren und Verlorenen präsentiert.

Dieser Verlustcharakter bedingt eine Nähe der Schwermut zum Gefühl der Trauer. Jedoch ist die Trauer als Gefühl intentional auf den Gegenstand des Verlusts gerichtet, dem sich der Trauernde in erinnernder Vergegenwärtigung intensiv zuwendet; sie ist also Trauer *über* ... Hingegen bleibt die Schwermut als Stimmung letztlich gegenstandslos, da selbst ein schmerzliches Ereignis, ein Misslingen oder ein Verlust nur ein beliebiges Material darstellt, das von ihr gleichsam als zusätzliche Nahrung aufgesogen wird. Zudem ist die Trauer ein rhythmischer, dynamischer Prozess, ein steter Wechsel von Erinnerung und Abschied, von Schmerz und Lösung (etwa im Weinen), d.h. auch von leiblicher Enge und Weite. Trauer beinhaltet also Resonanz, Bewegung, und schreitet so, wenngleich in vielen Schleifen, doch voran; Schwermut hingegen lässt dne Betroffenen erstarren und verhindert die Überwindung von Verlusten. Aus dem gleichen Grund vermag Trauer auch Beziehung zu stiften, Resonanz und Mitgefühl auszulösen, eine Gemeinschaft der Trauernden herzustellen. Eine Gemeinschaft der Schwermütigen aber gibt es nicht (Glatzel 1981, 137), weil die Schwermut kein intentionales und in leiblicher Resonanz erlebtes Gefühl, sondern eine isolierende, den Anderen in die Ferne rückende Grundstimmung ist.

Der Depressive fühlt sich nicht traurig, sondern leer, stumpf, versteinert, unlebendig oder tot. Die affektive Seite der Erkrankung besteht gerade in der schmerzlich erlebten Unfähigkeit, Gefühle wie Trauer, Freude oder Heiterkeit leiblich noch spüren zu können. Schneider (1920) hat dies so beschrieben, dass „die vitalen Gefühlsstörungen so hochgradig sind, dass seelische Gefühle nicht wirklich in Erscheinung treten können"; Schulte (1961) sprach vom „Nicht-traurig-sein-Können im Kern melancholischen Erlebens." Die leibliche Restriktion als Grundphänomen der Melancholie äußert sich also nicht nur in gespürter Beklemmung, Angst, Schwere, Antriebslosigkeit und Hemmung, sondern subtiler in einem Verlust der sympathetischen Resonanz. Daher beginnt die Genesung typischerweise mit dem Nachlassen der Hemmung und einer Wiederkehr des Antriebs, während das Gefühlsempfinden, vor allem die freudige Anteilnahme noch fehlt, da die motorische Aktivität einer gröberen, die emotionale Schwingungsfähigkeit aber einer feineren Beweglichkeit der innerleiblichen Dynamik bedarf. Häufig zeigt gerade die wiedererlangte Fähigkeit zu weinen die Lösung der noch verbliebenen Restriktion, so dass im weiteren Verlauf auch die Empfänglichkeit für Ausdruckscharaktere und das teilnehmende Interesse an der Welt zurückkehren kann.

3.1.3.2
Entfremdung (Derealisation)

Jede Störung der leiblichen Resonanz bedeutet auch eine Entfremdung, insofern sie die Empfindungsfähigkeit, also das pathische Moment der Wahrnehmung beeinträchtigt (s.o. S.37ff.). Insofern ist in jeder melancholischen Depression ein gewisses Maß von Entfremdung gegeben.[89] In der Entfremdungsdepression im engeren Sinn erweitert sich das Unvermögen, Gefühle wie Trauer, Freude oder Heiterkeit leiblich spüren zu können, auf das Empfindungsvermögen überhaupt. Das sinnlich Wahrgenommene bleibt abstrakt und vermag keine synästhetischen leiblichen Regungen oder Mitempfindungen mehr auszulösen. Eine rote Fläche ist dann nicht mehr rot im Sinn von „warm", „grell", „ansprechend" o.ä., sondern „nur rot". Ein weithin sich erstreckendes Tal führt den Leib nicht mehr mit in die Weite; der Patient sieht die Sonne, aber sie scheint ihm nicht. Mit dem Verlust des Pathischen kommt es schließlich zu der verstörenden Erfahrung radikaler räumlicher Leere, wie sie eine Patientin v.Gebsattels geschildert hat (s.o. S.35). Ein ähnliches Entfremdungserleben einer melancholischen Patientin gibt Tellenbach wieder:

> „Alle Gegenstände sehe sie gleichzeitig, ohne feste Konturen, ohne Beziehung zueinander. 'Wie wenn sie frei im Raum schweben' ... Sie könne keine Entfernung mehr schätzen, sehe oft ganz klein. ... Sie sehe alles nur mit den Augen des Verstandes, nicht mehr mit den Augen des Gefühls ... 'Alles liegt in einer Linie, es sind keine Tiefenunterschiede mehr. Ich kann nichts Bestimmtes mehr ins Auge fassen. Ich komme mir wie eine Puppe mit Glasaugen vor ... Alles ist wie eine feststehende Fläche'" (Tellenbach 1956).

Die plastische Gliederung des Umraums in Nah und Fern, in Stufen der Erreichbarkeit wird zugunsten eines flächig-homogenen Eindrucks „wie auf einer Leinwand" aufgehoben. Wo die leiblichen Empfindungen nicht mehr über die Körpergrenzen hinausgreifen und keine Anmutungen mehr in die Tiefe führen, bleibt nur ein „gewusster", nicht mehr erlebter Raum übrig. Leere, farblose Weite des Umraums spaltet sich ab von der beklemmenden Enge des Leibes. Damit bestätigt sich erneut die Grundlage des Raumerlebens im leiblich-sympathetischen Weltverhältnis, das durch eine stets latente Partizipation an der Umgebung geprägt ist (s.o. S. 34f.). – Eine zweite Patientin Tellenbachs berichtet, sie habe

> „... plötzlich einen Riss im Hinterkopf gespürt. ... 'Ich hatte den Eindruck, dass im Moment des Risses jede innere Verbindung zwischen mir und den anderen Menschen abgebrochen war' ... Sie habe alles in ihrer Umgebung wie eine Fläche gesehen. '... es ging nichts mehr nach hinten in die Tiefe... Ich habe dann alles abtasten müssen, um mich zu

---

[89] Diese Auffassung vertraten auch Störring 1938, Hutter 1949, v.Ditfurth 1960 oder v.Gebsattel 1969. Den Typus der Entfremdungsdepression beschrieben v.a. Petrilowitsch (1956) sowie Lauter u. Schön (1962).

> überzeugen, dass das doch mehrere Dimensionen hatte ... Ich glaube, dass ich auch verschiedene Entfernungen von mir aus bis zu dieser Fläche hin nicht mehr habe schätzen können...' Dagegen seien die Abstände zwischen den einzelnen Dingen auf der Fläche nach wie vor vorhanden gewesen und auch sicherlich zu schätzen" (Tellenbach 1956).

Charakteristischerweise ist die Tiefenwahrnehmung, nicht aber die Schätzung von Abständen in der Fläche gestört, da diese auch ohne Bezug zum Leib als relative, umkehrbare Verhältnisse von Punkten erfasst werden. Gleichwohl nimmt der Melancholische die Dinge nur noch als „vorhandene" und vereinzelte wahr. Sie sind da, aber sie bedeuten dem Kranken nichts mehr, er vermag sie nur noch abstrakt oder intellektuell zu erfassen. Bildlich gesprochen, gibt die Wahrnehmung nur noch das tote Gerüst der Dinge zu erkennen, nicht mehr ihr „Fleisch". Die radikale Entfremdung durch die melancholische Erstarrung und den Verlust aller partizipierenden Empfindungen hat eine andere Patientin Tellenbachs eindrucksvoll beschrieben:

> „Man ist oder fühlt sich wie ein einzelner kleiner Stein verloren in endloses Grau zerfließender Landschaft ... Wird man gesund, so bleibt aus diesem Erlebnis des Isoliertseins das Bewusstsein, wie wenig wir aus uns selbst zu leben vermögen, wie sehr wir auf Zusammenhänge angewiesen sind ... Das Gefühl der Kleinheit, Unsicherheit und Verlorenheit kann so groß werden, dass man etwas wie ein Weltraumgefühl hat, in dem man selbst ein preisgegebener Punkt ist" (l.c.).

3.1.4
Personaler Raum

3.1.4.1
Perspektivität und Wahn

Die Frage, in welchem Zusammenhang die in der Melancholie häufigen Wahnphänomene mit der vital-affektiven Grundstörung stehen, wurde von der klassischen Heidelberger Psychopathologie als letztlich unbeantwortbar betrachtet. Es galt das „Unverständlichkeitstheorem":

> „Gewiss kann man einen Teil der reicheren Symptomatik mancher zyklothymer Depression als Reaktion auf das vitale Darniederliegen unmittelbar verstehen ... Aber es ist ganz unmöglich, jene oft ganz abwegigen Selbstvorwürfe, hypochondrischen Nihilismen, grotesken Verarmungsängste ... als Reaktion auf den vitalen Gefühlszustand, also als endogen unterbaute Erlebnisreaktion zu verstehen (Schneider 1992, 66).

Die behauptete Unverständlichkeit des melancholischen Wahns beruht auf einer letztlich dualistischen Position, in der ein innerer Zusammenhang von Geist und Leib undenkbar ist: *Entweder* reagiert die Person in normalpsychologisch nachvollziehbarer Weise auf Eindrücke und Situationen *oder* ihre Äußerungen müssen als unmittelbare Produkte gestörter Substratprozesse betrachtet werden, bei denen jedes Verständnis aufhören muss. Bei der Analyse des personalen Raumes wurde jedoch ein Zusammenhang zwischen Leiblichkeit und Personalität dargestellt, der auf der Umwandlung der ursprünglichen leiblichen Zentralität in eine exzentrische Bewegung beruht und so dem Menschen Perspektivenbeweglichkeit, Selbstvergegenwärtigung und Selbstdistanzierung ermöglicht. Im Folgenden wird die These vertreten, dass die Pathologie der Leiblichkeit in der Melancholie zu einer Störung dieses transzendentalen Selbstverhältnisses der Person führt. Sie kann als solche zwar nicht normalpsychologisch, wohl aber auf transzendentaler Ebene nachgezeichnet werden, ohne dass die Wahnäußerungen nur noch als Produktionen des neuronalen Substrats, gleichsam als „Sekrete des Gehirns" [90] angesehen werden müssten.

Die Analyse geht aus von der These von Kranz (1955), dass in der zyklothymen Depression nicht wie in der Schizophrenie die Stellung des Ichs zur Welt, sondern die Stellung des Ichs zu sich selbst problematisch geworden sei. Kranz hat den melancholischen Wahn daher auch als den eigentlich „autistischen" Wahn bezeichnet. Diese egozentrische Abgeschlossenheit lässt sich weiter explizieren mittels der von Spitzer (1990) vorgeschlagenen Wahndefinition: Danach macht der Wahnkranke Aussagen über eine nur intersubjektiv konstituierte und überprüfbare Realität mit einer apriorischen Gewissheit, wie sie sonst nur bei Aussagen über eigene mentale oder subjektive Zustände möglich ist. Für den wahnhaft Depressiven hätte demnach z.B. der Satz „ich habe Krebs" oder „ich bin ein Verbrecher" die gleiche Dignität wie der Satz „ich habe Schmerzen". Er beruht nicht auf einer Begründung, die diskursiv offengelegt oder nachvollzogen werden kann, sondern auf dem für den Kranken unmittelbar evidenten eigenen Erleben. Diese Analyse Spitzers bleibt freilich noch rein formal; trifft sie zu, dann geht es weiter darum, einerseits die Struktur des Erlebens zu beschreiben, das in die Wahnaussage mündet, andererseits zu erklären, wie sich für den Kranken der Status von Aussagen oder Urteilen zu dem einer wahnhaften „Privatsprache" verändern kann. Die erste, inhaltliche Frage wird unten an verschiedenen Wahnphänomenen noch näher betrachtet; ich will hier zunächst die zweite, formale Frage erörtern.

Die Phänomenologie der Melancholie wurde in den bisherigen Ausführungen bereits als leibliche Restriktion, Korporifizierung, Störung der Gefühlsresonanz und Verlust der sympathetischen Partizipation beschrieben. Die Isolation des Kranken von der Welt zeigt sich nun auch im Modus des Denkens und Urteilens, das nämlich seine implizit intersubjektive, den Anderen miteinbeziehende Struktur zumindest partiell einbüßt.

Zunächst bedeutet der Verlust sympathetischer Kommunikation, dass die Dinge und Sachverhalte nur noch intellektuell, gewissermaßen in ihren puren Kantischen Kategorialformen erfasst werden können. Ein von der beweglichen Emotionalität abgetrenntes Denken wird abstrakt und rigide, es bewegt sich in starren Schemata, Hülsen oder Leerformen (alles oder nichts, gut oder böse, immer oder niemals usw.). Die erwähnte Patientin Tellenbachs hat dieses rigide Denken beschrieben:

---

[90] Der französische Psychiater Cabanis vertrat die Auffassung „...dass das Gehirn die Impressionen auf gewisse Weise verdaut, und durch sein organisches Secretionsgeschäft die Gedanken hervorbringt" (P.Cabanis, Über die Verbindung des Physischen und Moralischen in dem Menschen. Ruff, Halle 1804, 121).

„Was bleibt übrig vom Menschen, wenn man die Kontaktfähigkeit von ihm nimmt, die intuitiven Kräfte, die Fähigkeit, Liebe auszustrahlen und aufzunehmen? Es bleibt das bisschen Intellekt ... ein ausgetrocknetes Bachbett, ein Geleise, auf dem nichts mehr fährt ... Und dieser arme Gesell geht nun daran, Methoden zu suchen zum Ersatz, ein System zum Leben, anstelle des echten Lebens" (Tellenbach 1956).

Für den Gesunden stellt das Denken zumeist eine funktionale, auf Ziele und Lösungen gerichtete Tätigkeit dar, ein virtuelles Probehandeln (s.o. S.68). Der korporifizierte Leib stellt sich dieser intentionalen Gerichtetheit jedoch entgegen; das Denken bricht sich immer wieder an der Mauer der Restriktion und gelangt nicht mehr zur Tätigkeit, zum lebendigen Vollzug. Die Denkvorgänge erlahmen und erstarren in ständigem Grübeln, Zwangsgedanken und in sich kreisender, fruchtloser Selbstreflexion.[91] Die leibliche Absperrung von der Mitwelt unterbricht also nicht nur den Lebensvollzug, sondern behindert auch die auf die Welt und den Anderen gerichtete Intentionalität. Die depressive Egozentrik wird durch die Restriktion erzwungen; sie bereitet den Weg für ein wahnhaft eingeengtes Denken.

Damit verbunden ist das Unvermögen, sich auf einen anderen Standpunkt zu stellen, eine *Lähmung der Perspektivenbeweglichkeit* und damit der Selbstdistanzierung. Der Melancholische ist nicht mehr in der Lage, seine Urteile durch Einordnung in einen allgemeineren oder überzeitlichen Zusammenhang zu relativieren. Von seiner leiblichen Verfassung überwältigt, muss er sich gänzlich mit seinem gegenwärtigen Zustand identifizieren, *sein Selbst mit seinem aktuellen Erleben einsetzen*. Das gegenwärtige Erleben aber bedeutet äußerstes Auf-sich-Zurückgeworfensein, Getrenntsein von Anderen, Verworfensein und Verfall. Ein Selbstsein außerhalb dieses Erlebens ist buchstäblich nicht mehr denkbar. Es war schon immer und wird immer so sein – alle anderslautende Erinnerung oder Hoffnung ist Täuschung. Selbst die Erinnerung an die Genesung von einer früheren Erkrankung bleibt für den Kranken abstrakt und ändert nichts an der Hoffnungslosigkeit der jetzigen. Seine vormalige Rechtschaffenheit und Schuldlosigkeit sind nur Schein gegenüber der faktischen Verworfenheit seiner Existenz, die sich ihm jetzt unabweisbar aufdrängt. Diese Rechtschaffenheit war nur vorgetäuscht, nur Betrug.

Wenn es für den Kranken kein Sein außerhalb des jetzigen Zustandes gibt, dann ist die Gewissheit seiner Aussagen über diesen Zustand nicht geringer als die Gewissheit seiner Existenz selbst. Zugleich aber verlieren diese Aussagen ihre sonstige denotative Funktion, die auf eine gemeinsame intersubjektive Bedeutungssphäre verweist. Sie werden, statt „Aussagen über ..." zu sein, eigentlich zu „Aussprachen": Die Sprache tritt ganz in den Dienst der leiblichen Verfassung, die sie ausdrückt, und wird so zur Wahnsprache. Sie hat nicht mehr denotativen, sondern nach Mundt (1996) rein „exklamativen" Charakter wie etwa der Ruf „Au!" oder „Hilfe!". Wenn der Depressive im hypochondrischen Wahn äußert: „ich habe Krebs", so bezeichnet dieser Satz nicht mehr eine medizinische, durch bestimmte Befunde operationalisierbare Diagnose, also einen intersubjektiv konstituierten

---

[91] Aus der Hemmung zielgerichteter Denkprozesse erklären sich auch die häufigen, bei älteren Patienten u.U. pseudodemenziellen Konzentrations- und Gedächtnisstörungen.

Tatbestand; er ist vielmehr unmittelbarer Ausdruck seiner existenziellen Verfassung. Die Sätze „ich habe Krebs" und „ich habe Schmerzen" stehen dann tatsächlich auf der gleichen Stufe, nicht etwa nur bezüglich ihrer Gewissheit, sondern auch bezüglich ihres Referenzbereichs: „Krebs haben" bezeichnet ebenso eine *subjektive Realität* wie „Schmerz empfinden".

Bereits unter 2.4.2 wurde auf die grundsätzliche Störbarkeit der exzentrischen Bewegung durch die leibliche Verfassung hingewiesen. Die Fähigkeit zur Selbstdistanzierung ist abhängig von einer Balance zentrifugaler und zentripetaler Richtungen, also einer fluiden leiblichen Dynamik, die dem oszillierenden Wechsel der Perspektive *Spielraum* freigibt. Beim melancholischen Wahn aber *lässt die leibliche Restriktion den Überstieg in die virtuelle Außenperspektive nicht mehr zu*. Die Person verliert in der äußersten leiblichen Einschnürung die Freiheit zur Selbstdistanzierung nicht mehr in der Lage und bleibt in der reinen Egozentrik gefangen. Das in sich eingeschlossene Selbst verliert den Weg zu den Anderen ebenso wie zu anderen Möglichkeiten seiner selbst; seine Identität reduziert sich auf ein Zerrbild, das von der aktuellen leiblichen Verfassung vorgespiegelt wird. Der melancholische Wahn ist der eigentlich autistische Wahn, da der die Anderen nicht einmal mehr virtuell einbezieht; zugleich aber gilt dieser Autismus nur einem Trugbild des eigenen Selbstseins.

Diese allgemeinen Überlegungen sollen am Beispiel des hypochondrischen, des nihilistischen und des Schuldwahns noch näher expliziert werden.

3.1.4.2
Hypochondrischer und nihilistischer Wahn

Eine hypochondrische Ausformung des Wahns legt bereits die Kernsymptomatik der Melancholie nahe. Die Korporifizierung des Leibes und der Verlust der partizipierenden Weltbeziehung begünstigen die Rückwendung des Kranken auf seinen zum Körper verdinglichten Leib, wie sie der Hypochondrie allgemein zugrundeliegt.[92]

Entsprechend der leiblichen Restriktion beziehen sich die Wahnvorstellungen meist auf eine Abschließung, Überfüllung oder Schrumpfung des Leibinnenraums. Die Austauschvorgänge an den Körperöffnungen scheinen durch Beengung oder Verstopfung gestört oder schließlich ganz unterbrochen. Die Kranken äußern, sie könnten nichts mehr essen und müssten verhungern; wegen fehlender Ausscheidung würde sich alles im Bauch ansammeln und zu einer Fäulnis führen; sie könnten nicht mehr atmen, die Luft gelange nicht mehr zu den Lungen, usw.

Eine an agierter Melancholie leidende Patientin „hielt alle ihr begegnenden Personen an, um

---

[92] Vgl. die Analyse in Abschnitt 2.1.7. – Janzarik zufolge, der die melancholischen Wahnformen des Krankheits-, Verarmungs- und Schuldwahns auf ihre Grundlagen in Persönlichkeit und Lebensgeschichte untersuchte, tritt der hypochondrische Wahn dann auf, wenn sich das psychotisch veränderte Körpererleben unmittelbar zur Geltung bringt, ohne dass die Person es aufgrund anderer, übergeordneter Wertorientierungen in Verarmungs-, Schuld- oder Versündigungsideen weiterverarbeitet (Janzarik 1957a, b).

ihnen zu zeigen, wie ihr Mund zuwachse; sie sagte, sie könne die Zähne nur 2 cm auseinanderbringen, und dies werde immer schlimmer; Kopf und Mund würden zuwachsen. 'Ich habe eine maßlose Angst zu essen ... Ich habe auch keinen Atem und kann nicht sterben. *Ich werde zugeschlossen*'" (Hutter 1942).

An die Störungen der Leiblichkeit knüpfen sich darüber hinaus Überzeugungen, an Krebs, Lues, Aids oder einer anderen tödlichen Krankheit zu leiden. In der Gewissheit, nur noch kurze Zeit zu leben zu haben, kommt die Nähe der leiblichen Erstarrung zu Absterbeprozessen zum Ausdruck. Andererseits wies Janzarik (1957b) darauf hin, dass die Patienten bei genauem Befragen oft nur unspezifische oder banale Missempfindungen angeben können, die sie als untrügliche Zeichen eines Tumors interpretieren. Die Krankheitsüberzeugungen können also nicht etwa nur rationalistisch, d.h. im Sinne von Erklärungswahnvorstellungen für abnorme Leibempfindungen verstanden werden; ebensowenig als „Erlebnisreaktionen", wie Schneider zu Recht feststellte. Vielmehr ist im hypochondrischen Wahn *der über die Leiblichkeit vermittelte Selbstbezug* überhaupt pathologisch abgewandelt.

Nicht nur ein Teil des Körpers oder eine bestimmte Krankheit ist letztlich Gegenstand der Befürchtung, sondern in diesem Teil oder dieser Krankheit das eigene Existieren als ganzes. Manche Kranke drücken dies so aus, dass der ganze Körper verkrebst, verdorben oder verfault sei. Die im Wahn befürchtete Krankheit meint gar nicht eine bestimmte diagnostizierbare Entität, sondern steht für den erlebten Zerfall des Leibes und mit ihm des eigenen Selbst. Die Person des Kranken behält keine Position mehr außerhalb des Leibes, sondern wird ganz in seinen Untergang hineingezogen. Auch die von Janzarik (1957b) hervorgehobene Häufigkeit der Verbindung von Krankheits- und Schuldwahn weist auf diese Identifikation des Leibes mit dem Selbst hin, das wie der Körper als „krank", minderwertig und verdorben erlebt wird. Im hypochondrischen Wahn wird die Lähmung der Lebensvollzüge mit dem Sein der Person identisch gesetzt.

Eine äußerste Steigerung erfährt dieser Prozess im *nihilistischen Wahn*, in dem der Kranke sein eigenes Dasein oder die Existenz der Welt bestreitet (Cotard 1880, Enoch u. Trethowan 1991). Die weitere Exploration ergibt in der Regel eine äußerste leibliche Entfremdung und Erstarrung: Die Kranken spüren ihren Leib, ihre Arme und Beine nicht mehr, alles sei abgestorben und tot; Schmecken, Riechen, Tasten, selbst Wärme- und Schmerzempfindungen seien nicht mehr vorhanden. Daraus schließen sie, sie seien schon gestorben und müssten begraben werden.

Eine 65-jährige Patientin der eigenen Klinik gibt an, ihr Leib, Magen und Darm würden zusammengezogen, so dass kein Hohlraum übrigbleibe. Der ganze Körper sei ausgetrocknet, und es bewege sich nichts mehr; sie empfinde weder Schmerzen noch Hitze oder Kälte. Sie könne nicht einmal mehr sterben, da in ihr alles schon ausgetrocknet und tot sei. Sie könne sich auch nichts mehr vorstellen, nicht ihren Mann, nicht ihre Bekannten, überhaupt nichts mehr von der Außenwelt.

Die Menschen und Dinge der Umgebung erscheinen den Patienten als hohl und unwirklich, die ganze Welt ist leer oder existiert nicht mehr. Auf dieses Erlebnis der Derealisation bezieht sich eine weitere Ausgestaltung des nihilistischen

Wahns, nämlich zum *Capgras-Syndrom*: Die Patienten sind der wahnhaften Überzeugung, ihnen nahestehende Personen seien durch Attrappen ersetzt worden (Enoch und Trethowan 1991; Young et al. 1994). Dieses Phänomen weist auf die atmosphärische Basis der zwischenleiblichen Kommunikation hin: Die Wahrnehmung eines anderen Körpers als „beseelter Leib" ist abhängig von der eigenleiblichen Resonanz (Fuchs 1996). Der vollständige Verlust der pathisch-leiblichen Wahrnehmung lässt hingegen die Anderen als bloße Hülsen, Attrappen und Fratzen erscheinen, die dem sich schon gestorben wähnenden Kranken ein höllisches Theater vorführen:

„Jemand, der meiner Frau glich, ging neben mir, und meine Freunde besuchten mich. ... Alles ist genauso, wie es sein würde, wenn es normal wäre. Die Gestalt, die meine Frau darstellte, erinnerte mich ständig daran, wie ich ihr gegenüber versagt, sie lächerlich gemacht ... und ihr vergällt hatte, was ihr Freude machte. Was wie das normale Leben aussieht, das ist es nicht. Ich befand mich auf der anderen Seite. Und nun wurde mir auch klar, wie das mit der Todesursache gewesen war und wie sich das Begräbnis abgespielt hatte. Ich war gestorben, aber Gott hatte dieses Geschehen meinem Bewusstsein entzogen, so dass ich nicht wusste, wie ich diese Grenze überschritten hatte. Eine härtere Strafe kann man sich kaum vorstellen. Ohne zu wissen, dass man gestorben ist, befindet man sich in einer Hölle, die bis in alle Einzelheiten der Welt gleicht, in der man gelebt hat, und so lässt Gott einen sehen und fühlen, dass man nichts aus seinem Leben gemacht hat." – „Das Argument: 'Dies ist das normale Leben, aber du bist schwer krank', verfing nicht bei mir. Selbst die Berufung auf die Wahrnehmung hatte keinerlei Sinn. Ich sehe euch wohl ... So habt ihr ausgesehen, aber trotzdem seid ihr es nicht. Vielleicht existiert überhaupt nichts. Das ist es. Es existiert nichts, und was ich sehe, sind meine eigenen Halluzinationen. Dies ist die vollkommene Einsamkeit" (Kuiper 1991, 136, 138).

Für einen Menschen in diesem Zustand äußerster Entfremdung gibt es kein Kriterium mehr, das ihn von der Realität dessen, was er sieht, überzeugen könnte; denn sein „Sehen" ist in der Tat kein lebendiges Wahrnehmen mehr. Zwar ist er offenbar noch in der Lage, über seinen Zustand zu reflektieren; aber das *„cogito ergo sum"* Descartes' erweist hier seine Unzulänglichkeit. Ein nur denkender, nicht leiblich fühlender Mensch „ist" nicht mehr, nämlich im Sinne des lebendigen Existierens, das allem Denken zugrundeliegt. Die Bewegung der Existenz, die ein fortwährendes „Nach-außen-Gehen" und Partizipieren bedeutet, ist zum Stillstand gekommen. Das Gestorbensein, von dem die Patienten sprechen, ist die naheliegendste Bezeichnung eines solchen Zustands.

3.1.4.3
Schuldwahn

3.1.4.3.1
Affinität von Melancholie und Schuldgefühl

Bei der Analyse des Schuldwahns betrachten wir zunächst den Zusammenhang zwischen der Leiblichkeit und der Entstehung von Schuldgefühlen, der sich unter verschiedenen Aspekten darstellt.

Eine erste Affinität der Melancholie zum Schulderleben ergibt sich bereits durch die *Insuffizienz in den alltäglichen Lebensvollzügen*, also im Zurückbleiben hinter eigenen oder fremden Ansprüchen. Tellenbach (1983) sah in dieser „Remanenz" auch eine wesentliche Bedingungskonstellation für die Auslösung einer Melancholie. Es wurde bereits dargestellt, dass die Willensanstrengung des Depressiven als *vis a tergo* für den fehlenden Antrieb eintreten muss, um den widerständigen Leib doch noch zum Handeln „anzutreiben". Die Energie dazu entstammt allerdings weitgehend Gewissens- und Strafimpulsen, mit denen sich der Depressive „unter Druck setzt" und die angesichts fortgesetzten Versagens immer mehr an Intensität gewinnen. Nichterfüllung von Aufgaben und vermeintliche „Willensschwäche" sind ständige Quellen des Schulderlebens.

Eine weitere Prädisposition des Melancholischen zu Schuldgefühlen ist komplexerer Natur; sie resultiert aus dem *Unvermögen zur Wertrealisierung* auch bei äußerlicher Normerfüllung, auf das Kästner (1947) und Janzarik (1957a) aufmerksam gemacht haben. Der oben beschriebene Resonanzverlust bedeutet nämlich auch einen Verlust des Wertfühlens, eine *Entfremdung des Werteraums*. Wie in der Entfremdungsdepression die Farben als solche wahrgenommen, aber nicht mehr empfunden werden, so bleiben die Werte als nur gewusste Inhalte bestehen, können jedoch dem Kranken nichts mehr bedeuten. Kaestner sprach vom „Werterlöschen bei erhaltenem Werturteil": Das Sollen der Werterfüllung wird urteilsmäßig erkannt, während das Fühlen verlorengeht (Kaestner 1947, 166).

Werte nicht mehr zu fühlen ist aber selbst ein Versagen gegenüber ihrer Forderung. Im Fühlen des Werts besteht seine eigentliche Realisierung, die durch die bloße handlungsmäßige Verwirklichung nicht ersetzt werden kann. Die Handlung ist dann zwar mechanisch vollzogen, aber nicht mitempfunden und damit *wertlos*.

Ein Patient Kaestners, von Beruf Konzertmeister, äußerte im melancholischen Wahn, er müsse sich selbst anzeigen; alles sei unreell, was er getan habe, und er werde mit dem Tode bestraft. Er könne in Wirklichkeit gar nicht Geige spielen, habe gegen alle Gesetze verstoßen. Er fühle die zentnerschwere Schuld in seiner Brust drücken. Nach der Genesung berichtete er: „Ich wusste auch, dass ich eigentlich richtig spielte, aber es war gerade so, als sei es nichts mehr wert. Es war mir ja ganz gleichgültig, wie ich spielte, es ergriff mich nicht mehr. Alles ging wie automatisch" (Kaestner 1947, 161 ff.).

Betroffen sind freilich nicht nur wie hier die künstlerischen Werte, die eine verfeinerte Resonanz voraussetzen; auch bei alltäglichen Handlungen bleibt das Erlebnis der Erfüllung und damit Befriedigung aus. Vor allem aber bedürfen die für den Melancholischen zentralen Werte der mitmenschlichen Nähe und Fürsorge, wie Janzarik bemerkte (1957a), der stets erneuten Realisierung und Erfüllung. Die Kranken empfinden daher die Unfähigkeit, Gefühle für ihre Angehörigen empfinden zu können, nicht nur als Wert*verlust*, sondern auch als Wert*verfehlung* und damit als eigenen Mangel.

Der Melancholische nimmt die Ausdrucks- und Wertcharaktere des Stimmungsraums nicht mehr in leiblicher Resonanz wahr; umso mehr jedoch den Aufforderungscharakter des zu Leistenden und Verpflichtenden. Anstelle des *Angesprochenseins* durch Schönes, Lustvolles oder Freundliches treten *Ansprüche*, die die

3.1 Melancholie

Dinge durch ihre Verweisung auf Normen und Pflichten an ihn stellen. Ansprüche sind reflexiv und sprachlich vermittelt, daher auch unabhängig von leiblicher Resonanz in der wahrgenommenen Umwelt gegeben. Man könnte von „Aufforderungscharakteren" sprechen, die unerfüllt als wachsende Last, d.h. als korporifizierende *Schwere* der Schuld erfahren werden.[93]

Schließlich lässt sich die Prädisposition zum Schulderleben auch aus der *melancholischen Zeitigungsstörung* ableiten, wie sie vor allem Straus (1928) und v.Gebsattel (1954, 128ff.) als „Hemmung des vitalen Werdens" beschrieben haben. Nach Straus kommt die „erlebnisimmanente", auf die Zukunft gerichtete Zeit der Lebensbewegung in der Melancholie ins Stocken oder zum Stillstand, während die „erlebnistranseunte", objektive Zeit weiterläuft und vergeht. Der Depressive *lebt* die Zeit nicht mehr als seine eigene, sondern sie kommt ihm äußerlich entgegen und läuft über ihn hinweg. Die Hemmung der inneren Zeit erlaubt ihm kein Fortschreiten in die Zukunft mehr, damit aber auch kein Abschließen und Hintersichlassen von Erlebnissen. „Je mehr sich die Hemmung verstärkt, das Tempo der inneren Zeit verlangsamt, um so deutlicher wird die determinierende Gewalt der Vergangenheit erlebt" (Straus 1928). Das in der transeunt-äußerlichen Zeit Geschehene kann nicht zum immanent Vergangenen werden; anders ausgedrückt: es kann nicht in das implizite leibliche Gedächtnis eingeschmolzen und vergessen werden, sondern bleibt explizit als Versäumnis und Verfehlung, als ständig wachsende Schuld im Bewusstsein gegenwärtig.[94]

Leibphänomenologisch lässt sich die Zeitigungsstörung aus der Restriktion und Antriebshemmung in der Melancholie ableiten. In Teil 2 wurde bereits angedeutet, wie sich das primäre Zeiterleben aus dem triebhaften Gerichtetsein und der leiblichen Bewegungsantizipation ergibt (s.o. S.33f. bzw. S.46). Die Zeitigung ist der leiblichen Intentionalität inhärent: Zukunft entsteht primär im Erleben des Auf-etwas-Ausseins, des leiblichen Sich-Richtens und Könnens; das Mögliche ist zuallererst das, was ich leiblich vermag.[95] Mit dem Erlahmen der expansiven und zentrifugalen leiblichen Richtungen in der Depression muss daher ein Schwinden der leiblichen Protensivität, also des primären Gerichtetseins in die Zukunft einhergehen. Diese Stockung zeigt sich schon in der fehlenden Antizipation von Greifzielen und Bewegungen (s.o. S.103); sie hemmt ebenso die Entschlusskraft und das Vermögen, Zukunft zu entwerfen.[96] Währenddessen läuft die objektive,

---

[93] Ähnlich sieht Kraus das Wesen der depressiven Schwere darin, dass der Kranke an den Aufforderungscharakter der umgebenden Dinge fixiert ist, sich von seinen Aufgaben nicht lösen kann, gleichzeitig aber weder fähig ist, den Sinn dieser Aufgaben zu empfinden, noch sie zu bewältigen (Kraus 1973, 89f.).

[94] Vgl. hierzu auch Fuchs 2001.

[95] „Unser ursprünglichstes Zeiterleben geht also auf das hin, was später – nach der Entdeckung der Gegenwart und des Gewesenen – 'Zukunft' genannt wird. Diese Gerichtetheit einsinniger Art auf die Zukunft ist der Existenzart des Lebens wesentlich ... Zukunft ist das Möglichsein spontanen Selbstwerdens durch spontane Selbstveränderung." (Scheler 1976, 227f.). Vgl. ferner v.Gebsattel: „Die Zukunft wird herangelebt, bevor sie erlebt, gedacht, oder beachtet wird. Der Lebensbewegung ist die Richtung auf die Zukunft immanent" (v.Gebsattel 1954, 138).

[96] Die *Prospektivität*, der vorgestellte Zukunftsbezug bleibt zwar erhalten, aber nur als Antizipation des vollendeten Scheiterns im Sinne eines negativistischen Futur-II (Tölle u. Wefelmeyer

reflexiv bewusste Zeit weiter und verstreicht, ohne gelebt und genutzt zu sein, gleichsam als fortwährender Zuruf: „Vorbei!". Es ist die unmittelbare *Verwandlung von Zeit in Schuld*, wie sie Kuiper in seiner Selbstschilderung einer schweren Melancholie angesprochen hat:

> „Nicht nur die Dinge vergehen, auch die Möglichkeiten verstreichen ungenutzt. Wenn man etwas nicht zur rechten Zeit tut, tut man es niemals mehr. Was heute noch möglich ist, ist es vielleicht auch morgen noch, übermorgen aber nicht mehr. Das eigentliche Wesen der Zeit ist untilgbare Schuld" (Kuiper 155).

Elementarschuld und Schuldwahn

Die bisherigen Überlegungen haben die besondere Affinität der Melancholie zur Schuld unter verschiedenen Aspekten dargestellt. Gleichwohl ist noch nicht geklärt, wie es zu den vielfältigen, anscheinend grundlosen und absurd anmutenden Schuldwahnideen kommt, die sich gleichsam *de novo* aus der melancholischen Verfassung heraus bilden, und die offenbar nicht allein als Reaktion auf Versagens-, Fühllosigkeits- und Stillstandserlebnisse zu verstehen sind. Weitbrecht sprach daher von „primären Schuldgefühlen", die „der vitalen Grundstörung unableitbar und unverstehbar ... zugeordnet sind" (Weitbrecht 1949, 445). Dieses „elementare, im Beginn oft gegenstandslose, gleichsam kreatürliche Schuldgefühl ... sucht sich ... oft erst die Erlebniskomplexe aus, an denen es sich realisieren kann" (Weitbrecht 1948, 64). In der Tat reicht ein normalpsychologischer Motivzusammenhang zur Erklärung der Wahninhalte offenbar nicht aus. Doch hat Weitbrecht mit dem „kreatürlichen Schuldgefühl" im Grunde bereits angesprochen, was im Folgenden weiter untersucht werden soll: Beim melancholischen Schuldwahn handelt es sich nach der hier vertretenen Auffassung um die Konkretisierung eines elementaren, leiblichen Schulderlebens, das sich im Rahmen einer genetischen Phänomenologie aus der ursprünglichen kindlichen Schulderfahrung heraus verstehen lässt.

Zunächst entspricht die von Weitbrecht erwähnte Beliebigkeit und Austauschbarkeit der Wahninhalte zweifellos einer häufigen klinischen Beobachtung (Janzarik 1957a, Tellenbach 1983) und wird von sehr introspektionsfähigen Kranken mitunter selbst bemerkt:

> „Es ist sogar gleichgültig, was für ein Brennmaterial man in diesen Schmelzofen des Leidens wird ... Es ist ... in anderer Weise ganz gut, wenn man Objekte findet; denn das wahre und entsetzliche Wesen der Angst in der Depression ist ihre Gegenstandslosigkeit" (eine Patientin Tellenbachs [1956]).

Ein Patient der eigenen Klinik schilderte dies als ein primär-leibliches Schulderleben im Sinne von Weitbrecht:

> „Es kommt von unten, vom Bauch her, wie eine schreckliche Beklemmung, die nach

---

1987): Das Befürchtete *wird eingetreten sein*, die Familie wird ruiniert, ich werde gestorben sein, usw.

oben aufsteigt; dann entsteht ein Druck in der Brust, wie ein Verbrechen, das ich begangen habe; ich spüre es wie eine Wunde hier auf der Brust, das ist mein zermartertes Gewissen ... Das saugt dann die Erinnerung an, und ich muss wieder an alles denken, was ich versäumt und falsch gemacht habe ..."

Bei vielen Kranken bleibt es bei einem „Schuldigsein an sich"; sie schildern sich als durch und durch schlecht, verworfen, böse oder verdammt. Damit drücken sie ihr Selbsterleben aus, ohne dass sich dieses zu konkreten Schuldideen verdichtet. In der eben zitierten Selbstschilderung deutet sich an, dass dieses elementare Schuldigsein im leiblichen Erleben selbst beheimatet ist und auf diesem Weg auch seine Konkretisierung in der Erinnerung erfährt. Leibphänomenologisch lässt sich dies folgendermaßen deuten: Erinnerungen werden in Verbindung mit der jeweiligen leiblichen Verfassung oder Stimmung gespeichert[97]; tritt nun später ein gleichartiges leiblich-emotionales Befinden auf, so werden die ihm entsprechenden Gedächtnisinhalte – in diesem Fall also vergangene Schulderlebnisse – auch gleichzeitig aktualisiert. Die Frage, die sich hier anschließt, lautet: Wie ist das elementare „Schuldigsein an sich" (das dann beliebige Schulderinnerungen hervorruft) zu verstehen?

In der Analyse des personalen Raumes wurde die elementare Schuld als Erlebnis des *Verworfen- oder Ausgestoßenseins* beschrieben (s.o. S.81). Die Gewissheit einer schweren und unaufhebbaren Schuld verändert den erlebten Raum tiefgreifend. Die Welt um den Schuldigen herum scheint noch die gleiche und ist doch völlig verändert; denn die begegnenden Dinge und die anderen Menschen sind *unschuldig,* sie verhalten und geben sich, als wäre nichts geschehen. Der Schuldige aber fällt heraus aus der gemeinsamen Welt. Zwischen ihm und den anderen hat sich ein Abgrund aufgetan, über den keine Brücke mehr führt. „Auch ich war einmal dort drüben, bei den anderen; jetzt bin ich hier herüben und allein" (Conrad 1992, 36). Jedes freundliche Wort, jede unschuldige Geste verstärkt nur die Qual des Verworfenseins. So enthält die Topologie des Schuldraums einen negativen Vektor, der den Schuldigen von allen Seiten her zurückstößt und auf sich selbst verweist. Darin liegt eine Korporifizierung, die auch in der Hemmung des zukunftsgerichteten Lebensvollzugs und der abwärtsziehenden leiblichen Schwere der Schuldlast zum Ausdruck kommt.

Diese Charakteristika der Schuld lassen sich unter dem Aspekt einer genetischen Phänomenologie als primäre leibliche Erfahrungen deuten. Das Schuldgefühl bildet sich in der kindlichen Entwicklung im Zusammenhang mit der Übertretung von Geboten und Grenzen heraus, die einen „Liebesentzug", soziale Missbilligung oder eine andere Form von Strafe zur Folge hat. All diese Formen von Sanktion bedeuten letztlich eine Restriktion, nämlich ein Abgeschnitten- und Aufsicht-Zurückgeworfensein, das als leibliche Enge, d.h. als Verlust-, Trennungs- oder Straf*angst* erfahren wird (vgl. Lewin 1982, 123f.). Diese Ängste dürften noch in enger Beziehung zu einer phylogenetisch verankerten Urangst stehen, die Bilz

---

[97] Vgl. dazu die Forschungen zur Stimmungsgebundenheit der Erinnerungsspeicherung *(state-dependent learning)* bzw. des Gedächtniszugriffs *(mood-congruent memories)* etwa bei Bower 1981, Blaney 1986.

(1971, 356) als *Disgregationsangst* bezeichnet hat: Verlassen, ausgesetzt, verstoßen zu werden, bedeutete den Verlust des lebensnotwendigen Schutzes der Gruppe. Es kam ursprünglich einem Todesurteil gleich und löste massive Alarmreaktionen aus.

Im elementaren Schuld- und Straferleben des Kleinkindes, das nicht durch Einsicht oder die Antizipation möglicher Versöhnung gemildert ist, wird der Bruch der Bindung zu den signifikanten Anderen in der Tat als Bestürzung, lähmende Erstarrung, ja Vernichtung erfahren. Diese ursprüngliche, katastrophale Schulderfahrung ist freilich meist momentaner Natur; sie wird aufgehoben durch die Einbettung in die liebevolle zwischenleibliche Beziehung zu den Eltern. Mit der Entwicklung und Reifung des personalen Gewissens wird das elementare Schulderleben vom normalen Schuldgefühl abgelöst, das auf umgrenzte Verfehlungen gerichtet und durch die Möglichkeit von Reue und Wiedergutmachung gemildert ist.[98] Dennoch können sich auch im späteren Leben katastrophale Schulderlebnisse wiederholen.

Die restriktive, korporifizierende Leiblichkeit elementarer Schuld dürfte damit plausibel geworden sein. Ihre wesentlichen Charakteristika entsprechen weitgehend der dominierenden leiblichen Verfassung in der Melancholie und liefern so das entscheidende Bindeglied zwischen der Erkrankung und den „kreatürlichen Schuldgefühlen". Die Erstarrung in leiblicher Enge, die primär gegenstandslose, psychotische Angst und der Verlust der lebendigen Beziehung zur Welt reaktivieren die frühen leiblichen Erfahrungen von Schuld als Herausfallen aus der lebensnotwendigen Bindung und Angst vor der strafenden Elterninstanz.[99] – Dazu kommt, das gerade für den Typus Melancholicus die emotionalen Bindungen zur Mitwelt tatsächlich „lebensnotwendig" sind (Tellenbach 1983, Kraus 1977). Schuldigwerden heißt für ihn in besonderem Maße, aus dem Rahmen der mitmenschlichen Geborgenheit herauszufallen; es ruft die Erfahrung von Liebesverlust oder Strafe wach, die ihn als Kind in die Enge seines Leibes stürzen ließen. In der Melancholie erfährt er nun eben diese äußerste leibliche Restriktion als „ursprüngliches Verworfensein", das ein archaisches, strafendes Gewissen und ein vernichtendes Schulderleben aktiviert. Erst sekundär konkretisiert sich dieses elementare Schuldigsein in vermeintlichen, erinnerten oder aktuellen Verfehlungen.

Die Reaktivierung primärer Schulderfahrungen bedeutet keineswegs eine Überempfindlichkeit oder Verfeinerung des Gewissens – eine solche Differenzierung des Wertfühlens widerspräche der tiefgreifenden Entfremdung des Werteraums.

---

[98] Diese Auffasung entspricht der psychoanalytischen Unterscheidung eines archaisch-tyrannischen und eines reiferen, durch Wertidentifizierung gemilderten Über-Ich, wie sie in der Nachfolge Freuds (1948b) etwa M. Klein (1933), E.Jacobson (1964) oder A.H.Modell (1965) getroffen haben. Sicher ist die Macht des archaischen Gewissens nicht allein durch tatsächliche Vorwurfs- und Straferfahrungen, sondern auch durch psychodynamische Mechanismen (Identifikation mit dem Aggressor, ödipale Verdrängungen u.a.) zu erklären.

[99] So stellte auch Janzarik bei depressiven Patienten mit „primären Schuldgefühlen" im Sinne Weitbrechts „zumeist neben dynamischer Entmächtigung auch Angst, und zwar *primäre* psychotische Angst" fest (Janzarik 1957a, 200).

3.1 Melancholie

Vielmehr kann häufig gerade eine Primitivierung des Gewissens, eine „Gewissensverzerrung" (Weitbrecht 1947) beobachtet werden. Es sind dann gerade nicht die objektiv vielleicht gegebenen Anlässe zu Schuld und Reue, sondern banale und eher selbstbezogene Inhalte, an die sich die lamentierenden Selbstvorwürfe heften. Sie führen auch nicht zu einer reifen, personalen Auseinandersetzung mit der (vermeintlichen) Schuld, zu Einsicht, Annahme oder Reue. Die melancholische Schuld ist gar nicht eingebettet in eine personale Beziehung, die dies zuließe – resultiert sie doch gerade aus dem Abbrechen aller Beziehung. Während das Schuldgefühl sonst immer auf eine mitmenschliche oder göttliche Instanz gerichtet ist, vor der man schuldig geworden ist, bleibt das melancholische Schulderleben im Grunde autistisch. Die von den Kranken genannten Schuldner sind nur Pseudo-Instanzen, denen gegenüber es kein eigentliches Bereuen, erst recht keine Versöhnung gibt. Schließlich entspricht auch der nicht selten an die Schuldideen anknüpfende *Strafwahn* (jeden Moment abgeholt, vor Gericht gestellt, mit Kerker oder Hinrichtung bestraft zu werden) einem grausamen, archaisch-primitiven Schulderleben.[100]

Somit steht auch die Eigenart des melancholischen Schulderlebens in Einklang mit der These der Reaktivierung einer elementaren, vorpersonalen Schulderfahrung. Sie wird weiter durch die Beobachtung gestützt, dass der Melancholische sich so mit seinem Schuldig-Sein identifiziert, dass es ihn ganz erfüllt und er *an sich* ein Schuldiger ist; denn auch dies entspricht einer archaischen, entdifferenzierten Selbstwahrnehmung. Wir treffen hier erneut auf die entscheidende Voraussetzung des Wahns: den Verlust der exzentrischen Selbstdistanzierung, der zur vollständigen Identifikation der Person mit ihrem gegenwärtigen Zustand führt. Das reflektierende Bewusstsein tritt in den Dienst des unmittelbaren Erlebens und gestaltet es zum Wahn aus.

Aus der Identifikation mit dem aktuellen Zustand, der in die Vergangenheit projiziert wird, resultiert schließlich auch der häufig erhobene Selbstvorwurf der *Unwahrhaftigkeit:* Die Kranken klagen sich an, Betrüger oder Hochstapler zu sein, ihre Gefühle nur vorgetäuscht, anständige Handlungen nur aus Egoismus ausgeführt zu haben. Sie spielten ihre Krankheit nur vor, in Wahrheit seien sie gar nicht krank, sondern nur faul, usw. Abgesehen von Anlässen in der Gefühlsentfremdung und der „relativen Willensschwäche" (s.o. S.104) liegt diesem Selbstvorwurf vor allem die Überzeugung zugrunde, dass die gegenwärtige Verworfenheit schon immer bestand und folglich der Mitwelt eine normale, „anständige" Existenz nur vorgetäuscht wurde (vgl. Kraus 1992).

So erlebt sich der Melancholische als umgeben von einer „Schuldwelt", in der alles zum Signum seines Versäumnisses wird. Es gibt keine Vergebung, keine Reue

---

[100] Der Tod bzw. der Suizid übt auf den Melancholischen eine magische Anziehung aus, jedoch nicht als antizipierte Erlösung (wie häufig beim neurotisch motivierten Suizid), sondern als angemessene Bestrafung, als der Vollzug eines Urteils. Nicht zufällig war die Melancholie für Freud das Paradigma für das Wirken des Todestriebes, da in ihr „das überstarke Über-Ich ... gegen das Ich mit schonungsloser Heftigkeit wütet ... Was nun im Über-Ich herrscht, ist wie eine Reinkultur des Todestriebes, und wirklich gelingt es diesem oft genug, das Ich in den Tod zu treiben" (Freud 1940, 283).

oder Wiedergutmachung; Schuldigsein umfasst sein ganzes Selbstsein. Im äußersten Schuldwahn kommt es zur Identifikation mit der „Schuld als solcher": Für den Kranken existiert gar keine Schuld mehr außerhalb der eigenen Person, sondern er selbst ist an allem Übel der Welt schuld. Er klagt sich an, für weltweite Verbrechen oder den kommenden Untergang der Welt verantwortlich zu sein. Weil er die exzentrische Position verloren hat, wird er zum Zentrum aller Schuld.

3.1.5
Zusammenfassung

In der Melancholie verliert das spezifisch-menschliche, dialektische Verhältnis von Leib und Körper seine Balance. Die Hemmung des Antriebs resultiert in einer korporifizierenden Erstarrung, die sich in verschiedener Weise manifestiert: im Leibraum selbst als qualvolle Restriktion; im Richtungsraum als Dominanz der Schwere, als Hemmung zentrifugaler Richtungen und Handlungsvollzüge; im Stimmungsraum als Verlust der sympathetischen Resonanz, als Störung der Gefühlsempfindung und Entfremdung. Der Verlust der zukunftsgerichteten Vermögen des Leibes äußert sich in einer Verlangsamung und Hemmung der gelebten Zeit, die das Gewordene, die Vergangenheit gegenüber der Zukunft übermächtig werden lässt.

Die Korporifizierung des Leibes bedeutet, dass er dem Patienten nicht mehr die Welt erschließt, sondern sich als aufdringliches und quälendes Hindernis vor sie stellt. Die radikale Trennung von der Welt und den Anderen bedeutet an sich schon einen tiefgreifenden Verlust. Sie reaktiviert darüber hinaus elementare, frühkindliche Erfahrungen des *Zurückgeworfenseins* in Versagungs-, Trennungs- oder Bestrafungssituationen, die mit korporifizierenden Gefühlen wie Scham und Schuld verbunden waren. Diese im impliziten Gedächtnis gespeicherten Erfahrungen amalgamieren sich mit der melancholischen Grundverfassung des Leibes vielfach zu einem „leiblichen Schuldgefühl" oder „Verworfensein", das sich sekundär mit autobiographischem Erinnerungsmaterial verknüpft.

Diese auf die primär leibliche Pathologie aufgelagerten emotionalen Prozesse lassen die Melancholie auch zu einer Krankheit der *Person* werden. Noch mehr allerdings trägt dazu die Lähmung der exzentrischen Bewegung bei. Mit der Korporifizierung der fluiden Leiblichkeit löst sich auch die Reflexion aus dem Lebenszusammenhang, verselbständigt sich und hypertrophiert zu einem fruchtlosen, der Vergangenheit zugewandten Grübeln. Die weitere Zunahme der leiblichen Restriktion führt zur Einengung des Spielraums der Perpektivenbeweglichkeit und schließlich zum fixierten Wahn. In ihm gipfelt die autistische Abschließung, insofern die Wahnthemen den Verlust der Weltbeziehung zugleich thematisieren und verabsolutieren: der hypochondrische Wahn das Unvermögen des Leibes, sich auf die Welt hin zu transzendieren; der Verarmungswahn den Verlust der Ressourcen zur Ernährung und Existenzsicherung; der Schuldwahn die Verstoßung aus der mitmenschlichen Gemeinschaft; und der nihilistische Wahn das Absterben der lebendigen Existenz selbst.

Das anthropologische Fundament der Melancholie dürfte nach diesen Überlegungen in der grundsätzlichen Störbarkeit der menschlichen Antriebs- und Vitalprozesse zu suchen sein, die durch die Entkoppelung von Trieb und Triebziel, durch eine reflexionsbedingte Hemmung und durch die Möglichkeit der Ambivalenz, also einander neutralisierender Motivationen charakterisiert sind. Daraus ergeben sich Störungen der leiblichen Gerichtetheit auf die Umwelt und Stockungen der Lebensprozesse. Der typische Zeitpunkt der Erstmanifestation von Melancholien dürfte nicht zufällig nach der Lebensmitte liegen, wenn nämlich die Energie der im weitesten Sinne auf vitale Ziele gerichteten Prozesse (Wachstum, Fortpflanzung, Existenzsicherung) nachlässt und die Reflexion gegenüber der primären Zukunftsrichtung des Lebens die Oberhand gewinnt. Dann kann die Leiblichkeit einer generalisierten „Stase" anheimfallen, wie sie die Melancholie darstellt.

Es ist anzunehmen, dass die Bewusstseinstätigkeit bereits auf der Ebene des Organismus durch einen Entzug vitaler Energien erkauft ist, der den Menschen anfälliger für körperliche Funktionsstörungen und Krankheit werden lässt. Für die Melancholie dürften jedoch ebenso bedeutsam die seelischen Erlebnisse von Trennung und Zurückgeworfensein sein, die mit dem Prozess der Individualisierung und Personwerdung zumindest in der westlichen Kultur verknüpft sind. Die korporifizierenden Erfahrungen der Hemmung, Trennung und Verworfenheit, die die Entwicklung des Kindes begleiten, sind für den Menschen als essenziell soziales und der Liebe bedürftiges Wesen letztlich Äquivalente des Todes. Der Melancholiker zahlt einen besonders hohen Preis für sein Personwerden, indem die Summe der damit verbundenen Schulderfahrungen auf ihn zurückfällt. Die melancholische Depression verdeutlicht somit, wie tief unsere frühen interpersonellen Erfahrungen dem Gedächtnis des Leibes eingeschrieben sind.

Therapeutischer Ausblick

Die phänomenologische Charakteristik der Melancholie soll abschließend in Beziehung zu einigen *therapeutischen Möglichkeiten* gesetzt werden. – In der ersten Phase der Behandlung geht es vor allem darum, die Starre der leiblichen Restriktion zu lösen. Psychopharmaka setzen eigentlich an der leiblichen Dynamik an: Während Anxiolytika eine kurzfristige Lockerung der ängstigenden Restriktion bewirken, erreichen Thymoleptika eine allmähliche Umstimmung der leiblichen Grundverfassung ebenso wie eine Antriebssteigerung. Allerdings ist eine bloße Steigerung des Antriebs vor Lösung der Restriktion problematisch, da sie, bildlich gesprochen, den inneren Druck innerhalb der starren Ummauerung verstärkt und so vermehrte Angst, Agitiertheit und Verzweiflung erzeugen kann. Gleiches gilt für einen vermehrten „Druck von außen", nämlich eine Steigerung von Anforderungen, die in falscher Einschätzung der Belastbarkeit des Patienten an ihn gerichtet werden. Geboten ist in der ersten Phase der Behandlung daher eher eine Entpflichtung des Patienten, die z.B. in der eindeutigen Zuweisung der Krankenrolle, einer „verordneten Regression" bestehen kann. Es geht um die Vermittlung der Einsicht, dass eher eine „Aufgabe des Wollens" von ihm gefordert ist, als ein fortwährendes Ankämpfen gegen die innere Hemmung, das seine Schuld- und Insuffizienzgefühle nur verstärken muss. Die ärztliche Autorität kann dazu eingesetzt werden, den Kranken vom Druck der Aufforderungscharaktere zu entlasten.

Zu den im weitesten Sinne leibbezogenen Therapieformen gehören alle Maßnahmen, die zur Lockerung, Weitung und Mobilisierung der leiblichen Dynamik beitragen. Dies gilt beispielsweise für Entspannungsverfahren, Bewegungstherapie, aber auch Schwimmen oder Ausdauertraining (Broocks et al. 1997), insofern dabei die rhythmische Schwellung der muskulären Kraftentfaltung die Restriktion durchbricht. – Auch die therapeutischen Schlafentzüge erreichen eine leibliche Umstimmung. Sie dürfte nicht zuletzt mit der Tonusreduktion verknüpft sein, die mit zunehmender Müdigkeit gewöhnlich in den Abendstunden einsetzt (und daher meist zu einer Aufhellung der Stimmung führt), durch den Schlafentzug aber auf die erste Tageshälfte ausgedehnt wird und so das „Morgentief" als Maximum der leiblichen Restriktion verhindert. – Auf die Wiederanregung der feineren leiblichen Dynamik in Form von Resonanz und Schwingungsfähigkeit zielen Verfahren wie Musiktherapie oder Sinnes- und Genusstraining, die die Fähigkeit zur sinnlichen und emotionalen Partizipation an der Umwelt fördern. Auch der künstlerische Ausdruck beim Malen, Formenzeichnen oder Tongestalten kann einen von normierten Rollenerwartungen freien Erfahrungsraum herstellen, in dem der Patient seine Eigenaktivität und Eigenrhythmik wieder entfalten kann. Voraussetzung sind allerdings relativ klare gestalterische Vorgaben, damit der Leerraum des „weißen Blatts" nicht Angst vor Insuffizienz und Scheitern auslöst. – Keinesfalls sollte schließlich unterschätzt werden, welche leibliche Wirkung auch das therapeutische Gespräch hat, insofern es einerseits dem in seiner Eigenwelt gefangenen Kranken einen weitgehend angstfreien, von innerem Druck entlastenden Raum eröffnet, andererseits durch leibliche Kommunikation und Förderung des Gefühlsausdrucks auch seine Schwingungsfähigkeit anregt.

3.2
Die Schizophrenie als Krankheit der Person

Übersicht. – Ließ sich die Melancholie primär aus der Pathologie der Leiblichkeit begreifen, so betrifft die Schizophrenie den Menschen in seiner Personalität selbst. Als zentrale Störung wird in der vorliegenden Konzeption das Versagen der Intentionalität beschrieben, also der Fähigkeit, sich wahrnehmend, denkend, fühlend und handelnd auf die Welt zu richten und gleichzeitig dieser Akte innezusein. Die Störung äußert sich in einer intentionalen Depersonalisation, die alle Bereiche des Erlebens erfasst; in einer „Inversion der Intentionalität" begegnet der Schizophrene seinen eigenen Vollzügen als fremden, von außen her gemachten. Die Fähigkeit zur Konstitution einer subjektunabhängigen Realität ist damit mehr oder minder schwer beeinträchtigt.

Die intentionale Entfremdung des *Wahrnehmens* äußert sich in der Apophänie als Scheinhaftigkeit und eigenbezügliche Bedeutsamkeit alles Wahrgenommenen (3.2.1). Die Entfremdung des *Denkens* führt zu den Erlebnissen der Gedankeneingebung bzw. zu verbalen Halluzinationen: Es kommt zu Unterbrechungen des intentionalen Bogens im Gedankenablauf, wodurch die eigenen Gedanken als nicht-intendierte erscheinen. Die verbalen Halluzinationen werden als eine intentionale Entfremdung der „inneren Rede" gedeutet, einer Form von Gedankenprozessen, die als internalisierter Dialog mit den Anderen aufzufassen sind (3.2.2).

In analoger Weise wird die Willensbeeinflussung als Entfremdung der Handlungsvollzüge interpretiert. Die Depersonalisation des Leiberlebens resultiert in einer Entkoppelung der Ausdrucksresonanz und in der Freisetzung des primären, physiognomisch-ekstatischen Verhältnisses von Leib und Umwelt. Auf dem Höhepunkt dieser Entgrenzung treten Phänomene leiblicher Verschmelzung und magischer Räumlichkeit auf (3.2.3). Die zentrale intentionale Störung der Schizophrenie manifestiert sich schließlich in einer Verfehlung der Perspektivenübernahme: Im Wechsel in die Perspektive der Anderen verliert der Schizophrene sein personales, im eigenen Leib verankertes Zentrum; er vermag seine eigene Perspektive nicht gegenüber der fremden zu behaupten. Der schizophrene Wahn lässt sich auf dieser Grundlage als eine autistische Kommunikation begreifen, die die Gefährdung durch die Fremdperspektive konsequent verhindert, um das Subjekt so vor dem Selbstverlust zu schützen (3.2.4).

Wie keine andere Krankheit ergreift die Schizophrenie den Menschen in der Totalität seines Seins, als Person selbst. Sich dieser Krankheit verstehend und erklärend zu nähern, ist daher auch auf phänomenologischem Weg nur jeweils unter bestimmten Aspekten möglich. Mit dieser Einschränkung erscheint es gerechtfertigt, trotz der Vielzahl von Interpretationen, die diese Krankheit in der kurzen Geschichte der Psychiatrie bereits erfahren hat, einen Weg zu ihrem Verständnis zu suchen, der sich der entwickelten Kategorien von Leiblichkeit und Personalität bedient.

Die Schizophrenie wird dabei verstanden als eine *fundamentale Störung der Person in ihrem Vermögen, sich durch ihre Leiblichkeit hindurch auf die Welt zu richten und eine von ihr unabhängige Realität zu konstituieren*. Dieses Vermögen ist nun das der *Intentionalität* als der Form psychischer Akte, durch die sich die

Person auf die Ziele und Gegenstände ihres Denkens, Fühlens, Wollens und Handelns richtet. Die zentrale Störung der Schizophrenie liegt nach dieser Konzeption nicht auf der Ebene einzelner Funktionen und Vollzüge; sie ist nur von der Person selbst und ihrer intentionalen Tätigkeit her zu erfassen.

Die „Grundstörung" der Schizophrenie wurde bekanntlich in unterschiedlicher Weise zu fassen versucht: als „Lockerung der Assoziationsspannung" (Bleuler 1911), als „Hypotonie des Bewusstseins" (Berze 1914), „Schrumpfung der Spannweite des intentionalen Bogens" (Beringer 1926), „Schwäche der seelischen Aktivität" (Gruhle 1929) oder als „energetischer Potenzialverlust" (Conrad 1992). – Störring (1969) suchte die spezifisch schizophrene Störung bereits in der Person zu lokalisieren und sah sie vor allem im Verlust der Fähigkeit zur Selbstbesinnung: „Die Grundstörung liegt bei der Schizophrenie nicht im vitalen Antriebsgeschehen, sondern in einem eigenartigen, dem Menschen allein zukommenden transzendenten psychischen Raum ..., in dem er seine Erlebnisse wie im Spiegelerleben zum Gegenstand der Betrachtung machen kann. In diesem Raum herrscht nicht das Erfahren und Erleben, sondern das 'Erfahrende und Erlebende der Person' ... In dieser psychischen Sphäre fühlt sich der Mensch frei. Qualitative Störungen sind hier verbunden mit dem Erlebnis des Eingriffs ins Ich, in die Freiheit der Person, in die Meinhaftigkeit ... des personalen Denkens, Fühlens und Wollens" (Störring 1969, 75). Dieser „transzendente Raum" der Selbstbesinnung oder Reflexion erscheint in Störrings Konzeption allerdings zu isoliert gedacht, nämlich abgekoppelt von der Leiblichkeit der Person und von ihren intersubjektiven Bezügen. Tatsächlich stellt das Personale keinen gesonderten Raum dar, sondern es geht als Intentionalität in alle Wahrnehmungen, Denk- und Willensakte ein, ebenso wie in die interpersonale Wahrnehmung des Anderen. Demgegenüber sah Wyrsch die Störung eher in der Personalität der *Akte*, nämlich als „Störung im Vollzug der Akte selbst, und zwar beim Ichbewusstsein, mit dem der Vollzug erfolgt" (Wyrsch 1956, 62).

In der neueren psychopathologischen Literatur hat vor allem Mundt (1983, 1984, 1985) den Begriff der Intentionalität zur schizophrenen Kernsymptomatik in Beziehung gesetzt – Intentionalität verstanden als die „Fähigkeit..., in Wahrnehmen, Denken, Bewegen, Wollen die Sinnsetzung verfügbar zu haben", letztlich als die „Selbstverfügbarkeit" des Subjekts (Mundt u. Lang 1987, 63). Dazu gehört nach Mundt wesentlich die Fähigkeit zur Oszillation des Standpunktes und damit zur unmerklichen Abstimmung mit dem Dialogpartner darüber, ob man dasselbe intendiert – als gleichermaßen verbal-symbolvermittelter wie leiblich-kommunikativer Prozess. Unter neurobiologischem Aspekt ist Mundts Hinweis bedeutsam, dass intentionale Leistungen wesentlich auch Hemmungsleistungen darstellen, die Energie konsumieren. So entspricht der spürbaren Anstrengung der Konzentration die Leistung der Inhibition interkurrenter Assoziationen und Impulse. Diese Energieleistungen zeigen sich auch in Affektspannungen an, die bei der Gestaltbildung als der angestrengten „Suche nach Bedeutung" ebenso auftreten wie beim Gestaltzerfall in der akuten Psychose. Die produktiven und defizitären Symptome der Schizophrenie erscheinen vor diesem Hintergrund als Manifestationen einer Irritierung und Schwächung der Intentionalität, d.h. „die Sinnsetzungen verlieren ... ihre innere Diszipliniertheit" (l.c. 64). Allerdings begrenzt Mundt – entsprechend dem Schwerpunkt seiner Untersuchung auf den chronischen Defizienzsyndromen – den Intentionalitätsbegriff in der Anwendung vor allem auf den interpersonalen Kontakt, die Interaktion, „die den einzigen ... Fixpunkt darstellt, an dem sich Intentionsleistungen bewähren können und müssen" (Mundt 1984). Der Weg einer phänomenologischen Erklärung auch der produktiven psychotischen Symptome unter dem Aspekt einer Intentionalitätsstörung erscheint bislang noch keineswegs ausgeschritten.

Im Folgenden untersuche ich nacheinander die Bereiche der Wahrnehmung, des Denkens, der Leiblichkeit und der Interpersonalität. Dabei zeigen sich zunächst jeweils basale Störungen und entsprechende Symptome, die bereits als Ausdruck einer Desintegration und eines Gestaltzerfalls ganzheitlicher intentionaler Leistungen aufgefasst werden können. Sie finden ihre eigentliche Erklärung aber erst vom Vollbild der Intentionalitätsstörung her, wie sie in der psychotischen Depersonalisation als Entfremdung der Wahrnehmungswelt und als „Ich-Störung" des Denkens, des Handelns und der Leiblichkeit erscheint.

3.2.1
Wahrnehmung

3.2.1.1
Desintegration der Wahrnehmung

Während in der klassischen Psychopathogie der Schizophrenie die Wahrnehmung (abgesehen von den Halluzinationen) als im wesentlichen ungestört galt, traten vor allem durch die Untersuchungen Chapmans (1966) und Hubers (Gross u. Huber 1972) prodromale Abnormitäten der Wahrnehmung in den Blick, die auf eine Funktionsstörung auf höherer Ebene schließen ließen. Betrachten wir zunächst einige Beispiele:

> „I have to put things together in my head. If I look at my watch I see the watch, watchstrap, face, hands, and so on, then I have got to put them together to get it into one piece" (Chapman 1966).
> „Everything I see is in bits. You put the picture up bit by bit into your head. It's like a photograph that's torn in bits and put together again. If I move there's a next picture that I have to put together again" (McGhie u. Chapman 1961).

Chapman selbst beschrieb dies als Störung der Gestaltwahrnehmung: „(The patients) are unable to interpret the whole, as a meaningful gestalt, until they have taken sufficient time to coordinate its different elements, and this has to be done in a conscious deliberate fashion" (1966, 230). – Der Sinn des Wahrgenommenen ist allerdings normalerweise keine zusätzliche „Interpretation", sondern eine Leistung des intentionalen Wahrnehmungsmoments selbst (s.o. S.73). Wahrnehmung enthält immer die Bedeutung des Gegenstandes, da er sich erst durch diese Bedeutung überhaupt als Einheit vom Umfeld abgrenzt, also zu *einem Gegenstand* wird. Eine nachträgliche Interpretation des Wahrgenommenen müssen jedoch die Patienten zuwegebringen, weil die intentionale Erfassung des Gegenstandes in ihrer Wahrnehmung gestört ist und die Sinneinheit des Gesehenen sich nicht mehr *von selbst* herstellt. – Können Gestalteinheiten nicht erzeugt oder festgehalten werden, drängt sich der Hintergrund des Wahrnehmungsfeldes um so mehr hervor:

> „I notice so much more about things and find myself looking at them for a longer time. Not only the colour of things fascinates me but all sorts of little things like markings in the surface pick up my attention to" (McGhie u. Chapman 1961).

In der deutschen Psychopathologie haben vor allem Matussek (1952) und Conrad (1992) die Tendenz schizophrener Patienten betont, an Einzelheiten des Wahrnehmungsfeldes haften zu bleiben. Für manche Patienten bedeutet schon ein Blickwechsel eine spürbare Anstrengung, da er mit der Notwendigkeit neuer Gestaltbildung verbunden ist:

> „Ich kann mich immer nur auf Einzelheiten konzentrieren, kann mich z.B. in den Anblick eines Vogels auf dem Zweige verlieren, sehe dann aber nichts anderes." – „...ich ... starrte wie gebannt auf das eigenartige Bild. Mir lag nichts daran, den Eindruck zu korrigieren, ich will sagen, das Hinstarren war bequemer. Wenn ich mich aus der Haltung hätte herausbringen wollen, wäre eine starke Willensanstrengung nötig gewesen" (Matussek 1952).

Nach Matussek zeigen Schizophrene oft eine bannende Passivierung der Wahrnehmung, die ihr pathisches Moment und mit ihm die Ausdrucks- und Wesenseigenschaften hervortreten lässt. Anders gesagt: Schizophrene neigen dazu, eher zu hören als *hin*zuhören, eher zu schauen als *hin*zusehen, eher zu empfinden als wahrzu*nehmen*. Das aktive, intentionale Wahrnehmungsmoment ist geschwächt. Die Patienten sind daher leichter durch irrelevante, die Gestaltbildung störende Eindrücke zu irritieren, die sie nicht zu desaktualisieren vermögen. Es kommt zur Intensivierung der Eindrücke und zur Überlastung der Aufmerksamkeit.

> „I have noticed that noises all seem to be louder to me than they were before. It's as if someone had turned up the volume ..." – „Colours seem to be brighter now, almost as if they were luminous" (McGhie u. Chapman 1961).
> „Things are coming in too fast. I lose my grip of it and get lost. I am attending to everything at once and as a result I do not really attend to anything." – „I seem to be always taking in too much at the one time and then I can't handle it and can't make sense of it." – „Sometimes when people speak to me my head is overloaded. It's too much to hold at once" (ebd.).

Die Leistung der selektiven Aufmerksamkeit und der Hemmung des Irrelevanten gehört wesentlich zur Intentionalität der Wahrnehmung (s.o. S.37). Eine zugrundeliegende Intentionalitätsschwäche lässt sich insofern gut mit experimentellen, neuropsychologischen Befunden in Einklang bringen, die auf eine Störung der selektiven Aufmerksamkeit und mangelnde Hemmung irrelevanter Reize hindeuten (Venables 1978, Hemsley 1990, Frith 1995). – Diese einleitenden Bemerkungen bilden den Hintergrund für die nun folgende Analyse der eigentlich psychotischen Wahrnehmung.

3.2.1.2
Wahnstimmung und Apophänie

Die Entfremdung der Wahrnehmungswelt in der akuten Schizophrenie betrifft nicht nur einzelne Eindrücke und Wahrnehmungsgestalten, sondern offensichtlich den Umraum als ganzen, genauer: den Stimmungsraum. Der Begriff der Wahnstimmung meint nicht nur eine fremdartige und bedrohliche, zentripetal gerichtete

Atmosphäre, sondern auch eine schwer beschreibbare Verfremdung der wahrgenommenen Ausdruckscharaktere. Jaspers gibt folgende Schilderung der Wahnstimmung:

> „Alles hat eine neue Bedeutsamkeit. Die Umgebung ist anders, nicht etwa grobsinnlich – die Wahrnehmungen sind der sinnlichen Seite nach unverändert –, vielmehr besteht eine feine, alles durchdringende und in eine ungewisse, unheimliche Beleuchtung rückende Veränderung. Ein früher indifferenter und freundlicher Wohnraum wird jetzt von einer undefinierbaren Stimmung beherrscht. Es liegt etwas in der Luft, der Kranke kann sich davon keine Rechenschaft geben, eine misstrauische, unbehagliche, unheimliche Spannung erfüllt ihn ... Diese allgemeine Wahnstimmung ohne bestimmte Inhalte muss ganz unerträglich sein. Die Kranken leiden entsetzlich, und schon der Gewinn einer bestimmten Vorstellung ist wie eine Erleichterung" (Jaspers 1973, 82).

Jaspers weist bereits auf die Tendenz dieser unheilschwangeren Atmosphäre hin, sich in bestimmten Bedeutungen zu konkretisieren, gewissermaßen „zu entladen", nämlich in den Wahnwahrnehmungen. Daran knüpft sich Kurt Schneiders Konzept der „Zweigliedrigkeit" von normaler Wahrnehmung und wahnhafter Ausdeutung: „Da es sich nicht um eine fassbare Veränderung des Wahrgenommenen, sondern um eine abnorme Deutung handelt, gehören die Wahnwahrnehmungen nicht zu den Wahrnehmungsstörungen, sondern zu denen des 'Denkens'" (Schneider 1992, 50). Dennoch begann in der deutschen Psychopathologie schon bald die Suche nach strukturellen Abnormitäten der Wahrnehmung, die für die Verfremdung der erlebten Umwelt verantwortlich sein könnten.

Conrad gab dem abnormen Bedeutungserleben, das aus der Wahnstimmung resultiert, die Bezeichnung *Apophänie*. Apophän ist der Ausdruck des *„tua res agitur"*, den die begegnenden Dinge annehmen, und in dem sie eine besondere, das Subjekt unmittelbar ansprechende Bedeutsamkeit zu offenbaren scheinen. Conrad erklärte dies gestaltpsychologisch aus dem Verlust der Dominanz der Figur und dem Hervortreten des Hintergrunds im Wahrnehmungsfeld: Das Unauffällige selbst wird auffällig und verleiht der Situation eine bedrohliche Physiognomie, „einen neuen und befremdlichen Zug" (Conrad 1992, 44). – Matussek (1952) beschrieb diese Physiognomisierung des Raumes als „Hervortreten von Wesenseigenschaften". Die Dinge erscheinen aus ihren gewohnten und natürlichen Verweisungszusammenhängen herausgelöst, ihres vertrauten Sinnes beraubt und mit neuen, fremden Bedeutungen behaftet. Diese werden nach Matussek nicht etwa erschlossen (wie Schneider annahm) oder der Wahrnehmung als Symbole hinzugefügt, sondern „unmittelbar am Gegenstand aufgrund einer *veränderten Wahrnehmungswelt* erlebt" (l.c. 311).[101]

Janzarik schließlich sah in der psychotischen Erlebnisabwandlung eine Störung der Balance von „impressivem" und „repräsentativem" Wahrnehmen (s.o. S.37, Anm.35). Die „Entzügelung des impressiven Wahrnehmungsmodus" bedeute vermehrte Reizoffenheit und Empfänglichkeit für Anmutungsqualitäten. In der akuten Psychose fehle das Gegengewicht der insuffizient gewordenen Gerichtetheiten des Subjekts, „die sonst die Anmutungen abschirmen, das emotional gelockerte Feld wieder straffen und aus seiner Umweltkohärenz zurückholen" (Janzarik 1967). Als zugrundeliegende Störung stellte Janzarik in späteren

---

[101] Ein Beispiel: „Der Schizophrene, der im Weiß der Birkenrinde die Bedeutung 'Unschuld' erlebt, 'empfindet' die Farbe der Rinde nicht als Symbol der Unschuld, sondern sieht in der weißen Rinde ein ganz bestimmtes Wesen verkörpert, nämlich die Unschuld" (l.c.).

Arbeiten die „Desaktualisierungsschwäche" des Schizophrenen in den Vordergrund, als ein strukturelles Unvermögen, das psychische Feld vor der Überflutung durch Anmutungen des Umraums oder durch seelische Erinnerungsgehalte zu bewahren (Janzarik 1983).

Einen anderen Erklärungsansatz verfolgt die Basisstörungskonzeption Hubers (Huber 1966, Huber u. Gross 1977). Danach gehen die Wahnwahrnehmungen letztlich auf elementare „kognitive Wahrnehmungsstörungen" zurück, die u.a. in prämorbid auftretenden Abnormitäten der Intensität, Gestalt und Bewegtheit sensorischer Wahrnehmungen bestehen. Daran anknüpfend hat Klosterkötter (1988) die Übergänge von solchen unspezifischen Störungen zu den produktiven Symptomen ersten Ranges an größeren Patientenstichproben untersucht und dabei „allopsychische Depersonalisationsphänomene" (also die Erlebnisse des Befremdlichen, Unechten, Gemachten in der Wahrnehmung) als entscheidende Zwischenstadien herausgearbeitet. Die zunehmende und irritierende Komplexität der Störungen erzwingt nach Klosterkötter die „psychotische Externalisierung" oder paranoide Außenattribution des Befremdlichen als einzig verbliebene Bewältigungsmöglichkeit. Dabei kommt es zu einer strukturellen Regression auf ein onto- und phylogenetisch früheres, egozentristisches Bezugssystem, resultierend in der eigenbezüglichen Umweltwahrnehmung.

Angesichts der Vielzahl vorgeschlagener Erklärungen kann die Natur der Wahrnehmungsabwandlung und ihr Zusammenhang mit den Wahnwahrnehmungen keineswegs als geklärt angesehen werden. Resultiert die Apophänie nun aus einer fehlerhaften Bedeutungszumessung, aus einer Entzügelung des pathischen oder impressiven Wahrnehmungsmodus, aus einer Verzerrung basaler Wahrnehmungsstrukturen oder aus einem egozentristischen Bezugssystem? Handelt es sich um eine primär basale Störung, die mit zunehmender Intensivierung zu einer Verfremdung der Wahrnehmungswelt führt (*„bottom-up"*) oder um eine primär höhere Störung auf intentionaler Ebene, die sich im Gestaltverlust des Wahrnehmungsfeldes niederschlägt (*„top-down"*)? – Ich werde im Folgenden die zweite Auffassung vertreten und die Apophänie auf eine Schwächung des intentionalen Moments der Wahrnehmung zurückführen. Dieses Moment wurde im Lauf der Untersuchung auch als inhärente Aktivität des Subjekts oder als Selbstreferenzialität der Wahrnehmung interpretiert (s.o. S.73f.). *Das intentionale oder „Ich-Moment" in der Wahrnehmung ist in der Apophänie gestört: Die Person wird ihrer eigenen Wahrnehmungen entfremdet.* Diese These soll im Folgenden näher entwickelt werden; da sie nach meiner Auffassung für die Phänomenologie der Schizophrenie von zentraler Bedeutung ist, geschieht dies in ausführlicher Form.

3.2.1.3
Bisherige Erklärungen der Apophänie

Nach Conrad führt die apophäne Wahrnehmung stufenweise vom Erlebnis des unbestimmt Bedeutsamen, Seltsamen, Künstlichen und Gestellten über ein Stadium, in dem der Kranke zu wissen glaubt, inwiefern ihm die verfremdeten Dinge gelten (dass sie z.B. im Rahmen einer Prüfungs- oder Überwachungsszenerie für ihn aufgestellt seien), bis hin zur Überzeugung über Zweck und „Drahtzieher" der ganzen Veranstaltung, d.h. zur eigentlichen Wahnwahrnehmung (Conrad 1992, 61f.). Betrachten wir einige Beispiele:

„Auf dem Bauernhof sah plötzlich alles so eigenartig und häßlich aus, auch die Katze und das Pferd. Das Gesicht der Freundin wurde zu einer Fratze, das Gesicht des Vaters sah auch ganz komisch aus." – „Die Leute gingen wie in einem Marionettentheater über die Straße" (Gross u. Huber 1972).

„... wo man auch hinguckt, sieht alles schon so unwirklich aus. Die ganze Umgebung, alles wird wie fremd, und man bekommt wahnsinnige Angst.... irgendwie ist plötzlich alles für mich da, für mich gestellt. Alles um einen bezieht sich plötzlich auf einen selber. Man steht im Mittelpunkt einer Handlung wie unter Kulissen" (Klosterkötter 1988, 69).

„Es kam mir immer unwirklicher vor, wie ein fremdes Land ... Dann kam also die Idee, das ist doch gar nicht mehr deine alte Umgebung ... es könnte ja gar nicht mehr unser Haus sein. Irgend jemand könnte mir das als Kulisse einstellen. Eine Kulisse, oder man könnte mir ein Fernsehspiel einspielen. ... Dann hab ich die Wände abgetastet ... Ich habe geprüft, ob das wirklich eine Fläche ist ..." (Klosterkötter 1988, 64f.).

„People look confusing ... they are almost like they're made up ... people that I know ... have masks on or they're disguising themselves. It's like a big play .. like a big production story" (Freedman u. Chapman 1973).

Als „Filmkulisse", „Theaterbühne" oder „Prüfungsszenerie" beschrieben auch Conrads Patienten die apophän erlebten Situationen (l.c. 53, 58). Wie kommt es zu dieser Verfremdung, zur rätselhaften Bedeutsamkeit des Scheinhaften und Gestellten? Warum haben die Patienten immer wieder den gleichen Eindruck, man habe eine Szenerie für sie hergerichtet, Kulissen arrangiert, spiele ihnen ein Theater vor oder „ein Fernsehspiel ein"?[102] Bevor ich eine Antwort auf diese nunmehr eingegrenzte Frage suche, will ich einige der bisher dazu vertretenen Positionen diskutieren.

Nach der gestaltpsychologischen Deutung treten in „protopathisch" abgewandelten Bewusstseinszuständen wie im Traum oder in der Psychose die Strukturmerkmale der Wahrnehmung in den Hintergrund und werden von den physiognomischen Ausdrucks- und Wesenseigenschaften dominiert. Doch vermag diese Erklärung der Apophänie nicht ganz zu befriedigen: Warum bleibt es nicht einfach bei einer allgemeinen Intensivierung des Ausdruckserlebens (wie sie etwa durch Halluzinogene erzeugt wird[103])? Weshalb nimmt das Wahrgenommene für den Schizophrenen ganz überwiegend gerade den Charakter des Gestellten, Gemachten und auf ihn Gemünzten an – einen Ausdruckscharakter, der ja den wahrgenommenen Dingen sonst keineswegs innewohnt?

Conrad selbst hat auf eine gestaltpsychologische Erklärung dieses eigentlich apophänen Moments verzichtet und die Eigenbezüglichkeit des Wahrgenommenen stattdessen auf den *Verlust der Überstiegsfähigkeit* zurückgeführt: Während der Gesunde im Alltag ganz selbstverständlich in der Lage sei, ein scheinbar ihm selbst geltendes Ereignis (etwa einen vermeintlichen Zuruf) zu neutralisieren, indem er es in reflektierender Einstellung („aus der Vogelperspektive") der Welt der Anderen zuordne, könne der Schizophrene diesen Überstieg nicht mehr vollziehen. – Dies mag zutreffen, setzt aber als Erklärung auf einer zu hohen Ebene an. Denn auch wenn der Schizophrene zum Überstieg nicht mehr in der Lage ist, muss deshalb noch keineswegs „von nun an alles ihm gelten", wie Conrad meint.[104]

---

[102] So eine Patientin Klosterkötters (1988, 64).
[103] Vgl. o. S.53.
[104] „Deshalb 'gilt' von nun an alles ihm. Wohin auch sein Blick, sein Aufmerksamkeitsstrahl trifft, 'gilt' es ihm" (Conrad 1992, 168).

Keineswegs sieht sich der Gesunde im Alltag ständig potenziellen Eigenbeziehungen ausgesetzt, um sie jeweils durch sofortige Reflexion wieder „unschädlich zu machen". Das Unvermögen des Schizophrenen, einen vermeintlichen Zuruf im Nachhinein zu neutralisieren, erzeugt noch nicht die ubiquitäre „Zuruf-Qualität", die Eigenbezüglichkeit der Wahrnehmung selbst. Der Überstiegsverlust erklärt daher erst die sekundäre, wahnhafte *Verarbeitung* der apophänen Erlebnisse, nicht aber die Apophänie als solche.

Klosterkötter (1988) führt wie erwähnt die apophäne Verfremdung auf eine Häufung präpsychotischer Basisstörungen der Wahrnehmung zurück (Scheinbewegungen, Form-, Farb- und Größenverzerrungen u.a.), die immer mehr den Eindruck der Unwirklichkeit der Umgebung erzeuge. Schließlich werde „diesen anfänglichen Veränderungen der Gegebenheitsweise der Wirklichkeit die Qualität des 'Gemachten' im Sinne von K.Schneider *beigemessen*" (l.c. 67, Hvhb.v.Vf.). Dieser Anschein des Gemachten, von den Patienten zunächst noch unter den zweifelnden Vorbehalt des „als ob" gestellt, werde dann unter dem Eindruck zunehmender psychotischer Angst wahnhaft als Realität aufgefasst und fixiert.

Damit gerät das Gemachtheitserlebnis allerdings wieder in die Nähe einer urteilsähnlichen *Verarbeitung* der basalen, irritierenden Wahrnehmungsstörungen. Das Scheinhaft-Hintergründige, Gestellte und Künstliche wird jedoch vom Schizophrenen *am Wahrgenommenen selbst* unmittelbar erlebt. Es ist nicht nur eine nachträgliche oder mitlaufende Interpretation des Kranken, sondern, wie Conrad zu Recht schreibt, „ein *formales* Kriterum seines Erlebens" (54). In der reinen Apophänie ist auch ein möglicher Verursacher, das Wie und Warum dieser Künstlichkeit noch gar nicht relevant. Warum sollten dann Verzerrungen des Wahrnehmungsfelds, und seien sie noch so irritierend, im Kranken den Eindruck gemachter und gestellter Dinge bzw. Situationen hervorrufen?

Klosterkötter erklärt dies aus einer „Generalisierung" der Einzelirritationen zum Gesamteindruck der Unechtheit, in dem sich die basalen sensorischen Störungen auflösen („Der global auf die äußere Wahrnehmungswelt bezogene Entfremdungseindruck enthält ja, voll ausgeprägt, keines der ihn fundierenden einzelnen Abwandlungserlebnisse mehr (!)...", l.c. 92). Dies erlaubt es ihm auch, die Mehrzahl der eigenbezüglichen Wahnwahrnehmungen, die gar nicht erkennbar auf sensorische Störungen zurückgehen, „gleichwohl im Sinne einer indirekten Fundierung (!) auf die kognitiven Wahrnehmungsstörungen am Anfang der Übergangsreihe zurückzubeziehen" (67). – Die Problematik liegt hier im Begriff der „Generalisierung": Ergeben einzelne Strukturdefekte der Wahrnehmung (etwa Photopsien, Mikro-, Makropsien usw.) wirklich den Gesamteindruck des Unechten und Gemachten – in dem sie dann aber gar nicht mehr auffallen? Klosterkötter bestätigt selbst, „dass für diese 'Gemachtheit' selbst als globale Erlebnisqualität *von Beginn ihres Auftretens an* eine volle Wahngewissheit besteht". Das heißt aber doch nichts anderes, als dass die Unechtheit und Gemachtheit überhaupt *eine völlig neuartige Wahrnehmungsform* bedeutet, die sich nicht aus einer Summierung oder Generalisierung von störenden Basissymptomen ergeben kann. Klosterkötter meint, dass gerade die „Ganzheitlichkeit der primären Wahnsituation mit ihrer umfassenden ... Erlebnisabwandlung ... für eine übergeordnete Bedeutung der hier freigelegten indirekten Wahrnehmungsfundierung spricht" (99). Sie scheint mir jedoch gerade das Gegenteil zu besagen: Die ganzheitliche Erlebnisabwandlung der Apophänie ist nicht auf einzelne Wahrnehmungselemente „zurückzubeziehen"; sie ist eine Abwandlung *der Wahrnehmung als solcher.*

Ein noch gravierender Einwand ergibt sich daraus, dass sich ja keineswegs in allen Fällen überhaupt Basissymptome im Vorfeld ausfindig machen lassen, die eine irritierende Komplexität mit der Folge des „als-ob"-Charakters begründen könnten.[105] Ein Patient

---

[105] Klosterkötter räumt ein, dass sich nach den früheren, von Huber u. Gross (1977) untersuchten Übergangsreihen für die Wahnwahrnehmungen „nur sehr selten eine Wahrnehmungsfundie-

Conrads, der während einer Autofahrt buchstäblich alles Begegnende auffällig, für ihn „aufgestellt", „aufgebaut" und „inszeniert" fand, konnte keinerlei Merkmale des Wahrgenommenen angeben, die diesen Eindruck hervorgerufen hätten. „Er sieht nichts anderes, als was jeder gesehen hätte, der mit ihm gefahren wäre ... *mit der einzigen Ausnahme, dass jeder einzelne Bestandteil des Feldes auf ihn Bezug nimmt*" (Conrad 1992, 54; Hvhb.v. Vf.). Auch wenn die ältere Psychopathologie den basalen Veränderungen der Wahrnehmung keine besondere Aufmerksamkeit gewidmet hat, bleibt doch schon aufgrund dieses Beispiels unbestreitbar, dass sich die Verfremdung der Wahrnehmungswelt zu einer Schein-Welt ebensogut unmittelbar, d.h. ohne Vermittlung struktureller Abnormitäten des Wahrnehmungsfeldes ereignen kann. Der Schizophrene muss nicht erst inhaltlich „Ungewöhnliches" und „Noch-nie-Dagewesenes" wahrnehmen, um gleichwohl eine fundamentale Abwandlung seiner Welt zu erleben. – Setzt Conrads Erklärung aus dem Überstiegsverlust also gewissermaßen „zu hoch" an, so erscheint Klosterkötters Ableitung aus den Elementarstrukturen der Wahrnehmung als „zu tief" angesiedelt. Dass die globale Verfremdung der wahrgenommenen Welt letztlich einen „Komplex aus sensorisch veränderten Einzelwahrnehmungen" darstellen soll (Klosterkötter 1992, 73), liegt einem substratbezogenen Ansatz nahe, entspricht aber einer Wahrnehmungstheorie, die die weltkonstituierende, ganzheitliche Leistung der Wahrnehmung übersieht und sie stattdessen aus Einzeldaten zusammensetzen will.

Sowohl Conrad, Janzarik als auch Klosterkötter haben den Mechanismus der „psychotischen Externalisierung" (Klosterkötter 1988) oder Fremdattribution schließlich durch die Reaktivierung eines phylo- und ontogenetisch älteren, subjektzentrierten oder „ptolemäischen" Bezugssystems erklärt, also durch eine strukturelle (nicht psychodynamisch zu verstehende) *Regression*. Die Inkongruenz der Wahrnehmungsanomalien mit jedem normalpsychologisch verfügbaren Attributionsmuster erzwingt nach Klosterkötter die Aktualisierung einer längst überwundenen subjektzentristisch-artifizialistischen Matrix der Wahrnehmungsverarbeitung, die im weiteren Verlauf wahnhaft fixiert wird (Klosterkötter 1992).

Auf die Möglichkeit einer phylogenetischen Regression wies bereits früh Janzarik hin: „Die Entfesselung des impressiven Wahrnehmungsmodus könnte als Regression auf eine Stufe der Umweltkohärenz gedeutet werden, auf der die Bedrohungen, denen das menschliche Lebewesen in einer urtümlichen, biologischen Umwelt ausgesetzt war, noch 'vorrepräsentativ', unmittelbar und mit stärkster Akzentuierung als immer gegenwärtige Gefährdung erlebt wurden" (Janzarik 1959, 53). Nur diesem Wahrnehmungsmodus erschlössen sich „Signale" der Bedrohung, die für den repräsentativen Modus längst bedeutungslos geworden sind. In diesem Sinn käme also die psychotische Angst einer menschlichen „Urangst" gleich. Ähnlich sah Bilz „... im Subjektzentrismus ein 'biologisches Radikal', was also besagt: In der Latenz meines Leibes finden sich Erlebnisbereitschaften, die auch das Tier zeigt" (Bilz 1962, 20). – Dass die tierische ebenso wie die archaische menschliche Umwelt reich an Gefahrensignalen ist bzw. war, und insbesondere plötzliche Reize primär mit Alarmreaktionen beantwortet werden, stellt zweifellos eine Ähnlichkeit zur apophän erlebten Umwelt dar. Die Dominanz des Stimmungsraums mit seinen Ausdrucks- und Wesenscharakteren ist gleichfalls eine Gemeinsamkeit beider Umwelten. Damit endet allerdings auch die Ähnlichkeit: Weder das Tier noch der archaische Mensch leben in einem Feld ubiquitär sich aufdrängender Bedrohungscharaktere, vor allem aber nicht in einer Welt, in der auch *vertraute* Dinge plötzlich den Charakter des Unechten und Gestellten annehmen wie dies in der akuten Psychose der Fall ist.

---

rung zu erkennen gibt", nämlich nur in 4 von 207 (1.9%). Durch die Konzeption einer „indirekten Fundierung" im Gesamteindruck des Gemachten erhöht sich dieser Anteil in seiner Untersuchung auf 40,5% (Klosterkötter 1992, 96).

Ontogenetisch wäre hier an das finalistisch-artifizialistische Stadium der kindlichen Entwicklung nach Piaget zu denken (Klosterkötter 1988, 230): Dem Kleinkind erscheinen alle Zusammenhänge noch als absichtsvoll und zweckgerichtet, da es noch nicht über die „kopernikanische" Kategorie der absichtslosen, „zufälligen" Kausalität verfügt (Piaget 1988). Aber auch hier dürfen die Entsprechungen nicht über die Unterschiede zum psychotischen Erleben hinwegtäuschen: Gerade der Aspekt des *Scheins*, des Gestellten im Sinne des Hintergründigen und Verborgenen fehlt auch beim Kind. Das „Gemachtsein" bedeutet ihm gar nichts Doppelbödiges, sondern einfach das Hergestellt- und Beabsichtigtsein der umgebenden Welt, die Zweckmäßigkeit und Sinnhaftigkeit der Dinge in einem teleologischen Gesamtzusammenhang. Die Theorie einer ontogenetischen Regression unterliegt hier einer Äquivokation des Wortes „machen" („herstellen" *versus* „so tun als ob") – tatsächlich haben der Artifizialismus der kindlichen und die „gemachte" Künstlichkeit der apophänen Umwelt kaum etwas miteinander gemein. Freilich spielt auch das Unheimliche und Bedrohliche in der kindlichen Welt eine große Rolle. Diese Qualitäten entspringen aber zumeist bestimmten, besonders ausdrucksstarken Umweltcharakteren oder Situationen (etwa der Physiognomie eines Baumstrunks oder der Dunkelheit); keineswegs erlebt das Kind seine alltägliche Umwelt unter dem Charakter des Sonderbaren und Befremdlichen.

Die These, wonach bereits in der verfremdet sich aufdrängenden apophänen Wahrnehmung eine Regression auf ein kindliches, „ptolemäisches" Bezugssystem zu sehen sei, wird damit unhaltbar. Gerade dass die Patienten gegen diese ihre Wahrnehmung noch den Vorbehalt des „als ob" aufrechterhalten können, belegt ja, dass *zu diesem Zeitpunkt* eine solche Regression noch gar nicht geschehen sein kann. Der kindliche Egozentrismus kann allenfalls vergleichend herangezogen werden, um die wahnhafte Weiterverarbeitung der apophänen Weltveränderung auf einem quasi-regressiven Niveau verständlicher zu machen (s. dazu unten); er erklärt aber nicht die verfremdete Abwandlung der Wahrnehmung selbst.

Grundsätzlich stellt sich die Frage, ob eine wie immer geartete „Amalgamierung" (Huber 1983) von unspezifischen, nur in Quantität und Intensität besonders gesteigerten Basissymptomen mit einer „anthropologischen Matrix" der Erlebnisverarbeitung genügt, um die Grundstruktur des schizophrenen Erlebniswandels zu entschlüsseln. Zumindest besteht dabei die Gefahr, dass für die spezifische Gestalt dieser Abwandlung selbst letztlich kein Begriff gefunden, sondern stattdessen die Symptomatik aus Einzelbefunden neurobiologisch-experimenteller, psychopathologischer, entwicklungspsychologischer u.a. Forschung gleichsam stückweise zusammengesetzt wird. Demgegenüber versucht die phänomenologische Interpretation, den „Logos" des Phänomens primär *in ihm selbst* zu finden – unter möglichstem Verzicht auf Zuhilfenahme externer, durch Kausal- oder Ähnlichkeitsbeziehungen dem Phänomen unterlegter Erklärungen. Die folgende phänomenologische Analyse der Wahnwahrnehmung verbleibt also ganz im Wahrnehmungsgeschehen selbst. Dass der Erklärungsbegriff gleichwohl auch für diese Forschungsrichtung angemessen ist – erklären nämlich im ursprünglichen Sinne von „erhellen", „klar werden lassen" – kann hier nur thesenhaft formuliert werden.

3.2.1.4
Die apophäne Wahrnehmung als Intentionalitätsstörung

Nach der nun vorgeschlagenen Auffassung ist die Ursache des apophänen Bedeutungserlebens (und damit der Wahnwahrnehmungen) weder im Wahrnehmungsinhalt noch in dessen Weiterverarbeitung zu suchen, sondern in einer *Störung des Wahrnehmungsaktes selbst*. Die Wahrnehmung verliert ihr intentionales, den Gegenstand aktiv zur Erscheinung bringendes Moment; damit tritt an die

Stelle der erscheinenden Welt eine Welt des Scheins. Diese These ist im Folgenden weiter auszuführen.

Dazu seien die Ergebnisse der phänomenologischen Wahrnehmungsanalysen noch einmal kurz zusammengefasst (s.o. S.40): In jeder Wahrnehmung wirken das intentionale, aktivgestaltbildende und das leibliche, pathisch-gefühlshafte Moment in unterschiedlichem Grad zusammen, wenngleich sie sich auch gegenseitig schwächen: Je aktiver, objektivierender und „aufmerksamer" die Wahrnehmung, desto mehr treten ihre Ausdrucks- und Resonanzanteile in den Hintergrund, und umgekehrt. Die selektive oder Hemmungsfunktion des intentionalen Moments bezieht sich also nicht nur auf das Figur-Hintergrund-Verhältnis (die Gestaltbildung), sondern auch auf die Zurückdrängung der Ausdruckscharaktere, deren Dominanz die Gegenstandswahrnehmung stören würde.

Ebenso ist es die intentionale, den Gegenstand „meinende" Tätigkeit, die ihn überhaupt nur *als solchen* – und nicht nur als Abbild oder *Schein* – vergegenwärtigt (s.o. S.73). Da wir den Tisch vor uns oder jeden anderen Gegenstand immer nur unter einem bestimmten Aspekt sehen, dürften uns eigentlich nur Bilder oder Eindrücke zur Gegebenheit kommen; tatsächlich sehen wir aber *den Tisch selbst*. Jeder neue Aspekt gibt mir nicht einen neuen, sondern immer den gleichen Gegenstand, weil ich in jeder begrenzten Wahrnehmung doch ihn selbst „vermeine". Das intentionale Moment der Wahrnehmung besteht wesentlich darin, dass sie ihre Aspektivität in sich enthält und mitberücksichtigt, so dass jede neue Perspektive, die ich auf den Tisch einnehme, die bisherigen ergänzt und auf mögliche andere verweist, sie „appräsentiert". Indem sie ihn so durch seine Erscheinungsformen hindurch intendiert, gibt sich die Wahrnehmung den Gegenstand als ihn selbst, als *wirklichen*. Dieser Leistung verdanken wir es, dass wir „wahr-nehmen", d.h. dass die Gehalte unserer Wahrnehmung Erscheinungen der Dinge sind, und nicht nur Schein.

Schließlich ist es die Intentionalität der Wahrnehmung, die den *Sinn und die Bedeutung* des Gegenstandes „Tisch" konstituiert und *mitsehen lässt*. Man sieht nicht Farben und Formen, die dann als Tisch mit dem bereiteten Mittagessen interpretiert werden, sondern die Sinneinheit Tisch und der Sachverhalt Mahlzeit ist das primär Gegebene, aus dem sich nur nachträglich einzelne Empfindungsmomente künstlich heraussondern lassen. Dieser Sinn des Wahrgenommenen ist immer bezogen auf ein Vertrautsein mit der Welt insgesamt, auf den „Bewandtniszusammenhang" (Heidegger) aller vertrauten Dinge, in den auch der Sinn des „Tisches" eingebettet ist. Zugleich bin ich selbst als Wahrnehmender in diesen Sinnzusammenhang einbezogen: An den Tisch kann ich mich setzen, die Mahlzeit ist für mich bereitet, ich komme zu spät, oder dgl. Wahrnehmend richte ich mich auf den Gegenstand und bin dabei zugleich eingefasst in eine Beziehung zu ihm. *Die intentionale Wahrnehmung konstituiert Sinneinheiten im Ganzen einer immer schon vertrauten Welt.*

Nun können wir versuchen, durch „Abzug" des intentionalen Moments die Destruktion der natürlichen Wahrnehmung zu begreifen, die sich beim Schizophrenen vollzieht. Als strukturelle kommt die Wahrnehmung freilich zustande – die Gestaltbildung ist zwar mitunter beeinträchtigt, zumeist aber nicht erheblich gestört oder gar aufgehoben. Ebensowenig fehlt die leibliche Resonanz; das pathische Moment der Ausdrucksempfänglichkeit ist sogar gesteigert, wie das Hervortreten von Wesenseigenschaften belegt. *Gestört ist jedoch die durch seine Aspekte hindurch auf den Gegenstand gerichtete, ihn „meinende" Intentionalität.* Sein Anblick gibt nicht mehr ihn selbst; mit dem Verlust des Appräsentierten, „Mitgesehenen" wird der Aspekt stattdessen zur bloßen Oberfläche – zu einer *Kulisse*, die nichts mehr erscheinen lässt. Ein solcher Anblick kann keinen Wirklichkeitscharakter mehr vermitteln. Nicht dass das Gesehene aus „psychologischen" Gründen unwirklich erschiene – etwa weil es so ungewohnt, fremdartig, unverständlich wäre; *die Wahrnehmung selbst* hat ihr Wirklichkeitsmoment verloren. Pointiert gesagt: Was der Schizophrene in der Apophänie sieht, sind nicht wirkliche Dinge, die unwirklich erscheinen, sondern nur noch *Scheinbilder* von Dingen. Die Verfremdung, die er am Wahrgenommenen erlebt, ist in Wahrheit eine „transzendentale", nämlich im Wahrnehmungsakt selbst begründete.

Wie verhält es sich unter diesen Bedingungen mit dem Sinnbezug, der Bedeutsamkeit des Wahrgenommenen? Die sinnkonstituierende Intentionalität der Wahrnehmung ist gestört. Daraus folgt, dass die Dinge nicht mehr einfach „sich selbst" bedeuten, sondern ihren primären und vertrauten Sinn verloren haben. Sie stehen nicht mehr in einem selbstverständlichen Bewandtniszusammenhang mit allem anderen, sondern bilden lauter Singularitäten, gleichsam isolierte „erratische Blöcke". Gerade weil aber die Dinge ihren vertrauten Sinn eingebüßt haben, müssen sie auf rätselhafte Weise „etwas anderes" bedeuten. Ihr Sinn kann nicht mehr in ihnen selbst liegen, sondern sie verweisen auf etwas, was sie *nicht sind*. Die abnorme Bedeutsamkeit der apophänen Wahrnehmungen liegt in ihrem Scheincharakter selbst begründet: Ein Gegenstand, der nicht mehr als er selbst *erscheint*, sondern *etwas zu sein scheint*, verweist *per se* auf etwas „hinter ihm". Gerade weil die Dinge nicht mehr in einem gewohnten Bewandtniszusammenhang stehen, „hat es" mit ihnen eine unheimliche „Bewandtnis". Die Ratlosigkeit der Wahnstimmung beruht auf diesem Erlebnis einer „Bedeutsamkeit an sich", die von allen vertrauten Sinnbezügen losgelöst ist.

Schließlich impliziert, so sagten wir, die Intentionalität oder das Ich-Moment der Wahrnehmung auch die Bezugnahme des Subjekts auf das Wahrgenommene. Diese Selbstreferenzialität des Wahrnehmungsaktes (s.o. S.73f.) geht in der Apophänie verloren. Es fehlt das *Sich-des-Wahrnehmens-Innesein*; die Wahrnehmung „ereignet sich" ohne inhärente Ich-Beteiligung. „Es nimmt in mir wahr" müsste der Schizophrene sagen, statt „ich nehme wahr". Dies ähnelt dem pathischen Erleben bei Müdigkeit oder im Traum; beim Schizophrenen „ereignen" sich die Wahrnehmungen[106] jedoch bei normaler, ja durch die Suche nach einer Bedeutung und Erklärung noch gesteigerter Aufmerksamkeit. Was aber geschieht, wenn das Subjekt des Wahrnehmens außerhalb seiner Wahrnehmungen steht? Es „sieht ihnen zu". Eben diese Passivierung des Subjekts macht den Charakter des „Gestellten", „Hergerichteten", „Kulissenhaften" und Hintergründigen aus, den die Wahrnehmungen erhalten: *Der Schizophrene wird zum Zuschauer einer Theatervorstellung, die seine Sinne ihm geben, ohne zu wissen, „was gespielt wird"*.

Dass die Destruktion der Wahrnehmung zur Eigenbezüglichkeit führt und dem Schizophrenen in der Apophänie „alles gilt", ergibt sich somit aus der gestörten

---

[106] Inzwischen dürfte deutlich geworden sein, dass hier von Wahrnehmungen im eigentlichen Sinn gar nicht mehr gesprochen werden kann; da ein Begriff für diese Destruktionsform fehlt, wollen wir sie weiterhin „Wahrnehmung" nennen, wobei die Anführungszeichen immer hinzuzudenken sind.

Intentionalität und dem Scheincharakter der Wahrnehmung selbst, der sich in wechselndem Ausmaß ihren Inhalten mitteilt. Sie sind vordergründig, was sie sind, und dementieren dies zugleich; sie sind unwirklich, unvertraut und doch bedeutsam – mit einem Wort „unheimlich". *Ambiguität* wird der zentrale Charakterzug des Wahrgenommenen: Jeder Ausdruck wird zu dem einer Maske, jede Situation zu einer gestellten Kulisse. Alles verweist auf eine verborgene Absicht, eine *fremde Intentionalität*, die sich aber nicht zu erkennen gibt, also verborgen bleiben will. – Zweifellos führt die Störung des aktiven, intentionalen Wahrnehmungsmoments auch zu einer Entkoppelung und Freisetzung des pathischen Moments, also zur gesteigerten Intensität des Ausdrucks, der Physiognomien und Wesenseigenschaften. Entscheidend ist aber dabei die *verfremdende* Bedeutsamkeit, die allem Pathischen zufließt – weshalb Zutt (1953) auch gegenüber Matussek mit gleichem Recht sagen konnte, dass die Ausdruckserfassung des Schizophrenen eher gestört sei: Er vermag sich nicht mehr in die Vertrautheit der Physiognomien einzuleben, sondern erfährt sie als ebenso intensiviert wie verfremdet, als „nicht mehr sie selbst".

Daher spielt in der Apophänie auch der verfremdete Mitmensch und sein rätselhaft gewordener Ausdruck eine entscheidende Rolle. Denn die Störung der Intentionalität betrifft auch die Wahrnehmung des Anderen, den ich sonst in jeder Begegnung durch seinen Leib hindurch als ihn selbst, als Person intendiere. Der Schizophrene nimmt nun anstelle der leiblichen Erscheinung des Anderen einen *Scheinkörper* wahr, nämlich eine Maskerade, einen Schauspieler, Doppelgänger oder Automaten. Da seine Wahrnehmung sich nicht mehr auf den Anderen selbst zu richten vermag, präsentiert sie nur einen von ihm losgelösten, verselbständigten Ausdruck, der dadurch einen unwirklich-schillernden, gestellten, hintergründigen Charakter erhält. Darauf beruht auch die schizophrene *Personenverkennung*: Das vertraute Gesicht erscheint als Maske oder Fratze.[107] Umgekehrt können auch unbekannte Gesichter dem Kranken als Bekannte erscheinen; ja die ganze Umgebung kann in einem Déjà-vu-Erleben den Eindruck erwecken, als wäre er in seine frühere Heimat versetzt (Beispiel bei Matussek 1952, 309). Diese Identifikation oder „Scheinvertrautheit" beruht aber gleichfalls auf einer Verfremdung: Von der intentionalen Wahrnehmung losgelöst, beginnen die Umgebungseindrücke rätselhaft zu schillern und verbinden sich durch hervortretende Ähnlichkeiten mit Erinnerungsbildern. Dabei behält auch die scheinbar von früher her vertraute Umgebung einen traumartig-verfremdeten Charakter (Matussek, ebd.).

Die Situation des Schizophrenen ist mit der eines Menschen vergleichbar, der ohne es zu merken plötzlich in ein fremdes Land versetzt wurde und die Sprache seiner Bewohner nicht versteht: Er wird nicht nur Ausdruck und Gestik der Sprechenden intensiver wahrnehmen, sondern vor allem rätselhafte Bedeutsamkeiten des „Kauderwelschs", die sich wie von selbst auf ihn zu beziehen scheinen, weil er sie nicht entschlüsseln und dadurch neutralisieren kann.[108] So kann auch der Verlust des

---

[107] Die Verselbständigung der Ausdruckswahrnehmung lässt sich neuropsychologisch möglicherweise mit einem relativen Überwiegen rechtshemisphärischer Aktivierung und mangelnder „Zensur" durch linkshemisphärische, distanzierend-objektivierende Kontrollmechanismen in Verbindung bringen; vgl. dazu Harrington et al. 1988.

[108] Dass paranoide Störungen auch durch sprachfremde Umgebung induziert werden können (Allers 1920), beruht auf eben diesem Zusammenhang.

intentionalen Sinnbezugs zum Wahrgenommenen in der Apophänie keine „neutralen" Dinge zurücklassen: Wo die Wahrnehmung selbst die Gegenstände nicht mehr „vermeint" (so Husserls Ausdruck für die intentionale Beziehung des Bewusstseins zum Gegenstand), da müssen die Dinge umgekehrt den Wahrnehmenden „meinen", anblicken, ansprechen. Es ist nicht die Bedrohung durch eine antizipierte Gefahr, sondern die bereits gegenwärtige Überwältigung durch ein anonymes Gemeintsein, ein „Erblicktwerden", die den Kern der psychotischen Angst ausmacht und sich in der Folge in Wahnwahrnehmungen konkretisiert.[109] Die zentripetal gerichtete Atmosphäre der Apophänie resultiert aus einer *Inversion der Intentionalität:* Gerade weil die Person nicht in aktive Beziehung zum Wahrgenommenen zu treten vermag, bezieht sich umgekehrt alles Wahrgenommene auf sie. Statt wahrzunehmen, wird der Schizophrene von den Dingen und Menschen „wahrgenommen". Er wird zur „passiven Mitte der Welt" (Conrad 1992, 77).

Die Intentionalitätsstörung der Wahrnehmung tritt äußerlich im charakteristischen, unruhigen und flackernden Ausdruck der Augen, in einer „Blickschwäche" zutage: Die Patienten vermögen mit dem Blick dem Gegenüber nicht standzuhalten, die Dinge nicht wahrnehmend zu „erfassen" und „festzustellen". Oft können die Angehörigen eines Patienten in der Veränderung seines Blicks das erste Anzeichen eines bevorstehenden Rezidivs erkennen.

Fassen wir zusammen: Die apophäne Wahrnehmung beruht primär weder auf einer Störung der Wahrnehmungs*inhalte* (seien es Abnormitäten der Feldstrukturen im Sinne des Basisstörungskonzepts oder hervortretende Ausdrucks- und Wesenscharaktere) noch auf einer Störung der Wahrnehmungs*interpretation* (sekundäre abnorme Bedeutungszumessung oder Regression auf ein archaisches Bezugssystem). Vielmehr ist es die transzendentale Konstitution der Wahrnehmungswelt, also die *Form* der Wahrnehmung als solcher, die in der Apophänie eine tiefgreifende Abwandlung erfährt. Der „Blick" des Schizophrenen hat sich so verändert, dass er die Dinge nicht mehr als solche zu erfassen vermag und daher Unwirkliches, Scheinhaftes und Gestelltes präsentiert; die Wahrnehmung selbst ist es, die statt einer intentionalen Tätigkeit zu einer „Eingespielten", einer „Gemachten" geworden ist. Erst *als Folge* dieser Konstitutionsstörung ergeben sich die Deformationen der Wahrnehmungsstrukturen, die einzelne Qualitäten, Formen und Charaktere im Feld isoliert und verzerrt hervortreten lassen; denn die Intentionalität der Wahrnehmung konstituiert nicht nur Sinn und Bedeutung der Gegenstände, sondern auch ihre Form und Gestalt.[110]

---

[109] Hier kann ich der daseinsanalytischen Psychiatrie folgen (Kulenkampff 1955, 1956, Zutt u. Kulenkampff 1958), soweit sie die „Blickpenetranz", die zentripetal gerichtete Überwältigung des Schizophrenen phänomenologisch erfasst hat, nicht jedoch in ihrer Begründung dieser Überwältigung in einem missglückten „Daseinsentwurf". In der Schizophrenie manifestiert sich eine transzendentale Störung der Person, nicht eine „Verfehlung ihrer Existenz" oder dergleichen.

[110] Dies schließt nicht aus, dass sich in den präpsychotischen Basisstörungen bereits eine beginnende Desintegration des Wahrnehmungsakts zeigt, wie dies ja auch unter 3.2.1.1 dargestellt wurde. Meine Interpretation beruht aber auf der Grundannahme, dass die schizophrene Wahrnehmungsabwandlung nur vom *Ganzen* der Wahrnehmung als eines intentionalen,

3.2 Schizophrenie

Die Apophänie betrifft somit in der Tat, wie Conrad schreibt (l.c. 54), etwas „Formales", nämlich die Form der Wahrnehmung selbst, wenngleich deren Destruktion freilich von den Patienten, da sie als solche gar nicht bemerkt werden kann, dem Wahrnehmungs*inhalt,* also der wahrgenommenen Welt zugeschrieben oder „innerweltlich" erklärt wird.

Die Unterscheidung zwischen dem intentionalen Akt und seinem Gegenstand (zwischen 'Noesis' und 'Noema' nach Husserl) ist für das Verständnis der Apophänie entscheidend, gerade weil sie dem Patienten selbst nicht möglich ist: „Wahrnehmung und Wahrgenommenes haben notwendig dieselbe Modalität des Daseins, da von der Wahrnehmung nicht das Bewusstsein zu scheiden ist, das sie hat oder vielmehr ist, die 'Sache selbst' zu treffen ... Wahrnehmung ist eben gerade diejenige Aktart, welche die Trennung des Aktes selbst von seinem Gegenstand nicht zulässt" (Merleau-Ponty 1965, 427). Anders ausgedrückt: Gerade weil der eigene Blick nur das Erblickte präsentiert, bleibt er selbst „unsichtbar". Wenn Schizophrene von einer Art „Filmvorführung" oder einem „Eingespieltwerden" des Wahrgenommenen berichten wie die oben erwähnte Patientin Klosterkötters, kommt dies allerdings der Erfassung der Störung des Wahrnehmungs*aktes* so nah wie eben möglich. Es wäre von daher nur noch ein kleiner Schritt zu der Aussage, dass *das Wahrnehmen selbst* ein gemachtes geworden sei.

Mitunter bringen Patienten sogar dies selbst zum Ausdruck. So beschrieb eine schizophrene Krankenschwester „... a most disturbing experience. I saw everything I did like a film camera."[111] – Ein anderer Patient berichtet: „I was myself a camera. The view of people that I obtained through my eyes were being recorded elsewhere to make some kind of three-dimensional film."[112] – Indem diese Patienten sich selbst mit einer Kamera vergleichen, beschreiben sie nicht mehr eine Veränderung der Umgebung, sondern *eine Passivierung und Subjektivierung ihrer eigenen Wahrnehmung* (auch wenn der zweite Patient diese Veränderung wahnhaft weiterinterpretiert). Ohne es durchschauen zu können, bemerken sie doch, wie ihre Wahrnehmung nicht mehr eine Welt als unabhängiges Gegenüber konstituiert, sondern in der subjektiven Perspektive gefangen bleibt. Statt selbst wahrnehmend tätig zu sein, wird ihnen ein „Film von der Welt vorgespielt". Wir können daran die Objektivierung erkennen, welche die normale, intentionale Wahrnehmung leistet.

Nach diesem Verständnis ist nun die apophäne oder Wahnwahrnehmung nichts anderes als eine *Ich-Störung* – wenngleich sie als solche ungleich schwerer erkennbar ist. Dies liegt darin begründet, dass das aktive oder Ich-Moment in der Wahrnehmung nur implizit wirksam ist, während die Akte des Denkens, Fühlens, Wollens und Handelns unmittelbar die eigene Spontaneität und den Selbstvollzug (bzw. in der Schizophrenie dessen Störung) erkennen lassen. Nur die scheinbare Passivität des Wahrnehmens und seine Konzeption als „Rezeption von Reizen" hat die Psychopathologie übersehen lassen, dass es die Person selbst ist, die *wahrnimmt* – und nicht erst „auf Wahrnehmungen reagiert", sie „weiterverarbeitet" usw. Die grundlegende Störung der Wahrnehmungstätigkeit, die im Erleben des Verfremdeten, Gestellten und abnorm Bedeutsamen resultiert, ist letztlich ebenso

---

wirklichkeitskonstituierenden Aktes her begriffen werden kann, nicht aus ihren nachträglich isolierten Aufbauelementen.

[111] Wallace, C. (1965) Portrait of a schizophrenic nurse. Hammond and Co., London (zit. nach Sass 1992, 132).
[112] Coate, M. (1965) Beyond all reason. Lippincott, Philadelphia New York. (zit. nach Sass 1992, ebd.).

eine Ich-Störung wie die gemachten Gedanken oder die Willensbeeinflussung. Es ist gewissermaßen eine „transzendentale Depersonalisation" – eine Entfremdung der Wahrnehmungswelt, die nicht in mangelnder leiblich-gefühlshafter Resonanz, sondern in einer Lähmung der intentionalen Aktivität des Wahrnehmungssubjekts selbst begründet ist.

3.2.1.5
Intentionale und leibliche Depersonalisation

Die Auffassung der apophänen Entfremdung als Störung der Intentionalität der Wahrnehmung macht eine Differenzierung des Depersonalisationsbegriffs erforderlich, der ja auch zur Bezeichnung der melancholischen oder neurotisch bedingten Entfremdung gebräuchlich ist. – K.Schneider (1992, 60) unterschied zwei Formen der Entfremdung: (1) eine Störung der Meinhaftigkeit (z.B. die „Ich-Störungen" des Wollens oder Denkens); (2) eine Störung des Wirklichkeitserlebens (Derealisation im Sinne von Ferne, Leere, Unwirklichkeit). Für die Wahrnehmung bestritt Schneider die Möglichkeit einer Entfremdung im *ersten* Sinn: „Eine Entfremdung der Wahrnehmungswelt kann es nur im Sinne der zweiten Form geben, weil Wahrnehmungen eben nicht meinhaft sind" (ebd.).

Diese Aussage gilt aber nur solange, als das Ich-Moment, die Intentionalität der Wahrnehmung nicht gesehen wird. Anderenfalls nämlich kann es durchaus eine Abwandlung der Wahrnehmung geben, die Unwirkliches präsentiert und dennoch einer Ich-Störung gleichkommt. Hingegen beruht die Entfremdung der Wahrnehmungswelt in der Melancholie, wie wir sahen, nicht auf einer Störung der Intentionalität, sondern der leiblich-gefühlshaften Resonanz (s.o. S.107f.); diese ist es wohl auch, welche Schneider als zweite Form der Entfremdung meint. Ich will daher die Entfremdungsphänomene anders unterteilen, nämlich in eine *intentionale Depersonalisation* einerseits und eine *leibliche Depersonalisation* andererseits. Ist in der ersten Form das Moment des „Inneseins", das aktiv-intentionale Wahrnehmungsmoment gestört, so fehlt in der zweiten das Moment des „Spürens", die sympathetische Komponente. Beide führen allerdings zum Eindruck der „Unwirklichkeit" der Welt. Lässt sich dennoch die theoretisch notwendige Differenzierung auch unter klinischem Aspekt aufrechterhalten? – Eine genaue Exploration und Schilderung ergibt zumeist durchaus Unterschiede im Entfremdungserleben Schizophrener und Melancholischer, die sich wie in Tab. 3.1 gezeigt einander gegenüberstellen lassen.

Der scheinhaften, hintergründigen und bedeutungsschwangeren *Ver*fremdung des Wahrgenommenen in der Apophänie steht also eine ausdruckslose, entleerte *Ent*fremdung in der melancholischen Depersonalisation gegenüber. Im einen Fall wird der Umraum gleichsam „aufgeladen" mit kryptischer, potenziell bedrohlicher Bedeutung, im anderen rückt er in wesenlose, aller Anmutungen entleerte Ferne. Die intentionale Depersonalisation betrifft insbesondere die intersubjektiv konstituierten Sinnsetzungen: Die Bewandtnis und der „Sinn" der Dinge wird fragwürdig, ihre selbstverständlichen Bedeutungen gehen verloren. In der leiblichen Depersonalisation hingegen fehlt die Spürbarkeit, Leibhaftigkeit und synästhetische

Tabelle 3.1 Schizophrene und melancholische Depersonalisation

	Schizophrene Depersonalisation	Melancholische Depersonalisation
Wahrnehmungs-gehalte	verfremdet, sonderbar ausdrucksreich „bedeutungsschwanger", vielsagend sich aufdrängend hintergründig, scheinhaft, „gestellt" verbergende „Kulissen"	entfremdet, entleert ausdruckslos bedeutungsleer, nichtssagend entfernt flächig, wesenlos, tot leere „Hülsen"
Atmosphäre	dicht, gespannt, zentripetal gerichtet Bedrohungscharakter	leer, „grau", ungerichtet Verlustcharakter
Grundstörung	Intentionalitätsstörung Entfremdung des Ich-Moments „intentionale Depersonalisation"	Resonanzstörung Entfremdung des Gefühlsmoments „leibliche Depersonalisation"

„Sättigung" des Wahrgenommenen. Das Erlebnis der Unwirklichkeit entsteht in beiden Fällen, da sich „Wirklichkeit" eben aus dem intentionalen *und* dem pathischen Moment der Wahrnehmung konstituiert. Ebenso geht jede Entfremdung der Wahrnehmung auch mit einer Selbstentfremdung einher, da sich das Subjekt in ihr nicht mehr aktualisieren kann, also im Wahrnehmen seiner selbst nicht „inne ist" bzw. sich selbst nicht „spürt" (vgl. Kimura 1968, 389).[113]

3.2.1.6
Wahnwahrnehmung

Aus der Destruktion des Wahrnehmungsaktes ergab sich der Scheincharakter des

---

[113] Vgl. zur Differenzierung schizophrener und depressiver Depersonalisation auch Meyer 1957. – Die neurotisch-dissoziativ bedingten Entfremdungsphänomene sind eher dem Typus leiblicher Depersonalisation zuzuordnen, beruhen allerdings nicht auf einer primären Resonanzstörung, sondern auf der Abkoppelung des reflexiven, objektivierenden Bewusstseins von der leiblich-gefühlshaften Wahrnehmung, etwa im Gefolge psychischer Traumata, in panikartiger Angst, katastrophaler Scham oder in lebensbedrohlichen Situationen (Noyes u. Kletti 1976a/b, 1977). Hierbei handelt es sich natürlich um eine typologische Differenzierung, die nicht ausschließt, dass etwa in präpsychotischen, „pseudoneurotischen" Stadien der Schizophrenie (schon aufgrund mangelnder Beschreibbarkeit der intentionalen Wahrnehmungsstörung) keine sichere klinische Abgrenzung möglich ist.

Wahrgenommenen und die Apophänie. Es bleibt zu untersuchen, wie daraus die eigentliche Wahnwahrnehmung entsteht. Dazu ein Beispiel:

> „Auf der Straße sah alles sonderbar und irgendwie unheimlich aus – wie wenn ein Krieg ausbräche oder die Welt unterginge. Ich untersuchte das Innere parkender Autos, wie ein Theaterzuschauer, so als wäre es eine Inszenierung mit verschiedenen Requisiten. Ständig fuhren Autos vorbei, als ob sie vor etwas auf der Flucht wären; alles machte mir große Angst. Die KFZ-Schilder waren Signale für etwas, das ich erst noch entschlüsseln musste. Ich suchte nach einer Art Code ... es musste doch einen festen Punkt in dem Ganzen geben. Auf einmal fielen mir die roten Autos mehr auf als die andersfarbigen: Die Reihenfolge rot – blau – rot ist mit den Arterien und Venen vergleichbar. Auch die gelben Autos waren wichtig wegen der Farbe der Nerven. Weiße Autos standen für die Zellen im Gehirn. Da fiel es mir wie Schuppen von den Augen, dass meinem Freund etwas passiert sein musste. Man wollte mir mitteilen, dass er im Krankenhaus ist, vielleicht hatte er einen Schlaganfall ..." (aus den Aufzeichnungen einer Patientin der eigenen Klinik).

Die Verfremdung der Wahrnehmung hat bei der Patientin bereits eingesetzt; der Straßenverkehr mit seinen ständig das Wahrnehmungsfeld kreuzenden (Sinn-)Richtungen steigert die apophäne Ratlosigkeit. Die Wahnstimmung der Patientin gleicht einem existenziellen Schwindel, einem Verlust des Sinns und der Orientierung in der Situation. In ihrer Not sucht sie nach einem „archimedischen Punkt", an dem sie sich orientieren könnte. Sie erlebt die gestellte, inszenierte Umgebung als eine *chiffrierte Kommunikation*, die es zu entschlüsseln gilt. Da tritt plötzlich die Signalfarbe Rot hervor und verbindet sich nahezu schlagartig mit einer Kette von Bedeutungen, die den eigenen Wissensbeständen und Lebensumständen entstammen. Diese Sinndeutung wird wie ein „Menetekel" mit unmittelbarer Evidenz erlebt.

Die Situation vor der Wahnwahrnehmung gleicht also einem Vexierbild, das vom Betrachter seine Auflösung fordert: Es geht darum, verfremdete, primär unzusammenhängende Elemente des Wahrnehmungsfeldes in eine sinnvolle Ordnung zu bringen. Zugleich erzeugt die Apophänie eine massive Irritation, Verstörung und affektive Spannung; der Druck der Wahrnehmung zur Konsistenzbildung (s.o. S.36) lässt sich nicht mehr abschütteln. Schließlich stellt sich – meist abrupt – eine neue Konsistenz her, und es fällt einem „wie Schuppen von den Augen": Die sich aufdrängende Eigenbezüglichkeit wird zur Gewissheit einer bestimmten Bedeutung, zumeist der einer Bedrohung oder Verfolgung. Die Enträtselung hat den Charakter einer Enthüllung oder „Enttarnung"; die verborgene, auf das Subjekt gerichtete Intentionalität des Gestellten und Scheinhaften wird mit einem Schlag offengelegt. Charakteristisch für die unhintergehbare Evidenz, das „Einrasten" dieser Deutung ist zum einen das Absinken der Zweifelsspannung durch die erreichte Gewissheit; zum anderen die nun folgende monomorphe Umdeutung aller Situationen zu einem geschlossenen Deutungssystem, dem *Wahn*. Er liefert eine neue Kohärenz und damit eine „Reduktion von Komplexität" (Luhmann 1968), die nicht mehr auf das höhere Spannungsniveau der angstvollen Ratlosigkeit zurückgenommen werden kann.

Von nun an wird jedes Verhalten der Anderen in das Wahnsystem eingeordnet, sei es freundlich oder neutral, sei es tatsächlich kritisch oder feindselig. Vor allem ist es die dem Wahn inhärente Anonymität der Gegner, die Ungreifbarkeit der „Drahtzieher", die eine offene Konfrontation und damit eine Falsifizierung der wahnhaften Deutungen unmöglich macht. Die Gegner sehen und meinen den Kranken, entziehen sich aber selbst jeder Wahrnehmbarkeit. Er wird aus dem Hintergrund überwacht, aus anonymen Fahrzeugen heraus beobachtet, durch verborgene Kanäle ausspioniert, in gestellten Situationen heimlich getestet. Solche Annahmen sind prinzipiell nicht widerlegbar, da sich der Hintergrund der Wahrnehmung nie ganz ins Offene bringen lässt – es bleibt immer ein neuer Hintergrund zurück. Der Wahn hebt so die quälende Ambiguität der Wahrnehmung in einem geschlossenen egozentristischen System auf.

Die Wahnwahrnehmungen sind demnach keine Störungen des Denkens bei unveränderter Wahrnehmung, wie Kurt Schneider meinte; sie beruhen vielmehr auf einem „Zwang zur Sinnentnahme" (Straus 1930) und zur Konsistenz gegenüber einem apophänen Erleben, in dem sich die Störung des Wahrnehmungsaktes selbst niederschlägt. Mitunter ist anfänglich noch eine Selbstattribution der Veränderung möglich[114], die aber rasch dem überwältigenden Eindruck unterliegt, den die Wahrnehmung selbst vermittelt. Entscheidend ist, wie Klosterkötter (1992) mit Recht betont, dass der Vorbehalt des „als ob", den auch die oben zitierte Patientin zunächst aufrechterhalten konnte, aufgegeben und die Tatsächlichkeit des Gestellten akzeptiert wird. Im „als ob" nämlich behauptet sich die kritische Selbstbesinnung noch gegen den zentripetalen Erlebnisdruck. Schließlich lässt ihr die unerträgliche Spannung der Wahnstimmung jedoch keinen Raum mehr, und sie kapituliert.

Nicht in der Eigenbezüglichkeit des Wahrgenommenen, sondern erst in der Aufgabe des kritischen Einspruchs der Reflexion liegt also der Verlust des „Überstiegs", der Möglichkeit, eine andere Erklärung oder gar eine Veränderung der eigenen Wahrnehmungsorganisation in Betracht zu ziehen. Die Bannung des Subjekts durch die allgegenwärtige fremde Intentionalität lässt ein „Darüberstehen", also den oszillierenden Wechsel des Standpunktes nicht mehr zu. Der entmachteten Reflexion bleibt nur noch die Funktion, die wahnhafte Interpretation der Situation weiter auszubauen und zu systematisieren. Sie ist zum Diener einer egozentristischen, umweltkohärenten Position geworden, die nicht mehr selbstkritisch in Frage gestellt werden kann.

3.2.1.7
Ausschluss des Zufalls

Der Verlust der Kategorie des Zufälligen wurde bereits von Minkowski (1927), später v.a. von Berner (1978) als ein Charakteristikum des Wahns hervorgehoben.

---

[114] „Ich dachte, das kann nur ein Phänomen deiner Augen sein. Es musste natürlich an meinen Augen liegen, dass alles so wie ein Spiegelkabinett ist oder wie ein Zerrbild oder so etwas ähnliches"; so die oben (S.129) bereits zitierte Patientin Klosterkötters zu Beginn der Apophänie (Klosterkötter 1992, 64).

In der Apophänie ist die „Gestelltheit" und Künstlichkeit des Wahrgenommenen als Hinweis auf eine verborgene Absicht dem Zufälligen an sich schon entgegengesetzt. Das Prinzip des Zufallsausschlusses hebt jedoch noch einen besonderen Aspekt des psychotischen Erlebens heraus, nämlich die evidente Bedeutsamkeit einer bestimmten *Abfolge* oder *Anordnung* von Einzelereignissen.

Als Beispiel kann die „auffällige" Farbabfolge von Fahrzeugen gelten, die von der oben zitierten Patientin berichtet wurde. Die gleiche Patientin vermutete ein unter einer Rasenfläche installiertes Magnetfeld, da die von den Bäumen gefallenen Blätter dort in einer bestimmten Anordnung zu liegen schienen. – Ein anderer Patient berichtete von ständigen Duplizitäten der Ereignisse, durch die man ihm etwas signalisieren wolle. Tags zuvor habe z.B. jemand von einer Pistole gesprochen, heute sei eine in der Zeitung abgebildet; das hieße, er solle sich erschießen.

Conrad bezog das „Sich-Vordrängen von Ähnlichkeiten" in der Apophänie auf die Dominanz der physiognomischen Eigenschaften (Conrad 1992, 70). Zufall und Neutralität seien dadurch ausgeschlossen, dass „... das Hintergründige gleiche Bedeutung anzunehmen beginnt, wie jeweils der Vordergrund" (46). Das quantitative Überhandnehmen von Ähnlichkeiten bedeutet allerdings selbst noch nicht den Zufallsauschluss; er resultiert erst aus dem Verlust der exzentrischen Position oder des Überstiegs. Der Zufall stellt nämlich für den Gesunden eine Form der sekundären Neutralisierung von Bedeutsamkeiten dar, die sich im Alltag immer wieder durch besondere Anordnungen und Ähnlichkeiten einstellen.

Von Zufall sprechen wir, wenn der Eindruck einer Zweckmäßigkeit und Absichtlichkeit einer Anordnung von Ereignissen entstanden ist, den wir nachträglich entkräften und neutralisieren. Zufall setzt also voraus, dass etwas primär als bedeutsam und auffällig wahrgenommen wird, entweder weil ein Ereignis ohne unser Zutun zu unserer eigenen Intention „passt" (man denkt z.B. an einen Freund und begegnet ihm wenig später auf der Straße) oder weil ein äußeres Zusammentreffen auf eine fremde Intention hindeutet (z.B. eine pfeilförmige Anordnung von Blättern auf dem Rasen). Die Neutralisierung der primären Bedeutsamkeit als „Zufall" geschieht nun dadurch, dass die Koinzidenz aus dem subjektiven Bezugssystem herausgelöst und auf zwei verschiedene, unabhängige Bezugssysteme oder Kausalreihen „verteilt" wird (also z.B. die Abfolge meiner Gedanken und die Handlungen des Freundes, der von ihnen nichts wissen konnte). Wir sagen uns dann in der Reflexion auf das Ereignis: „Es war doch nur ein Zufall." Dies aber setzt ein „Darüberstehen", also die exzentrische Position voraus: Sie impliziert die Anerkennung, dass es von mir unabhängige Bezugssysteme oder Intentionalitäten gibt. Ein Überhandnehmen von Ähnlichkeiten und Duplizitäten der Ereignisse gibt es auch für den Gesunden, und er wird dann an deren Zufälligkeit zu zweifeln beginnen, jedoch ohne die Zufallsmöglichkeit prinzipiell auszuschließen.

Der Zufallsausschluss im Wahn bedeutet hingegen, dass die neutralisierende Position gar nicht mehr eingenommen werden kann. Der Schizophrene erlebt alles als „Gerade-mir-Geltendes"; was ihm auch begegnet, wird zur Äußerung einer auf ihn gerichteten Intentionalität. Es gibt kein unabhängiges Bezugssystem, keinen neutralen Raum mehr, dem das Auffällige zuzuordnen wäre. Der Patient kann die verfremdeten Dinge und Situationen nicht mehr in die Selbstverständlichkeit eines

Hintergrundes zurücktreten lassen, in dem jedes Ding einen neutralen Platz und Sinn hat. Die Objektivierung, die die begegnenden Eindrücke von einer übergeordneten Position aus ihrer subjektiven Bedeutsamkeit entkleidet, versagt. Dies entspricht der Aufgabe des „als ob": Der Standpunkt, von dem aus das Prinzip des Zufalls überhaupt noch in Betracht gezogen werden könnte, existiert nicht mehr.

3.2.1.8
Omnipotenzerleben

Wir haben bisher nur die Überwältigung des Schizophrenen durch die fremde Intentionalität betrachtet. Seltener, aber aufschlussreich ist das von starker subjektiver Evidenz getragene Gefühl mancher Schizophrener, z.B. den Straßenverkehr, das Wetter oder das Verhalten anderer Menschen unmittelbar zu steuern. In der akuten Psychose kann sogar die Überzeugung bestehen, das Fortbestehen der Welt hinge, gewissermaßen als *creatio continua*, vom eigenen Atmen oder bestimmten Ritualhandlungen des Patienten ab. Dieses Omnipotenzerleben stellt jedoch, wie wir sehen werden, nur die Kehrseite der absoluten Entmächtigung dar. Betrachten wir zunächst wieder einige Beispiele:

> „Es kam mir so richtig vor, als ob die Welt sich um mich dreht ... dass die Sonne nicht schien, wenn ich schlechte Gedanken hatte. Sobald ich gute Gedanken hatte, kam die Sonne wieder ... Sobald ein Auto herankam, schien es mir, als ob ich etwas ausstrahlen würde, dass das Auto sofort stillhält ... Ich hatte alles auf mich bezogen, als wenn das auf mich gemacht wäre ... Es war wie auf einer Bühne ..." (Schmidt 1941).
>
> Ein Patient Conrads gab an, „er halte es für möglich, dass durch sein Zutun die Sonne käme. Er könnte sich vorstellen, dass solche Wirkungen von ihm ausgehen ... ‚Ich dachte, ich bin wie ein kleiner Gott, und das Wetter richtet sich nach mir'", – Bei einer späteren Exploration äußerte er rückblickend: „In gewissem Sinn hatte ich schon göttliche Eigenschaften ... damals war es wirklich so mit dem Wetter, da habe ich selbst gestaunt ..." (Conrad 1992, 74).
>
> Ein weiterer Patient berichtete, „er habe in letzter Zeit den Eindruck gehabt, die Kraft zu haben, das Wetter zu beeinflussen. Diese Kraft ging nicht direkt von ihm aus, sondern er würde durch eine dritte Person hierzu gebraucht. Er müsste so ein Werkzeug sein. ‚Es gingen von meinem Körper besondere Kräfte aus.' Fragt ratlos: ‚Ich weiß nicht, bin ich der Herrgott?'" (l.c. 75).

Charakteristisch für diese Beschreibungen ist das Phänomen einer „passiven Omnipotenz": Hinter dem Eindruck des „Machenkönnens" steht gar kein eigentliches „Machen*wollen*", kein Tätigkeitserleben und entsprechend auch kein grandioses Allmachtsgefühl. Eher vermitteln die Kranken den Eindruck der Verunsicherung und des ungläubigen Staunens über die eigene Wirksamkeit. Diese wird auch passivisch ausgedrückt, beinahe erlitten: „Etwas strahlt von mir aus"; Wirkungen „gehen von mir" bzw. „von meinem Körper aus"; ein Patient (drittes Zitat) erlebt sogar diese eigene Wirkung noch als eine fremdinduzierte.

Die Erklärung des Phänomens liegt offenbar in Folgendem: Wenn das apophäne Erleben bedeutet, dass dem intentional gestörten Subjekt seine eigenen Wahrnehmungen gewissermaßen „vorgeführt" werden und daher in ihrer Bedeutsamkeit *gerade ihm* gelten, dann wird der Kranke zu einem „Ptolemäus in seinem eigenen kleinen Mikrokosmos" (Conrad 1992, 50).[115] Wohin er auch den Blick wendet, fällt ihm etwas auf; und alles, was ihm auffällt, ereignet sich scheinbar für ihn, „*wegen ihm*". Alles fällt ihm zu, und daher ist nichts mehr zufällig. Staunend sieht der Kranke zu, wie sich die äußeren Ereignisse in ihrem Eintreten anscheinend nach ihm ausrichten. Dann aber – so die mögliche Deutung des Erlebens – geschieht es offenbar überhaupt nur, *weil* er anwesend ist. Das apophäne „Gemachtsein" schlägt um in ein eigenes „Machenkönnen".

Die finale Richtung der Präposition *wegen* ist zweideutig: „Meinetwegen" kann *„für* mich" und *„durch* mich" meinen, also mich als Zielpunkt oder auch als Ausgangspunkt eines zweckhaften Geschehens bezeichnen. Diese Ambiguität des *wegen* drückt genau den logischen Umschlag vom zentripetalen Bedeutungs- zum zentrifugalen Omnipotenzerleben aus. In beiden Fällen aber bleibt die Person, „deretwegen" etwas geschieht, passiv; auch die Omnipotenz ist nur die eines „unbewegten Bewegers".

Da der Schizophrene das Bedeutsam-Werden der Geschehnisse nicht der Veränderung seiner eigenen Wahrnehmung zuschreiben kann, muss er ihre sich aufdrängende Eigenbezüglichkeit als eine objektive ansehen. Die auf beängstigende oder (seltener) wunderbare Weise für ihn passende Steuerung der Geschehnisse muss dann entweder von einer Gegenmacht hinter ihnen oder – ohne sein Zutun – von ihm selbst ausgehen. Auch dann bleibt es aber ein Wirken ohne Wirkmächtigkeit, mehr Ohnmacht als Macht.

3.2.2
Denken

3.2.2.1
Ich-Störungen als Störungen der Bewusstseinskontinuität

In der schizophrenen Entfremdung des Denkens begegnen wir den eigentlichen, erkennbar mit dem Selbstverhältnis der Person verknüpften Ich-Störungen. Die folgenden Überlegungen gelten zunächst den Ich-Störungen allgemein, die darüber hinaus die Erlebnisse der Willens-, Gefühls- und leiblichen Beeinflussung umfassen.

Gruhle (1932) fasste die Symptome der Gedankenbeeinflussung, -ausbreitung und -entziehung unter dem Begriff der „Ich-Störung" oder „Ich-Lähmung" zusammen. Schneider interpretierte sie als Störungen der „Meinhaftigkeit" des Denkens, als „Konturverlust des Ich", hielt sie allerdings für letztlich unverstehbar: „Nacherlebbar sind aber die ‚gemachten' Erlebnisse Schizophrener nicht. Man weiß auch nicht, sind das wirklich unmittelbare,

---

[115] Diese Formulierung scheint mir auch für das Verständnis des Omnipotenzerlebens wegweisend, wenngleich Conrad sie nicht explizit darauf bezogen hat. Nach seiner Interpretation der Omnipotenz ist der apophänen „Wirkungs*richtung* von den Beständen der Welt hin auf das Ich ... eine *gegenläufige Wirkungsrichtung* vom Ich hin auf die Gegenstände (Welt) gekoppelt" (Conrad 1992, 76).

elementare Erfahrungen, die man überhaupt mit dem vergleichen kann, was wir uns bei den Schilderungen normalpsychologisch denken. Solche schizophrenen Erlebnisse sind stets nur mit einer Art 'negativer Psychologie' beschreibbar, also eigentlich nicht" (Schneider 1992, 60). Blankenburg (1988) hob aus phänomenologischer Sicht die Unmittelbarkeit und Spontaneität des Denkens, Fühlens und Wollens als wesentliche Momente der „transzendentalen Organisation" hervor. Das Durchlässigwerden der Ich-Grenzen sei am ehesten auf einen Verlust dieser sich selbst durchsichtig werdenden, „reafferenten" Spontaneität der transzendentalen Subjektivität zurückzuführen – ein Gedanke, den ich im Folgenden aufgreife. Spitzer (1988) wies aus transzendentalphilosophischer Perspektive auf das Fehlen des formalen Merkmals der Ich-Zugehörigkeit des Denkens hin. Die Klassifizierung der Ich-Störungen als „Wahninhalte" in den neueren psychiatrischen Diagnosesystemen (DSM-IV, ICD-10) sei auf das Fehlen einer adäquaten Theorie der transzendentalen Voraussetzungen des Erfahrens zurückzuführen. Die dem Patienten ebenso wie dem Psychiater gleichermaßen unverständlichen Veränderungen könnten dann nur als nicht weiter aufklärbare „bizarre Wahninhalte" rubriziert werden.

Eine originelle neuropsychologische Konzeption der Ich-Störungen stammt von C. Frith (Frith 1979, 1995, Frith u. Done 1988). Er schlägt vor, dass Symptome wie Gedankeneingebung, Willensbeeinflussung und akustische Halluzinationen auf die Störung eines internen neuronalen Monitors zurückgehen. Selbstintendierte Gedanken und Handlungen werden danach normalerweise als die eigenen erkannt, indem das Gehirn einen Abgleich zwischen Intention und Ausführung vornimmt. Von jedem im neuronalen System generierten Gedanken wird nämlich eine „Efferenzkopie" erzeugt (s.o. S.20); ein Komparatorsystem im Gehirn vergleicht diese Kopie des intendierten mit dem tatsächlich gedachten Gedanken. Das Monitorsystem hilft uns so nicht nur, die Gedanken auf der Spur zu halten; es sagt uns auch, welche mentalen Ereignisse selbst erzeugt sind und welche nicht. Insofern ist es entscheidend für die Unterscheidung von Selbst und Außenwelt. Bei einer Störung des Monitors hingegen würde ein Gedanke generiert und im Bewusstsein auftauchen, zu dem die „Kopie" und damit die passende Intention fehlt. Dieses völlig unerwartete mentale Ereignisse würde dann notwendig einer äußeren Ursache zugeschrieben, also einer Gedankeneingebung. Analog wäre das Symptom der Willenbeeinflussung zu erklären: Eine Bewegung wird ausgelöst, zu deren neuronalem Befehl aber die Kopie fehlt, und die daher nicht als selbstintendiert erscheint.

Dieses Modell scheint eine plausible neuropsychologische Erklärung für die Selbstreferenzialität des Bewusstseins zu liefern; allerdings wirft es verschiedene Probleme auf:

1. Letztlich wäre nach diesem Modell ein subpersonaler Mechanismus auf neuronaler Ebene für das Hervorbringen von Gedanken verantwortlich. Wir denken danach also gar nicht selbst, sondern treffen gewissermaßen ständig auf Gedanken, die das Gehirn produziert und die wir dann, wenn sie im Bewusstsein auftauchen, als unsere eigenen identifizieren. Aber kann die Aufgabe, Gedanken sinnvoll zu führen, wirklich einem subpersonalen Mechanismus zugeschrieben werden? Beim Denken handelt es sich um eine semantische Funktion; Gedanken richten sich auf Bedeutungen, auf sinnvolle Sachverhalte, die miteinander verknüpft werden. Diese intentionale Richtung der Gedanken zu bestimmen, muss offenbar eine Funktion des Bewusstseins selbst sein.
2. Trifft es wirklich zu, dass die eingegebenen Gedanken oder Stimmen schizophrener Patienten „eigentlich" ihre *selbstintendierten* Gedanken wären? In den meisten Fällen tragen sie doch einen ich-dystonen, oft bedrohlichen oder obszönen Charakter; es ist kaum anzunehmen, dass sie „gedacht werden sollten", und diese Intention nur nicht wiedererkannt wird. Die Gedanken treten vielmehr als *Intrusionen* auf, die das eigentlich intendierte Denken unterbrechen. Also wäre weniger nach der Störung eines

Komparator- als eines Inhibitor-Systems suchen, das solche Intrusionen sonst am Eintritt ins Bewusstsein hindert.
3. Damit erhebt sich ein dritter Einwand: Auch beim Gesunden sind viele Gedanken gar nicht intendiert, sondern sie „fallen mir ein", drängen sich mir sogar gegen meinen Willen auf. Auch als unintendierte oder unpassende bleiben sie aber immer noch meine Gedanken. Warum erlebe ich sie nicht als fremd oder eingegeben? Offenbar ist mein Bewusstsein in der Lage, solche unvorhergesehenen Einfälle in sein intentionales Feld einzugliedern, ohne die Kontinuität der „Meinhaftigkeit" zu verlieren. Dies kann nicht durch ein Monitorsystem erklärt werden, das intendierte und tatsächliche Gedanken miteinander vergleicht, sondern muss auf eine übergeordnete, integrierende Bewusstseinsfunktion zurückgehen.

Ich fasse die Kritik zusammen: Die Meinhaftigkeit und das Aktivitätsbewusstsein kann nicht eine Qualität der einzelnen Gedanken sein, so als hätte ein subpersonaler Mechanismus jeden Gedanken mit dem Etikett „meinhaft" versehen, bevor er ihn ins Bewusstsein sendet. Die Ich-Zugehörigkeit muss vielmehr durch eine integrierende Funktion des Bewusstseins selbst hergestellt werden, etwa entsprechend Kants „transzendentaler Apperzeption": „Das ‚ich denke' muss alle meine Vorstellungen begleiten können".[116]

Die folgende Analyse geht wiederum aus von der Intentionalität der psychischen Akte. Denken, Fühlen und Wollen sind einerseits intentional gerichtete Tätigkeiten, die ebenso wie die Wahrnehmung ihren Gegenstand „vermeinen": Ich denke über etwas nach, will dies oder jenes tun, fühle dies für jemand usw. Zugleich aber ist die Intentionalität als Ich-Moment in den Akten enthalten: Ich bin meines Denkens, Fühlens und Wollens auch inne als von mir vollzogen (s.o. S.73f.). „Ich sehe, ich denke, ich fühle, ich will ..." bezeichnet also Tätigkeiten, die über sich hinaus „auf etwas" *und zugleich* auf sich selbst gerichtet sind, in simultaner Reflexion oder Selbstreferenzialität. Nun gibt es allerdings auch Gedanken, die mir „einfallen" oder sich mir als Zwangsgedanken aufdrängen, so wie Gefühle „mich befallen" oder Impulse „in mir aufsteigen" können. Man sagt dann: „*Es* fällt mir ein, *es* belastet, *es* treibt mich usw." Dieses *es* ist letztlich das „es" der unbewussten Leiblichkeit, aus der diese Regungen ohne mein Zutun auftauchen. Wie kommt es, dass im Fortgang des Bewusstseinsprozesses normalerweise dennoch keine Brüche im Erleben der Ich-Zugehörigkeit auftauchen? Diese Eigentümlichkeit des Bewusstseins hat Husserl (1966) in seiner „Phänomenologie des inneren Zeitbewusstseins" untersucht. Seine Analysen seien in Kürze zusammengefasst.

Der Bewusstseinsstrom verläuft nicht einfach von Moment zu Moment, als bloße Abfolge von Jetzt-Punkten. Vielmehr bin ich mir in jedem Moment noch dessen bewusst, was ich soeben gesehen, gehört oder gedacht habe – Husserl spricht von *Retention* – und ich bin darauf gefasst, dass sich das jetzt Gesehene, Gehörte oder Gedachte in irgendeiner Weise fortsetzen wird – *Protention*. Husserls bevorzugtes Beispiel bezieht sich auf die Musik (Abb. 1). Wenn wir eine Melodie hören, haben wir die Töne noch bewusst, die schon erklungen sind, und gleichzeitig erzeugen sie eine unbestimmte Bereitschaft für künftige Töne. Das gleiche gilt für das Hören oder Sprechen eines Satzes. Höre ich z.B. jemanden sa-

---

[116] I. Kant, Kritik der reinen Vernunft, B 131/132.

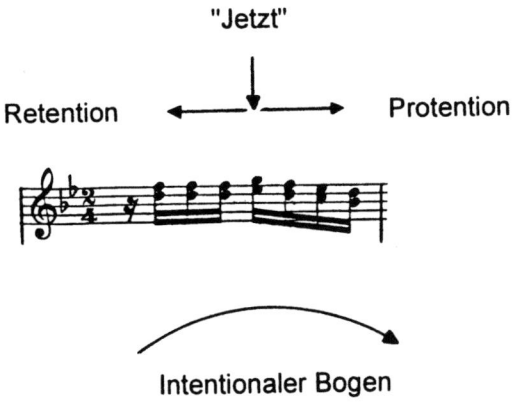

Abb. 1: Retention und Protention nach Husserl

gen: „Gestern abend ging ich auf ...", so entsteht der Sinn des Satzes durch die Retention der schon gehörten Worte und die Protention der folgenden (die z.B. eher „... der Straße" als „... der Butter" lauten werden). Die Wahrnehmung einer Melodie oder eines Satzes ist also nicht eine bloße Sukzession von Jetzt-Momenten, sondern ein dynamischer Prozess, in dem eine Bewegungs- oder Sinngestalt in der Zeit wächst und sich entfaltet.

In gleicher Weise hält jeder Bewusstseinsmoment seine Vorgänger noch präsent und antizipiert zugleich seine Nachfolger. Aufeinanderfolgende Momente *beziehen sich aufeinander* durch Retention und Protention. Nur dadurch entsteht die *erlebte Einheit des Bewusstseins in der Zeit*. Eine Abfolge von abgeschlossenen Bewusstseinsmomenten könnte niemals ein *Selbst*bewusstsein entstehen lassen, denn auch für dieses wäre dann immer nur ein Moment reserviert, so dass es im nächsten schon wieder verloren ginge. Aber das Bewusstsein besteht nicht punktförmig, sondern in Form eines retentional-protentionalen zeitlichen „Halos" (Uehlein 1992). Die Ereignisse meines Bewusstseins sind nicht nur meine, weil sie in demselben Bewusstsein aufeinanderfolgen, sondern weil sie wie die Glieder einer Kette miteinander verknüpft sind. Die passive Konzeption des Bewusstseins als eines leeren Schirms, auf den unsere Erlebnisse projiziert werden, oder als einer beleuchteten Bühne, auf der mentale Ereignisse ihren Auftritt und Abgang haben, ist überholt: Bewusstsein muss als ein aktiver, seine Momente verknüpfender, sich selbst-organisierender Prozess aufgefasst werden.

Diese Verknüpfung macht auch die oben angesprochene Selbstbezüglichkeit des Bewusstseinsprozesses aus: Beim Sprechen eines Satzes bin ich immer dessen inne, dass *ich* es bin, der eben die Worte „gestern ging ich ..." sagte, und dass *ich* den Satz in irgendeiner Weise fortführen werde. Durch Retention und Protention spannt mein Bewusstsein einen *intentionalen Bogen*, der Beginn und Ende des Satzes miteinander verknüpft, und der ein implizites Ich-Bewusstsein oder Ich-

Moment enthält.[117] Der Bewusstseinsstrom fließt nicht nur voran, sondern besteht gewissermaßen aus Wirbeln: Durch seine retentional-protentionale Struktur enthält jeder bewusste Akt auch ein Bewusstsein von sich selbst. In diesem intentionalen zeitlichen Feld wird auch ein Einfall zu *meinem* Einfall, oder ein sich aufdrängender Zwangsgedanke zu *meinem* Gedanken, selbst wenn ich ihn „nicht denken will".

Betrachten wir nun die protentionale Funktion etwas näher (auch wenn Husserl selbst nur wenig darüber aussagt). Die Protention stellt eine nur ungefähr bestimmte Erwartung dar: Ein Sprecher wird seinen begonnenen Satz fortführen; eine Reihe von Glockenschlägen lässt den nächsten Schlag erwarten, nicht aber einen Triangelklang usw. Freilich ist das Bewusstsein nicht fixiert auf ein bloßes Entweder-Oder, auf Eintreten oder Ausbleiben des Erwarteten; es mag auch ganz anders kommen als erwartet, und eine Überraschung entsteht. Aber auch dann kam das Ereignis doch nicht *absolut* unerwartet, es lag immer noch im Bereich des Möglichen. Die Protention ist also „vorläufig", sowohl im Sinne des Vorauslaufens in die Zukunft als auch im Sinne des Einstweiligen. Sie eröffnet ein Feld von *unterschiedlich wahrscheinlichen Möglichkeiten*, gewissermaßen einen „Kegel von Wahrscheinlichkeit" (Abb. 2).

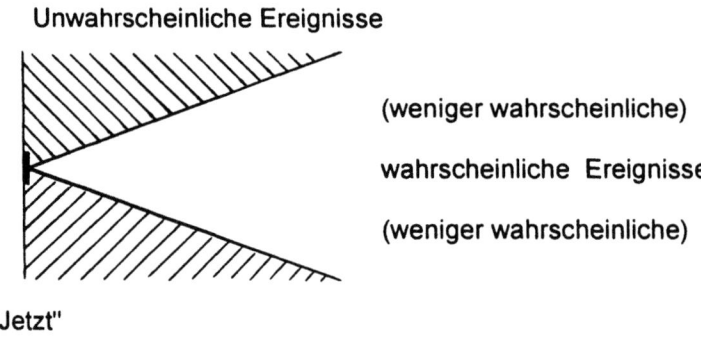

Abb.2: Die Protentionsfunktion

Dieser Kegel entspringt jeweils im „Jetzt" und schiebt sich ständig voran. Innerhalb des Kegels liegt das mehr oder minder Wahrscheinliche, außerhalb das völlig Unerwartete. Was wahrscheinlich ist, wird bestimmt von meinen jeweiligen Retentionen, meinen gegenwärtigen Eindrücken und meinen Intentionen – ich spreche etwa einen Satz, bin mir seines Beginns, seines Fortgangs und Ziels bewusst und richte danach meine Rede aus. Damit nicht genug: Um mein Sprechen „auf der Spur zu halten", müssen unpassende Einfälle oder Assoziationen aktiv unterdrückt, inhibiert werden. Gerichtetes Denken ist ein selektiver Prozess, der ständig

---

[117] Der Begriff des intentionalen Bogens stammt ursprünglich von Beringer (1926) und Fischer (1930); er wurde dann von Merleau-Ponty aufgegriffen (s.o. S.48).

inadäquate Assoziationen hemmt, oder wie Janzarik formulierte, *desaktualisiert* (Janzarik 1991). Die Ränder des Kegels werden somit durch meine intentionale Ausrichtung und zugleich durch die Inhibition störender Assoziationen gebildet. Protentionale Spannung und desaktualisierende Hemmung stellen ein und dieselbe Funktion dar.

Daraus folgt weiter, dass die Protention keine fixierte Einstellung ist, sondern von meinem Aufmerksamkeitszustand abhängt (Abb. 3, S.150): Der protentionale Kegel kann stark *fokussiert* sein wie bei konzentriertem Denken. Er gleicht dann einem Magnetfeld, das die Gedanken und Einfälle wie Eisenfeilspäne auf das Ziel hin ausrichtet. Auf der anderen Seite gibt es Zustände der freien Assoziation, der Kreativität, des Tagträumens oder der Schläfrigkeit, in denen der Kegel sich öffnet bzw. *dilatiert* ist (analog zur Augenlinse, die ebenfalls bei starker Konzentration in der Regel fokussiert, beim Tagträumen hingegen dilatiert ist). Hier entsteht ein Freiraum für spontan auftretende, ziellos einander folgende Einfälle und Assoziationen.

Schließlich können wir uns eine maximale Öffnung des Kegels vorstellen, bei der es so gut wie keine Protention mehr gibt. Das ist etwa der Fall beim Träumen, wo die Erlebnisse in irregulärer Weise einander folgen, und man kein Gefühl dafür hat, was als nächstes passieren wird. Die Perspektive oder der Schauplatz kann plötzlich wechseln, eine Person kann durch eine andere ersetzt werden, ohne dass es den Träumer besonders verwundert: Die protentionale Funktion ist nicht mehr tätig oder *retrahiert*, die vereinheitlichende Zeitstruktur des Bewusstseins aufgelöst. Zu einem ähnlichen Ausfall der Protention kommt es im Drogenrausch, etwa unter Mescalin. Mit zunehmender Wirkung der Substanz treten formale Denkstörungen und Passivitätserlebnisse auf, bei denen sich der Gedankengang der eigenen Kontrolle und Intentionalität entzieht:

„Es scheint, als ob eine zweite Instanz denkt und redet, während das eigentliche Ich gar nicht in der Lage ist, einen kompletten Gedanken zu entwerfen: Am Ende des Satzes weiß ich nicht mehr, wie er begonnen hat, merke jedoch an der eigenen Zufriedenheit und der Reaktion der Umgebung, dass es so schlimm gar nicht gewirkt haben kann, wie ich es empfinde" (Hermle et al. 1988).

„Dabei war mir unangenehm, dass ich mich und vor allem auch meinen Mund sprechen sah, als ob nichts wäre, während die Sätze, die daraus quollen und die ich hörte, mir fremd waren und nicht von mir zu stammen schienen" (ebd.).

Gleichzeitig kann es zu einer zeitlichen Desintegration, einer Auflösung der Wahrnehmungskontinuität kommen. Eine Versuchsperson erlebte z.B. das Treppensteigen als ein Serie von Einzelbildern:

„Im Treppensteigen plötzlich wie festgenagelte Momentaufnahme ... Dies wiederholte sich auf den verschiedenen Treppenstufen. Oben angekommen, schien keine Kontinuität der Zeit vorhanden gewesen zu sein, ganzer Vorgang aufgelöst in unzusammenhängende Einzelsituationen, die nachträglich wie bei einem Filmstreifen aktiv ... verbunden werden konnten" (Beringer 1927, 148).

3 Psychopathologie von Leib und Raum

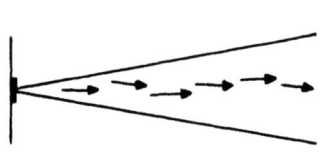

Fokussierte Protention

(z.B. bei konzentriertem Denken oder Sprechen)

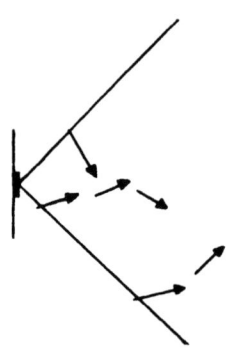

Dilatierte Protention

(z.B. bei Tagträumen, freier Assoziation, Kreativität)

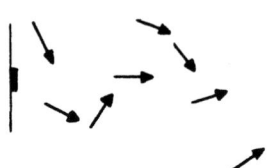

Retrahierte Protention

(z.B. im Traum, unter Drogeneinfluß)

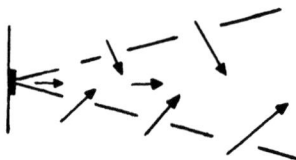

Fragmentierte Protention

(z.B. in der Schizophrenie)

Abb. 3: Modalitäten der Protentionsfunktion

Interessanterweise wirkt sich dies auch auf das Musikerleben aus: Musiker vermissen unter Mescalin-Einwirkung das einheitliche Empfinden einer Melodie; sie nehmen Musik nicht mehr als dynamische Zeitgestalt, sondern als statische Folge von Einzeltönen wahr (Weber 1977). Mit dem Ausfall der Protentionsfunktion verlieren also die Töne einer Melodie ebenso wie die Worte einer Rede ihre Einheit und Kohärenz.

Eine Desintegration und Passivierung des Bewusstseins liegt nun offenbar auch den schizophrenen Ich-Störungen zugrunde. Lässt sich eine spezifische Bewusstseinsstörung denken, die zum Erlebnis der Gedankeneingebung oder Willenbeeinflussung führt? Der Gedanke erscheint zunächst befremdlich, denn im Unterschied zum Träumer oder Berauschten ist der Schizophrene bei klarem Bewusstsein. Nehmen wir jedoch eine Schwächung und damit *Fragmentierung der Protentionsfunktion* an (Abb. 3), so würde sich dies zunächst auf die Richtung und Leitbarkeit der Denkvollzüge auswirken. Die Desaktualierungsleistung der Protention wäre beeinträchtigt und störende Assoziationen könnten sich als Gedankenintrusionen dem eigenen Denken entgegenstellen – der Gedankengang wird inkohärent.[118] Kommt es schließlich zu einem intermittierenden Ausfall der Protention, also zu einem *plötzlichen Bruch der Bewusstseinskontinuität*, dann würde der schon begonnene intentionale Bogen eines Gedankengangs abrupt unterbrochen: Das Erlebnis des *Gedankenentzugs* entsteht. Ohne Protention gibt es für einen Moment nicht einmal mehr eine Möglichkeit von „Zukunft". Schieben sich in diese Lücke nun Gedankenintrusionen, so tauchen sie nicht-intendiert, ja im radikalen Sinne unerwartet im Bewusstsein auf. Solche Gedanken sind nicht mehr „meine", weil die protentional-retentionale Kette des Bewusstseinsprozesses für einen Moment gerissen ist. Sie enthalten kein implizites Ich-Bewusstsein mehr, sondern erscheinen als eingegeben oder als „Stimmen".

Diese allgemeinen Überlegungen sollen in den nächsten Abschnitten vertieft werden.

3.2.2.2
Gedankeneingebung und -entzug

Die schizophrene Desintegration der Denkvollzüge zeigt sich zunächst im Verlust der „Leitbarkeit der Denkvorgänge" (Huber et al. 1979, 122). Es kommt zum Eindringen „autochthoner Gedanken" (Wernicke 1906) in den aktuellen Gedankengang, zu störenden Gedankeninterferenzen, -perseverationen oder plötzlichen Blockaden.

> Typische Schilderungen lauten etwa: „Immer wieder kommen mir Gedanken, die ich gar nicht denken wollte." – „In mir laufen ständig Selbstgespräche ab, die ich nicht stoppen kann." – „Wenn ich mit jemand spreche, verliere ich plötzlich mitten im Satz den Faden

---

[118] Dies entspräche den verschiedenen neuropsychologischen Konzeptionen einer Filterstörung oder Disinhibition in der Schizophrenie (Broadbent 1977, Hemsley 1990). Auf ein mögliche Störung der Protention in der Schizophrenie hat kürzlich auch Gallagher (2000) aufmerksam gemacht.

und weiß nicht mehr, was ich sagen wollte." – „I have to pick out thoughts and put them together. I can't control the actual thoughts I want. I can't compare it with my speech. I think something but I say it different. ... (Last time) I could not get the words that were correct to make up a sentence and I knew I was not saying the right thing" (Chapman 1966).

In solchen Schilderungen zeigt sich eine mangelnde „Spannkraft" des intentionalen Bogens, der sonst die Gedanken auf ein Ziel hin leitet, am Wesentlichen festhält und Unwesentliches desaktualisiert. Störende Nebengedanken schieben sich nun in den Ablauf, oder gerichtete Gedanken brechen plötzlich ab. Die Nebengedanken werden jedoch in das intentionale Feld einbezogen und immer noch als die eigenen erlebt.

Anders verhält es sich mit den „eingegebenen" oder „gemachten Gedanken" [119]:

„Jeder Mensch könne ihm die Gedanken übertragen. Er versuche manchmal, sich dagegen zu wehren ... Aber dann versuche man durch Druck, seine Gedanken auszuwischen. Seine eigenen und fremde Gedanken seien da durcheinander ... Diese Kopfsprache sei ständig da und gehe von den anderen Kameraden aus" (Conrad 1992, 96).

„Ich konnte nicht mehr denken, wie ich wollte, mich nicht mehr mitteilen ... Es war, wie wenn einer gar nicht mehr selber denkt, an seinem eigenen Denken gehindert wird. Ich hatte den Eindruck, dass alles, was ich denke, überhaupt nicht meine eigenen Ideen sein müssen ... als ob ich es überhaupt nicht mehr selber sein müsste, der da denkt. Ich fing an zu überlegen, bin ich das noch oder bin ich eine ausgetauschte Person" (Klosterkötter 1992, 111).

Bereits Wernicke (1906) sah die Gedankenbeeinflussungen als „Erklärungswahnideen" für primäre Störungen der Gedanken*abläufe* an: „Eingegebene" oder „entzogene" Gedanken sind danach nichts anderes als interferierende, perseverierende oder entgleitende Gedanken, die sich der Kranke nicht anders zu erklären vermag. Die Basisstörungskonzeption Hubers und Klosterkötters greift diesen Ansatz wieder auf: Nach Klosterkötter drängt sich mit Zunahme der kognitiven Basisstörungen dem Kranken ein „... Eindruck auf, der die interferierenden Gedanken nicht mehr als 'meinige', sondern ich-fremde" und schließlich von außen stammende Vollzüge erscheinen lässt (Klosterkötter 1988, 101).

Wie bereits bei der Wahnwahrnehmung stellt sich jedoch die Frage, ob das bloße Überhandnehmen kognitiver Störungen genügt, um die fundamentale Entfremdung der personalen Vollzüge begreiflich zu machen. Nach Klosterkötter „erscheint" dem Kranken sein Denken zunächst nur als entfremdet und gemacht, nämlich aufgrund der irritierenden Ablaufstörungen, bis er schließlich seinen Vorbehalt des „als ob" aufgibt und den Eindruck der Gemachtheit als real akzeptiert.[120] Aber das Gemachte ist kein „Eindruck", der sich allmählich zu einem (Fehl-)Urteil verfestigt. Vielmehr tritt der gemachte Gedanke „... *unmittelbar mit dem Bewusstsein auf, dass nicht der Kranke, sondern eine fremde Macht ihn denkt*" (Jaspers 1973, 102). Die bloße Häufigkeit störender Intrusionen erzeugt nicht die evidente Qualität der *Ich-Fremdheit* des Gedankens. Das gleiche gilt für das Symptom

---

[119] Die von Jaspers getroffene Unterscheidung zwischen beiden Formen, wonach gegenüber den nur „eingegebenen" Gedanken die „gemachten" als „eingezwungen", also mit stärkerer Entmächtigung erlebt werden (Köhler u. Witter 1976), ist zwar möglich, wird hier aber nicht berücksichtigt.

[120] Auch hier ist freilich einschränkend festzuhalten, dass nur ein Teil der Patienten mit Gedankenbeeinflussungserleben entsprechende „Übergangsreihen" aufweist.

des Gedankenentzugs: Wie sollte das Phänomen eines plötzlichen „Fadenrisses" den Patienten auf den sonderbaren Einfall bringen, seine Gedanken würden ihm von jemand anderem aus dem Kopf gezogen? Eine rationalistische Deutung, wie sie in der anglo-amerikanischen Psychiatrie an dieser Stelle üblich ist – die Externalisierung als „gemachte Gedanken" stelle für den Patienten eben die naheliegendste Lösung einer rätselhaften Erfahrung dar (Maher et al. 1984, Maher 1988, Frith 1988) – muss angesichts einer solchen mit allen kulturspezifischen Erklärungsmustern inkompatiblen Aussage zunichte werden.

Gibt man sich dann nicht mit dem Begriff des „Erklärungs*wahns*" zufrieden (der das Unerklärte einfach dem „Wahn" zuschiebt – ein Begriff, der in der Psychiatrie oft als Nothelfer für Unverstandenes fungiert!), dann bleibt noch die Theorie der Regression auf ein phylo- bzw. ontogenetisch früheres, magisches Attributionsmuster, wie sie Klosterkötter vertritt. Auch Conrad sah in der Gedankeneingebung nichts anderes als das Übergreifen der Apophänie auf den Innenraum: Frei aufsteigende Einfälle oder aber das normalpsychologische „Fadenverlieren" werden in abnormer Bedeutsamkeit erlebt und in dem ptolemäisch verkehrten Bezugssystem auf die Umgebung bezogen (Conrad 1992, 89). – Die Regressionstheorie wurde oben bereits kritisiert (s.o. S.131f.) und sie erscheint auch hier kaum plausibler: Kein Kleinkind hat die Vorstellung, seine Gedanken könnten ihm von jemandem weggenommen werden, und die transkulturell beobachtbaren Phänomene der Besessenheit, Verzauberung, Trance-Induktion etc. beziehen sich auf den Umgang mit dissoziativen Bewusstseinszuständen, die genau besehen mit den spezifisch schizophrenen Symptomen kaum etwas gemeinsam haben (vgl. Pfeiffer u. Schoene 1980).

Die als Alternative vorgeschlagene Erklärung auf der Grundlage der zeitlichen Konstitution des Bewusstseins wurde oben bereits skizziert. Sie geht davon aus, dass die schizophrenen Erlebnisse der Gedankenbeeinflussung und des -entzugs nicht interpretierte, gedeutete, sondern *unmittelbare Erfahrung* der Patienten darstellen (sekundärer Interpretation entstammen nur die technischen Methoden, auf die sie diese Erlebnisse zurückführen).[121] Dann müssen die Phänomene von solcher Art sein, dass die gedachten Gedanken mit einem *Selbstverlust* einhergehen. Nicht nur einzelne Gedanken erscheinen fremdartig und störend, nicht bloß der Gedankengang ist irritierend, sondern die *Kontinuität der Selbsterfahrung reißt ab*. Diese Kontinuität besteht nicht in der bloßen Aufeinanderfolge von Bewusstseinsmomenten, sondern in deren retentional-protentionalen Verknüpfung. Sie erzeugt ein alle bewussten Prozesse begleitendes Innesein, das auch als implizites Aktivitätsbewusstsein oder Ich-Moment erscheint: *Ich denke diesen Gedanken, ich habe diesen Gedanken gedacht.*

Die retentionale Leistung scheint für die schizophrenen Ich-Störungen nicht verantwortlich zu sein: Auch die gemachten Gedanken bleiben „im Arbeitsgedächtnis", sie werden noch retiniert und sogar dem eigenen Bewusstsein zugeschrieben (die Gedanken stammen zwar von anderen, „denken sich" aber immer noch im eigenen Kopf). Entscheidend für die Spannung des intentionalen Bogen ist jedoch die protentionale, „nach vorne" gerichtete Bewusstseinsleistung. Kommt

---

[121] Dass alle Versprachlichung von Erfahrung bereits Deutung impliziert und diese ihrerseits in die Erfahrung miteingeht, wird konzediert, tut aber nichts zur Sache. Freilich könnte der Patient sein Erleben gar nicht als solches erfassen, wenn er nicht einen Begriff etwa von Denken und Gedanken, von Machen und Erleiden etc. hätte. Eine „reine", begriffslose Erfahrung, wenn es sie denn gäbe, ist jedenfalls nicht gemeint.

es hier zu einem Riss, dann bricht der soeben begonnene Gedankengang abrupt ab, mehr noch: Die Kontinuität des Selbsterlebens geht für einen Moment verloren. Daher wird der Gedankenentzug auch in einer ganz anderen Radikalität erlebt und geschildert als der normalpsychologische Fadenriss: Es entsteht eine plötzliche Bewusstseinsleere, und der Patient fällt buchstäblich in ein Nichts. Ein Einfall aber, der in diesem Moment auftaucht, erscheint radikal unerwartet und kann nicht mehr in die Kontinuität des Selbstbewusstseins integriert werden: Das „'ich denke', das alle meine Vorstellungen muss begleiten können" (Kant) fällt aus. Die entscheidende Störung liegt danach nicht einer bestimmten Qualität oder Quantität auftauchender Gedanken, sondern in der zeitlichen Struktur des Bewusstseinsprozesses selbst.

Freilich hat diese Störung auf höchster Integrationsebene auch die Folge einer Zunahme von kognitiven Basisstörungen, wie sie von Huber und Klosterkötter beobachtet wurden. Beim Schizophrenen ist die übergreifende, zielgerichtete Intentionalität des Denkens so geschwächt, dass Assoziationen und Einfälle den intentionalen Bogen ständig unterbrechen. Die desaktualisierende Leistung des protentionalen Kegels zerfällt und lässt unpassenden, ja abstrusen oder obszönen Intrusionen freien Zugang. Im zeitlichen Kontinuum des Bewusstseins treten „erratische Blöcke" auf, zu denen nicht nur das eigene Intendierthaben fehlt, sondern die sich der gerichteten Intentionalität regelrecht entgegenstellen. Da aber der Bewusstseinszusammenhang selbst fragmentiert ist, können die Interferenzen nicht mehr mit einem Ich-Moment verbunden, also zu *meinen* Einfällen und Gedanken werden. Die Fragmentierung des Selbstbewusstseins ist es, die die Gedankenintrusionen nicht nur als „zunehmend irritierend" erscheinen lässt, sondern tatsächlich unmittelbar als *fremde Gedanken*.

Gedanken, die sich der eigenen Intentionalität des Subjekts entgegenstellen, tragen notwendig den Charakter des Eingegebenen oder Eingezwungenen. Sie verweisen damit *per se* auf eine fremde Intentionalität, einen anonymen „Anderen". Die Patienten denken sie nicht, „man" macht ihnen die Gedanken. Dies ist ihre unmittelbare Qualität und *nicht* das Ergebnis einer Schlussfolgerung (etwa von der Art: „Da der Gedanke nicht von mir stammt, muss er mir eingegeben worden sein"). Die Externalisierung geht mit der *Inversion der Intentionalität* selbst einher und bedarf keiner zusätzlichen Überlegungen oder eines Sprungs in archaische Attributionsmuster. Dass die Patienten zu Beginn der Psychose ihre Aussagen noch unter dem Vorbehalt des „als-ob" formulieren, entspricht dem letzten Versuch der kritischen Reflexion, das bereits evidente Erlebnis der Eingebung noch unter Zweifel zu stellen. Erst die Aufgabe des rationalen Zweifelsvorbehaltes gegenüber diesem Erleben bedeutet dann auch den Verlust des Überstiegs, die Aufgabe der exzentrischen Position, wie es bei der Wahnwahrnehmung bereits ausgeführt wurde. Im Rahmen des resultierenden Wahns wird das Erlebte schließlich als Hypnose, Telepathie oder technische Transmission von Gedanken gedeutet und so mit dem bisherigen Weltbild des Patienten kompatibler gemacht.

3.2.2.3
Gedankenlautwerden

Eine andere Form der Vollzugsstörung stellt die Versinnlichung von Gedanken zum Gedankenlautwerden („Gedanken-Echo") dar. Dabei werden die gehörten Inhalte nicht als ich-fremd, sondern noch als die eigenen Gedanken erlebt, aber „gehört":

> „Sowie ich in der Stadt ein Straßenschild ansehe, sofort klingt der Name herunter." (Schröder 1928). – „Was ich lese wird mitgesprochen" (Conrad 1992, 96). – Ein anderer Patient Conrads berichtet, er sei gestern auf seinem Stuhl gesessen und habe auf das Fenster gesehen. Da habe er so ein Flüstern gehört: eins, zwei, drei, vier, als solle er die Fensterscheiben zählen. Als er bei der Exploration aufgefordert wird, sich eine europäische Hauptstadt zu denken, hört er es „Paris", „Berlin" zuflüstern (l.c. 95). – Eine Patientin Klosterkötters berichtet, „dass sie, wenn sie beim Kaffeetrinken die Tasse zum Mund geführt habe, ständig wie ein 'wiederholendes Echo' gehört habe: Ich nehme eine Tasse Kaffee, ich nehme eine Tasse Kaffee, ich nehme ... usw." (Klosterkötter 1988, 122).

Nach Klosterkötter geht dem Lautwerden häufig ein irritierendes, intensives Gedankendrängen voraus, bis die Patienten das Gefühl erhalten, als ob die eigenen Gedanken zu ihnen gesprochen würden. Der „Eindruck einer akustischen Versinnlichung" (l.c. 123) entspräche dem „Eindruck des Gemachten" bei den Gedankenbeeinflussungen. Das Lautwerden wäre demnach auf die Überwältigung der Diskriminationsfähigkeit zwischen Vorstellung und Wahrnehmung zurückzuführen, analog zur Überwältigung des „als ob" des Gemachtseins (ebd.).

Wie lässt sich aber die so unterschiedliche Abwandlung der Gedanken zu „gemachten" im einen Fall und zu „lautgewordenen" im anderen erklären? – Als Phänomen genommen, bedeutet das „Lautwerden" zunächst, dass der Gedanke des Patienten noch von ihm intendiert, nicht aber ausgeführt erscheint. Er erfährt eine eigenartige „Verdoppelung" seines Gedankens, eben als „Widerhall" oder „Echo": Er liest etwas *und* „hört" zugleich sein Lesen; er richtet sich auf bestimmte Gedächtnisinhalte und sie werden ihm zugeflüstert; er vollzieht eine Handlung und sie wird „mitgesprochen". Die lautwerdenden Gedanken haben also einen *Begleit-* oder *Kommentarcharakter*. Dies weist darauf hin, dass sie nicht aufsteigenden Einfällen entstammen wie die eingegebenen Gedanken, sondern einer besonderen Form des Denkens, die noch enger mit der Motorik verknüpft ist, nämlich der *„inneren Rede"*.

Lesen oder einem anderen Menschen Zuhören beinhaltet immer auch ein inneres Mitsprechen. Dieser subliminale leibliche Mitvollzug charakterisiert auch die innere Rede, die in Form von inneren Kommentaren oder Selbstgesprächen die eigenen Wahrnehmungen oder Handlungen begleitet.[122] Das innere Sprechen ist sogar die ursprüngliche Form des Denkens, das ja aus dem Nachsprechen entstammt und später den Dialog mit den Anderen verinnerlicht. Nach Piaget sind

---
[122] Einen Reihe von Studien konnte nachweisen, daß Lesen, Zuhören oder stumme Selbstgespräche mit physiologischer Aktivität des vokalen Systems (z.B. Kehlkopfinnervationen) verbunden sind; vgl. hierzu Sokolov 1972, Flor-Henry 1986.

Denken und Sprechen ursprünglich nicht voneinander getrennt: „Denken, das bedeutet, *einen Ton oder eine Stimme wiederaufleben lassen*, die man vergessen hat" (Piaget 1988, 49; Hvhb.v.Vf.). Für kleine Kinder ist „das Denken ... Stimme, das heißt Luft und Rauch, und es ist gleichzeitig innen und außen" (105). Sie meinen, man denke mit dem Mund oder mit der Zunge; später sehen sie das Denken als eine im Kopf lokalisierte leise Stimme an. Die Gedanken stammen, wie Piaget folgert, von außen, von den anderen, ehe sie dem eigenen Ich zugeschrieben werden. Die „innere Rede" steht dieser Herkunft noch nahe. Auch G.H.Mead hat die Reflexivität der sprachlichen Geste als Prototyp des Denkens hervorgehoben: Sprechen wird motorisch produziert und zugleich „wie von außen" gehört; der Sprechende spricht immer auch zu sich selbst (Mead 1973, 108). Diese Einsichten sind freilich schon alt: „Denken und Sprechen sind dasselbe, nur dass das innere Gespräch der Seele mit sich selbst, das ohne Stimme vor sich geht, von uns Denken genannt worden ist" – Platon, Sophistes 263e.

Das Lesen ist nun, wie Conrad (1992, 96) bemerkte, eine „Prädilektionsstelle" für das Phänomen des Gedankenlautwerdens. Im Rahmen der Intentionalitätsstörung wäre dies damit zu erklären, dass das innere Mitsprechen dabei nicht mehr in den intentionalen Vollzug des Lesens integriert werden kann; es verliert seine Selbstreferenzialität, sein Ich-Moment, und tritt so dem Subjekt von außen gegenüber. Da aber jedes Sprechen zugleich ein Hören ist, gilt dies analog auch für die innere Rede: Das stille Zu-sich-Sprechen ist gleichzeitig ein „stilles Hören" (man kann dies leicht an sich selbst beobachten). Wenn nun das innere Mitsprechen sein Ich-Moment verliert, muss es „wie von außen gehört", also zum „Echo" versinnlicht erlebt werden. Gleiches geschieht mit den inneren Kommentaren, die häufig die Denk- oder Handlungsvollzüge begleiten („ich nehme eine Tasse Kaffee"): Sie treten dem Subjekt versinnlicht gegenüber. Dass sie gleichwohl nicht als „eingegeben" und fremd, sondern nur als „laut" erlebt werden, ist damit zu erklären, dass sie den intentionalen Bogen nicht als Interferenzen unterbrechen, sondern vielmehr der aktuellen Intention noch entsprechen.

Zusammengefasst dürfte die Verschiedenheit von Gedankenlautwerden und -beeinflussung auf die unterschiedliche Form der Gedanken zurückgehen, die von der Intentionalitätsstörung und Entfremdung betroffen werden: Im einen Fall handelt es sich um *assoziativ-intrusive* Gedanken, die ihr Ich-Moment verloren haben und den intentionalen Bogen des Aktvollzugs unterbrechen; im anderen Fall dagegen um Gedanken, die eigentlich ein *inneres Mitsprechen* darstellen und die momentanen Vollzüge nur begleiten. Damit deutet sich schon eine Interpretation der verbalen Halluzinationen an: Hier handelt es sich offenbar um eine innere Rede, die nun auch den intentionalen Vollzug des Denkens unterbricht und damit dem Subjekt als fremde „Stimme" gegenübertritt.

3.2.2.4
Verbale Halluzinationen

> Ein Patient Conrads, im Krieg als Flieger eingesetzt, berichtete: „Wenn er überhaupt irgend etwas tue, eine Zigarette rauche oder esse, dann heiße es: jetzt raucht er, oder: jetzt isst er ... es seien sicher nicht seine eigenen Gedanken, man höre sie immer draußen, so im Nebenzimmer... Auch im Flugzeug habe er es gehört, auch wenn er ganz allein drin saß. Es hieß: jetzt verliert er die Höhe oder jetzt behält er die Höhe: 'ich weiß wirklich nicht, wie das möglich ist, ich war ganz allein, ich begreife das nicht ...' – Er setzt hinzu,

er habe das mit dem Halten der Höhe, wenn er allein flog, nicht so genau genommen. Man müsste es freilich genau nehmen, deshalb war die Bemerkung an sich berechtigt" (Conrad 1992, 97).

Hier haben die Gedanken jeden Anhalt für ihre Herkunft aus dem eigenen Inneren abgestreift und treten dem Kranken als ebenso versinnlicht wie ich-fremd gegenüber – auch wenn ihre Ableitung aus inneren Kommentaren und Selbstkritiken (wie bei den Stimmen im Flugzeug) von außen gesehen offensichtlich ist. Übergänge vom Gedankenlautwerden zu den eigentlichen akustischen Halluzinationen lassen sich in den Frühstadien der akuten Psychose ebenso nachweisen wie der umgekehrte Verlauf in der Rückbildungsphase (Klosterkötter 1992, 122ff.). Die zugrundeliegende Form des Denkens dürfte daher die gleiche, also die „innere Rede" sein.[123]

Dass die bekannten kommentierenden, imperativen und dialogisierenden Stimmen aus der Entfremdung von Selbstkommentaren, -instruktionen oder -gesprächen hervorgehen, hatte bereits Schröder (1928) vermutet, wobei er allerdings ihre Versinnlichung (über das Zwischenstadium des Gedankenlautwerdens) letztlich auf eine „Urteilsschwäche" zurückführte, die die Unterscheidung von Vorstellung und Wahrnehmung nicht mehr erlaube. Nach Conrads Erklärung setzt sich in der apophänen Verfremdung das phylo- und ontogenetische Primat der Sinnlichkeit gegenüber dem Vorstellungsraum wieder durch und lässt die eigenen Gedanken als fremde Stimmen erscheinen (1992, 95). Nach Klosterkötter (1988, 158f.) entscheidet das Ausmaß der kognitiven Desintegration darüber, ob der Leitbarkeitsverlust des Denkens (über Gedankeninterferenzen u.a.) nur zur Gedankenbeeinflussung oder (durch intensiveres Gedankendrängen) zur akustischen Versinnlichung führt.

Wenn die Versinnlichung von Gedanken als intentionale Entfremdung der „inneren Rede" zu begreifen ist, was unterscheidet dann die lautwerdenden Gedanken von fremden Stimmen? – Die innere Rede ist nicht nur ein stilles Mitsprechen, sie tritt auch in Form *reflexiver* Gedanken auf. Nur auf den ersten Blick scheint das Denken monolinear und auf einer Ebene zu verlaufen; tatsächlich ist es in sich dialogischer Natur, weil es selbst ursprünglich dem Dialog mit den Anderen entstammt. Gewöhnlich werden beide Seiten des inneren Dialogs, also auch die Kommentare und Gegenreden in das intentionale Feld einbezogen. Doch behält die zweite Form der Gedanken, die sich begleitend, kommentierend oder kritisierend auf das Subjekt bezieht, eher den Charakter der „inneren Rede".

Unter 2.4.2.3 wurde beschrieben, wie das Kind die Interaktion mit der Mutter zu einem inneren Dialog internalisiert; es spricht mit sich, indem es die Stimme der Mutter in sich aufnimmt und sich selbst entgegnet. Parallel zum Spracherwerb kann man beobachten, wie das Kind beim Spielen halblaute Selbstgespräche führt und sich selbst Anweisungen oder Verbote gibt. Die Verinnerlichung der Außenperspektive, die „Internalisierung des Anderen" geht in die reflexive Struktur des Denkens ein: als Selbstgespräch, Selbstinstruktion, innere Gegenrede, Selbstkritik bis hin zur „Stimme des Gewissens".

---

[123] Elektromyographische Untersuchungen konnten dementsprechend auch eine Aktivierung der Stimm-Muskulatur, also subliminale Vokalisierungen während verbaler Halluzinationen nachweisen (Gould 1948, McGuigan 1966, Inouye u. Shimizu 1970).

In der verbalen Halluzinationen finden wir also die reflexive innere Rede wieder, die sich grammatikalisch im Vokativ auf das Subjekt richtet, ja sogar häufig in der dritten Person über es spricht, wie dies auch beim Kleinkind zuerst der Fall ist. Dabei haben die Gedanken nicht nur ihr Ich-Moment verloren, sie unterbrechen nun auch (wie bei der Gedankeneingebung) als „Gegenreden" den intentionalen Bogen und treten vielfach ganz an die Stelle der eigenen Gedankenabläufe. Gleichwohl *imitieren* sie Intentionalität, insofern sie ja eine Bedeutung tragen, die vom Halluzinanten „verstanden" werden muss. Diese Bedeutung aber richtet sich, gemäß der reflexiven Form der Gedanken, auf ihn selbst. Ein Zu-ihm-Sprechen, das ihn unterbricht, ihn meint, dessen Quelle für ihn aber unerkennbar geworden ist, muss in seinem Erleben als fremde Stimme erscheinen.

Stimmen lassen sich somit als eine Entfremdung und Abspaltung des in der frühkindlichen Entwicklung internalisierten Anderen auffassen. Damit ist nicht etwa eine Regression auf ein ontogenetisches Frühstadium der „Außenexistenz der Gedanken" gemeint – alle Regressionsmodelle verkennen m.E. die grundlegende Verschiedenheit des kindlichen, offen und beweglich der Welt zugewandten Erlebens und der schizophrenen Destruktion der intentionalen Beziehung zur Welt. Der Blick auf die ontogenetische Entwicklung des Denkens macht nur seinen *in sich dialogischen* Charakter bzw. seine *Spaltung* im Halluzinieren deutlich. In den Stimmen verselbständigt sich der „implizite Andere" (s.o. S.83) und tritt dem Subjekt als anonyme Reflexion und Kritik gegenüber. Der vorwiegend negative Charakter der Stimmen entspricht der ursprünglich negierenden Außenperspektive, die das Kleinkind verinnerlicht hat. Hier aber ist sie nicht mehr eingebettet und aufgehoben in einer wechselseitigen, liebevollen Beziehung, sondern erscheint undialektisch-archaisch als entwertende und verächtliche Kritik, als Schmähung oder Beschimpfung. Die Inversion der Intentionalität hat ihren Höhepunkt erreicht: Der Kranke ist immer der von den Stimmen Gemeinte, nicht etwa bloßer Zuhörer; er wird zum Objekt von Befehlen, von herabsetzenden Kommentaren oder von Dialogen Anderer, die über ihn in der dritten Person sprechen; er sieht sich in seinem Innersten durchschaut, entblößt und preisgegeben, ohne seinerseits die Peiniger fassen und zur Rede stellen zu können.

Welchen phänomenologischen Charakter hat nun die scheinbare Versinnlichung und Verräumlichung der entfremdeten Gedanken? – Gängige Definitionen der Halluzination als „Wahrnehmung ohne gegenwärtigen äußeren Sinnesreiz" beruhen auf einem verfehlten Begriff der Wahrnehmung als eines passiven sensorischen Prozesses. Wahrnehmen wird nicht verstanden als eine intentionale Beziehung des Subjekts zum Gegenstand, sondern reduziert zu einer Abbildung oder Verdoppelung im Bewusstsein, die als „wahre Halluzination" nach außen projiziert wird. Auch Jaspers ordnet die echten Halluzinationen dem Außenraum zu und stellt sie als als Akterlebnisse mit „Objektivitätscharakter" und „Leibhaftigkeit" prinzipiell der Wahrnehmung gleich (Jaspers 1973, 58ff.; vgl. auch Silva u. Silva 1975).

Dass aus einer tiefgreifenden Intentionalitätsstörung des Denkens eine neue intentionale Beziehung analog der in der Wahrnehmung gegebenen resultiert, ist jedoch kaum anzunehmen. Tatsächlich haben die Halluzinationen außer ihrer

Räumlichkeit kaum etwas mit der Wahrnehmung gemeinsam. Bereits die Erlebnismodalität der Stimmen ist unklar: Sie schwankt zwischen einem Hören, einem Vernehmen, Empfinden, Spüren oder Wissen. Die entsprechende Vielzahl der Bezeichnungen, mit denen die Patienten ihre Erlebnisse zu beschreiben versuchen („lebhafte Gedanken", „Kopfstimmen", „Flüstergedanken" „tonlose Stimmen" u.a.), hatte bereits Bleuler festgehalten (1911, 90). Die Intentionalität des Wahrnehmens fehlt: Die Halluzinanten hören nicht Personen sprechen, sondern anonyme, unpersönliche „Stimmen" ertönen. Die Halluzinationen haben zudem nicht „leibhaftigen", sondern fragmentarischen Charakter, es fehlen ihnen die Abschattungen und Perspektiven; daher klingen sie mechanisch, kalt, leblos. Ihre Quelle lässt sich nicht lokalisieren, ihre Richtung ist nur ein unbestimmtes „Von-außen-her" (wobei dieses Außen auch im eigenen Körper sein kann). Halluzinationen verhalten sich zum Richtungsraum wie Fremdkörper; sie nehmen nicht Teil am eigentlichen Feld der Wahrnehmung. „Die Halluzination ist nicht in der Welt, sondern 'vor' ihr" (Merleau-Ponty 1965, 397).

Kurz: Das Halluzinieren oder „Stimmenhören" ist keine sinnliche und intentionale Wahrnehmung, und daher ebensowenig eine *Sinnes*täuschung in der Bedeutung des Wortes.[124] Andererseits sind Halluzinationen auch nicht fremdartige Vorstellungen oder Gedanken, die mit falschem Realitätsurteil versehen und so in den äußeren Raum „projiziert" werden. Halluzinationen sind im phänomenologischen Verständnis vielmehr Destruktionsformen der intentionalen Akte des Vorstellens oder Denkens, die entfremdet, der Intentionalität entkleidet und aus dem Inneren der Person ausgegliedert werden. Was „nicht mehr innen" ist, muss äußerlich werden; es nimmt aber deshalb nicht etwa Teil an der leibräumlichen Welt, sondern erscheint in einer neuartigen, einer Pseudo-Räumlichkeit, die sich dem leiblichen (Richtungs-)Raum nur überlagert.

Darin liegt andererseits der bannende, entmächtigende und überwältigende Charakter der Halluzinationen begründet – der Modus des Halluzinierens ist mehr ein „Gehorchen" als ein „Hören", wie Straus (1963) bemerkte. Denn Kommunikation gibt es nur mit einem Gegenüber, zu dem wir in der Wahrnehmung in Beziehung treten; Auseinandersetzung nur mit einem Begegnenden, das sich distanzieren und lokalisieren lässt. Spricht aber jemand zu mir aus dem Nirgendwo, ohne dass ich mit ihm sprechen kann, oder betastet mich jemand, ohne dass ich ihn seinerseits zu fassen bekomme, dann bin ich ihm gerade wegen seiner Anonymität ausgeliefert. „Die Halluzination ist keine Wahrnehmung, aber *sie gilt als* Wirklichkeit, sie allein zählt für den Halluzinierenden" (Merleau-Ponty 1965, 394). Die schizophrenen Halluzinationen sind Zerrformen des personalen Raumes: Hinter den vermeintlichen Stimmen der Anderen steht nur die abgespaltene Gegenrede des eigenen Inneren. Der implizite wird zum anonymen Anderen. Halluzinationen lassen dem Subjekt keine Freiheit der Begegnung, weil sie in Wahrheit undurchschaute Selbstbegegnungen sind.

---

[124] Als solche wären vielmehr Illusionen zu bezeichnen, also Umgestaltungen des Wahrgenommenen.

3.2.2.5
Gedankenausbreitung

Als letztes mit dem Denken zusammenhängendes Phänomen wollen wir kurz das Erlebnis der Gedankenausbreitung betrachten. Es steht der Eingebung und dem Lautwerden der Gedanken nahe, betrifft aber nicht mehr nur einzelne Gedankenformen, sondern *das gesamte Innere* des Denkens und Vorstellens.

> Eine Patientin Klosterkötters, die auch über vorausgehende Gedankeneingebung durch Hypnose berichtet, fühlte sich schließlich „wie aufgeklappt ..., weil überhaupt nichts Eigenes mehr in ihr gewesen sei. Ihre Person sei für diese Leute richtig 'geöffnet' worden, als wenn jemand für die anderen 'durchsichtig' sei. Sie habe gemeint, nichts mehr für sich behalten und keinen Gedanken mehr denken zu können, der denen nicht schon bekannt gewesen sei" (Klosterkötter 1992, 117).

Die Gedankenausbreitung kann als intentionale Entfremdung nicht nur einzelner interferierender Gedankenformen, sondern des gesamten Denkens aufgefasst werden, das mit der Selbstreferenzialität auch seine Ich-Zugehörigkeit, seine *Privatheit* verliert und in einen intermediären Status zwischen eigenem und fremdem Denken gerät. Daher können die Betroffenen auch mitunter den Eindruck haben, umgekehrt das Denken anderer lesen zu können. Ihr Denken ist unpersönlich geworden, und so wie es jedem offensteht, kann es auch jedem angehören; dann scheint es das Denken des Anderen zu sein. Innere und äußere Welt sind nicht mehr unterscheidbar.[125] Das Erlebnis der Gedankenausbreitung lässt sich somit, wie Blankenburg (1991a) bemerkte, auch als pathologischer Schein des totalen Perspektivenaustauschs begreifen – so als wäre es möglich, sich völlig in den Anderen hineinzuversetzen und alles ebenso wahrzunehmen wie dieser selbst. Diese Pathologie der Perspektivität wird im letzten Abschnitt des Kapitels noch näher untersucht (3.2.4).

3.2.3
Leiblichkeit

Zur schizophrenen Entfremdung der Leiblichkeit gehören die Störungen (a) der automatischen und willkürlichen Handlungsvollzüge, (b) der zwischenleiblichen Kommunikation und (c) der Leibempfindungen.

3.2.3.1
Desautomatisierung

Die Intentionalität der Handlung lässt sich in Analogie zur Intentionalität der Wahrnehmung auffassen. So wie Wahrnehmungen nicht aus Sinnesdaten passiv

---

[125] Die gleiche Umkehrbarkeit der Richtungen haben wir bereits beim Omnipotenzerleben gefunden, wo die sonst als von Anderen „gemacht" erscheinende Wahrnehmungswelt zu einer vom Subjekt „gemachten" zu werden vermag.

gebildet werden, sondern durch die intentionale Aktivität des wahrnehmenden Subjekts, so setzen sich auch willentliche Handlungen nicht aus Teilbewegungen zusammen. Sie bilden vielmehr *Sinneinheiten*, analog zu den Sinngestalten der Wahrnehmung. Handeln beruht auf der synthetischen Organisation der Motorik und ihrer Einbindung auf die intendierte Aufgabe hin, zugleich auf der Desaktualisierung oder Inhibition unpassender Bewegungsimpulse. Die Leiblichkeit enthält also ganzheitliche Bewegungsgestalten, die, einmal erlernt, als „automatische" der Person zur Verfügung stehen, und in denen sich der intentionale Bogen des aktuellen Handlungsvollzugs realisiert (s.o. S.48). Diese Fertigkeiten sind dem Kind im Verlauf der Habituation, der Eingewöhnung in die Welt, zur „natürlichen Selbstverständlichkeit" geworden (Blankenburg 1971).

Die Desintegration der Bewusstseinseinheit erfasst nun in der Schizophrenie auch die leiblichen Handlungsvollzüge und führt zur einer *Desautomatisierung:* Der intentionale Bogen der gerichteten Motorik kann nicht mehr durchgehalten werden, und störende Bewegungsinterferenzen schalten sich ein. Betrachten wir wieder einige Beispiele:

„I found recently that I was thinking of myself doing things before I would do them. If I am going to sit down, for example, I have got to think of myself and almost see myself sitting down before I do it. It's the same with other things like washing, eating, and even dressing – things that I have done at one time without even bothering or thinking about at all ... I take more time to do things because I am always conscious of what I am doing" (McGhie u. Chapman 1961).

„If I do something like going for a drink of water, I've to go over each detail – find cup, walk over, turn tap, fill cup, turn tap off, drink it" (Chapman 1966).

„I'm like a robot that somebody else can work but I can't work myself. I know what to do but I can't do it" (ebd.).

„I lose control. I get afraid of walking when this happens. My feet just walk away from me and I have no control over myself. I feel my body is breaking up into bits ..." (ebd.).

Es gelingt den Patienten nicht mehr, einen geschlossenen Handlungsbogen zu initiieren, durchzuhalten und sich dabei auf selbstverständliche Weise ihres Leibes zu bedienen. Die automatischen Syntheseleistungen des Leibes zerfallen und müssen durch bewusste Planung und Ausführung ersetzt werden.[126] Dies führt zum Verlust der Spontaneität, zur Hyperreflexion und „zu jener generellen Überanstrengung, die vielfach in Klagen über Körperbeschwerden und Erschöpfung ihren Ausdruck findet" (Süllwold 1977, 42). Jede noch so geringfügige Handlung bedarf einer gezielten Willenstätigkeit, gewissermaßen einer „cartesianischen" Einwirkung des Subjekts auf seinen Körper. Nicht von ungefähr sprechen die Patienten oft von einem Bruch zwischen ihrem Ich und ihrem Körper, fühlen sich innerlich ausgehöhlt oder wie leblose Roboter. Denn das Gefühl des Lebendigseins beruht darauf, ein inkarniertes Subjekt zu sein, das sich durch den eigenen Leib hindurch selbstverständlich auf die Welt richten kann.

---

[126] Vom Basisstörungskonzept ausgehend haben Süllwold u. Huber (1986) auch vom „Automatismenverlust" und Zusammenbruch der „Gewohnheitshierarchien" gesprochen.

Gestört ist damit auch der in der Habituation vertraut gewordene leibliche Umgang mit den Dingen. Dies kann sich in einer subtilen, im vordergründigen Verhalten nicht erkennbaren Entfremdung der Alltäglichkeit äußern, wie sie Blankenburg eindrucksvoll beschrieben hat.

Die Patienten wissen, wie man sich bewegt, sich anzieht, jemand etwas fragt usw., und wissen es doch nicht. „Ihr Wissen bleibt abstrakt; es vermag nicht in die Praxis einzutauchen" (Blankenburg 1971, 69). Das „*Wissen, dass* ..." kann das „*Wissen, wie* ..." oder das Können nicht ersetzen. Gerade solche Dinge werden zum Problem, „die sich rational nicht eindeutig bestimmen lassen, die Sache des 'Feingefühls' sind" (l.c. 82): Welches Kleid man trägt, wie man jemanden anspricht, sich entschuldigt usw. Der Verlust der natürlichen Selbstverständlichkeit „macht sich vor allem ... in den unzähligen kleinen Verrichtungen des Alltags bemerkbar, ergreift aber darüber hinaus die gesamte Lebensorientierung" (80). Dem Kranken drängt sich gerade das als unabweisbares Problem auf, was der Gesunde *vergessen* hat, weil er es schon gewohnt war, bevor er danach fragen konnte: Wie es möglich ist, leiblich in der Welt zu sein, zu erkennen, zu handeln – wie es möglich ist *zu leben*. Gerade das „Vergessene", d.h. das im leiblichen Gedächtnis gewohnt und vertraut Gewordene ist dem Kranken nicht mehr ohne weiteres verfügbar.

3.2.3.2 Willensbeeinflussung

Die Desintegration der Handlungs- und Gewohnheitszusammenhänge führt zum Erlebnis der *Willensbeeinflussung*, wenn der intentionale Bogen durch motorische, desinhibierte Interferenzen regelrecht durchkreuzt wird.[127] Wie bei der Gedankeneingebung geht die Selbstreferenzialität motorischer Akte verloren, wenn sie aufgrund der Fragmentierung des Bewusstseinsprozesses nicht mehr in das intentionale Feld eingegliedert werden können. Damit erscheinen sie dem Patienten als Äußerungen einer fremden Intentionalität, die seinen Leib „von außen" bewegt.

„Sie sei inzwischen überzeugt, dass außerirdische Mächte in der Lage seien, sie zu kontrollieren und dabei auch ihre Bewegungen zu steuern ... (Sie sei) unter diesen Einflüssen richtig zu einer 'Marionette' geworden. Zuerst habe sie nur Schwierigkeiten bei der Hausarbeit bemerkt. Da sei ihr dauernd etwas dazwischengekommen, andere Gedanken, aber auch störende Bewegungen. So sei sie sich mitten im Kochen plötzlich mehrmals hintereinander mit der Hand an die Stirn gefahren ... Die Bewegungen seien ganz von selbst abgelaufen, sie habe überhaupt keine Gewalt darüber gehabt ... Von da an habe sie jede ihrer Bewegungen genau beobachtet und dabei bemerkt, dass sie wirklich 'wie ein Roboter' herumgelaufen sei" (Klosterkötter 1988, 163).

Die Störung der personalen, willentlichen Verfügung über den Leib lässt ihn als Mechanismus, als Roboter oder Automaten erscheinen, der von außen gesteuert wird. Gerade die Desautomatisierung führt also zu einem automatenhaften Leiberleben. – Die Willensbeeinflussung ist jedoch nicht an einzelne, interferierende Bewegungsfragmente gebunden, sondern kann den gesamten Handlungsvollzug

---

[127] Dabei ist anzunehmen, daß die Inhibition motorischer Handlungsbereitschaften im Organismus normalerweise viel wirksamer sein muss als die von Innenerlebnissen (vgl. Janzarik 1991), die aufgrund ihrer Virtualität einem freieren Spiel unterliegen können. Die motorischen Interferenzen dürften insofern auf eine massivere Desintegration des intentionalen Feldes verweisen als die Gedankenintrusionen.

betreffen:

> Ein Patient Conrads glaubte unter der Wirkung eines „Wellenapparates" zu stehen. „Wenn er auf 'ganz stark' eingestellt sei, sei er völlig *willenlos*, dann müsse er alles machen, was der Apparat ihm eingibt, auch *jede kleinste Bewegung werde dann direkt gesteuert* und gemacht. Auf 'schwach' wäre das nur angedeutet, er habe dann auch seinen eigenen freien Willen. Auf dem Wege in die Stadt wurde er den ganzen Weg gesteuert, war dabei ganz willenlos ... jede Bewegung war vorgeschrieben, nicht seine eigene Bewegung ... Der Patient quält sich dauernd ab mit Überlegungen, wie das funktioniere ... Weiterhin sei ihm das Schreiben besonders auffällig. Das sei einfach fabelhaft, es falle ihm so leicht, auch die Gedanken fließen schnell und mühelos, alles gehe leichter als früher. Nur müsse man sehr aufpassen, um der Übertragung zu folgen. Das läuft dann so automatisch, wie nach der Uhr. Es sei genau wie draußen, als er so 'ferngesteuert' wurde" (Conrad 1992, 103).

Hier sind es nicht mehr einzelne Bewegungsvollzüge, die ohne Ich-Moment auftreten, sondern die Störung der Intentionalität hat den leiblichen Handlungsvollzug insgesamt erfasst (so wie die gesamte Innenwelt bei der Gedankenausbreitung). Der Patient sieht seinen eigenen Handlungsabläufen zu, die sich von seinem Wollen gänzlich abgekoppelt haben. Er ist nicht mehr „der Täter seines Tuns". Legt man die Hypothese einer Störung des Bewusstseinsprozesses zugrunde, so lässt sich dies am ehesten so erklären, dass die protentionale Aktivität ganz zum Erliegen gekommen ist und der Patient nicht mehr zu einer gerichteten Willenstätigkeit in der Lage ist; stattdessen laufen Bewegungsprogramme und Assoziationsketten verselbständigt und entfremdet ab (vgl. die Passivitätserlebnisse im Mescalinrausch, s.o. S.149).

Nach Klosterkötter liegen den Willensbeeinflussungen wiederum Verfremdungseindrücke aufgrund von motorischen Interferenzen und Bannungszuständen zugrunde (1988, 165f.). Die zitierte Schilderung kann jedoch erneut als Beleg dafür gelten, dass nicht eine Häufung irritierender Basissymptome die Entfremdung der Aktvollzüge zu erklären vermag: Conrads Patient beschreibt keine solchen Phänomene, im Gegenteil eine flüssige, geradezu „wunderbare" Selbsttätigkeit seines Leibes – und doch ist der gesamte Vollzug depersonalisiert.

Auf den ersten Blick scheint dies sogar wieder der selbstverständlichen Tätigkeit des Leibes zu entsprechen, die in der schizophrenen Desautomatisierung doch gestört war – das Schreiben des Patienten ähnelt ja dem Spiel eines Pianisten, der seiner eigenen Musik zuhört, während die Finger sie spielen. Der entscheidende Unterschied ist jedoch, dass der Patient *von seinen eigenen Bewegungen überrascht wird*, da er sie nicht protentional zu antizipieren und zu leiten vermag. Er ist nicht mehr der „spiritus rector" seiner Vollzüge, sondern muss sie passiv über sich ergehen lassen. Die leibliche Selbsttätigkeit erscheint ihm daher als Fremdbeeinflussung.

3.2.3.3
Dissonanz der leiblichen Kommunikation

Während der Ausdruck Depressiver meist durch eine gleichbleibende, die Einfühlung erschwerende Resonanzstarre gekennzeichnet ist, entsteht in der ersten Begegnung mit Schizophrenen vielfach der irritierende Eindruck atmosphärischer *Dissonanz*, einer mangelnden „Passung" der leiblichen Kommunikation. Der mimische Ausdruck der Kranken ist nicht gänzlich erstarrt, erscheint aber doch vergröbert, eckig, unmoduliert oder maskenhaft. Eine monotone Mimik kann ebenso auffallen wie abrupte Mienenwechsel, disharmonische Ausdrucksformen in verschiedenen Gesichtszonen oder eine zum eigentlichen Gefühl diskordante Paramimie (Bleuler 1983, 414; Heimann u. Spoerri 1957). Dem Blick der Augen, die den Kontakt vermeiden oder aber das Gegenüber starr fixieren, fehlt die „Beseeltheit", die persönliche Wärme. Ebenso ist die Intonation vielfach unmoduliert, monoton oder überakzentuiert. Schließlich zeigen sich in der leiblichen Gestik und Haltung eckige, abrupte und mechanisch wirkende Bewegungen, Stereotypien oder Manieren, die insgesamt den Eindruck eines „Verlusts der Grazie" (Kraepelin) erwecken.[128]

Diese Phänomene lassen sich als eine Desintegration der personal geprägten Psychomotorik verstehen, die zum Verlust einheitlicher Ausdrucksgestalten und zur Verselbständigung von mimischen, gestischen oder Haltungselementen führt. Die Psychomotorik steht nicht mehr im Dienst des Selbstausdrucks; die Person kann sich in ihr nicht mehr frei darstellen. Stattdessen erscheinen automatenhafte Haltungen und Ausdrucksfragmente, die übergangslos „einrasten", an denen die Person aber innerlich nicht beteiligt ist. In der Katalepsie, Befehlsautomatie oder in den Echosymptomen erlegen spontan aufsteigende Regungen oder äußere Impulse dem Kranken die Einnahme von Rollen und Ausdrucksformen auf, die er sich nicht anzueignen vermag.

Mit dieser Entfremdung der leiblichen Ausdrucksmotorik geht eine *Entkoppelung der leiblichen Resonanz* einher (Fuchs 1996b): Die Leibempfindungen, die sonst den Gefühlen und der zwischenleiblichen Kommunikation zugrundeliegen, erscheinen abgespalten und ich-fremd. Leiblicher Ausdruck und intentionaler Gehalt der Gefühle (s.o. S.60f.) stimmen nicht mehr überein, und die Einheit des Gefühls geht verloren. Diese Entkoppelung äußert sich in mangelnder Affektmo-

---

[128] Der Eindruck von Anmut und Grazie entsteht durch die „Bewegungsmelodie", wenn nämlich jede Haltungsänderung bereits die folgende ankündigt und fließend in sie übergeht. Dies entspricht der Zeitlichkeit des intentionalen Bogens: Die Vorwegnahme der Zukunft erzeugt einheitliche Bewegungsgestalten und erleichtert so dem Gegenüber die leibliche Einfühlung. Bei Schizophrenen hingegen lässt sich ein Verlust der Mikrobewegungen am gesamten Körper nachweisen, die sonst das Sprechen begleiten und den Eindruck des Fließenden hervorrufen (Condon u. Sander 1974, 100). Stattdessen werden die Bewegungen ansatzlos, eckig und desynchronisiert. Auf dieser Resonanzstörung beruht nicht zuletzt das „Präcox-Gefühl": „Es ist ein Erlebnis innerer Unsicherheit, weil sich etwas nicht vollzieht, was sonst im Kontakt mit Menschen immer geschieht, ...eine Reziprozität ... die Einfühlung versagt; Mimik und Sprechen verlieren den Kommunikationscharakter ... der andere nimmt nicht an, was wir ihm geben möchten: Kontakt, Wärme, Verstehen" (Rümke 1967, 220).

dulation, unmotiviertem Affektumschlag oder in der Parathymie: Lachen oder Weinen erscheinen abgekoppelt von Freude oder Trauer, oder sie stehen sogar im Widerspruch zum situationsadäquaten Gefühl. – Auf der anderen Seite äußert sich die Entkoppelung der Resonanz in einem Unvermögen der Patienten zur Einfühlung, zum Mitspüren, zur atmosphärischen Wahrnehmung. Oft zeigen Schizophrene eine quälende Ratlosigkeit gegenüber dem, „was die anderen eigentlich meinen"; sie missverstehen Ausdruckssignale und wissen nicht, wie sie in einer gefühlsgetragenen Situation angemessen reagieren sollen. Auch die Teilnahmslosigkeit, Gleichgültigkeit und emotionale Kälte mancher Hebephrener weisen auf eine Störung der Intentionalität der Gefühle hin.

Schließlich führt die Resonanzentkoppelung zur Entfremdung des leiblichen Erscheinens, der eigenen Ausstrahlung und Wirkung. Die Patienten beschreiben sich in ihrem Selbsterleben als automatenhaft verändert, künstlich, gläsern oder metallisch. Das Gefühl für die eigenen Körperproportionen kann verloren gehen und sich in dysmorphophoben Ängsten als Frühzeichen einer Schizophrenie äußern. Bekannt ist das Spiegelzeichen als Prodromalsymptom hebephrener Psychosen, bei dem die Patienten stundenlang prüfend ihre Mimik im Spiegel betrachten, um sich ihrer selbst zu vergewissern (*„signe du mirroir"*, Abely 1930). Die sexuelle Identität, die wesentlich von der selbst empfundenen leiblichen Erscheinung getragen ist, kann bis zur Unsicherheit über das eigene Geschlecht gestört sein.

„Als ich mich im Spiegel sah, dachte ich: Das bin gar nicht ich selbst ... alles sah verändert aus, vor allem waren die Augen so starr, der ganze Körper war so roboterähnlich und steif ... wie wenn das Leben rausgegangen wäre." – „Ich habe eine andere Stimme bekommen, eher mechanisch ... das bin nicht mehr ich selbst, der da spricht." – „Ich weiß nicht mehr, ob ich wirklich eine Frau bin; ich meine, da gehört doch eine Empfindung dazu, dass man sich weiblich fühlt ... ich könnte ja auch ein Mann sein" (Patienten der eigenen Klinik).

In der akuten Psychose kann die Entkoppelung der leiblichen Resonanz in eine *Verselbständigung leiblicher Kommunikation* münden: Der eigene Ausdruck verliert seine Meinhaftigkeit und wird zum „gemachten".

Eine 28-jährige Patientin der eigenen Klinik berichtet: „Ich hatte seit längerem das Gefühl, dass meine Kleidung irgendwie nicht mehr zu mir passte; wenn ich in Geschäften suchte, fand ich nichts Geeignetes mehr für mich. Auch mein Gang hatte sich verändert, ich ging steifer und aufrechter, und wusste nicht mehr, wie ich die Hände halten sollte. Dann sah ich oft in den Spiegel und fand, dass mein Gesicht einen ganz anderen Ausdruck hatte, und da hab ich gedacht, dass mich die anderen für eine Prostituierte halten könnten. Die Männer sahen mich schon so komisch an ... Ich machte dann Passfotos, um zu überprüfen, ob ich mir das nur einbildete. Das ging eine Zeit, dann spürte ich in der Nähe von anderen immer öfter so eine Aufladung im Körper oder eine Art Spannung und hatte das Gefühl, als ob sie von ihnen auf mich übergehen würde; bis ich dann dachte, man wolle mich durch eine Art Gehirnmanipulation zur Prostituierten machen."

Die Patientin verliert das Gefühl für ihr eigenes Auftreten und ihre Ausstrahlung. Diese Störung der persönlichen Atmosphäre verunsichert sie auch in ihrem „Geschmack", im Feingefühl für die zu ihr passende Kleidung. Die leibliche Kommunikation mit der Umgebung beginnt sich zu verselbständigen, so dass sie peinliche Missverständnisse befürchten muss. Schließlich treten Spannungs- und Stromgefühle als verfremdete Resonanzphänomene auf. An sich neutrale Berührungen genügen, um eine quasi-erotische Verbindung zu anderen herzustellen. Die auf mitmenschliche Kontakte gerichtete, elementare Kommunikation ihres Leibes tritt der Patientin nun als fremde und gemachte gegenüber.

In ähnlicher Weise kann auch die Störung der Gefühlsintentionalität im Erleben „gemachter Affekte" ihren Höhepunkt finden: Der Gegenstand oder Anlaß wird nicht mehr fühlend „gemeint", sondern das Gefühl erscheint abgespalten als „nur noch leibliches" bzw. auf dem Weg über den Leib erzeugtes. Dazu ein weiteres Beispiel:

Eine 34-jährige Patientin empfindet immer wieder einen dumpfen Druck auf die Tränendrüsen, auf die Wangen und auf die Brust; sie würde dann „traurig gemacht" und müsse zu weinen anfangen. Sie nehme an, dass ihre Arbeitskolleginnen diesen Druck durch irgendeine Fernhypnose erzeugten, um sie bloßzustellen.

Die Patientin hat die innere Beziehung zu ihren Gefühlen verloren und erlebt sie ohne Intentionalität, d.h als unmotiviert und gegenstandslos. Die leibliche Resonanz der Trauer, selbst das Weinen erscheint ihr nicht mehr als Ausdruck ihres eigenen Fühlens, sondern als fremderzeugte Regung.

3.2.3.4
Entfremdung des Leibraums

Der innere Leibraum wird in der Schizophrenie vielfach zum Ort abnormer, befremdlicher und schwer beschreibbarer Empfindungen, die Huber (1957a, 1971) als Coenästhesien beschrieben und einem eigenen Typus schizophrener Erkrankungen als charakteristisch zugeordnet hat.

„Wenn es mir schlecht geht, ist die linke Lunge oder der Kehlkopf ganz taub, ein anderes Mal habe ich ein steifes Gefühl in Fingern und Armen, dann wieder am ganzen Körper, so dass ich mich wegen der Steifigkeit nicht bewegen kann." – „Im Leib habe ich so ein Kältegefühl, das den Rücken eiskalt heruntersteigt, wie eine Welle durch den Körper oder heiß in den Kopf geht, nur für ein paar Sekunden oder Minuten. Diese Kälte ist ganz anders als das natürliche Kältegefühl." – „Oft ist es so, als ob der Oberkörper vom Unterkörper getrennt ist und in die Höhe schweben will." – „Ich habe einfach kein Körpergefühl mehr, nicht mehr das Gefühl, dass der Körper mir gehört. Ich spüre wohl, dass ich jetzt hier sitze, aber das Gefühl ist mir fremd" (Huber 1987).

Entsprechend der Struktur des Leibraums (vgl.o. 2.1.3) handelt es sich bei den Coenästhesien meist um quälend hervortretende Leibinseln, d.h. lokalisierte Druck-, Schmerz-, Spannungssensationen, oder auch über den Leib sich ausbreitende Strömungs- und Temperaturempfindungen. Diese abnormen Sensationen werden als irritierend und rätselhaft, ja in den „dysästhetischen Krisen" (Huber 1957a) sogar als existenziell bedrohlich erfahren. Die Entfremdung der Person von ihrer Leiblichkeit hat hier den Leib selbst erfasst, dessen autonome Dynamik dem

Kranken befremdend und verstörend gegenübertritt. Der Leib verliert seine Einheit und Meinhaftigkeit ebenso wie seinen gewöhnlichen Hintergrundcharakter: Einzelne Regungsherde, engende, weitende Impulse, vergrößerte Leibinseln und schließlich entfremdete Triebregungen (z.B. Genitalreize) drängen sich in den Vordergrund. Einzelne Glieder, aber auch der Leib als ganzer können depersonalisiert, als fremde Gegenstände erlebt werden.

Hypochondrische Ängste sind bekanntlich besonders in Prodromalstadien häufige Reaktionen auf die Leibentfremdung. Die hypochondrische Haltung ist dabei nicht neurotisch in einer Beziehungsvermeidung und vergegenständlichenden Leibzuwendung begründet (s.o. S.29f.), sondern in einer primären Lockerung des Bandes zwischen der Person und ihrem Leib. Die im weiteren Verlauf an coenästhetische Verfremdungen geknüpften Wahnvorstellungen sind so mannigfaltig, dass ihre Vielfalt hier nur angedeutet werden kann: Es finden sich Überzeugungen von technischen Körperumgestaltungen (Teile des Körpers sind durch Metall, Glas, Stein, Benzin oder Computer ersetzt), grotesken Umbildungen oder Stoffwechselanomalien der inneren Organe, Zoometamorphosen usw. Vor allem aber verbinden sich die Coenästhesien mit *leiblichen Beeinflussungserlebnissen* als letzter der Ich-Störungen Kurt Schneiders.

Ein 56-jähriger schizophrener Patient mit einer Poriomanie spürt von anderen Personen ein „energetisches Potenzial" auf seinen Körper übergehen, das über die Stirn in den Kopf eindringe. Dabei ziehe sich seine Stirn in Falten. Die Spannung suche sich dann einen Weg durch den Körper zu bahnen, könne teilweise über die Arme abfließen, müsse von ihm aber zum größten Teil durch unermüdliches Laufen zur Erde abgeleitet werden, wobei die Spannungen ihm auch jeweils die Richtung seines Weges wiesen.

Hier beginnen einzelne Leibregungen bereits ihre Meinhaftigkeit einzubüßen und lassen die Grenzen zum Umraum diffus werden. Bei den eigentlichen Beeinflussungserlebnissen ist der Leib einer fremden Macht unterworfen; er wird bestrahlt, unter Strom gesetzt, aus der Ferne erregt, vergewaltigt, ausgesaugt usw. Häufig findet sich eine Depersonalisation von sexuellen Triebregungen, die als abgespalten erlebt werden. Die Entfremdung bezieht dann die Sphäre der zwischenleiblichen Kommunikation, der menschlichen Elementarbeziehungen mit ein.

Eine 65-jährige, alleinstehende Patientin spürt nachts immer wieder auffällige „Wärmewellen" am Körper hochsteigen, die aus dem Nachbarraum ausgestrahlt würden. Man mache ihr dabei auch sexuelle Erregungen. Am Morgen äußerten die Leute dann sexuelle Anspielungen und trügen auffällig gefärbte Kleidung. Es entwickelt sich ein chronischer Beeinflussungs- und Beeinträchtigungswahn, der die Patientin ruhelos von Ort zu Ort ziehen lässt, wo sie immer wieder die gleichen Erlebnisse macht.

Die Annahme der Projektion unbefriedigter erotischer Bedürfnisse liegt hier nahe, trifft aber nicht das Phänomen: Die Patientin erfährt ihre leibliche Erregung gar nicht als „erotisch", sondern als mechanisch ausgelöst und entfremdet. Die Triebbedürfnisse haben sich aus ihrer Intentionalität gelöst, verselbständigt und begegnen ihr als äußere, unverständliche Beeinflussungen. Da sie selbst ihrer Triebregungen nicht mehr inne ist, reagiert ihr Leib nur „automatisch" auf potenziell erotische Situationen, ohne dass jedoch seine Regungen noch eine tatsächlich erotisch verbindende, intentionale Qualität annehmen könnten.

Dass die leiblichen Beeinflussungen häufig in der Form sexueller Manipulation geschildert werden, dürfte zum einen auf die Entfremdung und wohl auch Enthemmung genitaler Triebregungen zurückgehen, zum anderen jedoch auf die Verwandtschaft des sexuellen Erlebnisbereichs mit der leiblichen Grenzauflösung in der Schizophrenie. Die erotische Anziehung stellt ja gewissermaßen eine „Beeinflussung" aus der Ferne dar, die die leiblichen Regungen mit der gespürten zentripetalen Wirksamkeit des Anderen zusammenschließt. Der Geschlechtsakt selbst ist die intensivste Form leiblicher Kommunikation; er impliziert nicht nur eine Vielzahl leiblicher Empfindungen, die in dieser Eindringlichkeit sonst nicht erfahren werden, sondern vielfach auch eine Verschmelzung der leiblichen Grenzen. Daher evoziert die psychotische Erfahrung leiblicher Beeinflussung und Grenzauflösung schon an sich ein sexuelles Geschehen.

Wiederum stellt sich die Frage, ob nur die zunehmende Irritation durch die abnormen coenästhetischen Regungen diese schließlich als „wie von außen gemacht" erscheinen lässt, wie Klosterkötter annimmt (1988, 175). Dagegen spricht schon die von Huber (1957a, 1971) selbst hervorgehobene Tatsache, dass sämtliche Typen und Intensitätsgrade schizophrener Leibsensationen auch bei organischen Thalamuserkrankungen vorkommen, ohne dass sie bei den Betroffenen den Eindruck des Gemachten hervorrufen. Fremd im Sinne von „ungewöhnlich, *fremdartig*" ist also nicht notwendig „fremd" im Sinne von „nicht-mein, *ich-fremd*". – Ebensowenig lässt sich hier eine abnorme „Primärempfindung" von einer externalisierenden Deutung oder Attribution unterscheiden. Die Patienten spüren nicht einen brennenden Schmerz oder ein Stechen, sondern sie fühlen unmittelbar, wie sie gebrannt oder gestochen *werden*. Die fremde Intentionalität wird also nicht im Sinne eines Erklärungswahns nachträglich erschlossen, sondern *im leiblichen Spüren selbst* erlebt. Dies ist freilich, wie Schneider richtig sah, „nicht nachvollziehbar" und auf psychologischer Ebene auch nicht erklärlich, wohl aber auf der transzendentalen Ebene der Person, deren Ich-Moment auch in die leiblichen Regungen eingeht (s.o. S.74): Fehlt dieses Ich-Moment, werden die leiblichen Empfindungen so verfremdet oder „apophän" erlebt wie die Gegenstände der Wahrnehmung.

Huber hoffte bereits in seiner ersten Beschreibung der coenästhetischen Symptome, die schizophrenen Störungen „in ihrem organischen Kern dort zu fassen, wo sie uns am reinsten und ohne wahnhafte Aus- und Umgestaltung entgegentreten" (1957b, 186). Das Basisstörungskonzept beruht somit letztlich auf der dualistischen Annahme, dass eine primäre Abwandlung des „sinnlichen Materials" (ebd.) schließlich die wahnhafte Außenattribution hervorrufe, dass also die Symptome ersten Ranges durch eine Störung im Erlebnismaterial als Basis der höheren geistigen Prozesse zu erklären seien. Die Schizophrenie wäre danach letztlich keine „Geisteskrankheit" mehr – was der Meinung der „Somatiker" des 19. Jahrhunderts entspräche, dass der Geist nicht erkranken könne, sondern nur der Körper als sein Werkzeug.

Die hier vertretene Auffassung stünde derjenigen der „Psychiker" näher: Die Schizophrenie ist eine Krankheit, die die *Person* in ihren zentralen, intentionalen Vermögen selbst betrifft (auch wenn diese zweifellos ihrerseits an ein neuronales Substrat gebunden sind). Dazu gehört die Fähigkeit der Person, sich ihren Leib anzueignen, zu assimilieren und zu durchdringen. Alle ihre Erlebnisse – Denken, Handeln, Wahrnehmen, Empfinden – sind von vorneherein personale Erlebnisse; sie lassen sich nicht zusammensetzen aus einem Erlebnismaterial und einer kognitiven Weiterverarbeitung, Aus- oder Umgestaltung. Depersonalisationen dieser Erlebnisse und Akte sind daher Störungen der Person selbst. Daher ist auch das alte Problem, ob leibliche Beeinflussungen nun als „Sinnestäuschungen", „Körperhalluzinationen" oder als „Wahn" zu werten sind (Janzarik 1967, 78), ein Scheinproblem – sie sind weder das eine noch das andere, sondern vielmehr Ich-Störungen der Leiblichkeit.

3.2.3.5
Einleibung, Leibauflösung, magischer Raum

Als letztes Phänomen der schizophrenen Leiblichkeit sollen schließlich Erlebnisse behandelt werden, die gelegentlich unter dem (irreführenden) Begriff der „Appersonierung" beschrieben, öfter noch als „Halluzinationen" verkannt werden, aber eigentlich keinem der bekannteren psychopathologischen Termini zuzuordnen sind. Der Begriff der *Einleibung* (Schmitz 1989, s.o. S.55, Anm.50) dürfte das Wesen des Phänomens am besten charakterisieren.

Ein 30-jähriger schizophrener Patient der eigenen Klinik berichtet, wenn er auf der Straße ein Auto heranfahren sehe, spüre er manchmal, wie das Metallische der Karrosserie ihn anspringe und auf ihn übergehe; er fühle sich dann so hart, scharf und kalt wie das Fahrzeug und seine Konturen.

Binswanger (1933, 634) erwähnt einen Schizophrenen, der im Bett liegend fühlt, wie ein Stück des Bahngleises vor dem Fenster in seinen Kopf eindringt. Er erlebt Angst, Herzklopfen und heftigen Stirnkopfschmerz durch das sich ins Gehirn bohrende Gleis, ungeachtet seines klaren Wissens und Sehens, dass das Bahngleis an seinem Platz bleibt. Auch Bleuler hat solche Phänomene beschrieben: „Manche Kranke ... spüren die im Schloß gedrehten Schlüssel in der Brust; fühlen sich 'eingestrickt', 'eingelöffelt', wenn neben ihnen jemand strickt oder isst ..." (1911, 88).

Einleibungen finden sich auch bei Modellpsychosen. Leuner (1963) berichtet vom Erleben eines Probanden im LSD-Rausch: „Kurz darauf ertönt im Nebenraum realiter das Geräusch vom Schüren der Heizung. Der junge Mann ruft, er habe das Gefühl, in seinem Leib ausgekratzt und gesäubert zu werden." Ähnlich ein Proband im Mescalinrausch: „Ich fühlte das Bellen des Hundes als ein schmerzliches Berührtwerden meines Körpers", der Schall „zittert durch den rechten Fuß" (Mayer-Gross u. Stein 1926, 378, 385).

Wir finden hier leiblich-mimetische Anverwandlungen von Sinneseindrücken bis hin zur Verschmelzung des Leibes mit äußeren Dingen, vermittelt durch das Hervortreten von Ausdruckscharakteren: Das Kalte, Metallische, Spitze, Kratzende usw. wird nicht nur pathisch mitempfunden, sondern dem Leib selbst „eingebildet" (vgl.o. S.55f.). Zwischen Leib- und Umraum stellen sich Partizipationen her, deren Intensität die räumliche Gliederung nach Lagen und Orten überwältigt. Der Kranke „weiß" wohl, dass der Gegenstand an seinem Ort bleibt; in seiner Empfindung hat er sich gleichwohl dem Leib angeschlossen, und dieser Eindruck ist unabweisbar. Das pathische Wahrnehmungsmoment hat seine Begrenzung durch das intentionale, vergegenständlichende Moment soweit verloren, dass die Dinge nicht mehr auf

Abstand gehalten werden können. Es fehlt die Freiheit und Distanz, die der objektivierte Raum gegenüber der Ausdrucksmacht des Stimmungsraumes herstellt. Dies entspricht letztlich einem Einbruch des Traumbewusstseins und seiner sympathetischen Leiblichkeit ins Wachbewusstsein.

Die Verwandtschaft dieser Phänomene zum mythischen Raum ist offensichtlich. Man könnte sagen, dass das ursprüngliche fluide oder proteische Vermögen des Leibes in der Schizophrenie wieder hervortritt. Die evolutionäre Entwicklung der Distanz durch die Tätigkeit des reflektierenden Bewusstseins wird rückgängig gemacht. Die Lähmung der Intentionalität und die Entkoppelung der leiblichen Resonanz setzt die Person der ungehemmten Macht von Ausdruckscharakteren und Atmosphären aus und entfesselt die ekstatischen Tendenzen des Leibes. Die archaische Leiblichkeit tritt in Form eines magischen Raumes zutage, in dem die geographische Ordnung von Lagen und Abständen ebenso wie die logische und kausale Ordnung von Ereignissen durch die Allgegenwart und Unmittelbarkeit des Ausdrucks ersetzt ist.

Wir erleben eine durch Distanzierung, aktive Aufmerksamkeit und Reflexion bereits weitgehend „gezähmte" Wirklichkeit, in der Innen und Außen so weit als möglich voneinander getrennt sind, und in der wir vor der Flut von Ausdruck, Bildern und Empfindungen durch die ständigen Leistungen der Selektion und Objektivierung geschützt sind. In gewisser Weise erfährt der Schizophrene daher „mehr" von der Wirklichkeit als der Normale, allerdings unter Preisgabe seines personalen Zentrums, das diese Wirklichkeit nicht mehr bewältigen kann.

Der verselbständigte Leib kann nun zum Schauplatz mythischer Mächte und magischer Verwandlungen werden, dabei auch in Fragmente zerfallen: Eine Körperhälfte ist das Gute, die andere das Böse, eine männlich, eine weiblich; gute und böse Geister ziehen den Kranken auseinander, er ist zwischen Himmel und Hölle ausgespannt. Teile fremder Leiber oder andere Personen können den Leib des Kranken in Form einer „Doppelleiblichkeit" besetzen (Erkwoh 1997). Die magische Partizipation kann schließlich im Erlebnis der Auflösung des Leibes gipfeln, die aber nicht wie in mystischen oder ekstatischen Zuständen als befreiende Weitung, sondern als bedrohliche Ich-Auflösung erfahren wird. Die Person geht nicht in der leiblichen Ekstase auf, sondern erlebt sie als Entgleiten ihres Fundaments und damit als existenzielle Gefährdung:

> „Wenn ich zerschmelze, habe ich keine Hände mehr, ich begebe mich in einen Hauseingang, um nicht zertreten zu werden. Alles fliegt weg von mir. In dem Hauseingang kann ich die Stücke meines Körpers zusammensammeln. Es scheint, als ob irgend etwas in mich hineingetan worden wäre, das mich in Stücke reißt. Warum aber zerteile ich mich selbst in mehrere Stücke? Ich habe das Gefühl, mir fehlt der innere Zusammenhalt, meine Persönlichkeit zergeht, mein Ich schwindet dahin, und ich höre auf zu sein. ... Das einzige, was die einzelnen Stücke noch zusammenhält, ist die Haut. Es gibt gar keine Verbindung zwischen den verschiedenen Teilen meines Körpers ..." (Schilder 1950, 159).
>
> Eine schizophrene Patientin Storchs berichtet, sie zerfließe wie Luft und steige auf, werde von anderen „aufgeschnauft". Man solle ihr doch Steine zu essen geben, damit sie wieder fest werde. Sie sei draußen im Wind, fühle sich als Naturkraft, sei auch schon Sonne und Mond gewesen. „Mein Leib war über der ganzen Anhöhe ausgebreitet"; „je-

den Tag wird mein Kopf abgedeckt und verweht ... schon viele Körper habe ich abgeben müssen." Jedes ihrer Glieder habe ein eigenes Bewusstsein, und es fehle ihrem Leib das ganze Bewusstsein (Storch 1948).

Zusammengefasst ist der leibliche Raum in der Schizophrenie durch Fragmentierungs-, Einleibungs- und Auflösungsprozesse charakterisiert; sie stehen in deutlichem Kontrast zur Dominanz der Restriktion, der Einengungs- und Schrumpfungsprozesse in der Melancholie.[129] Die Entkoppelung der Resonanz und die Depersonalisation des Leibes führen zum Anschluss von Partialregungen oder Leibbereichen an Eindrücke des Umraums und schließlich zur Auflösung der Leibgrenzen. Diese „schizophrene Wehrlosigkeit" (Burkhardt 1962) kann nur durch einen autistischen Rückzug oder durch die Ausgliederung personaler Teilbereiche im Wahn defekthaft kompensiert werden.

Betrachten wir vor diesem Hintergrund die antipsychotische Wirkung der Neuroleptika, so besteht sie wesentlich gerade in der Stillegung überschießender leiblicher Beeindruckbarkeit und Verwandlungsfähigkeit. Neuroleptika wirken „anti-ekstatisch", sie sind dem „Rausch" des Leibes entgegengerichtet (und machen daher auch nicht süchtig). Damit würde übereinstimmen, dass ihre Wirkung vielfach an eine Erstarrung der feinmotorischen, extrapyramidal gesteuerten Beweglichkeit ebenso wie der leiblichen Empfindungsintensität geknüpft ist – also an eine Dämpfung der Resonanzfähigkeit des Leibes. Neuroleptika führen zu einer Abschwächung des Ausdrucks und der Intensität der Wahrnehmungen bis hin zu einer Entfremdung, die aber zum Typus der leiblichen Depersonalisation gehört und von der apophänen Verfremdung klar unterschieden ist (vgl. Windgassen 1988, 103f.). Hierin wäre auch eine anthropologische Grundlage für die von Haase entdeckte „neuroleptische Schwellendosis" zu sehen: Die eben noch erkennbare Beeinträchtigung der Feinmotorik durch die Neurolepsie entspräche in der Subtilität gerade der für die antipsychotische Wirkung erforderlichen Dämpfung der leiblichen Resonanz (Haase 1954, McEvoy et al. 1991). Auf der anderen Seite begünstigt die zunehmende Resonanzstarre die häufige pharmakogene Depression bei Neuroleptikabehandlung.

3.2.4
Interpersonalität

In den vorangehenden Abschnitten wurde die schizophrene Entfremdung der Wahrnehmung, des Denkens, Handelns und der eigenen Leiblichkeit als Störung der Intentionalität analysiert, die sich vor allem in den Erlebnissen des Gestellten und Gemachten, also in einer „Inversion der Intentionalität" manifestiert. Die eigentlichen, in ihrem Vollbild erscheinenden schizophrenen Phänomene beziehen also immer den anonymen Anderen mit ein. Der folgende Abschnitt beschreibt die grundlegende Störung der Schizophrenie noch einmal unter dem Aspekt der Interpersonalität: Die intentionale Depersonalisation erfasst immer auch das Verhältnis zum Anderen, die Fähigkeit zur Perspektivenübernahme und Perspektivenintegra-

---

[129] Nach einer Untersuchung von McGilchrist u. Cutting (1995) über somatische Wahnsyndrome bei 100 Depressiven und 250 Schizophrenen bezogen sich depressive Wahninhalte überwiegend auf Störungen von Körperfunktionen in Verbindung mit Druck- oder Blockadeempfindungen, während die Schizophrenen vor allem über bizarre Körperschemastörungen, das Eindringen von Gegenständen oder Implantaten in ihren Körper, über leibliche Beeinflussung oder Störungen der Leibgrenzen klagten.

tion.

3.2.4.1
Pathologie der Perspektivenübernahme

Zum Ausgangspunkt unserer Analyse nehmen wir Schilderungen von Patienten, in denen die Entfremdung sich nicht mehr auf einzelne Akte bezieht, sondern die Person selbst als von Auflösung bedroht erscheint.

> „Wenn ich in der Bahn fahre, haben die Blicke der Menschen so etwas Durchdringendes, ihre Augen werden riesengroß, und es ist dann so, wie wenn um mich herum ein Bewusstsein meiner Person entsteht; alle nehmen das Verfallene in mir wahr, sie können in mir lesen wie in einem Buch. Ich weiß dann nicht mehr, wer ich überhaupt bin" (ein schizophrener Patient der eigenen Klinik).
>
> „Das Bewusstsein anderer Menschen drängt sich mir auf und lässt mein Ich verschwinden" (Kant 1927).
>
> „When I look at somebody my own personality is in danger. I am undergoing a transformation and myself is beginning to disappear" (Chapman 1966).

In solchen Schilderungen deutet sich an, dass gewissermaßen die bloße Existenz anderer Personen, genauer: das „Bewusstsein ihres Bewusstseins" genügt, um die eigene Existenz in Frage zu stellen. Es liegt nahe, dies in den Begriffen der Perspektivenübernahme zu formulieren (s.o. S.83f.): Die Perspektive der Anderen überwältigt die eigene und droht sie zu vernichten. Um die Pathologie der Perspektivität genauer zu analysieren, beginne ich noch einmal beim wohl ersten Versuch ihrer Erfassung, nämlich bei Conrads zentralem Begriff des „Überstiegsverlusts".

Der gesunde Mensch ist nach Conrad jederzeit zu einem „Wechsel des Bezugssystems" fähig, indem er sich selbst „von oben", „mit den Augen eines *außenstehenden Betrachters*, eines Gottes oder einfach: des Anderen" zu sehen vermag (Conrad 1992, 157f., 79). Der Schizophrene aber hat diese Möglichkeit des Überstiegs verloren und vermag den Perspektivenwechsel nicht zu vollziehen. Er ist – bildlich gesprochen – zu der „kopernikanischen Wendung" nicht in der Lage, die die Erde aus dem Mittelpunkt der Welt rückt (l.c. 79). Seine Perspektive ist nicht dezentriert, sie bleibt „geozentrisch" oder egozentrisch. Deshalb gilt in der *Anastrophé* („Rückwendung") alles ihm selbst, alles erhält selbstbezügliche Bedeutsamkeit und scheint sich um ihn zu drehen.

Wie bereits ausgeführt, erklärt der Überstiegsverlust als solcher nicht die Apophänie der Wahrnehmung und die Ich-Störungen. Aber auch um die Eigenart der schizophrenen Pathologie der Perspektivität genau zu erfassen, fehlt Conrads Begriff die Dialektik, die in der „Nichtung" der ursprünglichen, zentralen Perspektive durch den „Blick des Anderen" liegt. Der „Überstieg" beschreibt nur die bereits erreichte exzentrische Position, also die Fähigkeit der Selbstbesinnung und des „Darüberstehens", nicht jedoch den *Durchgang durch die Fremdperspektive*, ohne die das Selbstbewusstsein nicht entstehen kann, und die es in sich aufgenommen hat. Gerade in dieser Dialektik aber liegt die eigentümliche schizophrene Verschränkung von Eigen- und Fremdperspektive begründet.

In der von Conrad beschriebenen Form wäre das Unvermögen des Schizophrenen eigentlich charakteristisch für ein normales Stadium der menschlichen Entwicklung, nämlich die ersten Lebensjahre. Nach Piaget ist dieses Stadium nämlich durch „die egozentrische Täuschung" gekennzeichnet: „Anstatt die Perspektiven zu rekonstruieren, die den verschiedenen Standorten entsprechen, betrachtet das Kind seinen momentanen Blickwinkel als den einzig möglichen ..." (Piaget u. Inhelder 1971, 256). Es sieht die Welt von seinem Zentrum aus, hält seinen Standpunkt für absolut und vermag sich noch in einen allgemeinen Standpunkt zu versetzen. Erst gegen Ende des zweiten Lebensjahres entwickelt es allmählich die Fähigkeit der Dezentrierung als „kopernikanische Revolution", von der auch Piaget spricht (Piaget 1974). Man könnte daher versucht sein zu sagen, dem Schizophrenen sei einfach verlorengegangen, was er sich als Kleinkind erworben hat, eben die Fähigkeit zum Überstieg.

So stellt für Lempp (1992) der Verlust der Überstiegsmöglichkeit in die gemeinsame mitmenschliche Realität die Grundstörung der Schizophrenie dar; dieser Verlust sei in der Tat letztlich nichts anderes als eine „Regression auf eine kleinkindliche Stufe, unter Beibehaltung der bisher gemachten Erfahrungen". Mithin wäre die Schizophrenie auch „keine Krankheit im engeren Sinne des Wortes". – Auch hier ist der „Überstieg" zu undialektisch gedacht, ohne die Negation durch die Perspektive des Anderen, hinter die der Schizophrene jedoch nicht mehr zurückkann. Er wird daher nicht wieder zum Kleinkind, ebensowenig wie dieses jemals „schizophren" ist. Der Schizophrene vermag sich nämlich durchaus mit den Augen des Anderen zu sehen, ja er tut dies sogar in exzessiver Weise. Sein Von-allen-Seiten-Erblicktwerden, seine Beziehungsideen, sein Verfolgungswahn, in dem er die tatsächlichen Absichten seiner Gegner zu entschlüsseln glaubt – all das verrät gerade einen ständigen Wechsel in die Perspektive der Anderen.

Ich möchte nun dem Regressionsmodell die These gegenüberstellen, dass der Schizophrene die Fähigkeit zum Überstieg nicht einfach wieder einbüßt, sondern sich vielmehr in diesem Überstieg selbst verliert und die exzentrische Position in einer prekären Weise verfehlt. Im Erfassen der Perspektive der Anderen nämlich vermag er seine eigene nicht mehr zu behaupten und *verliert* so sein Zentrum, seinen absoluten, unaustauschbaren Standort in der Welt. Die einmal konstituierte Abgrenzung von Ich und Anderem lässt sich nicht einfach rückgängig machen, sondern nur destruieren. Gerade der Schizophrene erfährt Interpersonalität in der Weise, wie Sartre sie einseitig als allgemein-menschliche beschrieben hat, nämlich als „Nichtung" durch den Blick und die Intentionalität des Anderen, als Kampf entgegengerichteter Bewusstseinswirklichkeiten, bei dem es um Selbstbehauptung oder Untergang geht. Er fällt nicht auf das kindliche Stadium der absoluten Geltung des eigenen Zentrums zurück, denn er verliert sein Zentrum selbst, sein Person-Sein.

Die Verfehlung der exzentrischen Position wird paradigmatisch erkennbar in dem bereits erwähnten „Spiegelphänomen": Dabei betrachten sich die Patienten stundenlang im Spiegel, weil ihnen die Identität ihres eigenen Spiegelbilds zum Rätsel geworden ist. Die Verwirrung der Perspektive, die die Außenansicht des eigenen Selbst auslösen kann, wird besonders differenziert von einem Patienten

Kimuras (1994) geschildert:

> „Wenn ich in einen Spiegel sehe, weiß ich nicht mehr, ob ich hier mich dort im Spiegel sehe oder ich dort im Spiegel mich hier sehe. Stehe ich zwischen zwei Spiegeln, dann entsteht eine unendliche Kette des Mich-selbst-sehens, was mich verwirrt. Sehe ich einen anderen im Spiegel, so vermag ich ihn nicht mehr von mir zu unterscheiden. In einem schlechteren Befinden geht auch der Unterschied zwischen mir selbst und einem wirklichen anderen verloren. Beim Fernsehen weiß ich nicht mehr, ob ich dort im Fernsehapparat spreche oder das Gesprochene hier höre. Ich weiß nicht, ob sich das Innere nach außen kehrt oder das Äußere nach innen. Mir kommt es vor, wie wenn der Boden meines Seins untergeht. Ob es nicht zwei Ichs gibt?" (Kimura 1994, 194).

Deutlich wird in dieser Schilderung die Verwirrung der Richtungen erkennbar, die für den Kranken aus der Perspektivenübernahme resultiert: Bin ich der, der sich im Spiegel sieht, oder der, der mich aus dem Spiegel heraus anblickt? Gibt es nicht zwei Ichs – mich hier und mich dort? Wenn ich mich aus der Sicht des Anderen sehen kann, bin ich dann nicht der Andere? – Wie bereits herausgearbeitet wurde (s.o. S.79f.), heißt sich im Spiegel zu erkennen zu begreifen, dass das Spiegelbild *dort* mich darstellt, obgleich ich mich *hier* an meinem absoluten Ort befinde. Es heißt, im oszillierenden Wechsel zwischen der zentralen, eigenleiblichen und der dezentralen Perspektive der Anderen beide zu integrieren, *ohne* dass sie dabei austauschbar oder verwechselbar werden. Diese Oszillation geschieht ständig im alltäglichen Umgang oder Gespräch, wo wir uns immer wieder unseres Außenaspekts aus der Sicht des Anderen bewusst werden und dabei doch bei uns selbst bleiben. Blankenburg (1965) hat darauf hingewiesen, dass in diesem Sinn „jede echte Wahrnehmung des anderen ... über eine *in statu nascendi* aufgehobene Ich-Störung führt".

Die Integration der Perspektiven ist die dialektische Leistung der Exzentrizität. Wie sich zeigt, ist diese Leistung nicht selbstverständlich, sondern bedarf einer Aktivität, einer „Anstrengung". „Das Subjekt ist kein fester Besitz, man muss es unablässig erwerben, um es zu besitzen" (v.Weizsäcker 1986, 173). *Der Schizophrene jedoch verliert mit dem Wechsel in die Außenperspektive die Zentralität seines Leibes und damit sein „principium individuationis"; er vermag die Spannung der exzentrischen Position nicht aufrechtzuerhalten.* Mit der Verankerung der Existenz im leiblichen Zentrum geht „der Boden seines Seins" unter; die Exzentrizität zerreißt in zwei gegeneinander austauschbare Teilperspektiven. „Für den Patienten gibt es keinen qualitativen Unterschied zwischen dem aktuellen Ich, das hier in den Spiegel sieht, und seinem virtuellen Bild, das er dort im Spiegel sieht", wie Kimura interpretiert (l.c. 195). Er sieht sich von außen und gerät dabei selbst „nach draußen". Die zentrale und die dezentrale Perspektive sind für ihn ununterscheidbar geworden; das aber bedeutet, dass die zentrale in der dezentralen Perspektive *untergeht*.

Die exzentrische Position ist also keine feststehende Warte, die dem Menschen entweder zur Verfügung steht oder nicht, sondern sie konstituiert sich in einer fortwährenden dialektischen Umkehrbewegung, im Durchgang durch die „nichtende" Perspektive des Anderen. Subjektivität muss durch die Dezentrierung hindurch stets neu errungen, gegen die Perspektive aller Anderen behauptet, affirmiert werden. Misslingt diese Leistung, so bleibt nicht eine bloß zentralisierte, „einfache" Leiblichkeit zurück; vielmehr bricht der Bogen der exzentrischen Bewegung gleichsam auf halbem Weg ab, und die Nichtung der eigenen Zentralität kann nicht in der exzentrischen Position wieder aufgehoben werden. Der Schizophrene bleibt dezentriert, gleichsam aus seinem Zentrum herausgerückt oder „verrückt".

V.v.Weizsäcker hat darauf hingewiesen, dass die Ambiguität der exzentrischen Position bereits die gewöhnliche Wahrnehmung prägt: „Sehe ich da, wo ich bin, oder bin ich dort, wo ich sehe?" (v.Weizsäcker 1986, 102). Der Spiegel als „Paradigma der Virtualität" begünstigt diese Verwirrung der Richtungen: Sehe ich, wenn ich in den Spiegel blicke, nun *mich* oder mein *Spiegelbild?* Im Spiegel begegne ich dem eigenen Blick, der aber doch nicht wirklich das eigene (zentrifugale) Blicken ist; ich sehe mich, *als ob* ich von dort sähe. Kann ich jedoch die Spannung des „als ob" nicht aufrechterhalten, dann verliere ich meinen absoluten Ort. Der Spiegel wird dann, wie die Selbstschilderung des Patienten belegt, zur Brücke, auf der auch der Blick des Anderen zum eigenen werden, also mit der eigenen zentrifugalen Richtung vertauschbar werden kann. Der Fernseher ähnelt dem Spiegel in der Virtualität des Gesehenen und führt zum gleichen Erlebnis. Schließlich, bei „schlechterem Befinden", geht die Unterscheidung auch in der realen Begegnung verloren, und es kommt zum Phänomen des Transitivismus oder Personverlusts.

Die philosophische Entdeckung der an sich prekären Dialektik von Ich und Anderem ist wohl Fichte zuzuschreiben, der in der „Wissenschaftslehre" (1798) die Frage stellt, die für den Schizophrenen tatsächlich zur Frage von „Sein oder Nicht-Sein" wird: „Ich schreibe; ich habe also eine Vorstellung von meinem Schreiben; es schreiben aber auch andere neben mir. Woher weiß ich nun, dass mein Schreiben nicht das Schreiben eines anderen ist?"[130] Für den Schizophrenen wird dieses philosophische Problem zum existenziellen und unlösbaren.

Die Lösung liegt im Zusammenhang von Intentionalität und Perspektivenübernahme. Denn jeder Perspektivenwechsel bedeutet eine intentionale Anstrengung. Man kann dies bei der Betrachtung geometrischer Würfelfiguren erleben, die man in zweierlei Weise dreidimensional sehen kann (Necker-Würfel): Der Wechsel von einer Perspektive zur anderen (Vordergrund wird Hintergrund und umgekehrt) erfordert eine gewisse Konzentration. Vor allem aber ist er nicht ohne die Rückbezüglichkeit des Wahrnehmungsakts möglich. So wie die motorische Blickbewegung der Reafferenz bedarf, da sonst bereits bei jedem Blickrichtungswechsel die Umgebung zu schwanken begönne (s.o. S.20), so beruht jeder Wechsel des Bezugsrahmens der Wahrnehmung auf ihrer Selbstreferenzialität (s.o. S.74). Die Oszillation zwischen den Perspektiven ist nur möglich, wenn die Person nicht passiv in sie „versetzt" wird, sondern ihres Wechselns *inne ist.* Dies gilt aber auch für die interpersonale Wahrnehmung. Dass mein Schreiben nicht das der Anderen ist, weiß ich nur, solange ich sowohl meines Schreibens inne bin als auch des Wechsels in die Sicht der Anderen. Nur dann bleibt die Virtualität, das „als-ob"

---

[130] J.G.Fichte, Nachgelassene Schriften Bd.II, hg. H.Jacob, Berlin 1937, 574.

der Perspektivenübernahme erhalten und verhindert, dass die Zentralität meines Schreibens hier-jetzt verloren geht.

Eine Störung der Intentionalität oder Selbstreferenzialität der Akte bedeutet daher, dass der Kranke die Außenperspektive zwar einnimmt, seines Wechsels aber *nicht mehr inne ist*, sondern ihn gewissermaßen erleidet, ohne ihn als solchen zu bemerken (ebenso versetzt passive Verschiebung des Augapfels von außen den Umraum tatsächlich in scheinbare Bewegung – die Reafferenz des Blickwechsels fehlt!). Das Subjekt verstrickt sich in der Fremdperspektive, weil es nicht mehr erfasst, dass der Wechsel im Wahrgenommenen auf es selbst zurückgeht. Die Selbstrückbezüglichkeit und damit *Selbstdurchsichtigkeit* der Eigenbewegung, die entscheidende Voraussetzung der Realitätskonstitution (s.o. S.20), geht verloren. – Die Konzeptionen der Grenzdurchlässigkeit, des Konturverlusts des Ich (Federn 1952, Schneider 1992) usw. sind demgegenüber zu statisch gedacht: Die Verschiedenheit von „Ich" und „Anderem" ist nicht an eine feststehende Grenze geknüpft, sondern sie wird fortwährend konstituiert durch das Ich-Moment in allen Akten, durch die aktive Leistung der Intentionalität. Diese betrifft schließlich auch den Akt des „Überstiegs" in die Perspektive der Anderen.

Was unterscheidet nun die schizophrene Verwirrung der Perspektiven vom „Egozentrismus" des Kleinkindes? – Vergegenwärtigen wir uns dazu noch einmal die Entwicklung der Perspektivendialektik, wie sie im Erlernen der Personalpronomen am anschaulichsten wird (s.o. S.83): Bevor das Kind „ich" sagt, spricht es von sich in der 3. Person, also aus der Sicht der Anderen. Die wechselnde Richtung der Personalpronomen ist ihm noch nicht zugänglich, damit aber auch noch nicht der Antagonismus, die Konkurrenz zweier „Ich-Sagender". Die zentrierte und die dezentrierte Perspektive bestehen *nebeneinander;* sie sind noch nicht vermittelt durch die exzentrische Position. Anders als der Schizophrene kann das Kleinkind sich nicht in der Fremdperspektive verlieren, weil es sich selbst noch gar nicht „hat", und die Perspektive der Anderen daher keine fremde oder gar bedrohliche ist. Ihm fehlt die *Privatheit der Subjektivität*, die erst aus der Abgrenzung von „Ich" und „Anderem" resultiert. – Die Entwicklung der Exzentrizität bedeutet nun nicht einfach das Vermögen, sich aus der Sicht der Anderen zu sehen – diese Fähigkeit hat das Kind schon zuvor – sondern die Erfassung der Perspektiven *als solcher* und ihre Vermittlung zu einer Position, die die Relativierung *und* Affirmation des eigenen Selbst einschließt. Es ist die Fähigkeit, „ich" zu sagen und sich doch von anderen zu unterscheiden, die auch „ich" sind.

Piaget vertritt die Auffassung, dass das Kind ein Bewusstsein der Privatheit eigener Gedanken und Gefühle erst „... durch eine Reihe von Enttäuschungen und durch die Erfahrung des Widerstandes anderer" entwickelt, also durch Inkongruenz-Erlebnisse. Zuvor betrachte es seine körperlichen Empfindungen, Gefühle und Gedanken als „objektiv" gegeben und daher auch jedermann bekannt (1988, 121f.). Die Abgrenzung des privaten Inneren geschieht mit der Entwicklung des Ich-Bewusstseins. Eine bereits spätere Stufe dieser Entwicklung findet sich in einer von Piaget zitierten Kindheitserinnerung von E.Gosse, der nach einer unbestraft gebliebenen Lüge erkannte, dass sein Vater nicht alles wusste:

3.2 Schizophrenie

„Der Glaube an die Allwissenheit und Unfehlbarkeit meines Vaters war jetzt tot und begraben. Wahrscheinlich wusste er nur weniges ... Von allen Gedanken, die in dieser Krise mein noch so ursprüngliches und wenig entwickeltes Gehirn durchzuckten, war der merkwürdigste der, ich hätte in mir selbst einen Gefährten und Vertrauten gefunden. Es gab ein Geheimnis in dieser Welt, und dieses Geheimnis gehörte mir und jemandem, der in meinem Körper lebte. Wir waren zu zweien und konnten miteinander sprechen. So rudimentäre Gefühle lassen sich kaum genauer beschreiben, aber es steht fest, dass der Sinn für meine Individualität in dieser dualistischen Form zu eben diesem Zeitpunkt plötzlich in mir wachgeworden ist ..." (Gosse 1912, zit. n. Piaget 1988, 123).

Ineins mit dem Verlust der Allwissenheit der Eltern entdeckt das Kind seine private Subjektivität. Die bisher noch überlegene, gottgleiche Fremdperspektive wird nun relativiert und in ihrer Begrenztheit erkannt. An ihre Stelle rückt die verinnerlichte Außenperspektive: Das Kind tritt sich selbst (und damit seinem Leib als Körper) gegenüber. Nun gibt es ein „Geheimnis", nämlich das „Mit-sich-selber-Sein", die Privatheit und Affirmation des Ich. Die erreichte exzentrische Position relativiert also nicht nur die eigene, egozentrische Perspektive, sondern vor allem auch die zentripetale der Anderen, indem sie beide nicht mehr disparat bestehen lässt, sondern auf übergeordneter Stufe vermittelt und voneinander abgrenzt.

Diese Privatheit des Inneren geht dem Schizophrenen verloren, weil er der Virtualität seiner Übernahme der Fremdperspektive nicht mehr bewusst ist. Die schizophrene Verwirrung der Perspektiven zeigt zugleich, dass das einmal konstituierte Ich-Bewusstsein zum Bestandteil der „transzendentalen Organisation" des Menschen (Blankenburg 1977) geworden und seine Entwicklung daher nicht mehr rückgängig zu machen ist. Die zum Bewusstsein ihrer selbst gelangte Person kann dieses Selbstbewusstsein nicht mehr einfach aufgeben; es kann nur untergehen, nämlich wenn die dialektische Spannung der exzentrischen Position nicht mehr aufrechterhalten werden kann.

Daher manifestiert sich die Erkrankung zum ersten Mal häufig in Situationen sozialer Exponierung oder emotionaler Öffnung zu anderen Menschen, wenn es also in besonderer Weise darum geht, den Perspektivenwechsel ohne Selbstverlust durchzuhalten und die eigene Intentionalität zu behaupten: etwa beim Auszug aus dem Elternhaus, dem Beginn einer intimen Beziehung oder dem Eintritt ins Berufsleben. – Umgekehrt kann aber die Schizophrenie überhaupt erst entstehen, wenn sich die Exzentrizität und die Fähigkeit zur Perspektivenübernahme herausgebildet und stabilisiert hat, was in der Regel nicht vor dem 10.-12. Lebensjahr der Fall ist (Remschmidt 1988).

Fassen wir zusammen: „Ich" sagen heißt, so sagten wir, die eigene Zentralität im Durchgang durch die Perspektive der Anderen zu relativieren und doch zu affirmieren, sich als Zentrum nur *einer* und doch *meiner* Welt zu begreifen, die nicht in der des Anderen aufgeht (s.o. S.84). Der Schizophrene aber gerät, indem er „ich" sagt, in die Perspektive der Anderen, die auch „ich" sind; er vermag seine eigene Perspektive, seinen absoluten und unaustauschbaren Ort im personalen Raum nicht zu behaupten. „Ob es nicht zwei Ichs gibt?" sagt der Patient Kimuras. Die schizophrene Gespaltenheit besteht im Kern im Auseinandertreten des ursprünglichen, leiblich zentrierten und des sich aus der Fremdperspektive erfassenden Subjekts, des „Leib-Selbst" und des „Ich-Selbst", die nicht mehr zur Deckung gelangen. Da der Schizophrene zwar immer noch leibliches Zentrum bleibt, sich aber nicht mehr *als solches erfasst*, d.h. sich nicht mehr in seiner Unabhängigkeit von den Anderen weiß, richten sich alle fremden Perspektiven, die er einnimmt, unweigerlich auf ihn selbst zurück.[131] Er gerät in eine ubiquitäre Außenperspektive, aus der heraus ihn alles unmittelbar angeht, er von allen Seiten erblickt und von fremden Intentionalitäten „gemeint" wird. Insofern seine Perspektive ständig in der der Anderen unterzugehen droht, kann auch keine gemeinsame, bipolare Welt entstehen.

Der Schizophrene wird also nicht zum Kleinkind, das einfach in seiner zentralen Perspektive lebt, sondern er verirrt sich gerade *in der Dezentrierung*. Sein „Egozentrismus" bedeutet nicht die einfache Geltung der Eigenperspektive, sondern resultiert umgekehrt aus deren Überwältigung durch die Fremdperspektive. Bildlich gesprochen fällt er nicht in die geozentrische Position zurück, sondern wird durch die exzentrische Bewegung in eine Umlaufbahn hineingerissen, auf der er nicht mehr „zur Erde", zu seinem leiblichen Zentrum zurückfindet. Die übergreifende Dialektik der exzentrischen Position, die Fähigkeit zur Oszillation zwischen den Perspektiven geht ihm verloren. Schizophrenie ist die Krankheit, die nur entstehen kann, weil der Mensch zum Bewusstsein seiner selbst kommen, das heißt sich selbst als Person unter anderen Personen erkennen und behaupten muss.

3.2.4.2
Konkretismus und Wahn

Die damit analysierte Pathologie der Perspektivität wird in analoger Struktur an zwei typischen schizophrenen Äußerungsformen erkennbar, am Konkretismus und am Wahn. Beide stellen spezifische Abwandlungen der Intentionalität der Sprache dar, die in eine die Interpersonalität verfehlende „Privatsprache" münden.

Die menschliche Sprache ist unmittelbar verknüpft mit Intentionalität und Perspektivenbeweglichkeit. Sie ist zunächst charakterisiert durch die Abhebung des Gemeinten vom Mittel, mit dem man es meint, also durch die Trennung des gesprochenen Klangworts von der Wort*bedeutung*. Das sprachliche Zeichen zeigt auf das Bezeichnete, ohne es selbst „auszusprechen", wie dies ein Schmerzensruf tut; es ist ein Sprechen *über ...*, also ein Intendieren. Die Sprache durchbricht damit die unmittelbare Kohärenz von Leib und Umwelt. Sie ermöglicht dem Menschen eine Unabhängigkeit von seiner jeweiligen Situation, gerade indem sie sich *auf sie bezieht*. Diese Freiheit des sprachlichen Zeichens aber ist ursprünglich eine „Gabe der Anderen"; das Wort entstammt einer intersubjektiv konstituierten

---

[131] Eine Parallele ist interessanterweise bei autistischen Kindern zu beobachten, die von sich viel länger als andere Kinder in der dritten Person sprechen. Sie haben auch Probleme mit dem Gebrauch der Personalpronomina als „Wechselwörter"; ein autistisches Kind sagt etwa „möchtest du Keks?" statt „ich möchte einen Keks". Eine weitere Eigentümlichkeit ist das fehlende Verständnis für „als-ob"-Spiele: Während Kinder sonst mit ca. 18 Monaten lernen, „So-tun-als-ob"-Spiele zu verstehen – die Mutter spricht z.B. in eine Banane wie in einen Telefonhörer – begreifen autistische Kinder dies nicht (Frith et al. 1991). Sie verfehlen also die exzentrische Position.

Sphäre gemeinsamer Bedeutungen. Mit dem Anderen sprechen und ihn verstehen heißt, mit ihm „in die gleiche Richtung blicken". Jeder Dialog erfordert die ständige, unmerkliche Abgleichung darüber, ob man dasselbe meint, eine Oszillation der Perspektiven, die nur aus der exzentrischen Position heraus möglich ist. Der sprachlichen Äußerung eignet, insofern sie nicht einfach Ausdrucks-, sondern auch Verweisungscharakter hat, eine *Vorläufigkeit*, die sich immer erst im weiteren Gesprächsverlauf erfüllt.

Die Abhebung von Zeichen und Bezeichnetem lässt auch übertragene, metaphorische oder ironische Bedeutungen zu, also eine „Doppelintention". Die Metapher meint „scheinbar" den bezeichneten Gegenstand, eigentlich aber einen anderen, nur in bestimmten formalen Merkmalen vergleichbaren (Lügen haben „kurze Beine"). Die Ironie verkehrt die primäre Bedeutung eines Wortes in ihr Gegenteil („großartig!"). Die Intentionalität der metaphorischen oder ironischen Rede ist also durch eine *Umkehrung* charakterisiert, ein „als-ob", das es zu erfassen gilt: Das scheinbar Gemeinte war gar nicht gemeint. Dabei liegt das Wesen der Metapher und Ironie aber darin, dass in der neuen Bedeutung die primäre immer noch mitschwingt, die Bedeutung also zwischen beiden Ebenen oszilliert oder „schillert". Die Spannung zwischen primärer und übertragener Bedeutungsebene durchzuhalten, ist wiederum eine Leistung der Perspektivenbeweglichkeit und damit der Intentionalität.

Im konkretistischen Denkstil, wie er seit Bleuler (1911) als auffälliges schizophrenes Symptom beschrieben wurde, verstehen die Patienten nun einerseits metaphorische Bedeutungen auf der primären, leiblich-konkreten Ebene; sie nehmen Sprichwörter „wörtlich" und vermögen die „als-ob"-Qualität des Vergleichs nicht zu erfassen (Holm-Hadulla 1982). Auch die Ebene der Ironie ist nicht zugänglich, das „Oszillieren der Bedeutung" fehlt. Andererseits gebrauchen oder erfinden die Kranken selbst Metaphern im Sinne einer Privatsprache, ohne dabei aber das Metaphorische als solches zu erfassen und mit ihm gleichsam spielen zu können.

Betrachten wir einige Beispiele konkretistischen Sprachverständnisses: Eine Patientin, die sich wertlos fühlt, schluckt einen Ring, um auf diese Weise „wenigstens etwas von Wert in mir zu haben"; sie tropft sich Belladonna in die Augen, da sich ihr „Zugang zur Welt immer mehr verenge" und sie „noch etwas hineinlassen wollte" (Heinz et al. 1996). – Ein anderer Patient meint, „schmutzige" Gedanken können durch einen Einlauf wieder beseitigt werden; „scharfe" Worte seien buchstäblich Messer, die den Anderen erstechen können, und müssten durch eisernes Schweigen zurückgehalten werden, usf.

Konkrete und übertragene Bedeutungsebene sind in solchen Denk- bzw. Handlungsweisen eigentümlich verschränkt. Die metaphorische, abstraktere Bedeutung bleibt erhalten, aber sie wird gewissermaßen „verleiblicht", nämlich ebenso konkret erlebt wie die die wörtliche. Die symbolische Sprache fungiert dann als Anleitung zu einer leiblich-praktischen Darstellung, zum „Wörtlich-Nehmen". Der Schizophrene kennt also die zweite, übertragene Bedeutung, erkennt jedoch nicht mehr das Als-ob, den Wechsel der Bedeutungsebenen, der sich darin verbirgt. Er ist nicht in der Lage, die Spannung zwischen beiden Ebenen durchzuhalten, und setzt sie einander gleich.[132] – Wir finden hier also die gleiche Struktur wie beim

---

[132] Konkretistische Äußerungen und Missverständnisse (etwa von Sprichwörtern) finden sich auch bei Kindern ebenso wie bei hirnorganisch kranken Patienten. Während jedoch bei Kin-

Perspektivenwechsel: Im Konkretismus kehrt der Schizophrene nicht einfach zur Unmittelbarkeit der Ausdruckskommunikation zurück, sondern bezieht die abstrakte Ebene der Sprache mit ein. Dabei kommt es jedoch zu einem „Kurzschluss" der getrennt zu haltenden Bedeutungsebenen, und die Symbolik wird verdinglicht. Dies gleicht dem Unvermögen, die zentrale und die dezentrierte Perspektive aus der exzentrischen Position vermitteln zu können; stattdessen setzt der Schizophrene beide Perspektiven einander gleich.

Eine grundsätzlich analoge Struktur zeigt schließlich der schizophrene *Wahn*, in dem sich die Inversion der Intentionalität in der Gewissheit der Verfolgung, Beeinträchtigung, Beeinflussung etc. konkretisiert. Der Wahn ist durch eine Reihe von Merkmalen charakterisiert, die eine Verfehlung der Perspektivenübernahme anzeigen:

- Wahn beginnt mit der Überwältigung des Als-ob, des kritischen Zweifeleinwands gegen die sich aufdrängenden eigenbezüglichen Bedeutungen der Situation. Diese Aufgabe der exzentrischen Position entspricht dem Verlust des Als-ob der Perspektivenübernahme oder des metaphorischen Als-ob im Konkretismus.
- Der Wahnkranke spricht nicht *über* seine Situation; dies würde voraussetzen, dass er zu seinen Aussagen eine Distanz einnehmen, sie als eine Beschreibung oder Erklärung ansehen könnte, die prinzipiell einer Ergänzung oder Korrektur zugänglich wäre. Er intendiert nicht eine gemeinsame Bedeutungssphäre, sondern „spricht nur seinen Wahn aus". Seine Äußerungen im Dialog haben daher auch nicht den Charakter der Vorläufigkeit, sondern der Endgültigkeit. Wahn ist eine Privatsprache, eine sich selbst unzugänglich machende Kommunikation. Spitzer (1990) sah dementsprechend im Wahn eine Aussage, die über intersubjektiv konstituierte Sachverhalte mit der gleichen Evidenz urteilt, als wären es eigene mentale Zustände. Mundt (1996) beschrieb den Wahn als eine vor-prädikative, nicht-symbolische und damit konkretistische Aussage, die quasi „exklamativ" eine subjektive Zuständlichkeit zum Ausdruck bringe (s.o. S.110f.; vgl. auch Fuchs 2000b). Eine direkte Übersetzung in die symbolische Sprachebene ist nicht möglich, weshalb der Wahn auch einer Korrektur prinzipiell unzugänglich bleibt.
- Der Wahnkranke nimmt keine Abgleichung der Perspektiven mit dem Dialogpartner vor; dessen Sicht ist ihm gar nicht präsent. Er verhält sich vielmehr so, als ob der Andere die wahnhaft verzerrte Perspektive mit ihm teilen würde. Glatzel hat dies als „Pseudointimität" beschrieben: „Der Wähnende übersieht den Dissens und ... unterstellt als selbstverständlich eine Übereinstimmung hinsichtlich der Situationsdefinition, die ihn von jedem Versuch, den Partner von seiner Sicht der Dinge zu überzeugen, entbindet" (Glatzel 1981, 171).

---

dern die metaphorische Ebene, also die Fähigkeit zur Erfassung der „Doppelintention" noch gar nicht entwickelt ist, haben Hirnorganiker diese Ebene wieder verloren. Das Denken bleibt nur an das unmittelbar Gegebene und Situative gebunden: Es kommt nicht zu der eigenartigen, oft tiefsinnig wirkenden Verschränkung der Bedeutungen, zu den „überabstrakten Konkretionen" des schizophrenen Sprachgebrauchs (Holm-Hadulla 1982, Strobl u. Resch 1988).

– Der Wahn setzt somit eine scheinbare, eigenbezügliche Fremdperspektive an die Stelle des Vermögens, sich in den realen Anderen, den Interaktionspartner hineinzuversetzen. Das paranoide „Durchschauen" der Gegner ist keine tatsächliche Perspektivenübernahme, weil der Paranoide nicht den Blick des Anderen wahrnimmt, der potenziell nach allen Seiten gerichtet ist, sondern nur den auf ihn selbst zurückgerichteten. Daher können die Anderen für ihn nicht mehr einfach „Unbeteiligte" bleiben. Ebenso ist der Zufall als Rücknahme der wahrgenommenen Eigenbeziehung („ich war doch nicht gemeint") ausgeschlossen.

Wir können nun versuchen, aus diesen Beobachtungen auf die Funktion des Wahns schließen. Sie liegt zum einen darin, dem „transzendentalen Schwindel" zu entgehen, den der Verlust intentionaler Sinnsetzungen in der Wahrnehmung der Wirklichkeit erzeugt (s.o. S.140). Die transzendentale Störung der Intentionalität wird auf die Ebene innerweltlicher Bedrohungen, Intrigen, Machinationen projiziert und damit „durchschaubar" gemacht. Das Rätselhafte erhält einen neuen Sinn: Seine Undurchschaubarkeit entspringt gerade einer verborgenen Absicht. Die starre, kristalline Struktur des Wahnschemas ersetzt so den vertrauten Sinn der wahrgenommenen Welt. – Unter dem Aspekt der Perspektivitätsstörung besteht die Funktion des Wahns aber auch darin, die fremde Intentionalität in der realen zwischenmenschlichen Begegnung zu neutralisieren, wo sie die eigene Person in ihrem Kern bedroht. Wahn vermeidet die Perspektivenabgleichung, in der sich der Kranke der Intentionalität des Anderen aussetzen müsste. Er ist eine Form autistischer Kommunikation, die reale Begegnung verunmöglicht und so das gefährdete Selbst zu bewahren vermag. Die Privatwelt des Wahns entsteht da, wo die Privatheit der Subjektivität nicht aufrechterhalten werden kann. Sie grenzt rigide und gewaltsam einen Eigenbereich ab, weil die Intentionalität der Person zu schwach ist, um ihre Selbstbehauptung und Abgrenzung gegen die Perspektive der Anderen zu sichern.

3.2.5 Zusammenfassung

In den vorangehenden Abschnitten wurde die Schizophrenie als Krankheit der Person beschrieben: als Verlust ihrer Fähigkeit, im Wahrnehmen, Denken, Fühlen und Handeln selbst tätig zu sein und gegenüber der Fremdperspektive der Anderen das eigene Zentrum zu bewahren. Die Person „wohnt" nicht mehr selbstverständlich in ihrem Leib und in ihrer Welt, sondern ist ihrer eigenen Akte entfremdet und entmächtigt. Als zentrale Störung wurde das Versagen der Intentionalität herausgearbeitet, der Fähigkeit, sich wahrnehmend, denkend, fühlend und handelnd auf Ziele, Gegenstände und vor allem andere Personen zu richten. Dieses Sich-Richten bedarf einer Selbstreferenzialität der Akte, die sie auf das personale Zentrum zurückbezieht und so zu Akten der Person selbst macht. Die Destruktion dieser Aktstrukturen führt zu einer fundamentalen Störung der Realitätskonstitution, die sich auf leiblicher, sensorischer, emotionaler und interpersonaler Ebene manifestieren kann

In den verschiedenen Erlebnissen der Depersonalisation begegnet der Schizophrene seinen eigenen Vollzügen als fremden, von außen her gemachten. Das Versagen der intentionalen Leistungen spiegelt sich im eigenen Erleben als Inversion der Intentionalität wider. Die Entfremdung der Wahrnehmung resultiert in der apophänen Scheinhaftigkeit und eigenbezüglichen Bedeutsamkeit alles Wahrgenommenen; die intentionale Entfremdung des Denkens führt zu den Erlebnissen der Gedankeneingebung bzw. zu verbalen Halluzinationen, die des Handelns zur Willensbeeinflussung. Die Entfremdung der Leiblichkeit schließlich hat eine Entkoppelung der leiblichen Ausdrucksresonanz und die Freisetzung des primären, physiognomisch-ekstatischen Verhältnisses von Leib und Umwelt zur Folge. Der Verlust der distanzierenden Vergegenständlichung erzeugt einen homogenen, zentripetal gerichteten, magischen Raum, in dem der Leib in „Einleibungen" mit dem Begegnenden verschmilzt und sich auf dem Höhepunkt der Desintegration im Umraum auflöst.

Die zentrale intentionale Störung der Schizophrenie gipfelt im Verlust der exzentrischen Position, die in der Perspektivenübernahme verfehlt wird. Die Selbstaffirmation des durch die Perspektive des Anderen negierten Subjekts versagt, und das „Bewusstsein des Fremdbewusstseins" bedroht die Person mit ihrer Auflösung. Der schizophrene Wahn kann als konkretistische Verarbeitung der Inversion der Intentionalität verstanden werden, aber auch als autistische Kommunikation, die die bedrohliche reale Begegnung mit dem übermächtigen Anderen verhindert und die Person vor dem Untergang bewahrt. – Schizophrenie ist somit die Krankheit der Person schlechthin, die Störung ihres intentionalen Vermögens und ihrer Selbsterfassung in der Bewegung der Exzentrizität. Nur der Mensch kann schizophren werden, weil die Krankheit den Kern dessen betrifft, das ihn vom Tier unterscheidet. Dennoch wird der Mensch dadurch nicht zum Tier. Er leidet, ängstigt sich, fühlt sich entfremdet und überwältigt; gerade dadurch bezeugt er, dass er immer noch Mensch bleibt. In der äußersten Depersonalisation und Verzerrung erscheint doch noch immer die Person des Kranken selbst.

Therapeutischer Ausblick

Die phänomenologische Analyse der Schizophrenie eröffnet verschiedene Perspektiven für die Therapie, die abschließend kurz angedeutet werden sollen. Wegweisend ist dabei die in Teil 2 wiederholt herausgearbeitete Fundierung komplexer kognitiver und intentionaler Strukturen in elementaren leiblichen und räumlichen Erfahrungen (sog. „leiblichen Existenzialien", s.o. S.52, Anm.47).

Dieser Zusammenhang kann zunächst genutzt werden, um die gestörte Selbst- und Realitätskonstitution durch einfache, konkrete Übungen im *Leib- und Richtungsraum* zu fördern. Eine leiborientierte Therapie schizophrener Ich-Störungen, wie sie Scharfetter u. Benedetti (1978, 1982) entwickelt haben, zielt auf die Verankerung des Patienten in seinem leiblichen Zentrum (etwa durch bewusste Atmung) und auf die Stärkung der Ich-Vitalität bzw. -Aktivität durch einfache Lage-, Bewegungs- und Wahrnehmungsübungen. Dabei kommt dem Tastsinn besondere Bedeutung zu, da er die Erfahrung der Grenze von Selbst

3.2 Schizophrenie

und Nicht-Selbst fördert (s.o. S.18f.). Dazu gehört auch das Abtasten des eigenen Körpers, im Hinblick auf den engen Zusammenhang der entstehenden Doppelempfindungen mit dem Selbsterleben (s.ebd.). Eher zu vermeiden sind dabei Übungen mit geschlossenen Augen und leiblicher Entgrenzung wie etwa beim Autogenen Training, da bei zu intensiver Zentrierung auf den gespürten Leibraum die Gefahr besteht, den Kontakt mit dem Umraum zu verlieren und einen psychotischen Selbstverlust zu erleiden. Ziel ist vielmehr, sich im Verhältnis zum Umraum abgegrenzt wahrzunehmen: etwa durch Betonung des Stands, der Schwere des eigenen Körpers (festes Stehen, Stampfen) und des eigenen Territoriums, oder auch durch Kraftentfaltung gegen Widerstände (z.B. festes Zupacken). Die Erfahrungen in der Therapie sollen dabei vom Patienten nur in einfacher Form verbalisiert werden, ohne den Druck, dabei Inneres von sich preisgeben zu müssen.

Eine wichtige Rolle für die Selbstaktualisierung und Kohärenzbildung des Patienten kann die *Gestaltungs- und Kunsttherapie* spielen. Zum einen fördert die Arbeit mit plastischen Materialien die Gestaltkreisfunktion, also den Zusammenhang von Eigentätigkeit und Wahrnehmung. So kann etwa beim einfachen Tonformen das „Begreifen" geübt, die Widerständigkeit und Gestaltbarkeit des Materials erfahren und die Wirkung der eigenen Intentionalität unmittelbar erlebt werden – im Sinne des „beantworteten Wirkens", das den Kern jeder Selbsterfahrung ausmacht (s.o. S.20). Auch das Zeichnen realer Strukturen (Naturstudien) oder einfacher, rhythmisch-geschlossener Formen hilft die deformierte Wahrnehmung wieder zu zentrieren und zu strukturieren (Baukus u. Thies 1996). – Zum anderen ermöglicht die freiere Tätigkeit beim Malen dem Patienten, die ihn zentripetal überwältigenden Gefühle und Ausdruckscharaktere des *Stimmungsraums* gestalten und beherrschen zu lernen, indem er sich seine Erlebnisse bildlich gegenüberstellt, statt nur ihrem zentripetalen Eindruck ausgeliefert zu sein. In solchen Therapien entstehen mit die eindrucksvollsten Darstellungen schizophrenen Erlebens.

Schließlich verweisen die Analysen der zentralen schizophrenen Störung im *personalen Raum* auf die Möglichkeit, durch die *Übung der Intentionalität und Perspektivenbeweglichkeit* die Selbstbehauptung und die sinnkonstituierenden Vermögen des Patienten zu stärken. Auch dies kann wieder mit einfachen Übungen der visuellen Wahrnehmung beginnen: Gegenstände ruhig fixieren, sich ihre Rückseite vorstellen, dann um sie herum gehen und ihre verschiedenen Aspekte zu einem Ganzen integrieren; Wechsel des Aufmerksamkeitsfokus durch Betrachtung und kurze Erläuterung von Bildersequenzen; Betrachten des eigenen Spiegelbilds im Bewusstsein des eigenen Leibzentrums. Es geht dabei jeweils um die Förderung der Selbstreferenzialität, also der Selbstdurchsichtigkeit des Perspektivenwechsels (s.o. S.176): *Ich nehme ... wahr.* – Daran kann auch die Übung der Perspektivenübernahme in der therapeutischen Beziehung ansetzen. So hat Blankenburg (1991, 19f.) das Verfahren vorgeschlagen, mit schwer kranken Patienten zunächst gemeinsame Wahrnehmungen herzustellen, sich also gegenseitig etwas zu zeigen und sich über das Gesehene zu verständigen. „In die gleiche Richtung blicken" zu können ist ein fundamentales Merkmal von Intersubjektivität, das im Zeigen zwischen Mutter und Kind beginnt (s.o. S.77f.) und im sprachlichen Symbol gipfelt – ein Wort zu verstehen, heißt es als Zeichen zu nehmen, das von sich weg auf einen Sachverhalt verweist, und nicht als bloß „exklamativen" Ausdruck (s.o. S.178f.).

Von da aus kann der Übergang zu sozialer Wahrnehmung erfolgen, etwa durch Anleitung zu einfachen Fragen an Mitpatienten oder Pflegekräfte nach ihrem Befinden oder Tun, nach ihrer Wahrnehmung einer gemeinsamen Situation, usw. Es geht also darum, wieder „mit den Augen der Anderen sehen zu lernen", um die Übung der gemeinsamen Sinnkonstuierung und -abgleichung; dies kann freilich auch mit komplexeren Therapieprogrammen zur sozialen Wahrnehmung erfolgen (Brenner et al. 1987). Einen weiteren Schritt bildet ein gezieltes Symbolisierungstraining (einfache Wortbedeutungen, dann Sprichwörter erläutern; Geschichten nacherzählen; Verständnisübungen mit Paraphrasieren des vom Anderen Geäußerten als Sich-Versetzen in seine Lage). – Zentrale Bedeutung für die Selbstbehauptung im personalen Raum hat schließlich die Übung der Rollenbeweglichkeit: Im Rollenspiel geht es nicht nur um das Erlernen bestimmter Verhaltensweisen und Kompetenzen, sondern vor allem um die Erfahrung der Selbstkohärenz gerade im bewussten Ein*nehmen* und Wieder*abgeben* einer Rolle (die durchaus skriptartig vorgegeben sein kann, falls dies weniger ängstigend wirkt). Dem gleichen Ziel dient die *Theatertherapie*, die z.B. von den Arbeitsgruppen um Cornaglia in Cordoba/Argentinien und um Czechnicky in Krakau mit großem Erfolg zur Förderung des Gefühlsausdrucks und der Selbstaktualisierung schizophrener Patienten eingesetzt wird (persönliche Kommunikation). Von besonderer Bedeutung dürfte dabei sein, dass die Patienten im Schutz der Rolle ihr vulnerables Selbst verdeckt halten können, ohne in unmittelbare Konfrontation mit der übermächtigen Intentionalität der Anderen zu geraten.

Schließlich muss die Gestaltung des *Lebensraums*, der „ökologischen Nische" des Patienten (Willi 1996) eine zentrale Aufgabe einer phänomenologisch orientierten Therapie darstellen, sowohl als Milieutherapie in therapeutischen Institutionen (Gunderson 1980) als auch in der Alltagsumgebung, im „sozialen Empfangsraum" (Mundt 1998). Dabei geht es um den Aufbau geschützter persönlicher Territorien und eines Umfelds mit klar definierten Rollenbeziehungen und transparenten Interaktionsstrukturen, die die intentionale Beweglichkeit des Patienten nicht überfordern (d.h. Vermeidung von Ironie, Mehrdeutigkeit, Rivalitäten und Rolleninkongruenzen). In diesem geschützten, toleranten und nicht-kompetitiven Lebensraum kann der Patient im Sinne eines „Intentionalitätstrainings" (Mundt 1991) darin unterstützt werden, eigene Interessen zu entwickeln, Aufgaben zu suchen und seine persönlichen Gestaltungsmöglichkeiten im überschaubaren Nahbereich zu realisieren.

Im Gefolge des erstmals von Zubin u. Spring (1977) konzipierten Vulnerabilitäts-Stress-Modells wurden zahlreiche Strategien zur Prophylaxe und Rehabilitation schizophrener Patienten entwickelt, die v.a. die Abschirmung und Spannungsreduktion ins Zentrum stellen (neuroleptische Dauerbehandlung, Reduktion von „high expressed emotion"-Kontakten, geschützte Arbeitsumgebung u.a.). Das Intentionalitätsmodell vermag demgegenüber, wie Mundt (1991, 1998) gezeigt hat, eher die vorhandenen Kräfte des Patienten zur Sinnkonstituierung aufzugreifen und ihre gezielte Förderung in den Vordergrund zu rücken. Es konzipiert den Menschen als „spontan zur intersubjektiv abgestimmten Sinnbildung, zu Selbstgestaltung und zu Entwicklung drängendes Wesen, dessen Intentionalität in den Psychosen zwar geschwächt oder partialisiert, aber nicht aufgehoben ist" (Mundt 1998).

4 Altersparanoid und Altersdepression.
Empirische Untersuchungen auf der Grundlage einer Psychopathologie von Leib und Raum

Übersicht. – Im vierten Teil der Arbeit werden die bisherigen phänomenologischen Untersuchungen durch eine empirische Studie an zwei in verschiedener Hinsicht gegensätzlichen Patientengruppen erweitert. Untersucht wurden jeweils 38 Patienten mit einer paranoiden Psychose bzw. mit einer melancholischen Depression, die sich nach dem 55. Lebensjahr zum ersten Mal manifestierte. Die Untersuchung erfolgte vor allem mittels eines ausführlichen semistrukturierten Interviews zur aktuellen Symptomatik, Krankheitsgeschichte und Biographie, sowie mit dem SKID-II-Interview zur Diagnostik von Persönlichkeitsstörungen; daneben wurden klinische und apparative somatische Befunde erhoben.

Hauptziel der Studie war zunächst die Entwicklung einer Differenzialtypologie der prämorbiden Persönlichkeit und Lebenswelt altersparanoider und -depressiver Patienten. Dabei wurde besonders nach biographischen Erfahrungen gesucht, die eine jeweils spezifische Vulnerabilität und Haltung gegenüber der Umwelt begünstigten. Bei den paranoiden Patienten fanden sich signifikant häufiger Erfahrungen der Diskriminierung, Demütigung und Bedrohung, die eine misstrauische und reservierte Haltung fördern konnten. Persönlichkeit und Lebensweise der Paranoiden waren typischerweise auf Abgrenzung und Autonomie gerichtet; bei der Befragung dominierten paranoide und schizoide Züge der Primärpersönlichkeit. In der Gruppe der Depressiven hingegen spielten frühere Verlusterfahrungen eine wesentliche Rolle; Persönlichkeit und Lebensentwurf waren vor allem durch abhängige, heteronome oder hypernome Tendenzen charakterisiert. – Zusammenfassend könnte somit dem von Tellenbach beschriebenen „Typus melancholicus" ein „Typus paranoicus" gegenübergestellt werden.

Ein zweites Ziel der Studie bestand in der typologischen Gegenüberstellung des leiblichen und räumlichen Erlebens im Rahmen der paranoiden bzw. depressiven Erkrankung. Dazu wurden zunächst auslösende Lebensereignisse oder wahrgenommene Bedrohungen der bisherigen Lebensstruktur des jeweiligen Typus untersucht. Wie sich zeigte, liegt die Bedrohung der paranoiden Struktur vor allem im Kontrollverlust durch körperliche, sensorische oder kognitive Störungen, die bei den Patienten das latente Grundgefühl der „Ausgesetztheit" aktualisieren. Die depressive Struktur wird hingegen durch Brüche im vertrauten Raum von Bindungen und Ordnungen in Frage gestellt. Während nun die Räumlichkeit der paranoiden Psychose durch die stufenweise Auflösung der bisher gegenüber der Umwelt errichteten Barrieren charakterisiert ist, kommt es bei der Depression zu einem Zusammenbruch der leiblich-emotionalen Verbindungen zur Umwelt, auf die gerade der Depressive besonders angewiesen ist.

Die Darstellung beginnt mit einleitenden Bemerkungen zur Veränderung der Leiblichkeit im Alter (4.1); es folgt ein Überblick zum Forschungsstand bezüglich paranoider und depressiver Alterserkrankungen (4.2), eine Darstellung der Methodik der eigenen Untersuchung und ihrer wichtigsten Ergebnisse sowie eine Reihe typischer Kasuistiken aus beiden Patientengruppen (4.3). Daran schließt sich die Diskussion und Interpretation der Ergebnisse (4.4), gegliedert in eine Typologie der Persönlichkeit und Lebenswelt der Patienten und eine Typologie des räumlichen Erlebens im Rahmen ihrer Erkrankungen. Den Abschluss bilden ein Gesamtvergleich der beiden Patientengruppen und ein ätiopathogenetisches Modell zur Entstehung altersparanoider bzw. -depressiver Krankheiten.

Die allgemeine phänomenologische Interpretation der Melancholie und der Schizophrenie wird im Folgenden durch eine empirische Untersuchung depressiver und paranoider Patienten ergänzt und weitergeführt. Die Wahl fiel dabei auf das Gebiet der Alterspsychiatrie, vor allem aufgrund der Tatsache, dass die psychischen Erkrankungen des höheren Lebensalters bislang noch kaum Gegenstand eines anthropologisch-phänomenologisch orientierten Untersuchungsansatzes gewesen sind. Dabei bieten, wie sich zeigen wird, gerade die Psychosen des höheren Lebensalters reiches Material für ein tieferes Verständnis psychischen Krankseins als einer Pathologie von Leib und Raum.

4.1
Leib und Raum im Alter

Betrachten wir zu Beginn einige wesentliche Veränderungen, die die Leiblichkeit im Alter charakterisieren. Sie liegen vor allem in den Bereichen des Leibes, des Richtungsraums und des Lebensraums.

Das Verhältnis von Leib und Körper, wie es in Abschnitt 2.1.6 thematisiert wurde, durchläuft in der Lebensgeschichte verschiedene Phasen. So muss der Säugling seinen Körper erst entdecken und ihn bewohnen lernen; der Pubertierende muss die Verwandlung seiner Körpergestalt und seine neu erwachenden sexuellen Triebe integrieren. Beim Erwachsenen tritt der Leib gewöhnlich im Dienst des Lebensvollzugs am weitesten in den Hintergrund. Im Alter zeigt sich der Leib wieder mehr und mehr in seiner Körperlichkeit. Mit dem Nachlassen der Vitalität und der Antriebskräfte werden die expansiven leiblichen Richtungen schwächer; Schwere, Trägheit und Widerständigkeit des Körpers treten hervor. Der alte Mensch wird seinem Leib entfremdet. Plügge (1967, 39) hat das treffende Bild eines alten, abgetragenen Anzugs gebraucht, der nur noch faltig, ohne Übereinstimmung von „innerer" und „äußerer" Form an seinem Träger herunterhängt.

Der Leib des alternden Menschen wird unbeweglicher, störender und hinderlicher; wir können hier wieder von einer *Korporifizierung* sprechen. Damit entfernt sich aber auch die Welt von ihm, und zwar richtungsräumlich ebenso wie stimmungsräumlich: Sie wird schwerer zu erreichen, weniger interessant oder attraktiv. Der Leib vermittelt nicht mehr in gleicher Weise die Welt wie früher, er sperrt vielmehr von ihr ab durch ungenügend funktionierende Sinnesorgane, schweren Atem, schwache Beine, schmerzenden Rücken und vorzeitige Erschöpfung. Während das Kind ganz selbstverständlich dem Umraum geöffnet ist und an der Welt partizipiert, muss der alte Mensch durch bewusste und geistige Teilnahme ersetzen, was ihm seine Leiblichkeit nicht mehr erlaubt.

Der alternde Mensch spürt die Fremdheit seines Körpers ebenso wie die Abhängigkeit von diesem hinfälligen Gebilde: Das Altern des Leibes rückt die begrenzte Lebenszeit ins Bewusstsein. Auf der anderen Seite wächst die Macht der Vergangenheit über die Gegenwart. Leibliche Dispositionen, Haltungen und Gewohnheiten sind nur noch wenig modifizierbar und brechen sich um so mehr Bahn, als die Antriebskräfte und die Ansprechbarkeit durch neue Eindrücke nachlassen. Die Determination durch das Gewohnte erschwert eine Umstellung auf neue Situationen; der Alternde reagiert auf störende Einflüsse gleichförmiger mit früher erworbenen Reaktionsmustern. Mit dem Schwinden der spontanen Teilnahme an der Umwelt kann schließlich auch die Intensität und Bedeutsamkeit gerade traumatischer Erinnerungen wachsen, die in einer früheren Lebensphase nicht bewältigt werden konnten; dies wird in unserer Untersuchung noch eine Rolle spielen. Ebenso können die nachlassende Vitalität, der Austritt aus dem Berufsleben, der Verlust von Angehörigen und Freunden oder der Eintritt ins Altenheim in der Jugend erlittene Trennungserlebnisse reaktivieren (Lauter 1995).

Damit sind bereits Veränderungen des *Lebensraumes* angesprochen, mit denen der alte Mensch ebenso konfrontiert ist wie mit seiner veränderten Leiblichkeit. Vorherrschend ist die Tendenz zur Einengung des Lebensradius, sei es durch Verluste von Beziehungen und Gestaltungsmöglichkeiten, sei es durch Rückzug und *"disengagement"* (auch wenn dies mitunter durch vermehrtes Engagement in anderen Bereichen teilweise kompensiert wird). Gleichzeitig drohen neue Abhängigkeiten von der Umgebung, wenn der alte Mensch auf die Unterstützung oder gar Pflege durch andere angewiesen ist. – Die Einschränkung des Lebensraumes führt zu einer „Auffanglinie", die zentrale Bedeutung für das Leben älterer Menschen erhält, nämlich die Grenze ihrer *Wohnung*. Dies gilt bereits in zeitlicher Hinsicht: Nach einer Untersuchung von Moss u. Lawton (1982) verbringen alte Menschen im Durchschnitt 84% ihrer wachen Zeit in der eigenen Wohnung, bei Altenheimbewohnern sind es sogar 90%. Damit ist noch nicht gesagt, wie wichtig die Wohnung für das seelische Befinden des alten Menschen ist.

Betrachten wir kurz die anthropologische Bedeutung der Wohnung: Wohnen ist eine Form der Habituation im Umraum. Es bedeutet „sich einrichten", sich eine Umgebung vertraut und „gewohnt" zu machen, ihre Atmosphären durch die „Einrichtung" persönlich zu gestalten, und sich so im Lebensraum zu verwurzeln.[133] Etymologisch leitet sich Wohnen ab von „zufrieden, behaglich sein"; die Wohnung als „umfriedeter Raum" schafft eine leibliche Disposition zu entsprechenden Stimmungen der Gemütlichkeit und des Wohlbehagens. In der Wohnung kann der Mensch seine ständig wache Aufmerksamkeit auf mögliche Gefahren aufgeben; außerhalb ihrer beginnt die Ungeborgenheit, auch wenn sich zunächst noch Bereiche abgestufter Vertrautheit anschließen (Haus, Nachbarschaft, Heimat), die nach und nach in die Fremde übergehen. Damit sind Wohnung und Haus aber viel mehr als leblose Behälter: Die Wohnung umschließt den Bewohner wie eine äußere Hülle, mit der er sich identifizieren, ja regelrecht verschmelzen kann, so dass die Verletzung der Privatsphäre, der „Hausfriedensbruch" einer körperlichen Verletzung gleichkommt. Die Wohnung wird dann gewissermaßen zur Außenschicht der Leiblichkeit, wie

---

[133] Für Merleau-Ponty ist das Wort „habiter" nicht zufällig Schlüsselbegriff für das gesamte Weltverhältnis des Menschen: Wir „bewohnen" die Welt und die Dinge in ihr ebenso wie unseren eigenen Leib.

das Schneckenhaus für die Schnecke.

Die Wohnung als Ort der Heimat und Verwurzelung ist dies in besonderem Maße für den alten Menschen, dem sie als einziges Element einer sich wandelnden Lebenssituation Stabilität und das Gefühl der persönlichen *Identität* vermittelt. Ein Umzug kann daher einer existenziellen Entwurzelung gleichkommen, und die krankheitsauslösende Rolle von Wohnungswechseln im Alter ist in der psychiatrischen Forschung schon früh bemerkt worden (Lange 1926). Nicht umsonst steht die Angst vor dem Verlust des autonomen Wohnens auch im Vordergrund der Sorgen älterer Menschen (Lehr 1966).

Diese wenigen Bemerkungen zur Veränderung der Leiblichkeit im Alter sollen genügen; wir werden im Weiteren noch sehen, wie dieser anthropologische Hintergrund das Verständnis psychischer Alterserkrankungen zu fördern vermag. Vorwegnehmend sei nur gesagt, dass die in der Studie untersuchten Patientengruppen in unterschiedlicher Weise auf die genannten Veränderungen reagieren. Was die Korporifizierung, das Hervortreten des widerständigen Körpers betrifft, so bedeutet sie für den melancholischen Patienten die Bedrohung seiner *Einbettung* in die soziale Gemeinschaft, die wesentlich auf seiner Leistungsfähigkeit beruht. Für den Patienten mit paranoider Struktur hingegen tritt die *Ausgesetztheit* seines Leibes vor anderen bedrohlich in den Vordergrund. In dem Maße als der Körper sich seiner Verfügbarkeit entzieht und seine Schwäche erkennen lässt, wird die Körpergrenze zur „Frontlinie" potenziell feindseliger Auseinandersetzungen mit der Umwelt. Was andererseits die Schrumpfung des Lebensraums betrifft, so bedeutet sie für die melancholischen Patienten in erster Linie den Verlust lebensnotwendiger Beziehungen, also eine ängstigende Leere; für die Paranoiden hingegen wird sie umgekehrt zur Erfahrung einer bedrohlichen Entblößung und Gefährdung.

4.2
Stand der Forschung zu Altersparanoid und Altersdepression

4.2.1
Altersparanoid

4.2.1.1
Nosologie

Paranoide Ersterkrankungen nach dem 60.Lebensjahr weisen eine Prävalenz von ca. 1-2% auf (Christenson u. Blazer 1984); sie machen bis zu 10% der Erstaufnahmen älterer Patienten aus (Blessed u. Wilson 1982; Kay u. Roth 1961). – Allgemein gesehen besitzt das Paranoid eine besonders enge Beziehung zum höheren

Lebensalter. Sowohl schizophrene als auch affektive Psychosen neigen in ihren späteren Verlaufsformen zum paranoiden Erlebniswandel, gleiches gilt für die demenziellen Prozesse. Die klinische Psychiatrie hat diesem Umstand seit langem Rechnung getragen, indem sie entweder eigenständige nosologische Entitäten abzugrenzen suchte – z.B. die Involutionsparanoia (Kleist), die Spätparaphrenie (Roth) – oder aber paranoide Prägnanztypen innerhalb der klassischen Formenkreise funktioneller Psychosen beschrieb, wie etwa die Spätdepression Kraepelins (1913), die Spätschizophrenie M.Bleulers (1943) und Klages' (1961), oder das Kontaktmangelparanoid Janzariks (1973).

Im Anschluss an Kraepelins (1913) Paraphreniebegriff definierte Roth (1955) die *„late paraphrenia"* als „ein organisiertes System von Wahnideen mit oder ohne akustische Halluzinationen im Rahmen einer gut erhaltenen Persönlichkeit und affektiven Resonanz." Diese paranoiden Psychosen treten nach Roth's Darstellung vor allem nach dem 60.Lebensjahr auf. Die Abgrenzung von den Spätschizophrenien mit einem Erkrankungsgipfel zwischen dem 40. und 60.Lebensjahr blieb jedoch bis heute problematisch. Daher werden die paranoiden Psychosen des höheren Lebensalters gegenwärtig noch uneinheitlich als Spätschizophrenien, Altersparaphrenien oder auch als Paranoiaformen bzw. Wahnstörungen (Kay u. Roth 1961, Kendler 1980, 1982, Flint et al. 1991) klassifiziert. Die verwirrende Vielfalt der Bezeichnungen im deutsch- und englischsprachigen Raum (*late onset schizophrenia, late paraphrenia, involutional paranoid states* etc.) konnte bislang nicht befriedigend bereinigt werden (Riecher-Rössler et al. 1995). Das DSM-III-R fordert ebenso wie die ICD-10 auch für die paranoiden Alterspsychosen eine Aufteilung in schizophrene und wahnhafte Störungen. Diese Übertragung der Nosologie des jüngeren Erwachsenenalters auf die Alterspsychosen hat allerdings klinischen Validierungsversuchen bisher nicht standgehalten; weder demographische, prognostische noch Risikofaktoren ließen sich mit den getroffenen Unterteilungen assoziieren (Quintal et al. 1991, Almeida et al. 1992, Howard et al. 1994). Zwar kann man sagen, dass nach den derzeit gültigen Kriterien die Mehrzahl der Spätparaphrenen der Schizophrenie zuzuordnen wären (61% nach Quintal et al., 61,4% nach Howard et al.), ein kleinerer Teil den Wahnstörungen (26% bzw. 30,7%) und der Rest (schizo-)affektiven Störungen (13% bzw. 7,9%). Doch ändern solche Einteilungen ebenso wie mögliche ätiologische Differenzen nichts daran, dass die Patienten in ihrem klinischen Erscheinungsbild eine bemerkenswert homogene Gruppe darstellen, die sich allenfalls subtypologisch differenzieren lassen.

Kay u. Roth (1961) unterschieden drei Typen von Spätparaphrenien: paranoische Störungen ohne Halluzinationen auf der Grundlage abnormer Persönlichkeiten (20%); Paraphrenien bei langdauernder sozialer Isolation (25%); und endogenen Paraphrenien mit vorwiegend schizophrenen Kernsymptomen. Post (1966) vertrat eine etwas andere Einteilung in ein schizophrenes Syndrom (36%), ein schizophreniformes Syndrom (ohne Symptome ersten Ranges, 40%) und eine reine paranoide Halluzinose (24%). Howard et al. (1994) gelangten durch Clusteranalysen zu einer ähnlichen Dreiteilung (eher jüngere Patienten mit vorwiegenden Symptomen ersten Ranges, 34%; ältere Patienten mit überwiegend wahnhafter Symptomatik, 39%; und Patienten mit vorwiegenden Halluzinationen ohne Alterspräferenz, 27%). Die Autoren betonen jedoch erneut die klinische Homogeneität des Kollektivs. Ihre Studie an 101 Patienten stellt auch die bisher umfangreichste psychopathologische, mittels der *Present State Examination* (PSE) durchgeführte Untersuchung der Spätparaphrenie dar.

Die Diskussion über eine eher einheitliche oder unterteilende klinische Diagnostik der paranoiden Psychosen des höheren Lebensalters ist gegenwärtig noch nicht abgeschlossen (vgl. dazu insbesondere Almeida et al. 1992b, Hassett et al. 1992). Für die vorliegende Untersuchung wurden diese Psychosen, entsprechend der Tradition seit Roth's (1952) erstmaliger Bezeichnung „*late paraphrenia*", als klinisch weitgehend einheitlicher Krankheitstypus gefasst. Dies entspricht zum einen dem derzeitigen Forschungsstand, zum anderen der Intention der Untersuchung. Denn aus der dabei durchgeführten biographischen Anamnese und ihrer statistischen Auswertung lassen sich zwar auch ätiologisch bedeutsame Schlüsse ziehen, der Schwerpunkt der Analyse liegt jedoch auf der Typologie paranoider Räumlichkeit, für die es auf mögliche nosologische Subdifferenzierungen nicht entscheidend ankam.

4.2.1.2
Ätiologie

Unabhängig von diesen Klassifikationsversuchen haben sich in der Erforschung der Entstehung altersparanoider Erkrankungen bestimmte Risikofaktoren und auslösende Bedingungen wiederholt bestätigt. Dazu gehören
- eine gewisse genetische Belastung, wobei das Schizophrenierisiko Verwandter zwar höher als in der Allgemeinbevölkerung, aber niedriger als bei den Verwandten Schizophrener mit früher Erstmanifestation liegt (Harris u. Jeste 1988, Castle u. Howard 1992);
- gehäuft nachweisbare paranoide bzw. schizoide Züge der prämorbiden Persönlichkeit (Kay et al. 1976, Castle u. Howard 1992);
- weibliches Geschlecht (Verhältnis Frauen zu Männern meist um 7:1; Almeida et al. 1995b);
- geringe Fertilität bzw. Nachkommenschaft (Lacro et al. 1993);
- soziale Isolation (Naguib u. Levy 1991, Castle u. Howard 1992);
- sensorische Beeinträchtigungen, insbesondere Schwerhörigkeit (Cooper et al. 1974, Fuchs 1993a);
- leichte, vielfach nur neuropsychologisch nachweisbare kognitive Störungen, wobei Patienten mit reiner Wahnstörung tendenziell größere kognitive Einbußen aufweisen als die als schizophren diagnostizierten (Naguib u. Levy 1987, Howard et al. 1994).

Nach neueren computer- und magnetresonanztomographischen Untersuchungen weist ein Großteil der Patienten auch leichte hirnorganische Veränderungen wie überaltersgemäße Atrophie, kleinere Läsionen oder abgelaufene Infarkte auf (Naguib u. Levy 1987, Flint et al. 1991, Howard et al. 1992). Dabei zeichnen sich die Patienten mit Symptomen ersten Ranges (entsprechend also einer schizophrenen

4.2 Stand der Forschung

Gruppe im eigentlichen Sinn) im Vergleich zu Patienten ohne erstrangige Symptome durch geringere kortikale Läsionen aus (Förstl et al. 1991). Darauf gründen sich Überlegungen über eine neurodegenerative Mitverursachung der spätparanoiden Erkrankungen (Howard 1994). Zumindest deuten einige Untersuchungen darauf hin, dass die Gruppe reiner Wahnstörungen häufiger mit organischen Hirnveränderungen, Hypertonie oder Alkoholmissbrauch assoziiert ist (Flint et al. 1991, Yassa u. Suranyi-Cadotte 1993).

Die Rolle dieser verschiedenen Risikofaktoren ist im einzelnen noch keineswegs geklärt. So ist bislang umstritten, worauf die erhöhte Inzidenz paranoider Alterspsychosen bei Frauen zurückzuführen ist. Die Hypothese einer antidopaminergen und damit protektiven Wirkung des weiblichen Östrogens, die nach der Menopause nachlässt (Seeman u. Lang 1990), ließ sich bislang nicht hinreichend sichern (Almeida et al. 1995b). Auch epidemiologisch gesehen reicht eine verspätete Erstmanifestation, also eine bloße Verschiebung der Inzidenz schizophrener Erkrankungen ins höhere Alter nicht aus, um den deutlichen Anstieg der Inzidenz beim weiblichen Geschlecht nach dem 55. Lebensjahr zu erklären (Häfner et al. 1993, Castle u. Murray 1991).

Die soziale Isolierung im Vorfeld des chronisch verlaufenden Altersparanoids hat besonders Janzarik (1973) betont und dementsprechend den Begriff des „Kontaktmangelparanoids" geprägt. Unter den 60 von ihm untersuchten Patienten waren 56 alleinlebend und weitgehend ohne Kontakte; bei 12 war die Krankheit in deutlichem Zusammenhang mit dem Verlust des letzten nahestehenden Menschen eingetreten. Janzarik nahm einen überwiegend „entgegen den Tendenzen einer wohlkonservierten Vitalität und entgegen überdurchschnittlichen Ansprüchen durch Isolierung *erzwungenen* ... Rückzug" an. Aufgrund der deutlichen soziodynamischen Einflussfaktoren ging er von einem „peripheren Typus schizophrenen Krankseins" aus, mit „von endogener Eigengesetzlichkeit besonders weit entfernten Entstehungsbedingungen" (ebd.). Umstritten blieb allerdings auch hier, ob die soziale Isolierung nicht auch Folge einer schon vorbestehenden (z.B. paranoiden) Disposition oder auch der schon beginnenden Erkrankung selbst sein könnte (Roth 1987).

Hingegen wurde der Einfluss von Lebensereignissen auf die Entstehung der Erkrankung bislang nicht systematisch untersucht. Gurian et al. (1992) weisen ausgehend von einer sehr kleinen Anzahl (n=9) paranoider Alterspatienten, unter ihnen 4 frühere Kriegsflüchtlinge, auf einen möglichen Zusammenhang zwischen frühen traumatischen Lebensereignissen, Infertilität und erhöhtem Risiko einer Wahnerkrankung im Alter hin. Auch an die Möglichkeit einer lebenslang verlaufenden Posttraumatischen Belastungsstörung (PTSD) bei solchen Patienten ist zu denken (Busuttil et al. 1993). Seit der klassischen Untersuchung Oedegaards (1932) zur Häufung schizophrener Psychosen bei norwegischen Emigranten in Minnesota ist zwar der Zusammenhang zwischen Migration und paranoiden Störungen wiederholt bestätigt worden (Sanua 1969, Murphy 1977); dies gilt jedoch eher für die unmittelbaren Auswirkungen der Umsiedelung in den darauffolgenden Jahren. Die Überlegungen zum Einfluss biographischer Ereignisse auf paranoide *Alters*psychosen bewegen sich bislang noch nicht auf einer hinreichenden empirischen Basis.

In einer eigenen Untersuchung eines größeren Kollektivs (Fuchs 1994b) altersparanoider bzw. spätschizophrener Patienten ergab sich jedoch erstmals ein deutlicher Hinweis darauf, dass die Entstehung dieser Erkrankungen auch mit dem Schicksal einer jahrzehntelang zurückliegenden, kriegsbedingten Flucht oder Vertreibung verknüpft sein könnte: Das Trauma der *Entwurzelung* und des Heimatverlustes scheint eine unter Umständen lebenslange Vulnerabilität mitzubedingen, die im Alter in den Wahn der Verfolgung, Beeinträchtigung oder Vertreibung münden kann. – Eine wesentliche Intention der durchgeführten Untersuchung war es daher, nach Lebenserfahrungen dieser Patienten zu suchen, die eine zu paranoiden Reaktionen disponierte Leiblichkeit und einen entsprechenden Lebensentwurf begünstigt haben können.

4.2.2
Altersdepression

4.2.2.1
Psychopathologie und Ätiologie

Im Unterschied zu den paranoiden Psychosen herrscht bezüglich des nosologischen Status der Altersdepression weitgehende Übereinstimmung darin, dass sich eine gesonderte „Involutionsmelancholie" von den Depressionen des jüngeren Erwachsenenalters nicht abgrenzen lässt (Weissman 1979, Brown et al. 1984). Das charakteristische Symptombild der endogenen Depression verliert allerdings im Alter an Prägnanz. An die Stelle der melancholischen Schwermut und Schuldgewissheit treten vielfach unbestimme Angst, Agitiertheit, Dysphorie und hypochondrische Befürchtungen. Statt typischer Tagesschwankungen beobachtet man häufig nur ein allgemeines Gefühl der Schwäche und Erschöpfung. Somatische Beschwerden, vor allem gastrointestinale Störungen und vielfältige Schmerzsyndrome treten gegenüber den eigentlich affektiven Symptomen in den Vordergrund. Damit entsteht oft das Muster einer larvierten Depression, nicht selten auch unter dem Bild einer Pseudodemenz.

In mehreren Untersuchungen zeigten Patienten mit Altersdepression mehr Somatisierung, vegetative Störungen und Hypochondrie, jedoch weniger Schulderleben als Patienten mit früherer Erstmanifestation (Salzman u. Shader 1978; Steuer et al. 1980; Pichot u. Pull 1981; Brown et al. 1984, Bron 1990). In einer Untersuchung an vorwiegend ambulanten Patienten konnten Musetti et al. (1989) solche Unterschiede allerdings nicht bestätigen. Dennoch kann jedenfalls die Zunahme somatisierter bzw. larvierter Depressionen im Alter als gut gesichert gelten.

Die Altersdepressionen gehen häufiger, nämlich in bis zu 50-60 % der Fälle mit Wahnideen einher (Meyers et al. 1985, Baldwin 1992). Umgekehrt wiesen in einer Untersuchung an 161 älteren Patienten die wahnhaft Depressiven ein deutlich höheres Erstmanifestationsalter auf als nicht-wahnhaft Depressive (durchschnittlich 62,4 gegenüber 51,5 Jahren; Meyers u. Greenberg 1986). In der Wahnthematik dominieren hypochondrische und paranoide Inhalte, während Schuld- oder

Verarmungswahnideen eher seltener hervortreten. Charakteristisch für die paranoid gefärbten Altersdepressionen ist auch die von Tellenbach so bezeichnete Eigengeruchspsychose. Schließlich kommt es nach Glatzel (1961, 1973) bei den Depressionen des höheren Lebensalters nicht selten zu coenästhetisch-abnormen Leibgefühlsstörungen, die ebenfalls wahnhaft ausgestaltet werden kann.

Belastende Lebensereignisse, besonders die Erkrankung oder der Verlust nahestehender Personen, Umzug, Verschlechterung der sozialen Verhältnisse und körperliche Erkrankungen spielen bei der Auslösung von depressiven Syndromen auch des endogenen Typs eine große Rolle (Murphy 1983). Post (1972) fand solche Auslöser in 80% der Fälle. Nach Musetti et al. (1989) waren belastende Lebensereignisse im Halbjahr vor der Ersterkrankung bei Spätdepressionen signifikant häufiger als bei Jüngeren, während umgekehrt die genetische Belastung deutlich geringer ausgeprägt war; ähnliche Unterschiede fanden Brodaty et al. (1991). Dies entspricht auch den Ergebnissen früherer Untersuchungen (Winokur 1979, Baron et al. 1981, Mendlewicz u. Baron 1981, Brown et al. 1984; vgl. den Überblick bei Blanchard u. Graham 2000).

Eine vermehrte Inzidenz und Prävalenz von somatischen Erkrankungen ist bei Altersdepressionen bereits früh dokumentiert worden (Roth u. Kay 1956). Hinweise für eine besondere Rolle körperlicher Krankheiten bei der Auslösung von Altersdepressionen fanden sich in der Untersuchung von Kukull et al. (1986). Depressionen in Verbindung mit körperlichen Krankheiten sind häufiger, verlaufen schwerer, enden häufiger in Suizid und sind eher therapieresistent (Ouslander 1982, Murphy 1983).

Ungeklärt ist hingegen, ob auch frühere belastende Lebensumstände zu einer depressiven Erkrankung im Alter disponieren. Bei Depressionen im *jüngeren* Erwachsenenalter konnten verschiedene Untersuchungen eine entsprechende Rolle früher Verlusterlebnisse belegen. Brown (1961) fand bei depressiven Patienten mehr als doppelt so viele Elternverluste in der Kindheit wie bei Kontrollen, Forrest et al. (1965) fünfmal und Roy (1978, 1981) viereinhalb mal so viele. Birtchnell (1970) konstatierte nur eine schwache, aber noch signifikante Korrelation zwischen Elternverlust vor dem 10. Lebensjahr und späterer Depression. Beck et al. (1963) stellten schließlich einen Zusammenhang zwischen dem Schweregrad der Depression und der Häufigkeit von frühen Elternverlusten fest. In einer der bekanntesten Untersuchungen dieser Art fanden Brown et al. (1977) einen dreimal so häufigeren Verlust der Mutter vor dem 11. Lebensjahr bei depressiven Frauen als bei gesunden Kontrollen (22% gegenüber 6 %). Dabei hatten „psychotisch" Depressive mehr Verlusterlebnisse als „neurotische". Zimmerman et al. (1988) konnten bei ebenfalls signifikanten Häufigkeiten diesen Zusammenhang mit dem Phänotyp der Depression allerdings nicht bestätigen.

Auf diesen Ergebnissen basiert das Vulnerabilitätskonzept von Brown und Harris (1978), wonach frühe Verluste die Reaktion auf spätere Trennungen, Verwitwung oder andere Verluste im Sinne von Hilflosigkeit und Kontrollverlust *(passive cognitive set)* beeinflussen. Allerdings fanden Abrahams u. Whitlock (1969) ebenso wie Matussek u. May (1981) keine Korrelation zwischen frühen Verlusten und Depressionshäufigkeit. Die Befunde zu dieser Frage sind also nicht ganz einheitlich. Zur Rolle früher Verlustereignisse bei Altersdepression liegen bislang keine Untersuchungen vor.

4.2.2.2
Persönlichkeit und Psychodynamik

Tellenbach (1983) beschrieb die prämorbide Struktur melancholischer Patienten als ein besonderes Festgelegtsein auf Ordentlichkeit in den verschiedensten Bereichen, von der räumlichen Genauigkeit und zeitlichen Pünktlichkeit bis zur gewissenhaften Pflichterfüllung und Normorientierung im zwischenmenschlichen Bereich. Bereits vor Tellenbach entwickelten japanische Psychiater das Konzept der „Immobilithymie" als rigide Beharrlichkeit und Ordentlichkeit, die Shimoda zunächst für Involutionsmelancholien beschrieb (Shimoda 1941). Von Zerssen (1977), der das Konzept des Typus Melancholicus durch operationalisierte Fragebögen an größeren Patientenkollektiven bestätigen konnte, formulierte als typische Persönlichkeitsmerkmale: „ordentlich, arbeitsam, solide, häuslich, anhänglich, fürsorglich, autoritätsfreudig, traditionsgebunden und konventionell." Kraus (1977, 1987) führte mit seinem Begriff der Hypernomie als übergenauer Erfüllung von sozialen Rollenerwartungen die von Tellenbach eher konstitutionell verstandenen Charaktermerkmale auf eine mangelnde Ausbildung von Ich-Identität und Ambiguitätstoleranz zurück. Durch seine hypernomische Anpassung an vorgegebene Normen und seine Überidentifikation mit Anderen erreicht der Typus Melancholicus eine ersatzhafte, dafür umso rigidere Identitätsstruktur.

Allerdings werden die von Tellenbach beschriebenen Persönlichkeitsmerkmale auch bei anderen Diagnosegruppen (Neurosen, Persönlichkeitsstörungen) in erhöhtem Maß angetroffen, so dass die Spezifität der Typologie nicht unumstritten blieb. So äußerte Tölle (1987b) Zweifel an einer einheitlichen psychischen Struktur im Sinne des Typus Melancholicus; die von ihm erstellte Synopse der Literatur spricht eher für eine Vielfalt von Persönlichkeitsstrukturen. In einer Stichprobe von 52 im Intervall untersuchten Patienten stellten Tölle und Mitarbeiter (1987) in 78,8% Persönlichkeitsstörungen fest, wobei sensitive (34,6%), narzisstische (21,2%), depressive und anankastische (je 17,3%) überwogen. Deutlich ausgeprägte Merkmale des Typus Melancholicus („Ordentlichkeit") bestanden in 36,5%. Dabei unterschieden sich Früherkrankte und Spätmelancholische nicht wesentlich hinsichtlich ihrer Persönlichkeitsmerkmale. – In neueren Untersuchungen fanden hingegen sowohl Sauer et al. (1989), Pössl u. v.Zerssen (1990) als auch Mundt et al. (1997) die Persönlichkeitsstruktur des Typus Melancholicus in jeweils etwa 50% endogen Depressiver; dieser Anteil stieg sogar auf 75%, wenn auch die Randfälle miteinbezogen wurden. Vor diesem Hintergrund ist die Frage, ob auch bei Altersdepressiven eine Typus-Melancholichus-Struktur gehäuft anzutreffen ist, von besonderem Interesse.

Spezifisch auf Altersdepressionen gerichtete Untersuchungen sind jedoch bislang die Ausnahme. Ciompi u. Lai (1969) fanden bei der Katamese eines größeren Kollektivs älterer Depressiver (alle Formen von Depression, Erstmanifestation

15.–65. Lj.) v.a. anankastisch-anale und abhängig-orale Züge der Primärpersönlichkeit. Unter psychoanalytischem Aspekt nahmen sie an, dass diese Züge auch als Abwehr gegenüber einem Objektverlust fungieren: Der Depressive vermeide insbesondere Aggressivität oder emanzipatorische Regungen, die zu einem Partnerverlust führen könnten. Insofern träfen die alterstypischen Lebensereignisse auf eine vulnerable Persönlichkeit mit labilen Abwehrstrukturen. – Zwanghaftigkeit, Dependenz und Neurotizismus werden auch in neueren Untersuchungen als häufige Persönlichkeitszüge älterer Depressiver genannt (Burvill et al. 1989, Beekman et al. 1995). Auf der Grundlage der Personality Disorder Examination (PDE), die den Kriterien des DSM-III-R für Persönlichkeitsstörungen folgt, untersuchten Abrams et al. (1987) 21 altersdepressive Patienten erstmals mit einem strukturierten Interview und fanden im Vergleich zu gesunden Kontrollen signifikant vermehrte Persönlichkeitsauffälligkeiten in Bezug auf fast alle Störungstypen, am meisten beim ängstlich-vermeidenden und beim abhängigen Typus.

4.2.3
Vergleichende Untersuchungen

In der Literatur finden sich auch einige vergleichende Untersuchungen altersparanoider und -depressiver Patienten, meist jedoch nur bezogen auf einzelne Merkmale wie sensorische Störungen, soziodemographische Daten (Kay u. Roth 1961, Post 1966, Rabins et al. 1984), Primärpersönlichkeit oder auslösende Lebensereignisse (Kay et al. 1976). Die wesentlichen Ergebnisse lassen sich wie folgt zusammenfassen: Alters*paranoide* Patienten haben weniger Kinder, sind häufiger alleinstehend, sensorisch beeinträchtigt (Hörverlust) und weisen häufiger paranoide oder schizoide prämorbide Persönlichkeitszüge auf als die Depressiven. Sie haben auch öfter ein Vertreibungsschicksal in früheren Lebensabschnitten erlebt (Fuchs 1994b). – Bei alters*depressiven* Patienten hingegen finden sich häufiger syntone oder ängstlich-dependente Persönlichkeitszüge; zudem lässt sich öfter ein deutlicher Auslöser der Erkrankung, meist ein Verlustereignis, feststellen, während die paranoiden Psychosen sich häufig schleichend und ohne erkennbaren Auslöser entwickeln. Auch somatische Begleiterkrankungen finden sich bei Depressiven häufiger als bei Paranoiden (Wigdor u. Morris 1977).

Hereditäre Belastung und prämorbide Persönlichkeitsstrukturen altersdepressiver wie -paranoider Patienten weisen darauf hin, dass eine zeitlebens bestehende Vulnerabilität durch typische biologische Veränderungen und soziale Belastungen des höheren Lebensalters zur Wirkung gelangt, während sie bis dahin noch kompensiert werden konnte; dieses Erkrankungsmodell wird später noch entwickelt. Eine vertrauensvolle Beziehung und sozialer Rückhalt scheinen bei den depressiven Patienten die wesentliche kompensierende Rolle zu spielen (Campbell et al. 1983, Murphy 1989, Emmerson 1989), während für die paranoiden Patienten ein protektiver Faktor noch nicht bekannt ist (Roth 1987).

4.3
Eigene Untersuchung

Vor dem dargestellten Hintergrund wurde eine vergleichende Untersuchung altersparanoider und -depressiver Patienten durchgeführt. Im Folgenden werden zunächst Methodik und Zielsetzung der Studie vorgestellt, sodann allgemeine Ergebnisse statistisch wiedergegeben; schließlich erfolgt unter Einbeziehung mehrerer Kasuistiken eine zusammenfassende Diskussion und Interpretation.

4.3.1
Methodik

4.3.1.1
Stichprobe

In die Untersuchung aufgenommen wurden zwei Patientengruppen:

(1) 38 Patienten mit der Diagnose einer paranoiden oder schizophrenen Erkrankung, die in den Jahren von 1992 bis 1997 an der Psychiatrischen Klinik sowie an der toxikologischen Abteilung der Medizinischen Klinik der Technischen Universität München ambulant oder stationär untersucht und behandelt wurden. Einschlusskriterien waren:
- Diagnose einer schizophrenen, wahnhaften oder schizoaffektiven Störung (ICD-10 F 20.0, F 22.0, F 22.8 oder F 25.1);
- Erstmanifestionsalter > 54 Jahre
- mindestens über drei Monate andauernde Symptomatik.

Ausschlusskriterien waren:
- Alkoholkrankheit
- Medikamenten- oder Drogenabhängigkeit
- Mini Mental State Examination (MMSE, Folstein et al. 1975) < 25 Punkte
- degenerative, vaskuläre oder raumfordernde Hirnerkrankungen.

(2) 38 Patienten mit einer endogenen Depression, die im gleichen Zeitraum an der Klinik stationär behandelt wurden. Einschlusskriterien waren:
- Diagnose einer mittelgradigen oder schweren depressiven Episode mit somatischem Syndrom (F 32.11 oder F 32.2) oder einer schweren depressiven Episode mit psychotischen Symptomen (F 32.3), jeweils erstmalig oder rezidivierend;
- Erstmanifestionsalter > 54 Jahre.

Ausschlusskriterien waren:
- bipolare affektive Störung
- Alkoholkrankheit

- Medikamenten- oder Drogenabhängigkeit
- MMSE < 25 Punkte
- degenerative, vaskuläre oder raumfordernde Hirnerkrankungen.

Insgesamt 76 Patienten erfüllten die Studienvoraussetzungen. 9 weitere Patienten mit paranoider oder depressiver Störung erfüllten die Einschlusskriterien, wurden jedoch nicht aufgenommen, da sie an Alkoholabhängigkeit, zerebralen Insulten oder einer metabolischen ZNS-Erkrankung (Funikuläre Myelose bei B-12-Mangel) litten. Alle depressiven Patienten befanden sich in stationärer Behandlung, von den paranoiden Patienten waren 24 stationäre und 14 ambulante Patienten.

4.3.1.2
Untersuchungsinstrumentarien

Alle Patienten wurden vom Autor selbst untersucht, und zwar mit folgenden Instrumentarien:

- ausführliches, ca. 2-3-stündiges, semistrukturiertes Interview zu Biographie und Krankheitsgeschichte (Kindheits-, Sexual-, Partnerschafts-, Ausbildungs- und Berufsanamnese, Lebensereignisse, Lebenssituation) sowie zur Leiblichkeit und Räumlichkeit in der Erkrankung selbst (siehe Anhang);
- SKID-II-Interview zur Diagnostik von Persönlichkeitsstörungen, orientiert an den diagnostischen Kriterien des DSM-III-R (Wittchen et al. 1993); dieses Interview wurde zur Fremdbeurteilung auch mit einem nahen Angehörigen durchgeführt;
- Hamilton Depressions-Skala (Hamilton 1960);
- Mini Mental State Examination (Folstein et al. 1975);
- klinisch-körperliche Untersuchung incl. Laborblutbestimmungen;
- craniale Computer- oder Kernspintomographie.
- Zur Erfassung somatischer Krankheiten wurden schließlich die Krankenunterlagen der Klinik oder des behandelnden Hausarztes herangezogen.

Die einzelnen Instrumentarien werden bei Vorstellung der Ergebnisse noch näher dargestellt. Die statistische Auswertung erfolgte mit Hilfe des Chi-Quadrat-Tests, des t-Tests sowie des Mann-Whitney-U-Tests.

4.3.1.3
Ziele und Hypothesen der Untersuchung

Ziel der Untersuchung war (1) die Entwicklung einer phänomenologischen Differenzialtypologie der prämorbiden Persönlichkeit, Lebensgeschichte und Lebenswelt altersparanoider und altersdepressiver Patienten. Aus dieser Typologie sollten Entstehungsmodelle dieser Erkrankungen entwickelt werden. Es wurde die Frage verfolgt, wie die Krankheit sich zum Lebensentwurf und zur Lebenswelt der Patienten verhält, und welche spezifischen Prädispositionen zu einer paranoiden bzw. depressiven Erkrankung sich in ihrer Leiblichkeit, ihren Beziehungen und ihrem Lebensentwurf finden lassen. (2) Weiteres Ziel der Untersuchung war es, eine Typologie des leib-räumlichen Erlebens im Rahmen der paranoiden bzw. depressiven Erkrankung selbst zu erarbeiten. Dabei war die Intention leitend, das krankheitsbedingt veränderte Erleben der Patienten nicht auf der Ebene bloßer Einzelsymptome zu beschreiben, sondern zusammenhängend als abgewandeltes „Welterleben" darzustellen.

Die zu entwickelnden Typologien stützen sich zum einen auf die Auswertung der Gesprächsprotokolle, mit deren Hilfe wiederkehrende Grundstrukturen der Leiblichkeit und Räumlichkeit der Patienten herausgearbeitet werden; zum anderen auf die Erhebung zahlreicher krankheitsbezogener, persönlichkeitsbezogener und biographischer Daten, die zu statistischen Vergleichen zwischen den beiden Untersuchungsgruppen herangezogen werden.

Naturgemäß lässt sich ein solches Vorhaben nur schwer in operationalisierten Hypothesen formulieren. Als Leitannahmen liegen der Untersuchung jedoch folgende Thesen zugrunde:

– Leibliche Disposition und Lebensentwurf der paranoiden Patienten sind typischerweise auf die Betonung von Abgrenzung, Distanz, Autonomie und Behauptung des eigenen Territoriums gerichtet. Dazu trugen wesentlich Umstände in der Lebensgeschichte bei, die eine reservierte und misstrauische Haltung gegenüber der Umwelt begünstigten: Erfahrungen der Entwurzelung, Enttäuschung, Demütigung und sozialen Außenseiterstellung. Die so gekennzeichnete basale Vulnerabilität der Patienten vermag im Erwachsenenalter kompensiert zu werden, tritt aber infolge altersspezifischer Belastungen im höheren Lebensalter zutage und mündet in die Erstmanifestation einer Psychose, die durch den Zusammenbruch der mühsam aufrechterhaltenen Grenzen gegenüber dem Umraum charakterisiert ist.

– Hingegen sind Leiblichkeit und Lebensentwurf der depressiven Patienten eher durch Abgrenzungsschwäche und starke Außenbindung charakterisiert, bedingt nicht zuletzt durch einschneidende Verlust- und Trennungserfahrungen in der Lebensgeschichte. Die spezifische Vulnerabilität dieser Patienten liegt in ihrer Abhängigkeit von mitmenschlicher Gemeinschaft und rigide aufrechterhaltenen Ordnungen. Auch diese kompensierenden Strategien vermögen, so die Hypothese, den alterstypischen Belastungen nicht standzuhalten. Die entstehende depressive Erkrankung ist im Gegensatz zur paranoiden Psychose phänomenologisch gerade durch einen Zusammenbruch der zwischenleiblichen und interpersonalen Verbindungen zur Umwelt gekennzeichnet.

An dieser Stelle ist eine Bemerkung zum Begriff der *Vulnerabilität* erforderlich. So verbreitet er gegenwärtig in den psychiatrischen Theoriebildungen erscheint, so wird er doch überwiegend im Sinne eines bloßen Äquivalentes zu „Prädisposition" oder „Risikofaktoren" gebraucht. Die Vulnerabilität besteht dann in Korrelations- oder Kausalbeziehungen zwischen somatischen, demographischen oder psychologischen „Markern" und psychopathologischen Symptomen (vgl. Schmidt-Degenhard 1988). – Demgegenüber könnte der

Begriff der „leiblichen Disposition" geeignet sein, dem Vulnerabilitätskonzept wieder einen phänomenologischen bzw. psychodynamisch nachvollziehbaren Inhalt zu geben. Vulnerabilität lässt sich nämlich auch verstehen als eine leibliche „Verletzlichkeit" im Sinn des Wortes, also eine Überempfindlichkeit für bestimmte Umwelteinflüsse oder Situationen aufgrund einer entsprechenden Ausformung der leiblichen Grunddisposition. Der Leib etwa des Agoraphoben ist aufgrund früherer Erlebnisse so disponiert, dass er von der Weite eines leeren Platzes in die Enge qualvoller Angst zurückgeworfen wird; er ist „vulnerabel gegen Weite". Der Agoraphobe kennt diese Angstbereitschaft seines Leibes und spürt sie schon bei der bloßen Vorstellung der Situation. Als analoges Phänomen auf physiologischem Gebiet wäre z.B. die „allergische Diathese" anzusehen, also die Überreaktion des Organismus auf spezifische Reize, denen er bereits ausgesetzt war.

Der Begriff des psychischen Traumas (wörtlich „Wunde", „Verletzung"), von Freud in das Konstrukt des „seelischen Apparats" versenkt, ließe sich in diesem Sinne auch leibphänomenologisch deuten. Dazu könnten vor allem die Erfahrungen extremer Belastungssituationen herangezogen werden, wie sie Kisker bereits 1964 in seiner Arbeit über den „Leib der Verfolgten" beschrieben hat, und wie sie in der Forschung zur Posttraumatischen Belastungsstörung insbesondere bei Geißeln, Flüchtlingen oder Folteropfern auch gegenwärtig gesammelt werden (vgl. Matussek 1971, Niederland 1980, Turner u. McIvor 1997, de Jong 2000, Bromet 2000). Es zeigt sich dabei nämlich, dass das „leibliche Gedächtnis" dieser Menschen (Fuchs 2000a, 316ff.) gegenüber exponierten, bedrohlichen, beschämenden oder in anderer Weise dem Trauma verwandten Situationen sensibilisiert ist und mit Stress-Symptomen reagiert, auch wenn diese Verwandtschaft der bewussten Wahrnehmung gar nicht gegeben ist. Die leibliche Vulnerabilität bedingt demnach eine bestimmte, selektive Wahrnehmung der stimmungs- und lebensräumlichen Umwelt unter beeinträchtigendem Aspekt und eine Tendenz, darauf in einer gleichförmigen Weise zu reagieren (z.B. Rückzug, Angriff, Angst, Resignation etc.). – Dieser Hinweis soll zunächst genügen; im Zusammenhang mit den Lebenserfahrungen vor allem der paranoiden Patienten werde ich noch darauf zurückkommen.

4.3.2
Allgemeine Ergebnisse

In diesem Abschnitt werden zunächst einige allgemeine psychopathologische, demographische und biographische Ergebnisse vorgestellt, die dann in Abschnitt 4.3.4 unter spezifischen Aspekten ergänzt und vertieft werden.

4.3.2.1
Charakteristik der Stichprobe

Tab. 4.1 stellt einige Daten dar, die die Stichprobe allgemein charakterisieren.

Tabelle 4.1 Allgemeine Daten zur Stichprobe

	Paranoide (n=38)	Depressive (n=38)	
Geschlecht			
männlich	5 *(13%)*	12 *(32%)*	
weiblich	33 *(87%)*	26 *(68%)*	
Alter (Jahre) (∅ ± SD)	73,3 ± 7,6	71,1 ± 7,6	
Geburtsjahr	1902-1938	1906-1935	
Ausbildungsniveau			
Hoch [a]	27 *(72%)*	11 *(29%)*	*)
Niedrig [b]	16 *(42%)*	22 *(58%)*	*)
Alter bei Erstmanifestation (Jahre) (∅ ± SD)	68,4 ± 8,9	66,5 ± 6,8	
Krankheitsdauer (Jahre) (∅ ± SD)	4,7 ± 4,5	4,1 ± 4,8	
Familiäre Belastung mit paranoiden oder schizophrenen Erkrankungen	6 *(15%)*	--	*)
Familiäre Belastung mit depressiven Erkrankungen oder Suiziden	--	12 *(29%)*	***)
MMSE-Punktwert	27,0 ± 1,0	28,1 ± 1,2	

Signifikante Unterschiede: *) p < .05 **) p < .01 ***) p < .001
[a] = Abschluss einer höheren Schulbildung bzw. entsprechend höher qualifizierter Berufsausbildung
[b] = Besuch der Volksschule bzw. anschließende Lehre

Die Daten zeigen unter anderem, dass die beiden Patientenkollektive nach demographischen Daten und Krankheitsdauer vergleichbar sind, mit Ausnahme der Geschlechtszugehörigkeit. Der hohe Anteil von Frauen an der paranoiden Gruppe entspricht dem Häufigkeitsverhältnis in den meisten bisherigen Studien (s.o. S.190). Die beiden Gruppen unterschieden sich signifikant bezüglich ihres Ausbildungsniveaus – die Depressiven hatten eine deutlich höhere Qualifikation erreicht – sowie bezüglich der familiären Belastung mit paranoiden bzw. depressiven Erkrankungen. Die paranoiden Patienten wiesen ferner einen etwas niedrigeren Punktewert bei der kognitiven Prüfung mit dem Mini-Mental-State auf als die Depressiven.

4.3.2.2
Diagnose und Psychopathologie

Paranoide Patienten

Die folgende Tabelle (4.2) gibt zunächst die Diagnosenverteilung der paranoiden Untersuchungsgruppe wieder.

Tabelle 4.2 Diagnosen der 38 paranoiden Patienten (ICD-10)

Diagnose	n (%)
F 20.0 (paranoide Schizophrenie)	9 (24)
F 22.0 (wahnhafte Störung)	12 (32)
F 22.8 (sonstige wahnhafte Störung)	15 (40)
F 25.1 (schizoaffektive Störung, depressiv)	2 (5)

Howard et al. (1994) diagnostizierten in ihrem Kollektiv nach ICD-10 61,4% Schizophrenien, 30,7% wahnhafte Störungen und 7,9% schizoaffektive Störungen; Quintal et al. (1991) kamen zu vergleichbaren Resultaten. Die unterschiedliche diagnostische Zusammensetzung in unserem Kollektiv dürfte zum einen auf einem hohen Anteil ambulanter Patienten (14 von 38) beruhen, die weniger schwer beeinträchtigt waren; die meisten von ihnen stellten sich auf eigene Veranlassung in der toxikologischen Abteilung vor, um sich ihre wahnhaften Vergiftungsbefürchtungen zu bestätigen und Hilfe zu suchen. Zum anderen haben Howard et al. offenbar die ICD-10-Kategorie F22.8 (andere wahnhafte Störung) nicht einbezogen und Patienten mit „anhaltenden Halluzinationen" generell der paranoiden Schizophrenie (F20.0) zugeordnet, obgleich auch die Kategorie F22.8 diese Symptomatik vorsieht. Hier besteht eine Uneindeutigkeit im Klasssifikationssystem. Würde man in Tab. 4.2 die Patienten mit „sonstiger wahnhafter Störung" zur Kategorie F20.0 in Zeile 1 rechnen, käme man auf einen mit obigen Studien vergleichbaren Anteil von Schizophrenien (63,1%).

Depressive Patienten

14 Patienten erkrankten zum ersten Mal an einer Depression, 24 litten unter einem Rezidiv; die mittlere Phasenzahl lag bei 2,5. – Der durchschnittliche Punktewert auf der Hamilton-Depressionsskala lag zum Zeitpunkt der Erstuntersuchung bei 25,81 (SD=6,75), bis zur Entlassung sank dieser Wert auf 7,53 (SD=5,80). – Die folgende Tabelle (4.3) zeigt die Diagnosen der Patienten:

Tabelle 4.3 Diagnosen der 38 depressiven Patienten (ICD-10)

Diagnose	n (%)
F 32.11 (mittelgradige depressive Episode mit somatischem Syndrom)	11 (29)
F 32.2 (schwere depressive Episode ohne psychotische Symptome)	9 (24)
F 32.3 (schwere depressive Episode mit psychotischen Symptomen)	18 (47)

Gemeinsame Daten

Patienten und Angehörige wurden nach psychischen Krankheiten von Verwandten ersten oder zweiten Grades befragt. Eine familiäre Belastung mit paranoiden bzw. schizophrenen Krankheiten bestand danach bei 6 (15%) der paranoiden Patienten; 11 (29%) der depressiven Patienten hatten eine familiäre Belastung mit depressiven Krankheiten oder Suiziden (vgl. Tab. 4.1). Dies entsprach jeweils der Erwartung; allerdings war die erblich bedingte Erkrankungsdisposition nicht sicher beurteilbar, da entsprechende Auskünfte oft nur über Verwandte erhältlich und diese wiederum oft über die Familienverhältnisse ihrer Vorfahren nicht ausreichend orientiert waren.

Alle paranoiden und 18 (47,3%) der depressiven Patienten zeigten Wahninhalte, die sich wie folgt verteilten (Tab. 4.4):

Tabelle 4.4 Wahninhalte der paranoiden und depressiven Patienten

Wahninhalt	Paranoide (n=38)	Depressive (n=18) [a]
Beeinträchtigung, Verfolgung	36	4
Beistandswahn, religiöser Wahn	5	-
Leibliche oder Willensbeeinflussung	7	-
Hypochondrie	-	7
Eigengeruch	-	3
Schuld	-	8
Verarmung	-	5
nihilistischer Wahn	-	2

[a] Zwei verschiedene Wahninhalte in 10 Fällen

Die Zahl von 10 depressiven Patienten mit einer leibbezogenen Wahnsymptomatik (Hypochondrie, Eigengeruch) weist in Verbindung mit der Anzahl von 5 weiteren, ausgeprägt somatisierten („larvierten") Depressionen ohne Wahn auf die Bedeutung der Leiblichkeit bei den Altersdepressionen hin. – Die Wahninhalte der paranoiden Patienten werden später noch weiter aufgeschlüsselt.

4.3.2.3 Somatische Befunde

Tab. 4.5 stellt die Beeinträchtigung der Patienten durch körperliche Erkrankungen bzw. sensorische Störungen dar.

Tabelle 4.5 Chronische somatische oder sensorische Beeinträchtigungen

	Paranoide (n = 38)	Depressive (n = 38)
chronisch beeinträchtigende somatische Erkrankung	5 *(13%)*	18 *(47%)* *)
Hörminderung		
1 = keine	21 *(55%)*	32 *(84%)* **)
2 = mäßig	11 *(29%)*	4 *(11%)* *)
3 = schwer	6 *(16%)*	2 *(5%)*
Visusminderung		
1 = keine	31 *(82%)*	34 *(89%)*
2 = mäßig	5 *(13%)*	4 *(11%)*
3 = schwer	2 *(5%)*	--

*) $p < .05$ **) $p < .01$

Die Beurteilung somatischer Erkrankungen erfolgte auf der Grundlage der körperlichen Untersuchung und erhobenen Laborbefunde, der verfügbaren Krankenunterlagen oder, wo solche Unterlagen fehlten, der Befragung des Hausarztes. Berücksichtigt wurden kontinuierlich behandlungspflichtige und die gesundheitliche Verfassung nachhaltig beeinträchtigende Erkrankungen, nicht hingegen vorübergehende oder wenig beeinträchtigende Funktionsstörungen (etwa Bronchitiden, mäßiger arterieller Hypertonus, Obstipation u.ä.). Wie sich zeigt, weisen die depressiven Patienten zu einem hohen Anteil eine Belastung mit somatischen Krankheiten auf (47%). Im Gegensatz dazu hatten die paranoiden Patienten in den meisten Fällen keine somatische Erkrankung und zeigten vielmehr überwiegend eine auffällig und überaltersgemäß rüstige körperliche Verfassung. Nur in 5 Fällen bestanden somatische Krankheiten; der Unterschied zu den Depressiven ist signifikant. Wegen des um zwei Jahre höheren Durchschnittsalters der Paranoiden (s. Tab. 4.1) ist dies nicht auf das Alter der Patienten zurückzuführen. – Nicht unwesentlich erscheint auch die Beobachtung, dass ein erheblicher Anteil der

Depressiven (ca. 1/3) bereits in früheren Lebensabschnitten Anzeichen einer labilen oder reduzierten Vitalität gezeigt hatte (Schwächlichkeit und mangelnde Widerstandsfähigkeit im Kindesalter, später asthenische Symptome, vorzeitige Erschöpfbarkeit bei Belastungen), während dies bei den überwiegend vitalen paranoiden Patienten kaum der Fall war. – Tab. 4.6 zeigt die Erkrankungen im einzelnen:

Tabelle 4.6 Somatische Krankheiten

Krankheiten	Paranoide (n=5)	Depressive [a] (n=18)
Kardiovaskulär (Z.n. Herzinfarkt, koronare Herzkrankheit, arterielle Verschlusskrankheit)	3	7
Gastrointestinal (Diabetes; Colitis)	-	4
Respiratorisch (chronisch-obstruktive Lungenerkrankung; M.Boeck)	-	2
Karzinom / Lymphom	2	4
Neurologisch (M.Parkinson)	-	2
Orthopädisch (behindernde Hüft- oder Wirbelsäulendegeneration)	1	3

[a] Doppelnennungen in 5 Fällen

Sensorische Störungen

Die sensorischen Störungen (vgl. Tab. 4.5) wurden folgendermaßen erfasst:

a) akustisch
1 = normales Hören, keine Beeinträchtigung der Kommunikation
2 = mäßige Schwerhörigkeit: Pat. auf lauteres Sprechen oder Benutzung eines Hörgeräts angewiesen (entsprechend der Definition von Cooper et al. 1976)
3 = ausgeprägte Schwerhörigkeit, Verständigung nur mit sehr lauter Stimme oder Schreiben möglich

b) visuell
1 = normale Sehschärfe (mit oder ohne Sehhilfe)
2 = mäßige Visusminderung, Pat. kann nur Schlagzeilen von Zeitungen lesen;
3 = ausgeprägte Visusminderung, kein Lesen möglich.

17 (45%) der paranoiden Patienten zeigten eine mäßige oder ausgeprägte Schwerhörigkeit, im Gegensatz zu 6 (16%) der depressiven Patienten. Dieser ebenfalls signifikante Unterschied entspricht der in der Literatur wiederholt genannten Rolle sensorischer Störungen als Risikofaktor für die Entstehung eines Altersparanoids.

Die in der Untersuchung erstmals vorgenommene ausführliche biographische Anamnese erlaubt eine Einordnung dieser Befunde in ein ätiopathogenetisches Modell, nämlich unter dem Gesichtspunkt einer Bedrohung von Autarkiebestrebungen und eines Korrektivverlusts (s.u.). – Auch Visusverluste durch Katarakt oder Maculadegeneration traten bei den paranoiden Patienten häufiger auf, jedoch nicht mit signifikanter Differenz (7 paranoide, 4 depressive Patienten). Insgesamt zeigte sich im Kontrast zum sonst deutlich besseren Gesundheitszustand der Paranoiden eine erhebliche Beeinträchtigung durch sensorische Störungen.

Zerebrale Läsionen

Zum Ausschluss gravierender hirnorganischer Veränderungen wurden bei allen Patienten computertomographische (n=61) oder kernspintomographische (n=15) Schädeluntersuchungen durchgeführt. Dabei ergaben sich folgende Auffälligkeiten:

– Bei den paranoiden Patienten fanden sich in zwei Fällen Stammganglienläsionen, in je einem Fall eine alte Temporallappenläsion und ein kleines, asymptomatisches Hypophysenadenom, in 3 Fällen eine überaltersgemäße, frontal betonte kortikale Atrophie, in weiteren 3 Fällen paraventrikuläre Marklagerischämien. Bei 27 Patienten lagen unauffällige Befunde bzw. altersgemäße Rindenatrophien vor.
– Bei den depressiven Patienten bestanden in 4 Fällen alte Stammganglienläsionen, in je einem Fall ein Falxmeningeom und eine ältere Läsion im periinsulären Temporallappen, sowie in 4 Fällen unspezifische paraventrikuläre Marklagerischämien. 28 Patienten zeigten unauffällige Befunde bzw. altersgemäße Hirnrindenatrophien.

Strukturelle Hirnschäden vor allem der weißen Substanz sowie Ventrikelvergrößerungen fanden Miller et al. (1991) bei 42% von 24 spätschizophrenen oder altersparanoiden Patienten. Ebenso stellten Flint et al. (1991) bei 31% alterparanoider Patienten subkortikale oder frontale Läsionen ohne klinisch-neurologische Symptomatik fest. Studien, die auch volumetrische Auffälligkeiten nachwiesen, wurden bereits unter 4.2.1.2 erwähnt. Die Rolle solcher unspezifischer Befunde, auch wenn sie häufiger als in gesunden Vergleichsgruppen auftreten, ist jedoch noch ungeklärt. – Ebenso weisen altersdepressive Patienten vermehrt v.a. vaskulär bedingte zerebrale Läsionen auf (Überblick bei Alexopoulos 1989, Alexopoulos et al. 1989).

4.3.2.4
Demographische Charakteristika

Bedeutsame Unterschiede zwischen den paranoiden und den depressiven Patienten ergeben sich beim Vergleich des Familienstandes und der Nachkommenschaft (Tab. 4.7).

Tabelle 4.7 Familienstand

Familienstand	Paranoide (n=38)	Depressive (n=38)
ledig	8 *(21%)*	4 *(11%)*
verheiratet	6 *(16%)*	16 *(42%)* *)
verwitwet	12 *(32%)*	15 *(39%)*
geschieden/getrennt	12 *(32%)*	3 *(8%)* **)

*) $p < .05$ **) $p < .01$

Wie sich zeigt, waren die paranoiden Patienten zum Untersuchungszeitpunkt deutlich weniger verehelicht, dafür häufiger ledig oder geschieden. Von den 8 Ledigen hatten 3 ihren Verlobten im 2.Weltkrieg verloren und fanden später nicht mehr zu einer dauerhaften Beziehung; 3 gaben an, sie hätten ihre Freiheit nicht aufgeben bzw. sich nicht auf das „Lotteriespiel" einer Heirat einlassen wollen. Bei 2 Patientinnen schließlich trug vor allem eine starke Mutterbindung wesentlich zu einer nicht mehr rechtzeitigen Ablösung aus dem Elternhaus bei. Von den 12 Geschiedenen hatten sich 9 selbst von ihrem Partner getrennt, in 6 Fällen wegen dessen erwiesener oder angenommener Untreue; nur 3 waren von ihren Partnern verlassen worden. In 3 Fällen lag der Zeitpunkt der Trennung nach Erkrankungsbeginn, überwiegend waren die Trennungen also nicht krankheitsbedingt.

Tabelle 4.8 Anzahl eigener Kinder

Kinder	Paranoide (n=38)	Depressive (n=38)
kinderlose Patienten, n *(%)*	18 *(47%)*	10 *(26%)* *)
Patienten mit Kindern, n *(%)*	20 *(53%)*	28 *(74%)* *)
Kinder insgesamt	28	60
durchschnittl. Kinderzahl (alle Patienten)	$0,7 \pm 0,9$	$1,6 \pm 1,3$ **)
durchschnittl. Kinderzahl (nur Patienten mit Kindern)	$1,4 \pm 0,7$	$2.1 \pm 1,1$ **)

*) $p < .05$ **) $p < .01$

4.3 Eigene Untersuchung

Auch bezüglich ihrer Nachkommenschaft zeigen sich Unterschiede der beiden Gruppen, die auf einen Mangel der Paranoiden an familiären und mitmenschlichen Beziehungen hindeuten (Tab. 4.8). Von den paranoiden Patienten waren signifikant mehr kinderlos geblieben als von den depressiven (47% vs. 26%). Aber auch die Patienten mit Kindern hatten eine erheblich geringere Nachkommenschaft als dies bei den Depressiven der Fall war. Dies entspricht den bereits von Kay u. Roth (1961) festgestellten geringen Fertilität der paranoiden Patientinnen. Die Ursachen dafür sind uneinheitlich und werden unter 4.4.1 näher untersucht.

Tabelle 4.9 Wohnsituation

Wohnsituation	Paranoide (n=38)	Depressive (n=38)
alleinlebend	28 *(74%)*	18 *(47%)* *)
mit (Ehe-)Partner	6 *(16%)*	17 *(45%)* **)
mit Verwandtem in gemeinsamer Wohnung	1 *(3%)*	3 *(8%)*
Alten(wohn)heim	3 *(8%)*	--

*) $p < .05$ **) $p < .01$

Die Wohnsituation der Patienten (Tab. 4.9) spiegelt die Unterschiede in den Lebensgeschichten der beiden Gruppen. Paranoide Patienten lebten, ganz entsprechend dem Begriff des Kontaktmangelparanoids, signifikant häufiger alleine. Wie Tab. 4.7 gezeigt hat, ist dies vor allem auf den hohen Anteil geschiedener oder getrennter Patienten unter den Paranoiden zurückzuführen. In die gleiche Richtung weist eine Analyse der Anzahl persönlicher Kontakte in beiden Gruppen (Tab. 4.10).[134] Die Depressiven verfügten mehrheitlich über ausreichende Kontaktmöglichkeiten (68%) und nahe Vertrauenspersonen (74%), wobei für die Alleinlebenden meist ein Angehöriger, in der Regel ein Sohn oder eine Tochter diese Rolle einnahm. Hingegen gab nur eine Minderheit der Paranoiden ausreichende Kontakte an: 37% hatten höchstens einmal in der Woche, 32% so gut wie keine persönlichen Begegnungen mit Verwandten, Freunden oder Bekannten. Nur 11 (29%) hatten wenigstens eine nahe Vertrauensperson, wobei unter diesen 6 Verheiratete waren.

---

[134] Diese wurden eingeteilt in „ausreichend", „eingeschränkt" oder „isoliert" nach den in der Tabelle angegebenen Kriterien. Eine nahe Vertrauensperson wurde nach Murphy (1982) bestimmt als Ehepartner(in), Verwandte(r) oder Freund(in), zu dem regelmäßiger Kontakt bestand, und mit dem auch über persönliche Dinge gesprochen werden konnte.

Tabelle 4.10 Persönliche Kontakte der Patienten (eigene Angaben)

Persönliche Kontakte zu Verwandten / Freunden	Paranoide (n=38)	Depressive (n=38)
ausreichend (mehrmals wöchentlich)	12 *(32%)*	26 *(68%)* **)
eingeschränkt (einmal wöchentlich oder weniger)	14 *(37%)*	9 *(24%)*
isoliert (weniger als einmal monatlich)	12 *(32%)*	4 *(11%)* *)
Patienten mit einer nahen Vertrauensperson	11 *(29%)*	28 *(74%)* **)

*) p < .05 **) p < .01

4.3.2.5
Biographische Befunde

Aus der eingehenden Untersuchung der Biographien ergaben sich zahlreiche idiographisch wie nomothetisch bedeutsame Aufschlüsse. Die Aufstellung in Tab. 4.11 berücksichtigt zunächst gravierende und von den Betroffenen selbst als einschneidend empfundene Lebensereignisse und Belastungen bis zu einem Zeitpunkt 5 Jahre vor der Erstmanifestation. (In engem zeitlichen Zusammenhang mit der Erkrankung stehende Lebensereignisse wie Verwitwung, Pensionierung, Krankheit etc. werden noch gesondert untersucht.) Alle aufgeführten Ereignisse wurden im Rahmen des biographischen Interviews jeweils einzeln abgefragt.

Diese Befunde lassen sich folgendermaßen interpretieren (vgl. auch Fuchs 1999b):

1) Bei den paranoiden Patienten finden sich in der Vorgeschichte auffällig häufig
   – diskriminierende, ausgrenzende Erfahrungen oder Bedingungen (uneheliche Geburt, uneheliches Kind, Amputation, Behinderung): insgesamt 14 (*vs.* 5 bei den Depressiven)
   – Entwurzelungs- und Bedrohungserfahrungen (Vertreibung aus der Heimat, Vergewaltigung): insgesamt 23 (*vs.* 7 bei den Depressiven)
   – Erfahrungen der Brüchigkeit von Beziehungen (Scheidung der Eltern, eigene Scheidung): insgesamt 15 (*vs.* 6 bei den Depressiven).
   Alle drei Unterschiede sind signifikant (p < .01 bei den beiden ersten, p < .05 beim dritten).

2) Bei depressiven Patienten überwiegen hingegen gravierende Verlustereignisse (früher Tod der Eltern in 7 Fällen, davon 3 durch Suizid; Tod eines Kindes vor dem 18. Lebensjahr in 4 Fällen): insgesamt 11 (*vs.* 3 bei den Paranoiden). Auch dieser Unterschied ist signifikant (p < .01).

Tabelle 4.11 Gravierende biographische Ereignisse oder Bedingungen
bis zum Zeitpunkt 5 Jahre vor Erstmanifestation

Gravierende biographische Ereignisse	Paranoide (n=38)	Depressive (n=38)
uneheliche Geburt	4 *(11%)*	1 *(3%)*
Scheidung der Eltern vor dem 15.Lebensjahr	4 *(11%)*	2 *(5%)*
Tod eines Elternteils vor dem 15.Lebensjahr	1 *(3%)*	7 *(18%)* *)
uneheliches Kind	5 *(13%)*	3 *(8%)*
Tod eines Kindes vor dessen 18.Lebensjahr	2 *(5%)*	4 *(11%)*
Vergewaltigung	3 *(8%)*	--
Vertreibung, Kriegsflucht	20 *(53%)*	7 *(18%)* **)
Amputation, Behinderung	5 *(13%)*	1 *(3%)*
Scheidung, Trennung	12 *(32%)*	4 *(11%)* *)

*) $p < .05$ **) $p < .01$

Diese Beobachtungen verweisen auf die Möglichkeit einer auch biographisch bedingten unterschiedlichen Krankheitsdisposition, die später noch weiter verfolgt wird. Thesenhaft sei hier formuliert, dass die betroffenen Patienten auf diese Erfahrungen einerseits mit Beziehungsabhängigkeit und Verlustangst reagierten (depressive Patienten), andererseits mit Bindungsscheu und Autarkiebetonung (paranoide Patienten). Diese Ergebnisse bzw. Interpretationen werden unter 4.4.4 in einem ätiopathogenetischen Modell zusammengefasst.

Deutliche Unterschiede zwischen beiden Patientengruppen ergaben sich ferner hinsichtlich der früheren Berufstätigkeit der weiblichen Patienten (Tab. 4.12). 2/3 der paranoiden Patientinnen waren über 20 Jahre lang berufstätig gewesen, 16 sogar über 30 Jahre lang, was in ihrer Generation keineswegs üblich war. Dies galt hingegen nur für 1/3 der depressiven Patientinnen, während 42% seit ihrer Verheiratung Hausfrauen geblieben waren. Die durchschnittliche Gesamtdauer der Berufstätigkeit in beiden Gruppen unterschied sich hochsignifikant.

Tabelle 4.12 Dauer der Berufstätigkeit (nur weibliche Patienten)

Beschäftigungsdauer	Paranoide (n=33)	Depressive (n=26)
> 20 Jahre	22 *(67%)*	8 *(31%)*
5-20 Jahre	7 *(21%)*	7 *(27%)*
< 5 Jahre	4 *(12%)*	11 *(42%)*
Durchschnitt (Jahre)	27,5 ± 13.0	11,7 ± 13.1 ***)

***) $p < .001$

4.3.2.6
Persönlichkeit

Alle Patienten wurden mittels des SKID-II untersucht, einem strukturierten Interview zur Diagnostik von Persönlichkeitsstörungen auf der Basis der DSM-III-R-Kriterien (Wittchen et al. 1993).

In dem Interview wird jede Störung wird mit 7-9 Einzelfragen untersucht, die mit 0 = nicht vorhanden, 1 = leicht ausgeprägt und 2 = deutlich ausgeprägt beantwortet werden. Zur Diagnose einer Persönlichkeitsstörung müssen jeweils 3-5 Fragen mit „deutlich ausgeprägt" beantwortet werden. Zudem ist es möglich, die Punktwerte jeweils zu Gesamtwerten zu addieren, die eine Dimensionalverteilung der einzelnen Persönlichkeitsauffälligkeiten ergeben. – Von den 12 Störungsbildern des SKID-II wurden die passiv-aggressive, selbstschädigende, schizotypische und antisoziale Persönlichkeit nicht abgefragt, die sie für die Alters- bzw. Untersuchungsgruppe nicht relevant waren.[135] Dafür wurde als zusätzliche Auffälligkeit die „Ordentlichkeit" im Sinne des Typus Melancholicus durch je sieben Fragen erfasst, die sich an den Kriterien von v.Zerssen (1977) orientierten (siehe Anhang). Anhand der Ergebnisse, der anamnestisch erkennbaren typischen Lebensstile der Patienten[136] sowie der auslösenden Lebensereignisse bei Erstmanifestation[137] wurde dann eine Einteilung der depressiven Gruppe in „Typus Melancholicus"-(TM-) Patienten und „Nicht-Typus Melancholicus"-(NTM-)Patienten vorgenommen.

Da die melancholischen Patienten in der akuten Erkrankungsphase selten Angaben machen

---

[135] Die Fragen zur passiv-aggressiven Störung beziehen sich weitgehend auf die beruflich-soziale Sphäre des jüngeren Erwachsenenalters; die Kriterien der schizotypischen Persönlichkeit lassen sich kaum von psychotischen Symptomen oder krankheitsbedingten Verhaltensauffälligkeiten der paranoiden Untersuchungsgruppe abgrenzen. Selbstschädigendes oder antisoziales Verhalten schließlich war bei beiden Patientengruppen nicht zu erwarten und auch nicht zu beoabachten.

[136] Pössl u. v.Zerssen (1990) haben typische Merkmale der Biographien und Lebensstile von Typus-Melancholicus-Patienten zur retrospektiven Auswertung von Krankenakten zusammengetragen (z.B. nahe und langdauernde Beziehung zu den Eltern, Priorität von Ehe und Familie, bescheidene, zurückhaltende Lebensführung usw.).

[137] Nach Tellenbach (1969) handelt es sich typischerweise um einen unlösbaren Konflikt mit dem unter 4.2.2.2 beschriebenen Wertesystem des Typus Melancholicus.

können, die nicht von der depressiv verzerrten Sicht auf die eigenen Person und Vergangenheit geprägt sind, wurde die Befragung im Rahmen einer Nachexploration bei erfolgter bzw. zumindest weitgehender Remission durchgeführt; die Patienten mussten dabei einen Punktwert von weniger als 10 auf der Hamilton-Depressions-Skala aufweisen (Hamilton 1960). – Die Befragung der Patienten wurde schließlich durch entsprechende Interviews von nahen Angehörigen ergänzt, soweit diese existierten bzw. erreichbar waren. Dies war bei 30 der paranoiden und 33 der depressiven Patienten der Fall.

Die folgende Tabelle (4.13) gibt zunächst den jeweiligen Anteil diagnostizierbarer Persönlichkeitsstörungen nach DSM-III-R an, soweit sie sich aus der Patientenbefragung ergaben.

Tabelle 4.13 Persönlichkeitsstörungen nach SKID-II-Interview

Persönlichkeitsstörung	Paranoide (n=38)	Depressive (n=38)
Selbstunsicher	--	5 *(13%)* *)
Dependent	--	4 *(11%)* *)
Zwanghaft	3 *(8%)*	4 *(11%)*
Paranoid	8 *(21%)*	-- **)
Schizoid	7 *(18%)*	-- **)
Histrionisch	1 *(3%)*	--
Narzisstisch	1 *(3%)*	--
instabil (Borderline)	--	--
Gesamt [a]	20 *(53%)*	13 *(35%)*

*) $p < .05$ **) $p < .01$
[a] In vier Fällen waren jeweils zwei Störungen zu diagnostizieren; die letzte Zeile gibt alle Patienten an, die ein *oder* zwei Störungsmuster aufwiesen.

Die Tabelle zeigt, dass ein relativ hoher Anteil beider Patientengruppen (53% der Paranoiden, 35% der Depressiven) eine prämorbide Persönlichkeitsstörung aufwies, und zwar mit signifikanten Unterschieden bezüglich der paranoid-/schizoiden und der selbstunsicher-/dependenten Struktur. Die Polarität der beiden Gruppen wird daraus bereits erkennbar, jedoch noch deutlicher in der dimensionalen Verteilung der Punktwerte, nämlich im Sinne von unterschiedlichen Graden von Persönlichkeitsakzentuierungen (Tab. 4.14). Auch hier zeigt sich sowohl in Eigen- als auch in Fremdbeurteilung eine hochsignifikant verschiedene Ausprägung selbstunsicher-dependenter Persönlichkeitsmerkmale einerseits und paranoid-schizoider Merkmale anderseits. Zwanghaftigkeit und Ordentlichkeit waren bei beiden Patientengruppen deutlich ausgeprägt, die Depressiven erreichten jedoch signifikant höhere Werte. Histrionische und narzisstische Züge hingegen waren bei den Paranoiden häufiger, lagen jedoch bei beiden Gruppen im Verhältnis zu den jeweiligen Gesamtpunktwerten im unteren bis mittleren Bereich.

Tabelle 4.14 Persönlichkeitsakzentuierung nach dem SKID-II-Interview mit zusätzlicher Kategorie "Ordentlichkeit" (mittlere Punktwerte)

Persönlichkeitszüge [a]		Paranoide (selbst) (n=38)	Paranoide (fremd) (n=30)	Depressive (selbst) (n=38)	Depressive (fremd) (n=33)
selbstunsicher	(14)	3,5	3,7	7,5 ***)	8,2 ***)
dependent	(18)	2,5	2,1	9,3 ***)	9,9 ***)
zwanghaft	(18)	6,2	6,9	8,9 **)	9,5 **)
paranoid	(14)	7,2	8,3	2,7 ***)	2,6 ***)
schizoid	(14)	6,1	6,8	2,2 ***)	2,5 ***)
histrionisch	(16)	4,0	5,0	3,3 *)	3,6 *)
narzisstisch	(18)	5,5	6,9	4,1 *)	4,7 **)
instabil	(16)	2,5	2,0	2,4	3,7 *)
„ordentlich"	(14)	6,6	6,0	9,5 ***)	10,2 ***)

Die Einschätzungen beruhen auf Interviews der Patienten (selbst) und ihrer Anhörigen (fremd).
*) p < .05   **) p < .01   ***) p < .001
[a] maximale Punktwerte jeweils in Klammern angegeben

Auch hier ergibt sich sowohl in Eigen- als auch in Fremdbeurteilung eine hochsignifikant verschiedene Ausprägung selbstunsicher-dependenter Persönlichkeitsmerkmale einerseits und paranoid-schizoider Merkmale andererseits. Zwanghaftigkeit und Ordentlichkeit waren bei beiden Patientengruppen deutlich ausgeprägt, die Depressiven erreichten jedoch signifikant höhere Werte. Histrionische und narzisstische Züge hingegen waren bei den Paranoiden häufiger, lagen jedoch bei beiden Gruppen im Verhältnis zu den jeweiligen Gesamtpunktwerten im unteren bis mittleren Bereich.

Wie sich zeigt, differierten Eigen- und Fremdbeurteilung der Persönlichkeit nicht wesentlich, so dass trotz des relativ groben Rasters von 7-9 Fragen je Kategorie eine ungefähre Einschätzung des Persönlichkeitsprofils möglich erscheint. Als problematisch ist allerdings die Abgrenzung der prämorbiden Persönlichkeit von krankheitsbedingten Veränderungen bei den Paranoiden anzusehen, da hier meist ein chronischer, im Mittel bereits über 5 Jahre andauernder Krankheitsverlauf mit schleichendem Beginn vorlag. Bei beiden Gruppen ist schließlich an mögliche Wesensveränderungen im Alter zu denken, die die retrospektive Beurteilung der früheren Persönlichkeit beeinflusst.

Aufgrund der Ergebnisse und der anamestischen Befunde wurden schließlich 17 (45%) der depressiven Patienten als „Typus-Melancholicus" (TM) klassifiziert.

4.3.3
Typische Kasuistiken

Bevor wir zur näheren Diskussion und Interpretation der Ergebnisse übergehen, sollen einige Kasuistiken (5 paranoide, 4 depressive Patienten) typische Lebensverläufe und Krankheitsbilder der beiden Untersuchungsgruppen veranschaulichen. Die jeweils anschließenden Interpretationen nehmen teilweise Ergebnisse des anschließenden Abschnittes vorweg; sie geben andererseits Leitmotive für die weitere Diskussion vor.

4.3.3.1
Paranoide Patienten

Frau Christel L. – Die 74-jährige Patientin wird auf Beschluss des Vormundschaftsgerichts in der Klinik untergebracht, nachdem ihr wegen wiederholter Ruhestörung bereits die Kündigung drohte. Die Patientin ist stark schwerhörig, ein Gespräch mit ihr trotz Hörgeräts nur in sehr lautem Tonfall möglich.

Nach der Schilderung der Nachbarn im Haus war Frau L. schon seit vielen Jahren durch ihre unfreundliche, ruppige Umgangsart und durch lautes Sprechen oder Radiohören in ihrer Wohnung aufgefallen. Seit zwei Jahren waren diese Störungen in laute Beschimpfungen der Nachbarn übergegangen, die sie fortwährend des Hausfriedensbruchs und Diebstahls beschuldigte. Die Patientin schlug auch nachts gegen Türen und Fenster der Nachbarwohnung, so dass bereits mehrfach die Polizei geholt wurde. Schließlich verbarrikadierte sie sich aus Angst vor Bestehlung in ihrer Wohnung.

Frau L. stammt aus Danzig, wo sie 1919 als jüngstes von fünf Kindern eines Bahnangestellten zur Welt kam. Es besteht keine erbliche Belastung mit psychischen Krankheiten. Sie beschreibt sich als schüchternes Kind, das in der Schulzeit sehr unter einer ausgeprägten Akne ebenso wie unter Errötungsfurcht zu leiden hatte. Die Mutter sei wenig herzlich und sehr streng gewesen, der Vater habe immer nur „die zweite Geige gespielt". Nach der Volksschule erlernte die Patientin den Beruf der Näherin und arbeitete bis zum Kriegsausbruch bei einer Firma. 1945 schlug sie sich allein mit den Flüchtlingstrecks nach dem Westen durch, wobei sie an starker Unterernährung litt; von der siebenköpfigen Familie überlebten außer ihr nur die Mutter und eine Schwester. Nach vielen vergeblichen Eingliederungsversuchen fand sie schließlich 1953 in München eine Stellung bei der Post und heiratete, inzwischen 35-jährig, einen Hotelkoch. Sie habe sich eigentlich viele Kinder gewünscht, aber mehrere Professoren hätten ihr wegen eines zu engen Beckens davon abgeraten, und ihre Mutter habe sie aus Sorge beschworen, auf Kinder zu verzichten. Darüber sei sie noch jahrelang sehr betrübt gewesen. Da sie „arm wie die Kirchenmäuse" gewesen seien, hätten ihr Mann und sie Tag und Nacht gearbeitet, bis er mit 50 Jahren an Magenkrebs starb. Später fand sie in einem Kriegsversehrten aus dem früheren Sudetenland einen Lebensgefährten; aufgrund seiner Behinderung, einer Beinlähmung, habe er sich wie sie selbst mit Kontakten auch nicht leicht getan. So seien sie meist für sich geblieben, hätten miteinander aber ein gutes Verhältnis gehabt.

Bereits in den letzten Berufsjahren habe sie mit dem Hören immer mehr Schwierigkeiten bekommen, was ihr oft peinlich gewesen sei. Nach der Berentung habe sie dann gemerkt, dass neu eingezogene junge Nachbarinnen sich hinter ihrem Rücken über sie lustig machten. „Als ich mich umsah, machten die solche Faxen, aber ich konnte ja nichts verstehen ...

später hörte ich einmal etwas wie 'die alte Kuh' oder so ähnlich. Einmal sah ich sie auf der Straße zu meiner Wohnung hinaufdeuten und dabei lachen. Ich hab zu all dem erst nichts gesagt, was will man von solchen Personen schon erwarten ... so ging das aber weiter, bis ich einmal richtig wütend wurde, aber da wollten die natürlich von nichts gewusst haben".

Vor zwei Jahren sei ihr Lebensgefährte gestorben, und danach sei es erst richtig losgegangen. Ihre beiden Nachbarinnen, „die größten Huren der Siedlung", hätten ständig neue Männer gehabt; einer von diesen, ein Elektriker, habe die Zähler so präpariert, dass sie auf ihre Kosten hätten Strom abzapfen können, ebenso ihren Küchenherd. Vor einem Jahr habe sie deshalb einen „Schlag" bekommen und die rechte Gesichtshälfte sei gelähmt gewesen (die Patientin bezieht sich auf eine noch erkennbare Fazialislähmung). Oft höre sie merkwürdige Maschinengeräusche aus der Nachbarwohnung, wer könne wissen, mit welchen Apparaten da gearbeitet werde! Oder sie höre jemand rufen, könne es aber nicht genau verstehen. Schließlich habe sie festgestellt, dass ihr Unterlagen aus ihren Ordnern und andere Gegenstände in der Wohnung fehlten. Man habe ihr sogar das Hörgerät gestohlen, damit sie die Einbrüche nicht hören könne. Beim Verlassen der Wohnung müsse sie deshalb immer alles Wertvolle in Taschen mittragen und in einem Kinderwagen mit sich fahren. Das Ziel der Nachbarn sei jedenfalls, sie aus der Wohnung zu ekeln, weil sie die „Huren" durchschaut habe und ihnen im Weg sei.

Frau L. hat keinerlei Verwandte oder Bekannte mehr und lebt seit zwei Jahren alleine. – Die HNO-ärztliche Untersuchung ergibt eine hochgradige Presbyakusis mit Tinnitus beidseits, rechts zusätzlich ein Cholesteatom. Das MR-Tomogramm des Schädels ist unauffällig, ebenso die körperliche Untersuchung. Die Prüfung der kognitiven Funktionen ergibt eine leichte Störung des Neugedächtnisses (MMS = 26). Während der stationären Behandlung fällt auf, dass die Patientin verschiedene Gegenstände aus Angst vor einem Diebstahl immer am Körper trägt; eine von ihr als gestohlen gemeldete Halskette findet sich unter ihrer Matraze, wo sie sie selbst versteckt hatte. – Diagnose: Wahnhafte Störung (F 22.0).

Diskussion: Wir finden hier mehrere belastende Lebensumstände, die sich wechselseitig verstärken: Die bereits primärpersönlich sensitiv strukturierte Patientin erlitt durch die Vertreibung mit dem teilweisen Verlust der Familie ein schweres Trauma; darüber hinaus geriet sie dauerhaft in eine Außenseiterstellung gegenüber ihrer neuen Umgebung. Die ersehnte Mutterschaft blieb ihr verwehrt; damit fehlte nicht nur die Chance zur Entwicklung einer stärkeren mitmenschlichen Bezogenheit, auch die völlige Vereinsamung nach der Verwitwung im Alter war vorgezeichnet. Die Schwerhörigkeit schließlich reaktivierte oder verstärkte die bereits in der Kindheit erkennbaren sensitiven Regungen von Minderwertigkeit, Beschämung und Misstrauen; die empfundene Kränkung mündete offenbar in eigenbezügliche Fehlinterpretationen mehrdeutiger Situationen, wie im Kontakt mit den Nachbarinnen erkennbar. Anders als in ihrer Kindheit reagierte die Patientin inzwischen allerdings mit Gegenaggression („*blame*" anstelle von „*shame*; vgl.o. S.88).

Zur eigentlichen Aktivierung paranoider Wahrnehmungsmuster führte offenbar der Verlust des Lebensgefährten, der sowohl Halt bot als auch eine korrigierende Instanz darstellte, möglicherweise aber auch die beginnende Vergeßlichkeit, deren Folgen – wiederholtes Verlegen von Gegenständen – die Patientin den schon verdächtigten Nachbarn zuschrieb. Da sie ihren Verdacht in der Folge nicht für sich behielt, provozierte sie die tatsächliche Ablehnung ihrer Umgebung, was ihre paranoide Interpretation weiter bestätigte und festigte. Deutlich wird dabei die prekäre Rolle der Schwerhörigkeit in einem beginnenden paranoiden Zirkel: Sie verhindert zum einen eine korrigierende Überprüfung der eigenen Annahmen, zum anderen verstärkt die Kommunikationsstörung die Ablehnung und Ausgrenzung seitens der Umgebung. Infolge der Hypakusis kommt es auch zu illusionären Verkennungen und zu Fehlinterpretationen von Tinnitusgeräuschen (Maschinengeräusche aus der Nachbarwohnung!), die die eigenbezüglichen, wahnhaften Situationswahrnehmungen unterstützen.

Im Wahn der Patientin, aus ihrer Wohnung geekelt zu werden, könnte man eine Wiederkehr des Traumas der Vertreibung aus der Heimat sehen: Wie damals bleibt ihr nur die letzte Möglichkeit, alle Habe gleichsam als „Schutzpanzer" am eigenen Leib mit sich zu führen bzw. sich in „oknophiler" Weise (Balint 1972) an einem vertrauten Objekt (dem Kinderwagen) festzuhalten, da die vertrauten Räume ihrer Umgebung den Schutzcharakter verloren haben.

Frau Emilie S. – Die 83-jährige Patientin wird unter dem Verdacht auf eine paranoide Psychose stationär in die Klinik aufgenommen.

Sie hatte bis vor vier Jahren alleine in einer entfernten Stadt gelebt. Ihre Bekannten waren nach und nach gestorben, und sie hatte sich, obgleich noch sehr rüstig, unter anderem aufgrund eines beidseitigen Altersstars dort nicht mehr ganz sicher gefühlt. So war sie schließlich schweren Herzens in ein Altenheim am Wohnort ihres einzigen Sohnes übergesiedelt. Dort begann sie bald ein merkwürdiges nächtliches Klopfgeräusch zu hören, das ihr Sohn aber der Heizungsanlage zuschrieb. Nach etwa einem Jahr kam es dann zu einem Streit mit einer Mitbewohnerin; in der Folge fühlte sie sich von ihr und anderen Nachbarinnen geschnitten. Wenig später seien zunächst ihre Blumen im Zimmer eingegangen; dann bemerkte sie scharfe und unangenehme Gerüche, die sie auf Gifteinspritzungen durch die Mitbewohnerin zurückführte. Ein Umzug innerhalb des Heims brachte nur vorübergehende Besserung. Besonders nachts seien die Gifte, vermutlich Pflanzenschutzmittel, so ätzend, dass sie kaum noch atmen könne, Mund und Hals fühlten sich brennend an. – Der anhaltende und unkorrigierbare Vergiftungswahn führte zu erheblichen Konflikten mit der Heimleitung und schließlich zur stationären Aufnahme.

Die 1917 geborene Patientin stammt aus Oberschlesien; sie war das fünfte von neun Kindern eines Bergmanns und einer Beamtentochter. In der Familie sind keine psychischen Erkrankungen bekannt. Sie sei die Lieblingstochter des eher gutmütigen Vaters gewesen, der aber bereits in ihrem 12. Lebensjahr starb; vor der sehr strengen Mutter habe sie oft Angst gehabt. Nach der Volksschule arbeitete sie als Haushaltshilfe. Bei Kriegsausbruch gebar sie mit 22 Jahren ihren Sohn; zu einer Heirat mit dem Vater kam es nicht mehr, da dieser in Frankreich umkam. Die uneheliche Geburt galt in der streng-katholischen Familie als unverzeihliche Schande und führte zur „Verstoßung" durch die Mutter. So kam die Patientin mit ihrem Kind bei einem Regierungsrat in Danzig in Stellung, der den Sohn unter der Bedingung adoptierte, dass sie ihre Mutterschaft verleugnen musste. So war sie für ihr eigenes Kind „Tante Emmy", während die Ratsfrau die Mutterstelle annahm. Die Vertreibung beendete 1945 diese demütigende Situation; sie schlug sich mit dem Sohn nach Bremen durch und sorgte unter schwierigsten Verhältnissen durch Putzen und Briefaustragen für den Lebensunterhalt. Nach einem Herzinfarkt und einer Totaloperation aufgrund eines Gebärmutterkarzinoms Anfang der 50er Jahre konnte die Patientin schließlich eine sichere Stelle bei der Post finden, so dass nun eine ruhigere Phase bis zur Berentung im 60. Lebensjahr folgte. Zu einer Partnerschaft kam es nicht mehr, die Patientin zog ihre

Unabhängigkeit vor. Die Mutter blieb bis zu ihrem Tod unversöhnlich.

Die Primärpersönlichkeit der Patientin trägt nach der Beschreibung ihres Sohnes deutlich paranoide und zwanghafte Züge. Seit der Verstoßung durch die Familie habe seine Mutter die Vorstellung gehabt, „zum Leiden verurteilt zu sein". Sie sammle förmlich alles, was gegen sie gerichtet sein könnte, sei nachtragend und könne sich nicht von der Vergangenheit lösen. Sie habe lieber bis zum Umfallen gearbeitet als jemand um Hilfe zu bitten; die Arbeit sei ihr ganzer Stolz gewesen. Auch zuhause sei es immer so genau zugegangen, dass „man vom Boden hätte essen können". Unbeschwert und heiter habe er seine Mutter nur sehr selten erlebt, und für Männer habe sie sich nie interessiert.

Die geistig sehr bewegliche Patientin zeigt keinerlei kognitive Einbußen (MMS 30 Punkte), die MR-Untersuchung des Schädels ergibt einen unauffälligen Befund. An beiden Augen besteht eine fortgeschrittene Alterskatarakt, die das Sehen deutlich beeinträchtigt. – Diagnose: Wahnhafte Störung (ICD-10: F22.0).

Diskussion: Zum Schicksal von Vertreibung und Heimatverlust kommt hier die Ausstoßung aus der Familie, die der Patientin die Schande eines „Fehltritts" nie mehr verzieh. Der frühe Verlust des Vaters, später der ihres Verlobten beraubte sie gewissermaßen männlicher Verbündeter, und sie war gezwungen, das Leben allein zu bestehen, zeitweise selbst unter Verleugnung ihrer Mutterrolle gegenüber ihrem Kind. Aus dieser Not machte die Patientin eine Tugend, wenn auch um den Preis innerer Verhärtung und der Verleugnung von Nähebedürfnissen; der Sohn beschrieb sie als eher nüchtern und kühl, Sexualität war aus ihrem Leben völlig verbannt.

Erst das Alter stellte diesen Lebensentwurf betonter Unabhängigkeit in Frage. Wer die Umgebung ständig wachsam kontrollieren muss, wird gerade durch die Verschlechterung des Sehsinnes tiefer verunsichert als andere. Der schließlich nur widerwillig vollzogene Umzug in das Altenheim brachte die Patientin in eine für sie völlig ungewohnte Situation sozialer Nähe und Konkurrenz; sie fühlte sich in ihrem Autonomie- und Autarkiebedürfnis bedroht, sowohl durch die Abhängigkeiten von der Heimleitung als auch durch die von ihr beklagten hohen Kosten des Heims. Auf Nachfragen gab sie in der Exploration auch ausgeprägte Ängste vor Bettlägerigkeit und Pflegebedürftigkeit an. In dieser bereits als gefährdend erlebten Situation war die Auseinandersetzung mit der Mitbewohnerin und die nachfolgende soziale Ausgrenzung geeignet, die früheren traumatischen Erfahrungen des Ausgesetztseins zu reaktivieren. Die wahnhaft und halluzinatorisch erlebten Angriffe trafen die Patientin gleichsam an der Achillesferse, nämlich in ihrer Leiblichkeit; immer wieder ließ sie sich während der Behandlung bestätigen, dass ihr Körper noch keinen Schaden genommen hatte, befürchtete jedoch, weiteren Giftattacken nicht mehr länger standhalten zu können. – Unter einer neuroleptischen Behandlung kam es zu einer deutlichen Milderung der Symptomatik.

Frau Ida M. – Die 78-jährige Patientin wird mit der Diagnose einer paranoiden Psychose in die Klinik eingewiesen. Es besteht eine leichte Hypakusis und eine deutliche Visusminderung aufgrund Kataraktbildung an beiden Augen; die übrigen somatischen Untersuchungen einschließlich der Computertomographie des Schädels ergeben unauffällige Befunde.

4.3 Eigene Untersuchung

Sie wurde 1913 als uneheliches Kind einer Lehrerin in einer Kleinstadt geboren. Ihre Mutter habe versucht, die Schande der Schwangerschaft zu verheimlichen, indem sie u.a. nur noch nachts aus dem Haus gegangen sei. Später habe sie von ihr erfahren, warum sie keinen Vater habe; wohl auch deshalb sei sie ein sehr ängstliches und schüchternes Kind gewesen, das sich in der Schule immer in die letzte Reihe gesetzt habe. Ihre Mutter habe sie sehr streng erzogen und immer ermahnt, ja „anständig" zu bleiben. Schlechte Schulleistungen gaben in der Familie Anlaß zu tiefer Scham vor der „ganzen Stadt". Vor allem auf geschlechtlichem Gebiet sei ein tadelloser Ruf oberstes Gebot gewesen, der Umgang der Patientin wurde von den Eltern – die Mutter heiratete schließlich, als sie 12 Jahre war – streng überwacht. Als sie später zum ersten Mal einen Mann kennengelernt habe, hätten ihre Eltern gleich auf eine rasche Heirat gedrungen – sie hätte sonst vielleicht noch andere Bekanntschaften gemacht. Ihr Mann wurde im Krieg schwer verwundet und beinamputiert; ihr gemeinsames Haus wurde ausgebombt, und man habe wieder ganz neu anfangen müssen. Wegen seiner starken Phantomschmerzen sei ihr Mann eigentlich impotent gewesen, und so sei sie in sexueller Hinsicht „nie aufgeweckt worden"; ihre Ehe blieb kinderlos. Sie war zeitlebens häuslich und zurückgezogen, ging nie auf Reisen, teils aus Ängstlichkeit, teils aus Scham über die Behinderung ihres Mannes, der sich selbst einen „Krüppel" nannte.

Seit der Pensionierung ihres Mannes hätten sie öfter eigenartige Anrufe bekommen, und ihr Mann sei in seinen letzten Lebensjahren immer mehr depressiv und verstört gewesen. Auf ihre Nachfragen habe er aber immer nur beschwichtigende Antworten gegeben, die sie zunächst noch zufriedengestellt hätten. Nach seinem Tod vor sieben Jahren hätten sich erst die Nachbarn nach und nach von ihr distanziert. Dann habe sie immer wieder Anrufe erhalten, bei denen gleich wieder eingehängt worden sei, und Drohbriefe wie einen Zettel mit der Aufschrift „Organmafia" in ihrem Briefkasten gefunden. Nach und nach habe sie schließlich Gewissheit bekommen, dass sie von einem früheren beruflichen Konkurrenten ihres Mannes aus Rache verfolgt werde, dessen Sohn in ihrem Haus eingezogen sei. Weil sie sich noch so gut gehalten habe, sei sie als lebende Organspenderin für die italienische Mafia vorgesehen. Ihr Mann müsse von der ganzen Verschwörung gewusst haben, habe das Geheimnis aber mit ins Grab genommen, und sie sei ihm heute noch böse deswegen; deshalb habe sie sich auch nach seinem Tod von ihm völlig losgesagt.

Wegen der ständigen Beobachtungen und Bedrohungen sei sie nach vier Jahren in ein Altenwohnheim umgezogen. Aber auch dort hätten sich die Verfolger wieder einquartiert und hielten sich nun in den Wänden und Hohlräumen um ihre Wohnung herum auf, von wo man mit Gewehren auf sie ziele und schieße. Sie höre das an dem ständigen Knacken der Hähne und den entsprechenden Kommandos des Anführers, eines großen, blonden, breitschultrigen Mannes, der sie auf der Treppe schon einmal mit durchdringenden Augen angesehen habe. Er lasse auch Giftstoffe von oben in die Wohnung hinab, durch die sich ihre Nase vergrößern und ihre Augen verkleinern sollten. Auf der Mattscheibe des ausgeschalteten Fernsehers in ihrer Wohnung führe er ihr sexuell-perverse und grausame Stummfilmszenen vor. Sie könne nicht in ihrem Bad duschen, ohne durch die Decke von seinen Leuten beobachtet zu werden. Seit zwei Jahren schlafe sie jetzt kaum noch und trage den ganzen Tag ein Sofapolster vor ihrem Kopf mit sich herum, aus Angst, man könne sie durch einen Schuß ins Gesicht noch mehr entstellen. Sie gehe nicht mehr aus der Wohnung, telefoniere aber viel, vor allem mit der Polizei, die ihr immer wieder Hilfe zusichere. So könne sie weiter „kämpfen und kämpfen und kämpfen", auch wenn sie jeden Tag „100 mal vom Tod bedroht" sei. Dabei helfe ihr auch eine „gute Macht", die es sich zur Aufgabe gemacht habe, der Mafia das Handwerk zu legen. Diese Leute gäben ihr aus einem über München kreisenden Flugzeug immer wieder Leuchtsignale zur Anzeige von Gefahr, und zwar mittels eines regelrechten Codes, den sie inzwischen entziffern könne. Näheres dürfe sie davon aber nicht verraten.

Die Patientin erscheint körperlich rüstig, fast jugendlich, trägt eine blonde Perücke und recht weit ausgeschnittene Blusen. Sie berichtet bereitwillig und etwas logorrhoisch von ihren Erlebnissen, die sie mit bedeutungsvollen Gesten unterstreicht, die Aufmerksamkeit der Zuhörer sichtlich und in etwas kindlicher Weise genießend. Ein starker Leidensdruck ist nicht erkennbar. – Sie hat keine Angehörigen oder näheren Bekannten. – Diagnose: Sonstige wahnhafte Störung (ICD-10: F22.8).

Diskussion: Von Kindheit an stand das Leben der Patientin unter dem Zeichen der Schande und des Makels: Scham, Scheu und Ängstlichkeit engten ihren Lebensraum ebenso ein wie die moralische Rigidität des Elternhauses. Dies fand seine Fortsetzung in der sexuellen Unerfülltheit und fehlenden persönlichen Weiterentwicklung in der Ehe. Weder durch ihren Mann noch durch Kinder oder einen eigenen Beruf fand sie Anschluss an die äußere, gesellschaftliche Welt, die sich ihr nur in Form undurchschaubarer Vorkommnisse im Zusammenhang mit der Arbeit ihres Mannes präsentierte. Das Geheimnis dieser äußeren Welt nahm ihr Mann „mit ins Grab".

Die paranoide Symptomatik entwickelte sich schleichend bereits im Zuge der zunehmenden Schwäche und Krankheit des Ehemannes und wurde kurz nach seinem Tod manifest. Charakteristisch für die nicht sehr starke Bindungsfähigkeit ist die weitgehend fehlende Trauer der Patientin, die sich schließlich sogar noch im Tod „von ihm lossagte". Stattdessen trat die zeitlebens latente Angst- und Misstrauensbereitschaft ohne das Korrektiv ihres Mannes ungemildert hervor. Die nun stufenweise erfolgende, zentripetale Überwältigung der sichernden Eigenräume bis in die Leib- und Intimsphäre hinein entspricht dem typischen Ablauf der chronisch-progredienten Psychose, wie er in Abschnitt 4.4.3.3 noch näher beschrieben wird. In der lebhaft, fast begeistert vorgetragenen Schilderung der Patientin wird allerdings auch ein Kontrast dieser abenteuerlichen Erlebnisse zu ihrem ereignisarmen und unerfüllten früheren Leben deutlich. Die deutliche sexuelle Konnotation der Erlebnisse mit dem jungen blonden Mann lässt die Wahninhalte auch als Erfüllung ungesättigter leiblicher Gerichtetheiten erkennen. Ebenso ermöglicht wie der Kontakt mit den „Schutzmächten" (Fuchs et al. 1994) und mit der anonymen Polizeibehörde der Patientin ein „Surrogat-Wir" (Schulte 1924), das die völlige Verarmung ihrer sonstigen Lebensbezüge verbirgt. Schließlich kann man in dem Wahn der Patientin, als Organspenderin vorgesehen zu sein, auch eine indirekte Bestätigung der immer noch vorhandenen eigenen Jugendlichkeit sehen.

Herr Max K. – Der 82-jährige, deutlich jünger wirkende Patient stellt sich in der Toxikologischen Abteilung vor, um sich auf eine mögliche Vergiftung untersuchen zu lassen.

Bereits vor zwei Jahren war ihm nach einem Besuch bei seinem Neffen und dessen Frau aufgefallen, dass er plötzlich starke Kopfschmerzen bekommen habe. In den nächsten Wochen habe er zweimal für kurze Zeit nichts mehr gesehen bzw. Sterne vor den Augen gehabt. Die Untersuchungen beim Arzt hätten nichts Besonderes ergeben, doch habe ihn die Sache sehr beunruhigt. Bis dahin habe ihm noch nie etwas gefehlt. Vor zwei Monaten seien nun seine Verwandten wieder bei ihm zu Besuch gewesen. Am nächsten Morgen stand noch eine halbvolle Flasche Limonade auf dem Tisch, die er ausgetrunken habe, wobei ihm ein grünlicher Satz in der Flasche aufgefallen sei. Seither bemerke er verschiedene Symptome wie vermehrte Müdigkeit, zeitweise Schwindel beim Gehen, manchmal auch ein Gefühl, wie wenn die Füße abstürben. Er habe Angst vor einem Sturz oder plötzlicher Bewusstlosigkeit und gehe nur noch ungern aus dem Haus. Er sei inzwischen sicher, dass die Frau seines Neffen ihn vergiftet habe, damit die beiden als einzige Verwandte früher an sein Vermögen kämen; „das würde der gerade so passen". Sie sei eine sehr gutaussehende Frau, die die Männer auf sich aufmerksam zu machen wisse, auch ihm schon einmal schöne Augen gemacht habe. Seit er sie aber vor ein paar Jahren einmal kritisch auf ihren Lebenswandel angesprochen habe, sei sie natürlich nicht mehr gut auf ihn zu sprechen.

Der Patient stammt aus Ostdeutschland; er floh 1945, damals 30 Jahre alt, vor dem russischen Einmarsch in den Westen, erlitt aber auf der Flucht durch ein Maschinengewehrfeuer so schwere Verletzungen, dass sein rechter Arm amputiert werden musste. Von der Narkose erwacht, habe er zuerst nicht mehr leben wollen; noch jahrelang habe er sich seines leeren rechten Ärmels, der „Krüppelei" geschämt. Dennoch gelang es ihm, sich in einer großen Teppich-Firma durch härtesten Einsatz bis zum Abteilungsleiter hochzuarbeiten, wobei er immer wieder gegen die „Neider" zu kämpfen gehabt hätte. Nur von seiner Frau, die er schon vor dem Krieg kennengelernt hatte, habe er immer wieder Verständnis und Zuspruch bekommen. Für Kinder habe man in der ersten Zeit nach dem Krieg noch kein Geld gehabt, dann sei es zu spät gewesen. – Die Frau des Patienten war vor drei Jahren an einem Bronchialkarzinom gestorben. Ein Jahr später wurde ihm wegen einer Hüftgelenksarthrose eine Endoprothese eingesetzt, die in der Folgezeit das Gehen unsicher und beschwerlich machte.

Fremdanamnestisch schildert der Neffe den Patienten als einen zähen Kämpfer, dessen ganzer Stolz seine Arbeit gewesen sei, auf die er nach der Berentung nur schwer habe verzichten können. Seine Umgebung habe es zunehmend schwer mit ihm gehabt, da er im Grunde mit seinem Leben unzufrieden gewesen sei; Neidgefühle gegen Jüngere, Ressentiments gegen Randgruppen, insbesondere Ausländer hätten in den letzten Jahren zugenommen, vor allem seit dem Tod seiner Frau, die ihn mit Wärme und Verständnis immer noch zu besänftigen vermocht habe. Auch auf ihn selbst sei er wegen seiner Frau neidisch gewesen, und er habe sich aus Geiz geweigert, ihm auf seine Bitte einmal eine größere Summe zu leihen, obgleich sie eigentlich in gutem Verhältnis zueinander stünden. Sonst habe er ja keine Freunde mehr.

Die körperlichen, laborchemischen und apparativen Untersuchungen ergeben mit Ausnahme beginnender peripherer Durchblutungsstörungen keinen Anhalt für eine internistische oder neurologische Erkrankung. – Diagnose: Wahnhafte Störung (ICD-10: F22.0).

Diskussion: Die körperliche Behinderung, die „Krüppelei", beeinträchtigte das empfindliche Selbstwertgefühl des Patienten irreparabel. Er war in seiner Leiblichkeit den anderen nicht mehr ebenbürtig, für alle sichtbar depotenziert, und musste dies durch verbissenen Arbeitseinsatz kompensieren. Die Beziehung zur Leiblichkeit wurde somit ambivalent: Einerseits war der Leib mit einem Makel behaftet, andererseits musste er die berufliche Leistungsfähigkeit uneingeschränkt garantieren. Es ist anzunehmen, dass bereits diese Grundkonstellation narzisstisch kompensierter Kränkung auch projektive Abwehrmechanismen begünstigte und so die (möglicherweise nicht ungern gesehenen) „Neider" auf den Plan rief. Die Anerkennung in der verständnisvollen ehelichen Beziehung konnte die sich entwickelnden Ressentiments noch hintanhalten, eine eigentliche Selbsttranszendenz war dem Patienten jedoch nicht möglich: Im Alter trat eine innere Leere zutage, die sich in einer Verhaftung an materielle Werte, Angst vor Hilfs- oder gar Pflegebedürftigkeit und Neid auf die Jüngeren äußerte, denen nach seinem Tod die Früchte seiner Arbeit unverdient in den Schoß fallen könnten.

Durch eine erstmalige Bedrohung der körperlichen Funktionstüchtigkeit – vermutlich ging eine Amaurosis fugax der Wahnentwicklung voraus, auch eine Hüftoperation minderte das Vertrauen in den eigenen Körper – tritt die für den Patienten ohnehin vulnerable Sphäre der Körperlichkeit nun in prekärer Weise hervor. Nur eine projektive Erklärung, so ist anzunehmen, kann die drohende Entmächtigung von innen, vom hinfälligen eigenen Leib her noch einmal abwehren. Verdrängte erotische Wünsche gegenüber der Ehefrau des Neffen – die Überbetonung der Sexualmoral spricht eine deutliche Sprache – begünstigen eine solche projektive Abwehr, die allmählich in einen Vergiftungswahn, wenngleich ohne massivere Dynamik, mündet.

Herr Elimelech M. – Der 73-jährige jüdische Patient wird wegen einer chronischen halluzinatorischen Psychose in die Klinik aufgenommen.

Er wurde 1920 als Sohn eines jüdischen Volksschullehrers in Oberschlesien geboren. Nach unauffälliger Kindheit – er beschreibt sich als schüchternes, etwas ängstliches Kind – besuchte er 10 Jahre die Schule und erlernte dann den Beruf des Kerzenziehers. 1940 wurde er 20-jährig mit der gesamten Familie in ein Konzentrationslager deportiert. In fünf verschiedenen Lagern hatte er schwere Zwangsarbeit zu verrichten und war ständigen Misshandlungen ausgesetzt. 1944 musste ihm aufgrund eines Arbeitsunfalls das rechte Bein am Oberschenkel amputiert werden. Nach der Befreiung suchte er nach seiner Familie, erfuhr jedoch, dass seine Eltern und alle vier Geschwister in den Lagern umgekommen waren. Nach längerer körperlicher und seelischer Krankheit kam er wieder zu Kräften und arbeitete in München zunächst als Taxifahrer, dann als Gastwirt. 1961 wurde er vor allem wegen quälender, bis heute anhaltender Phantomschmerzen am Beinstumpf berentet. Er heiratete, inzwischen 41-jährig, eine 16 Jahre jüngere Frau, die Ehe blieb wegen einer Eileiterverklebung der Frau aber kinderlos. Das Ehepaar zog in eine Kleinstadt, wo der Patient (nach Angaben seiner Frau) nicht zuletzt aufgrund seines jüdischen Glaubens reserviert behandelt wurde und sich nicht wirklich etablieren konnte. Er litt sehr unter seiner Verstümmelung, an die ihn seine Schmerzen ständig erinnerten, und blieb zeitlebens zurückgezogen, misstrauisch, leicht kränkbar und verletzlich. Seine einzige Vertrauensperson blieb seine Frau; nach ihren Angaben sprach er in den letzten Jahren zunehmend von den quälenden Erinnerungen an die Verfolgungszeit, deren er sich nicht erwehren könne.

Vor vier Jahren entwickelte sich ein deutlicherer Hörverlust mit beidseitigen Tinnitusgeräuschen. Das Audiogramm ergab eine ausgeprägte Knochenleitungsschwerhörigkeit beidseits, so dass ein Hörgerät angepasst wurde. Seit zwei Jahren wandelten sich nun die Geräusche allmählich zu immer lauteren Stimmen, die der Patient in die Umgebung lokalisiert. Sie sprechen nunmehr fast ständig, in deutscher, polnischer, hebräischer oder jiddischer Sprache. Er hört, wie sie sich über ihn unterhalten, seine Handlungen kommentieren, seine Gedanken aussprechen; sie zwingen ihn auch, mitzusprechen, sie bedrohen, beschimpfen ihn („Saujud", „Mistkerl" usw.) und fordern ihn zum Suizid auf. Manchmal singen oder beten sie auch auf hebräisch, und veranlassen ihn, mitzusingen; es sind auch Kinderlieder und Kinderstimmen dabei. Der Patient kann sich die Stimmen nicht erklären;

es müssten irgendwelche Menschen zu ihm sprechen, er habe schon jemand in der Nachbarschaft im Verdacht gehabt, sei sich aber nicht sicher. Er wirkt ängstlich und misstrauisch, es finden sich aber keine wahnhaften Gedankeninhalte. Es besteht kein Alkohol-, Nikotin- oder Medikamentenabusus, keine internistischen Erkrankungen. Die kognitiven Funktionen sind altersentsprechend, ebenso das Ergebnis der MR-Untersuchung des Schädels. – Diagnose: Andere wahnhafte Störung (ICD-10: F22.8).

Diskussion: Ein schweres Entwurzelungs- und Verfolgungsschicksal hat bei Herrn M. zu bleibender körperlicher Beeinträchtigung und sozialer Außenseiterstellung geführt. Eine schon in der Kindheit bestehende Tendenz zur Haltung des schüchternen Beobachters verstärkte sich dadurch zu einem tiefgreifenden, wenngleich eher ängstlichen als feindseligen Misstrauen gegenüber neuen Gemeinschaften. Erst spät, mit 41 Jahren, konnte sich der Patient für eine Beziehung öffnen; bis dahin war es charakteristischerweise niemals zu seinem sexuellen Kontakt gekommen. Zu seinem Leidwesen blieben die erhofften Kinder aus. In der jüdischen Kultur bedeutet Kinderlosigkeit seit jeher ein besonderes Unglück; auch Herr M. beklagte im Gespräch, dass sein Leben sich nicht in einer Nachkommenschaft fortsetze.

Chronische körperliche Schmerzen verstellten im Laufe der Jahre immer mehr den sensorischen und sozialen Kontakt zur Welt. Im Alter traten die Erinnerungen an die Vergangenheit, an seine Heimat und Familie mehr und mehr in der Vordergrund; es gab jedoch niemanden mehr, mit dem Herr M. sie hätte teilen können. Schließlich führte der beidseitige Hörverlust zu einer noch weitergehenden Abkapselung von der Umgebung. – Begünstigt durch die Unschärfe und die Tinnitusgeräusche des akustischen Wahrnehmungsfeldes kommt es nun zur Freisetzung vokaler, teilweise auch musikalischer akustischer Halluzinationen vom Typus einer halluzinatorischen Paraphrenie.[138] Die Stimmen dringen in die unbesetzt gewordenen Richtungen des akustischen Raumes ein und entsprechen zugleich der vorwiegend auf die Vergangenheit gerichteten Einstellung des Patienten. In bedrohlicher Weise rekapitulieren sie die Situation der Demütigung und ständigen Ausgeliefertheit, in der sich der Patient in der schwersten Periode seines Lebens befand; er hört sogar die Beschimpfungen wieder, denen er damals ausgesetzt war. Aber auch Kindheitserinnerungen treten, wie ein *„déjà-entendu"*, in Form akustischer Halluzinationen wieder auf.

4.3.3.2
Depressive Patienten

Frau Rosa D. – Die Patientin wird mit der dritten Phase einer wahnhaften Depression in die Klinik eingeliefert.

Sie stammt aus einer kleinstädtischen bayerischen Arbeiterfamilie. Die Erinnerung an die

---

[138] Vgl. zur Genese akustischer Halluzinationen bei sensorischer Deafferenzierung Fuchs u. Lauter 1992, Fuchs 1993a. Auch bei der reinen musikalischen Halluzinose gehen elementare Tinnitusempfindungen oft stufenweise in differenziertere Halluzinationen über.

Kindheit ist überschattet von den ärmlichen und schwierigen äußeren Verhältnissen. Sie litt lange unter ausgeprägter Rachitis, war eher kränklich, musste aber dennoch ebenso wie ihre Schwester schon als Kind für den Unterhalt der Familie mitarbeiten, da der Vater seelisch labil und oft krank war. Gerade dadurch sei die Familie aber umso mehr zusammengewachsen, und es habe eigentlich nie Streit gegeben – „je schlimmer es kommt, desto besser hält man zusammen". Nach der Volks- und Haushaltsschule zog die Patientin nach München. Kurz darauf erfuhr sie vom Suizid ihres schon seit längerem zunehmend depressiven Vaters. Sie habe Jahre gebraucht, um darüber hinwegzukommen – der Vater hatte ihr immer besonders nahe gestanden – und sich keine Vorwürfe mehr wegen ihres damaligen Auszugs von Zuhause zu machen.

Ihren ersten Verlobten verlor sie, als sie 20 Jahre alt war, durch einen Flugzeugabsturz im Krieg. Mit 31 Jahren heiratete sie schließlich einen Buchhaltungsleiter und brachte ein Jahr darauf ihre einzige Tochter zur Welt, wobei sie an der schweren Entbindung fast gestorben wäre. An eine weitere Schwangerschaft sei leider nicht mehr zu denken gewesen. Das eheliche Verhältnis war immer herzlich, ebenso eng ist heute die Bindung an die Tochter und deren Enkel; Kontakte nach außen bestanden jedoch kaum, zumal die Patientin nach der Geburt nicht mehr arbeiten ging.

Eine erste, leichtere depressive Phase entwickelte sich im 64. Lebensjahr, und zwar in Reaktion auf eine gleichzeitige Depression ihrer Schwester, mit der sie immer „ein Herz und eine Seele" war. Auslöser für eine zweite Phase drei Jahre später war erneut die Sorge um ihre Schwester, bei der ein Rezidiv eines früheren Mammakarzinoms aufgetreten war. Nach weiteren vier Jahren war es die Befürchtung, ihr an diabetischer Retinopathie leidender Ehemann könnte sein Augenlicht verlieren, wodurch sie erneut in eine schwere Depression geriet. Es bereite ihr, wie sie später berichtet, immer großen Kummer, wenn ein ihr nahestehender Mensch eine gefährliche Krankheit habe. „Es ist dann, wie wenn ich das selber hätte; ich grüble und grüble, was daraus noch werden könnte, und bin selbst ganz fertig vor lauter Sorgen. Ich muss mich dann aufraffen, um meine Arbeit überhaupt noch zu schaffen, so schwer wird mir alles. Mein Körper macht nicht mehr, was ich will."

Die depressive Symptomatik ist gekennzeichnet von schweren Störungen des Leiberlebens (Druck auf der Brust, Kloßgefühl im Hals, Schmerzen im Rücken- und Bauchbereich), von hypochondrischen und Eigengeruchswahnideen. Die Organe im Inneren seien zusammengedrückt, es gehe nichts mehr durch. Ihr Körper rieche nach faulen Eiern, sie rieche aus dem Mund, so dass sich die anderen höflich schweigend von ihr abwenden würden. Die Haare fielen ihr büschelweise aus, so dass der Hinterkopf schon ganz kahle Stellen habe (nicht objektivierbar). Sie werde nie mehr gesund werden, und ihr Mann müsse an seiner Zuckerkrankheit elend zugrundegehen, weil sie ihm nicht mehr helfen könne. Am meisten mache sie sich Vorwürfe, weil sie sich nicht mehr mit ihrer Familie, besonders ihren Enkelkindern freuen könne, so dass diese auch nichts mehr mit ihr anzufangen wüssten.

Diskussion: Abgesehen von einer offensichtlichen erblichen Belastung (Suizid des Vaters, Depression der Schwester) bestand bei der Patientin schon in der Kindheit eine konstitutionelle Schwäche, die möglicherweise auch die spätere letale Gefährdung durch die Geburt mitbedingte. Es ist denkbar, dass die Kränklichkeit der Patientin auch eine Fähigkeit zum sympathetischen „Mitleiden" begünstigte, ebenso wie die besondere Bindung zum depressiven Vater. Früh zeigt sich das Lebensthema der aufopferungsvollen innerfamiliären Solidarität; das Selbständigwerden war mit starken Schuldgefühlen verknüpft. Der eigene Lebensentwurf der Patientin war entsprechend durch Häuslichkeit, Fleiß, ausschließlich innerfamiliäre Bindungen und eine enge Bezogenheit auf den Ehemann charakterisiert, erst recht seit dessen krankheitsbedinger Berentung.

Dieser Lebensentwurf geriet im Alter in Gefahr. In den gleichartigen Auslösesituationen der drei depressiven Phasen – Krankheit der Schwester bzw. des Ehemannes – dürften die Erfahrungen schwerer Verluste im 16. und 20. Lebensjahr eine Rolle spielen: In der Sicht der Patientin evoziert jede ernstere Krankheit eines Angehörigen einen drohenden Verlust. Auch das Thema des „Mitleidens" wiederholt sich in der eigenen, sympathetisch disponierten Leiblichkeit der Patientin („es ist dann, wie wenn ich das selber hätte"). In der Depression gerät ihr Leib dann aber in eine zunehmende Entfremdung von der Mitwelt. Das anfängliche übersensible Gespür für die Gefährdung der anderen erstirbt im depressiven leiblichen Resonanzverlust, der die Patientin zur Mitfreude, schließlich auch zum Mitleid unfähig macht und damit erst ihre eigentliche Qual hervorruft.

So bedeutet auch die veränderte Leiblichkeit für sie nicht in erster Linie eine vitale Bedrohung des eigenen Selbst, sondern vielmehr die *Unmöglichkeit, mit der mitmenschlichen Welt in Kontakt zu treten*. Das Ausfallen der Haare erlebt sie als Verlust an Jugendlichkeit und damit Ansehnlichkeit, vor allem für den Ehemann. Der Eigengeruch ist unmittelbarer Ausdruck der Vereinzelung, der Verworfenheit, des Herausfallens aus den mitmenschlichen Bindungen: Durch seine Ausdünstung stößt der eigene Leib die anderen ab; er umschließt die Patientin mit einer isolierenden Atmosphäre von Fäulnis und Verfall. Diese negativen Richtungen und die Kluft zu den Anderen entsprechen dem unter 3.1.4.3 beschriebenen Schuldraum, in dem die Patientin gefangen ist.

Herr Paul E. – Der 64-jährige Patient wird wegen einer wahnhaften Depression in die Klinik eingeliefert.

Er wuchs als jüngstes Kind eines Schneiders und einer Hausfrau auf. Er berichtet etwas verächtlich davon, wie sein Vater, ein eher schwacher und wenig durchsetzungsfähiger Mensch, seine selbständige Tätigkeit aufgeben und als Arbeiter sein Geld verdienen musste. Die Mutter sei häufig krank gewesen und habe ihre Wehwehchen im Bett gepflegt. Wenig anerkennend spricht er auch von seinem Bruder, der es aufgrund von Alkoholproblemen zu nichts gebracht habe. Er selbst war nach einer kaufmännischen Lehre in 30-jähriger Tätigkeit für einen großen Konzern durch härteste Arbeit bis zum Personalleiter einer großen Abteilung aufgestiegen. Er sei in 45 Berufsjahren nur 10 Tage krank gewesen. Die Ehefrau bestätigt, dass der Beruf für ihn immer an oberster Stelle gestanden habe, wodurch Familie und Partnerschaft zu kurz gekommen seien. Die Primärpersönlichkeit trägt nach Eigen- und Fremdbeurteilung anankastische und narzisstische Züge. – Ein halbes Jahr nach seiner Pensionierung erkrankte nun der Patient an einer schweren nihilistischen Melancholie. Unmittelbare Auslöser waren nach seinen späteren Angaben zum einen ein Skiunfall seiner Ehefrau, bei dem sie sich den Arm brach – er habe sich damals fürchterlichste Vorstellungen davon gemacht, was dabei zurückbleiben könnte; zum anderen die Extraktion dreier eigener Zähne und die Einpassung einer schlecht sitzenden Zahnprothese.

Das Leiberleben ist gekennzeichnet vom Gefühl des Zerfalls. Alle Kraft sei verschwunden, Arme und Beine gehorchten ihm nicht mehr. Sein Gesicht sei um 10 Jahre gealtert, seine Stimme habe sich völlig verändert, so dass er kaum noch sprechen könne. Er habe Raubbau an seiner Gesundheit betrieben, sich nicht um seine Familie gekümmert, und erhalte nun die Quittung dafür. Das Leben sei für ihn zuende. In diesem Zustand könne er sich von keinem Menschen mehr sehen lassen. Zu den ausgeprägten Schamgefühlen kommen wahnhafte Schuldideen: Er sei schuld am Unfall seiner Frau, sogar an einem weiteren Sturz, den sie später in seiner Abwesenheit erlitten habe. Er habe in der letzten Klinik Falschaussagen über seine Beschwerden gemacht und die Ärzte damit ins Unglück gestürzt; die Polizei werde ihn wegen Vorspiegelung falscher Tatsachen mitnehmen und einsperren. Im weiteren Verlauf entwickeln sich nihilistische Wahnideen: Der Todesschweiß stehe ihm auf der Stirn, er sei schon gestorben, man könne die Leichenflecken auf seinem Gesicht sehen. Man solle ihn in ein Leichenzimmer im Keller fahren und dort liegenlassen.

Diskussion: Der Lebensentwurf des Patienten ist durch eine rigide, ehrgeizige Leistungsorientierung auf Kosten mitmenschlicher Beziehungen in der Privatsphäre charakterisiert. Die Absetzung vom Elternhaus, dem er sich durch seinen beruflichen Aufstieg entwachsen fühlte, ist im Gespräch noch deutlich erkennbar, allerdings auch die Abwehr einer eigenen dependenten Seite ebenso wie die Verleugnung leiblicher Verletzlichkeit und Hinfälligkeit. Der Leib war für den Patienten nur ein jederzeit verfügbares Werkzeug, die selbstverständliche Basis der eigenen Leistungsfähigkeit. Erst mit der Entleerung dieser Orientierung tritt er plötzlich als „Eigenwesen" hervor, wenn auch zunächst erst im sympathetischen Erleben des Unfalls seiner Frau, die er bis dahin ebenso als selbstverständlichen „Untergrund" seiner Existenz ansah. Dieser Unfall bringt mit einem Mal die ein Leben lang verdrängte bzw. an anderen verachtete Verletzlichkeit der Existenz zu Bewusstsein. Die Zahnextraktion präsentiert schließlich in typischer Weise die Achillesferse der bis dahin unangefochtenen Vitalität.

Der melancholische Wahn erscheint vor diesem lebensgeschichtlichen Hintergrund als eine Überwältigung durch die Schattenseite der eigenen Existenz: Altern und Krankheit, Schuld und Versäumnis, Tod. Das beharrlich Ausgeschlossene, aber latent Gefürchtete, mit dem sich der Patient nicht auseinandergesetzt und dem er nun nichts entgegenzusetzen hat, erscheint in übermächtiger Gestalt und fordert seinen Tribut. In der Leiblichkeit und im Blick der Anderen präsentiert sich ihm unvermittelt seine nicht integrierte, dependente und hilflose Seite. In der paranoiden Depressioon erlebt er die leibliche Schwäche, die Scham und Strafangst der Kindheit, der er endgültig entkommen zu sein glaubte, in übermächtiger Intensität; sie wird zur Begegnung mit einer rächenden und vernichtenden Gewalt, vor der es kein Entrinnen gibt. Die Gewissheit des schon eingetretenen Todes ist der äußerste Ausdruck dieser zentripetalen Überwältigung der Leiblichkeit.

Frau Mathilde W. – Die 69-jährige Patientin wird unter der Diagnose einer wahnhaften Depression stationär aufgenommen.

Die Patientin, die zeitlebens in ihrer Geburtsstadt wohnte, verlor mit 7 Jahren ihren Vater durch Suizid. Sie erinnert sich an eine schöne, aber auch sehr einsame Kindheit mit ihrer Mutter, für die sie lange die einzige Stütze gewesen sei. Sie blieb auch bei ihr wohnen, bis sie mit 28 Jahren einen vier Jahre jüngeren Musiker heiratete, dessen Karriere sie trotz der Geburt dreier Kinder über längere Zeit durch eigene Arbeit finanzierte. Sie sei glücklich verheiratet, allerdings immer sehr eifersüchtig gewesen. Streit habe es kaum gegeben, das hätte sie nicht ertragen können. – Der erstgeborene Sohn verunglückte 25-jährig tödlich in den Bergen; der Ehemann starb vor 10 Jahren unerwartet an einer Sepsis. Beide Verluste waren von ausgeprägten, mehr als ein Jahr anhaltenden Trauerreaktionen mit Schuldgefühlen gefolgt. Seitdem lebte die Patientin allein, kümmerte sich aber intensiv um eine ältere kranke Frau in der Nachbarschaft, dann um einen an einer bipolaren Psychose erkrankten Enkel. Eine der Töchter beschreibt die Mutter als eine Frau, deren Lebensinhalt seit jeher im Helfen bestehe; wenn die von ihr betreute Person wieder gesund werde, gerate sie regelmäßig in eine Krise. – Belastend wirkte sich in den letzten Jahren eine fortschreitende Macula-Degeneration auf beiden Augen aus, die das Sehvermögen auf 20% reduzierte.

Als sich der Enkel nach einer wochenlangen Betreuung wohl aufgrund einer hypomanen Umstimmung abrupt von der Patientin abwandte und nichts mehr von ihr wissen wollte, kam es bei schon vorbestehender labiler Verfassung zur Dekompensation und erstmaligen melancholischen Erkrankung. Die Patientin schilderte, wie die negative Reaktion des Enkels sie „wie ein Schmerz mitten in der Brust" getroffen habe, von dem sie sich nicht habe erholen können. Sie leide nun seit einem Monat unter dem „Nichts" in ihrer Wohnung; jeden Morgen falle sie in ein tiefes Loch. Sie gehe nur noch mechanisch von einem Zimmer zum anderen und verkrieche sich meist bald wieder in ihr Bett. Die vertrauten Gegenstände und Erinnerungen seien ihr fremd geworden, sie hätten ihr „nichts mehr zu sagen". Sie habe auch nichts Richtiges mehr anzuziehen, da sie versäumt habe, rechtzeitig etwas einzukaufen. Das Nichts habe sich in ihrem ganzen Leben ausgebreitet. Alle Menschen würden sie meiden, weil sie äußerlich so vernachlässigt, so langweilig und uninteressant sei. Sie habe keine Aufgabe, keine persönlichen Kontakte mehr, sie könne ja selbst für ihre Töchter nichts mehr empfinden. „Es ist alles wie tot in mir." „Ich bin in einem Niemandsland". Sie sehe bereits nur noch verschwommen; sicher werde sie erblinden und dann zu gar nichts mehr nütze sein. Sie denke oft, es sei das beste, wenn sie sich aus der Welt schaffen würde.

Diskussion: Hier zeigt sich eine schon früh angelegte Orientierung auf die Bedürfnisse und Nöte der anderen, durch deren Umsorgung der Patientin gleichsam ihr Lebensrecht, ihre „Nützlichkeit" zugesprochen wurde. Der Verlust des Vaters im 7. Lebensjahr hinterließ eine Leere, die durch eine fürsorglich-erwachsene Beziehung zur Mutter gefüllt wurde – eine „Parentifizierung" auf Kosten der Eigenständigkeit der Patientin. Es ist denkbar, dass der Suizid des Vaters auch den Schatten einer Schuld über ihr Leben warf, die Wiedergutmachung und Aufopferung forderte. Jedenfalls konnte die Patientin nur in der Helferrolle ihre Bedürfnisse nach Liebe und Bestätigung realisieren. Das ständige „Gebraucht-Werden" kompensierte das latente Gefühl der Verlassenheit und Leere, das bereits in der Kindheit als Einsamkeit spürbar war und durch spätere Verlustereignisse reaktiviert wurde.

Dieser trotz äußerlich-räumlicher Selbständigkeit ganz von einer bestimmten sozialen Rolle abhängige Lebensentwurf geriet nun im Alter mehr und mehr in eine Krise. Zum einen verlor die Patientin zunehmend die Gelegenheiten zur Betätigung ihres Helferimpulses, zum anderen deutete der fortschreitende Visusverlust das allmählich nahende Ende ihrer Fähigkeit an, sich durch Nützlichkeit des eigenen Wertes zu versichern. Vor diesem Hintergrund erhielt die Abwendung des Enkels die Bedeutung einer akuten Bedrohung, ja eines leiblich gespürten, schmerzhaften Zerreißens der für die Patientin so wesentlichen Fürsorgebeziehung. Bei zweifellos gegebener erblicher Belastung war es doch erst der Zusammenbruch dieser gerüstartigen Lebensstruktur, der die Disposition zur Depression aktualisierte.

Das Zurückgeworfensein auf sich selbst führt in der Depression zu leiblicher Schwere und einem Herausfallen aus allen vertrauten Bezügen des Stimmungsraums, zu einer Entfremdung der in leiblicher Resonanz gespürten Ausdrucksgehalte. Die Negation des Selbst durch den Verlust der Mitwelt wird von der Patientin als ein regelrecht räumlich in ihrer Umgebung sich ausbreitendes „Nichts" erlebt, von dem alle Dinge und Beziehungen erfasst und ihres emotionalen Ausdrucks beraubt werden; die Derealisation ist im Begriff des „Niemandslands" eindrucksvoll beschrieben.

Frau Hilde M. – Die 70-jährige Patientin wird wegen einer rezidivierenden, wahnhaften Entfremdungsdepression stationär aufgenommen.

Sie wuchs in einem streng katholischen, ländlichen Milieu im Schatten ihrer älteren Schwester auf, die ihr von den Eltern immer vorgezogen worden sei und im Gegensatz zu ihr auch habe studieren dürfen. Während die Schwester heiratete und zwei Kinder gebar, blieb die Patientin lange allein, verliebte sich aber mit 27 Jahren in einen verheirateten Mann und Vater zweier Kinder, mit dem sie seither eine außereheliche Beziehung führte; seine Frau war die beste Freundin ihrer Schwester. Vor dem Hintergrund ihrer katholisch geprägten Erziehung erlebte die Patientin das Verhältnis lange mit starken Schuldgefühlen, hielt aber dennoch unbeirrt daran fest. Sie ordnete sich in allem vollständig den Wünschen ihres Partners unter, kleidete und schminkte sich nach seinen Vorstellungen zeitweilig wie ein „Vamp" mit Miniröcken, Lippenstift usw. Erst nach 19 Jahren trennte er sich von seiner Familie und zog mit ihr zusammen.

Zur ersten melancholischen Phase im 58. Lebensjahr kam es zwei Monate nach dem plötzlichen Tod ihrer Mutter; diese hatte erst kurz zuvor erschüttert von dem unehelichen Verhältnis der Patientin erfahren und ihr heftige Vorwürfe gemacht. Auch ihre Schwester hatte die Beziehung nie gutgeheißen und sah die schließliche Erkrankung der Patientin als Strafe Gottes an. Unmittelbarer Auslöser der Krankheit war eine akute Panikreaktion auf das Steckenbleiben in einem Fahrstuhl. Sie sei bereits als Kind sehr ängstlich gewesen, habe auch später nie allein im Dunkeln oder in engen Räumen sein können. Die Angst sei zwar rasch abgeklungen, in den darauffolgenden Tagen habe sie jedoch erst ein ständiges Pochen und Pulsieren im Kopf gespürt, dann seien Sehstörungen aufgetreten. Sie habe das Sehen bewusst gespürt, etwa wie ein „stures Schauen", und das Gefühl von Blasen vor den Augen gehabt, die platzen müssten, damit sie wieder richtig sehen könne. Es entwickelte sich eine psychotische Depression mit hypochondrischen und religiösen Wahnideen, die – ohne vollständige Remissionen im Intervall – viermal in ähnlicher Erscheinungsform rezidivierte.

Bei der Untersuchung war die Patientin – ihrem Alter nicht mehr ganz entsprechend – modisch gekleidet und stark geschminkt. Zugleich zeigte sie eine maskenhaft starre Mimik, schlug fortwährend die Augen nieder und sprach nur mit flüsternder Stimme. Ihr Kopf sei wie Beton, dumpf und benommen. Sie fühle sich in ihren Körper eingesperrt; sie sei gar nicht richtig im Raum, habe kein Gefühl zur Umwelt, wie wenn sie unter einer Glasglocke wäre. Sie könne sich nicht mehr mit anderen unterhalten, mache alles nur noch mechanisch. Es sei so, als wenn sich Blei in ihren Körper ergossen habe und alles ausfülle. Sie sei sicher, dass sie an progressiver Paralyse leide und unheilbar krank sei. Es gebe einen Gott des Lichts und einen Gott der Finsternis; jeder Mensch sei von Geburt an für einen der beiden prädestiniert. Sie sei für den zweiten, für die Hölle bestimmt, das habe sie vor Jahren in einem Wachtraum erfahren, in dem ihr der Teufel erschienen sei. Seither wisse sie, dass sie verdammt sei und die Hölle, die auf sie warte, bereits jetzt vorkosten müsse. – Wie schon bei früheren Krankheitsphasen weist die Patientin allerdings eine Schuld, die sie durch ihre Beziehung auf sich geladen haben könnte, eindeutig von sich. Sie habe keine Erklärung für ihre Verdammnis außer der Prädestination jedes Menschen.

Diskussion: Die primärpersönlich eher ängstlich und dependent strukturierte Patientin geriet durch die Beziehung zu einem verheirateten Mann in eine Lebenssituation, die in krassem Konflikt zu ihren familiären Normorientierungen stand. Gerade ihre abhängige Struktur und wohl auch die Konkurrenz zu ihrer erfolgreicheren Schwester hatte wesentlich dazu beigetragen. – Blankenburg (1989b) hat auf eine Gruppe wahnhafter Depressionen hingewiesen, bei der nicht situative Umstände (Verluste, Krankheiten, Umzug etc.) die rigide, hypernome Struktur des Typus Melancholicus in Frage stellen, sondern die Patienten selbst ihrer Struktur „untreu" werden und aus der „Inkludenz" ausbrechen. Während Menschen mit anderer Persönlichkeitsstruktur sich ein solches Ausbrechen gewissermaßen leisten können, vermögen aber melancholische Persönlichkeiten diesen Konflikt nicht auszutragen und geraten früher oder später in eine Depression. Dabei beziehen sich ihre wahnhaften Schuldvorwürfe typischerweise nicht auf den selbstverschuldeten und eigentlich zu verantwortenden Ausbruch; die eigentliche Schuld bleibt unerkannt und wird auf ein ganz anderes Feld verschoben.

Eine solche Verschiebung anzunehmen, liegt auch bei der Patientin nahe: Ihr in hohem Grade konflikthafter, aber über Jahre aufrechterhaltener Lebensentwurf brach offensichtlich in dem Augenblick zusammen, als mit der Entdeckung ihres unehelichen Verhältnisses durch die Mutter und deren wenig später eintretendem Tod gleichsam der Bogen der Schuld überspannt war. An die Stelle einer Schuldbewältigung trat in der Depression jedoch eine Hypertrophie der Schuld bis hin zur Gewissheit metaphysischer Verdammnis: Die Erfahrung radikaler Getrenntheit von aller mitmenschlichen Gemeinschaft findet in dem „manichäischen" Weltbild der Patientin ihren Ausdruck. In dem Wahn, an progressiver Paralyse zu leiden, hat sich zudem das leibliche Entfremdungs- und Lähmungsempfinden der Patientin mit dem Thema der venerischen Krankheit verknüpft, das mit einem Verstoß gegen die Sexualmoral assoziiert ist. Auch hierin kann man noch einen verschlüsselten Verweis auf eine verdrängte Schuld erkennen. – Der Umschlag einer schuldhaft erlebten Beziehungsdynamik in eine leibliche Erstarrung (begünstigt durch eine phobische Prädisposition und ein entsprechendes Auslöseerlebnis) hat also jene Dynamik zum Erliegen gebracht, gewissermaßen eingefroren: Mit der Leiblichkeit erstarrt auch die Schuld als intentional gerichtetes *Gefühl*, und der an ihre Stelle getretene Schuld*wahn* der ewigen Verdammnis bleibt in einer eigenartigen Egozentrik gänzlich unbezogen auf die reale mitmenschliche Situation.[139]

---

[139] Nicht umsonst hat Dante die Hölle, von der auch die Patientin spricht, als äußerste Erstarrung geschildert: Im neunten und letzten Kreis des Inferno sind die größten Sünder, die Verräter an ihren Mitmenschen, im ewigen Eis erstarrt, und selbst die Tränen gefrieren ihnen auf den Augen. Angesichts des absolut Bösen, d.h. Luzifers, der in der Mitte der Eisfläche steckt, kom-

Die von der Patientin geschilderte Symptomatik veranschaulicht eindrucksvoll die Korporifizierung der Leiblichkeit in der Melancholie. Kopf und Körper fühlen sich an wie Beton oder Blei und erlauben nur noch mechanische Bewegungsabläufe. Sie spürt ihr eigenes Sehen wie ein „stures Schauen" und hat das Gefühl von Blasen vor den Augen; die visuelle Wahrnehmung gelangt also nicht mehr selbstverständlich zu den Dingen, sondern ihr sonst ausgeblendeter Vollzug, das „Schauen selbst" tritt plötzlich störend in den Vordergrund. Die Umwelt erscheint der Patientin entfremdet, wie wenn sie unter einer Glasglocke stünde. Dieses Erleben wird in dem Wahn, an progressiver Paralyse zu leiden, als absolute subjektive Realität ausgedrückt, zu der die Patientin ohne einen Spielraum der Selbstdistanzierung kein objektivierendes Verhältnis mehr einzunehmen vermag.

4.4
Diskussion und Interpretation

Sowohl aus den statistischen Erhebungen als auch aus den typischen Biographien und Krankengeschichten geht hervor, dass Patienten, die im höheren Alter erstmals an einer paranoiden oder affektiven Psychose erkranken, sich in wesentlichen demographischen, biographischen und persönlichkeitsbezogen Merkmalen voneinander unterscheiden, und zwar bereits lange vor dem Ausbruch der Krankheit. Im Folgenden soll – unter Einbeziehung weiterer Untersuchungsdaten und Krankengeschichten – eine phänomenologische Typologie der beiden Patientengruppen entworfen werden. Wesentlich für den Begriff des Typus ist dabei die Zeitgestalt; der Typus bezeichnet nicht eine gewordene Struktur, die in Form von feststehenden Eigenschaften beschrieben werden kann, sondern eine fortlaufende, in leiblich-seelischen Dispositionen niedergelegte Weise des Erlebens und Sich-Verhaltens (vgl. Tellenbach 1983).

Die Darstellung unterteilt sich in die Typologie a) der Persönlichkeit und Lebenswelt der Patienten vor der Erkrankung und b) ihrer Leiblichkeit und Räumlichkeit in der Psychose selbst. Dabei steht jeweils die Typologie der Altersparanoiden im Vordergrund, da sie bislang noch selten Gegenstand der psychopathologischen und anthropologischen Forschung waren.

4.4.1
Typologie der Persönlichkeit und Lebenswelt altersparanoider Patienten

4.4.1.1
Prämorbide Persönlichkeit

Kay u. Roth (1961) sowie Post (1966) beschrieben paranoide oder schizoide Züge

---

men alle Schwingungen des menschlichen Seelenlebens zum Stillstand.

der Primärpersönlichkeit bei etwas weniger als der Hälfte ihrer „*late paraphrenia*"-Patienten. Nach einer späteren, vergleichenden Untersuchung mit Persönlichkeitsfragebögen von Kay et al. (1976) war etwa ein Fünftel der paranoiden Patienten schizoid, im Unterschied zu 4% der Depressiven. Pearlson et al. (1989) stellten in ihrer Untersuchung Spätschizophrener bei 63% eine schizoide prämorbide Persönlichkeit fest, im Gegensatz zu nur 28% bei jungen Früherkrankten und 50% bei gealterten Früherkrankten. Schließlich fanden auch Yassa u. Suranyi-Cadotte (1993) bei 40 geriatrischen Patienten mit paranoider Psychose einen Anteil paranoider oder schizoider Persönlichkeiten von 45%. Eine strukturierte Untersuchung nach neueren Kriterien fehlt jedoch bislang.

Bei unserer Untersuchung zeigte sich in Eigen- und Fremdbefragung ein hoher Anteil paranoider und schizoider Persönlichkeitsstörungen (insgesamt 39%) bzw. entsprechender Persönlichkeitszüge (s.o. Tab. 4.13/4.14). Ferner waren auch anankastische Merkmale auffällig häufig festzustellen. Zur Veranschaulichung typischer prämorbider Eigenarten der Patienten seien zwei Schilderungen von Angehörigen wiedergegeben:

Die Tochter einer 69-jährigen Patientin beschreibt diese als einen schon seit jeher schwierigen, eher kühlen und misstrauischen Menschen. Ihre Mutter habe sie oft von dem Kontakt mit Nachbarn zurückgehalten, diese immer wieder schlecht gemacht und der Hinterhältigkeit verdächtigt. Auf den Vater, der in zweiter Ehe mit ihr verheiratet gewesen sei, sei sie stets eifersüchtig gewesen und habe verlangt, dass er seine frühere Frau und seine Kinder nie mehr sehe. Sie habe sich nie etwas gegönnt, hart gearbeitet und gespart; ihr ganzer Stolz sei es gewesen, dass sie in ihrer Arbeit bei einer Bank sehr anerkannt war. – Nach dem Tod ihres Ehemannes sei sie noch einige Jahre mit einem anderen Mann befreundet gewesen. Als auch dieser starb, stellte sich heraus, dass er sie bereits seit langem betrogen hatte. Diese Kränkung und Enttäuschung habe sie nicht verwunden und sei tief verbittert gewesen. Bald darauf erkrankte sie an einer schizophreniformen Psychose, in der sie einen Nachbarn gezielter Ruhestörungen und Diebstähle verdächtigte, sich von ihm bestrahlt fühlte und schließlich wiederholt die Polizei alarmierte.

Der Sohn eines 70-jährigen Patienten berichtet, er habe seinen Vater nur als missmutig, pedantisch, humorlos oder verärgert in Erinnerung. Er sei leicht misstrauisch und werde nicht warm mit neuen Bekannten. Immer schon habe es jemand gegeben, der vermeintlich gegen ihn gearbeitet habe; immer seien die Anderen an seinen Misserfolgen schuld gewesen. Wegen eines massiven Konflikts mit Mitarbeitern sei er nicht zuletzt aufgrund seiner undiplomatischen Haltung schließlich mit 58 Jahren gekündigt worden. Nachdem auch seine Ehefrau sich von ihm scheiden ließ, entwickelte er im Verlauf eines Rechtsstreits mit einem seiner Mieter den Wahn, dieser versuche ihn durch nächtliche Gaseinspritzungen langsam zu vergiften.

Im Folgenden sollen diese allgemeinen Daten bzw. Schilderungen unter spezifischen Gesichtspunkten erweitert werden (vgl. auch Fuchs 1999c).

4.4.1.2
Streben nach Autarkie

Ein hervorstechendes Charakteristikum der Beziehungs- und Lebensgestaltung der paranoiden Patienten war das Bestreben, Abhängigkeit und Hilflosigkeit zu vermeiden und stattdessen eine autarke, selbstgenügsame Position einzunehmen. Im Persönlichkeitsprofil spiegelte sich dies in einem gegenüber den Depressiven signifikant niedrigeren Punktwert für den Faktor Dependenz (s.o. Tab. 4.14). Die Grundhaltung der Patienten wird an verschiedenen Dimensionen ihrer Lebenswelt anschaulich. In der beruflichen Sphäre zeigten sich expansiv-kämpferische, sthenisch-energische Charakterzüge (Ausdauer, Zähigkeit, Ehrgeiz, Stolz auf das eigene Leistungsvermögen). In den privaten Beziehungen dominierte die Tendenz zur Distanzierung, zu Kontrolle anstelle von Vertrauen, zur genauen Verrechnung von Geben und Nehmen. Für die Mehrzahl der Patienten stellte sich so das Leben als ein Überlebenskampf dar, den es zu bestehen galt. Typisch waren Äußerungen über die Notwendigkeit, „sich durchzubeißen", „sich nicht unterkriegen zu lassen." – „Ich musste immer mit allem allein fertigwerden, und ich werde auch damit fertig". – „Mein Leben war ein Kampf, aber ich war immer stark genug", usw. Ihre vitale, energische Konstitution – erkennbar auch am bemerkenswert rüstigen Allgemeinzustand gerade im Gegensatz zu den depressiven Patienten – erlaubte den Patienten in der Regel, diesen Lebensentwurf bis ins Alter hinein ohne Angewiesensein auf andere durchzuhalten. Daher nahm auch bei vielen Patienten das Streben nach materieller Absicherung durch den Besitz, das „Ersparte" einen besonderen Stellenwert ein.

Die Betonung persönlicher Unabhängigkeit ebenso wie das Vorherrschen sthenisch-energischer Persönlichkeitszüge (Beharrlichkeit, Vitalität, Selbstbehauptungswille) kommt auch in der signifikant häufigeren und längerdauernden Berufstätigkeit der paranoiden gegenüber den depressiven Frauen zum Ausdruck (s.o. Tab. 4.12). Von den 33 paranoiden Patientinnen hatten zwei Drittel eine über 20-jährige, 16 sogar eine über 30-jährige Berufstätigkeit hinter sich; nur 4 (verheiratete) Patientinnen waren ganz oder überwiegend als Hausfrauen tätig gewesen. Hingegen hatte nur ein knappes Drittel der depressiven Frauen über 20 Jahre außerhalb des häuslichen Bereichs gearbeitet; 11 Patientinnen (42,3%) waren nach der Heirat ganz oder überwiegend im Haus beschäftigt.[140]

Die Bedeutung der Berufsarbeit für das Selbstwertgefühl und die Lebenshaltung der Patienten wurde auch in den biographischen Anamnesen immer wieder deutlich. In der meist jahrzehntelangen Arbeit hatte man sich bewährt, „seinen Mann gestanden", sich „nicht kleinkriegen lassen", es von kleinen Anfängen und ohne Ausbildung doch zu einer respektablen Position gebracht. Die kämpferische Arbeitseinstellung zeigte sich in typischen Selbsteinschätzungen wie „ich habe es immer allein geschafft", „ich habe immer hart gearbeitet, um mich und die Kinder durchzubringen, darauf bin ich heute noch stolz", „ich war mit der Arbeit verheiratet, und man hat mich dort sehr geachtet."

4.4.1.3
Beziehungsgestaltung

Vorherrschende Beziehungsthemen der Paranoiden waren einerseits die Rangord-

---

[140] Zu der meist lebenslangen Berufstätigkeit der paranoiden Patientinnen dürfte zweifellos auch der hohe Anteil an Ledigen und frühzeitig (vor dem 40. Lebensjahr) Geschiedenen oder Verwitweten beigetragen haben, der bei 48% liegt (n=16).

4.4 Diskussion und Interpretation

nung, das Verhältnis von Dominanz und Submission, andererseits der Konflikt zwischen Autonomie und Abhängigkeit. Die Patienten waren bestrebt, auch in nahen Beziehungen ihre Eigenständigkeit nicht zu verlieren, sich nicht unterzuordnen und wesentliche Entscheidungen selbständig zu treffen. In der Ehe waren sie, soweit die Befragungen dies zu beurteilen erlaubten, in der Mehrzahl der Fälle der dominante Partner. Interpersonale Beziehungen wurden zudem oft in Begriffen von Gewinnen oder Verlieren gesehen. Viele Patienten äußerten z.B. ihr Unbehagen darüber, ohne Gegenleistung beschenkt zu werden, jemand „etwas schuldig zu bleiben", fühlten sich andererseits leicht ausgenutzt oder übervorteilt.

An der geringen Zahl dauerhafter Partnerschaften wird zunächst eine überwiegende Bindungsscheu der Patienten erkennbar. Aus Tab. 4.7 (s.o.) geht der hohe Anteil an Ledigen (8 von 38) und Geschiedenen oder Getrennten (12 von 38) hervor, zusammengenommen 20 oder 53%. Wie bereits beschrieben, hatten von den 8 Ledigen 3 ihren Verlobten im 2.Weltkrieg verloren und fanden später nicht mehr zu einer dauerhaften Beziehung. 3 weitere gaben explizit an, sie hätten ihre Unabhängigkeit nicht aufgeben wollen: „Heirat ist doch ein Lotteriespiel. Ich wollte meine Freiheit behalten." – „Ich bin immer stolz darauf gewesen, es allein geschafft zu haben; ich habe den Kindern auch den Vater ersetzen können." – Bei 2 Patientinnen schließlich trug offenbar vor allem eine starke Mutterbindung wesentlich zu einer nicht mehr rechtzeitigen Ablösung vom Elternhaus bei: Die eine wohnte bis zum 35. Lebensjahr, die andere bis zum 37. Lebensjahr zuhause, wo sie ihre Mutter jahrelang pflegte.

Von den 12 Geschiedenen hatten sich 9 selbst von ihrem Partner getrennt, in 6 Fällen wegen dessen erwiesener oder angenommener Untreue; nur 3 waren von ihren Partnern verlassen worden. Von der Gesamtzahl Lediger und Geschiedener (n = 20) waren also 17 aus eigener Wahl partnerlos. Eine weitere Patientin hatte zwar geheiratet, ihren Mann jedoch früh im Krieg verloren; sie habe nicht mehr heiraten wollen, weil „die Männer alle nur mein Haus wollten, nicht mich". Insgesamt ergibt sich eine Zahl von mindestens 18 (47%) Patienten, die Partnerlosigkeit dem Risiko von Abhängigkeit, Verletzung oder Enttäuschung vorzogen.

Aber auch die verheirateten Patienten sahen in ihrer Ehe meist keine innige, auf vertrauensvolle Nähe und tieferes gegenseitiges Verständnis angelegte Beziehung, sondern eher eine „Zweckgemeinschaft" zum Lebensunterhalt. Es sei nicht die große Liebe gewesen, aber man habe sich eben aneinander gewöhnt und es zusammen leichter gehabt; man sei recht gut miteinander ausgekommen; jeder sei seiner Wege gegangen – solche Beurteilungen gehörten noch zu den positiveren. Oft machten die Patienten auch kein Hehl aus ihrer Reserve oder ihrem latenten Misstrauen gegenüber dem Partner. Angesichts solch distanzierter Partnerschaften verwundert es nicht, dass es bei Verwitwung kaum zu ausgeprägten oder gar pathologischen Trauerreaktionen kam, während diese bei den Depressiven häufig festzustellen waren (dazu näher unter 4.4.1.2).

Ein weiterer Beleg für mangelnde Nähe und Wärme der paranoiden Patienten in ihren Beziehungen ist die vergleichsweise geringe Nachkommenschaft. Von den paranoiden Patienten waren, wie bereits dargestellt, signifikant mehr kinderlos geblieben als von den depressiven (18 vs. 10 bzw. 47% vs. 26%; s.o. Tab. 4.8).

Dies ist nur in drei Fällen auf den Ledigenstatus der Patienten zurückzuführen, in fünf weiteren Fällen am ehesten auf frühe Verwitwung oder Trennung. Die meisten der Patienten gaben mangelnden Kinderwunsch oder die Mühen des Existenzaufbaus in der Nachkriegszeit als Grund an. Anamnestisch war zudem bei vielen Patientinnen ein relativ geringes Interesse an Sexualität bis hin zur Frigidität zu erfragen. – Aber auch die paranoiden Patienten mit Kindern (n = 20) hatten eine erheblich geringere Nachkommenschaft als dies bei den Depressiven der Fall war (durchschnittliche Kinderzahl 1,4 vs. 2,1). Die Ursachen dafür entsprechen, soweit feststellbar, in etwa den schon erwähnten. 5 Patientinnen waren zudem ledig und hatten ein uneheliches Kind, worin in diesem Fall die geringe Kinderzahl begründet war.

Die angegebenen Ursachen und Motive für die Partner- oder Kinderlosigkeit lassen erkennen, dass zwischen prämorbider Persönlichkeit und Familienverhältnissen der Patienten keine einseitige Kausalbeziehung herzustellen ist. Einerseits waren die Beziehungsscheu und mangelnde gefühlsmäßige Wärme der Patienten in vielen Fällen für die unvollständigen oder fehlenden Familienbildungen verantwortlich. Andererseits kamen diese Verhältnisse oft schicksalhaft durch frühe Verwitwung oder Kriegsereignisse (Vertreibung, s.u.) zustande. In beiden Fällen aber begünstigte die mangelnde Selbsttranszendenz in der ehelichen und in der Eltern-Kind-Beziehung zweifellos eine Rückzugs- oder Oppositionsstellung zur Umgebung. Eine gefühlshafte Verbindung zu anderen konnte vielfach nur rudimentär ausgebildet werden; es fehlte insbesondere den Patientinnen an „Mütterlichkeit", „Herzlichkeit" und Besorgnis um andere.

Abschließend sei noch einmal auf die geringe Zahl naher persönlicher Kontakte verwiesen, über die die paranoiden Patienten zum Untersuchungszeitpunkt verfügten (s.o. Tab. 4.9). Dies entsprach in den meisten Fällen lebenslanger Gewohnheit: Abneigung gegen Gesellschaft, eine zurückgezogene Arbeitsweise ohne viele soziale Interaktionen, geringe oder fehlende Außenbeziehungen jenseits von Beruf oder Partnerschaft charakterisierten das Kontaktverhalten der Patienten. Als Ergebnis davon war in den meisten Fällen der Lebensraum schon bei Beginn der Erkrankung weitgehend auf die Wohngrenzen eingeschränkt.

4.4.1.4
Spezifische Belastungen

Der prämorbiden Persönlichkeitsstruktur altersparanoider Patienten mit ihrer Häufung von paranoiden und schizoiden Zügen liegt möglicherweise bereits eine basale, auf genetisch-konstitutionelle bzw. frühkindliche Bedingungen zurückgehende Ich-Schwäche zugrunde. Die vorliegende Untersuchung lässt allerdings fundierte Aussagen darüber nicht zu. Die erbliche Belastung mit Krankheiten oder Persönlichkeitsstörungen aus dem paranoiden Spektrum (in 6 Fällen oder 15%; Tab. 4.1) läge zwar über dem Bevölkerungsdurchschnitt; die mangelnde Verläßlichkeit der Angaben erlaubt jedoch keine genauere Berechnung der genetischen Belastung. Auch die Kindheitsanamnesen der Patienten waren, von Einzelfällen abgesehen, meist unspezifisch. Auffällig war am ehesten eine Häufung wenig

4.4 Diskussion und Interpretation

herzlicher oder zärtlicher, eher strenger und kalter Mütter einerseits, und schwacher, oft nicht sehr erfolgreicher Väter andererseits. Die gleichzeitig oft ausgeprägte Mutterbeziehung der Patientinnen lässt vermuten, dass die Identifikation mit dem eher distanziert-kühlen Elternteil für die Bindungsscheu im späteren Leben mitursächlich war.

Erlauben die Untersuchungsergebnisse diesbezüglich keine weitergehenden Schlüsse, so fanden sich andererseits bei der großen Mehrzahl der Patienten belastende Umstände in der weiteren Lebensgeschichte, die eine grundsätzlich reservierte und misstrauische Haltung gegenüber der Umwelt begünstigen: Erfahrungen der Entwurzelung (Flüchtlingsschicksal), Enttäuschung (Untreue des Ehepartners, berufliche Zurücksetzung u.a.), der körperlichen Demütigung (Vergewaltigung, Amputation) und der sozialen Außenseiterstellung (z.B. durch uneheliche Geburt oder uneheliche eigene Kinder). Ich will diese Belastungen in drei Einzelabschnitten näher dokumentieren (vgl. Tab. 4.11).

(1) Diskriminierende, ausgrenzende Erfahrungen oder Bedingungen (uneheliche Geburt, uneheliches Kind, Behinderung) fanden sich in insgesamt 14 Fällen (*vs.* 5 bei den Depressiven). – Im einzelnen waren 4 Patienten unehelich geboren, 5 brachten ein uneheliches Kind zur Welt. Die Behinderungen bestanden in

– Amputation (2 Fälle)
– stark hinkendem Gang infolge Unfallverletzung (ein Fall).
– Schwerhörigkeit seit dem 5. bzw. 14. Lebensjahr (zwei Fälle).

Obgleich diese Umstände sehr verschiedenen Gattungen angehören, war ihnen für die Patienten doch der Charakter der Diskriminierung, des Anstößigen, des „Andersseins" gemeinsam. Übereinstimmend wurden sie als demütigend, beschämend oder ausgrenzend erlebt und geschildert. Entsprechend der phänomenologischen Interpretation der Scham (s.o. S.80f.) begünstigt das Zurückgeworfensein im interpersonalen Raum eine sensitive Disposition zur Hemmung, Reserviertheit und eigenbezüglichen Wahrnehmung.

Was die uneheliche Geburt bzw. das unehelich geborene Kind betrifft, so kann auf das Beispiel der Kasuistiken von Emilie S. bzw. Ida M. verwiesen werden (s.o. S.215ff.): In ihren Lebensgeschichten spielte die „Schande" bzw. das „Verstoßensein" eine nicht unwesentliche Rolle. Aber auch die anderen Patientinnen schilderten den Konflikt mit der in ihrer Generation bzw. Umgebung geltenden Sexualmoral als eine nachhaltige Belastung, wenngleich diese in ihrer Anschauung weit zurücklag. – Bezüglich der körperlichen Behinderung sei zunächst auf die Kasuistiken der Patienten Max K. und Elimelech M. verwiesen (s.o. S.218ff.), in denen die Belastung durch die Amputation eines Körperglieds deutlich wird. Eine weitere körperliche Beeinträchtigung bestand in einer ausgeprägten Gehbehinderung:

Die wegen eines Verfolgungswahns aufgenommene Patientin Theresa S. erlitt im 8. Lebensjahr bei einem Fahrradunfall eine komplizierte Oberschenkelfraktur, die eine Verkürzung und Bewegungseinschränkung des Beins zur Folge hatte. Unter dieser Behinderung habe sie schwer zu leiden gehabt. Ihre eigene Schwester habe sie immer als „hinkendes Luder" bezeichnet. Auch später habe sie sich als Außenseiterin der Gesellschaft gesehen; „ich war nur ein halber Mensch, auch wenn ich das gedanklich immer wegschob, weil es mich nur traurig stimmte". Am meisten habe es sie geschmerzt, wegen ihrer Behinderung keine Berufsausbildung absolvieren zu können. Sie hatte keine längerdauernden Beziehungen zu Männern, von denen sie nicht glaubte, dass sie wirklich an ihr interessiert sein könnten, und führte abgesehen von ihrer Tätigkeit bei der Post ein zurückgezogenes Leben. Als sie in den Ruhestand ging, entwickelte sie allmählich die Wahnvorstellung, frühere Kollegen würden sie ausspionieren, um sie aus ihrem Haus zu vertreiben.

Gaupp (1942) stellte im Volksschullehrer Hager, der im ersten Weltkrieg ein Bein verloren hatte, erstmals eine sensitive Verarbeitung einer Amputation mit konsekutiver Paranoia dar. Lange (1958) hat dieser Problematik eine umfangreichere Untersuchung gewidmet, in er der u.a. acht körperlich behinderte Patienten mit paranoiden Syndromen beschrieb. In neuerer Zeit hat Tölle (1987a, 1993) auf Wahnentwicklungen bei körperlichen Behinderungen aufmerksam gemacht, die von den häufig sensitiv strukturierten Patienten als beschämender Mangel und als persönliche Insuffizienz erlebt werden, wobei meist mehrere Jahre zwischen Eintreten der Behinderung und der Manifestation des Wahns lagen. Auch früh erworbene oder angeborene Behinderungen können zu späterer Wahnentwicklung prädisponieren, zumal wenn in der Biographie weitere Versagens- oder Beschämungserlebnisse auftreten. Kretschmer (1918) hatte die sensitive Wahnentstehung auf eine Affektretention, nämlich fortgesetztes Beschämungs- und Insuffizienzerleben bei hohem Ich-Ideal, zurückgeführt. In den hier untersuchten Fällen repräsentiert der behinderte Körper die eigene Person und gibt so diesem Erleben immer neue Nahrung.

Eine vergleichbare Rolle spielte in zwei Fällen eine früh erworbene, hochgradige Schwerhörigkeit, die die Betroffenen in eine lebenslange Außenseiterposition brachte. Eine nähere Analyse dieser Behinderung ebenso wie ein Fallbeispiel (Frau Ursula Z.) bei der Untersuchung der Wahnentstehung im folgenden Abschnitt (4.4.3.1) gegeben.

(2) Erfahrungen der Brüchigkeit von Beziehungen (Scheidung der Eltern, eigene Scheidung) fanden sich in insgesamt 16 Fällen (*vs.* 6 bei den Depressiven).

In 4 Fällen hatten sich die Eltern der Patienten vor dem 15. Lebensjahr scheiden lassen; diese Patienten hatten später auch selbst keine längerdauernden Partnerschaften, sondern waren ledig oder geschieden. Zwei von ihnen äußerten explizit, dass sie mangels Vertrauen das Risiko einer Heirat nicht eingehen wollten. – 12 Patienten waren selbst geschieden, davon 5 vor dem 40. Lebensjahr. Wie bereits erwähnt, hatten sich 9 selbst von ihrem Partner getrennt, in 6 Fällen wegen dessen erwiesener oder angenommener Untreue; 3 waren von ihren Partnern verlassen worden. Auch wenn sich nicht immer unterscheiden ließ, inwieweit eine misstrauisch-schizoide Grundhaltung selbst zu diesen Trennungen beigetragen hatte, war doch sicher kein Eifersuchtswahn dafür verantwortlich. In jedem Fall lässt sich sagen, dass diese Erfahrungen für die Patienten den Nachweis mangelnder Verläßlichkeit und Vertrauenswürdigkeit wesentlicher Bezugspersonen bedeuteten. Die bleibende Enttäuschung und nicht selten Verbitterung führte auch in der Mehrzahl

4.4 Diskussion und Interpretation

der Fälle dazu, dass die Patienten keine weitere enge Beziehung mehr eingingen.

(3) Entwurzelungs- und Bedrohungserfahrungen (Vertreibung aus der Heimat, Vergewaltigung) lagen in insgesamt 23 Fällen vor (*vs.* 7 bei den Depressiven). Drei von Patientinnen berichtete Vergewaltigungen wurden dieser Kategorie zugerechnet, wobei sie natürlich auch als Erfahrungen der Demütigung gewertet werden können. In zwei Fällen ereigneten sie sich allerdings selbst im Rahmen der Vertreibungen. Als akutes Trauma können Vergewaltigungen posttraumatische Stress-Störungen auslösen, die von Angst-, Bedrohungs-, Minderwertigkeits- und Schamgefühlen gekennzeichnet sind. Wenngleich eine zu paranoiden Störungen prädisponierende Rolle bislang nicht nachgewiesen wurde, ist doch denkbar, dass Vergewaltigungen als Erfahrungen äußerster leiblicher Exponiertheit und Verletzlichkeit zu einer entsprechenden Disposition beitragen.

Ausführlicher soll im Folgenden die *Vertreibung* als Lebensereignis diskutiert werden. 20 (53%) der 38 paranoiden Patienten und 7 (18%) der 38 depressiven Patienten hatten im Zuge der Vertreibungen in den Jahren 1944-1946 ihre Heimat in den ehemaligen deutschen Ostgebieten unter Zwang verlassen müssen.[141] Bei ihrer Vertreibung aus der Heimat waren die insgesamt 27 vertriebenen Patienten zwischen 7 und 38, im Durchschnitt 25 Jahre alt. Zwischen diesem Lebensereignis und dem späteren Krankheitsbeginn lag meist ein Zeitraum von einigen Jahrzehnten, im Mittel von 39 Jahren.

Mögliche Zusammenhänge zwischen der Vertreibung bei Kriegsende und der Jahrzehnte später auftretenden Wahnerkrankung wurden bereits in einer früheren Studie des Autors diskutiert (Fuchs 1994b). Danach können die Entwurzelung, die Erfahrung von Heimatlosigkeit und Ausgesetztheit, Demütigung und Deklassierung die Entstehung von anhaltenden Ressentiments und paranoiden Grundhaltungen begünstigen. Bei einer retrospektiven Untersuchung von 60 paranoiden, 60 depressiven und 90 demenzkranken Patienten fanden sich in der ersten Gruppe 46,7% Vertriebene, in der zweiten 22,2% und in der dritten 21,7%. Die letzteren Zahlen entsprachen dem zu erwartenden Bevölkerungsdurchschnitt, der einen Vertriebenen-Anteil von ca. 20% aufweist (Fuchs 1994b). Wie damals lag auch bei der jetzigen, prospektiven Untersuchung dieser Anteil in der paranoiden Patientengruppe erneut signifikant, nämlich um mehr als das Doppelte höher. Damit festigen sich die Belege für die Annahme, dass der unfreiwillige Verlust der Heimat ein spezifisch zu paranoiden Alterserkrankungen prädisponierendes Lebensereignis darstellt.

In der psychiatrischen Literatur wurde die Flucht- und Vertreibungssituation mit ihren Folgen meist mit dem von Kraepelin (1920) eingeführten Begriff der „Entwurzelung" beschrieben (Pfister-Ammende 1950, v.Baeyer et al. 1964). Darin kommt der Verlust der geographischen Heimat und damit der vertrauten sozialen Bindungen zum Ausdruck, der zu einer nachhaltigen Erschütterung und Verunsicherung des Selbstgefühls beitrug. Dass unfreiwillige Migration und Entwurzelung

---

[141] Freiwillige Migrationen und spätere Übersiedelungen aus dem Gebiet der damaligen DDR nach Westdeutschland wurden nicht berücksichtigt.

generell besonders eine Prädisposition zu späteren paranoiden Erkrankungen begünstigt, haben mehrere transkulturelle Studien zeigen können; noch Jahre bis Jahrzehnte nach der Migration fanden sich gehäuft Erstmanifestationen von Schizophrenien und Wahnstörungen.[142] Für die Entstehung einer paranoiden Grundhaltung von besonderer Bedeutung dürften vor allem folgende Faktoren bedeutsam sein: (1) das Erlebnis des Ausgesetzt- und Ausgeliefertseins an eine feindliche Umgebung; (2) die Bloßstellung und Demütigung durch die Ausweisung, den Verlust von Besitz und sozialem Rang; und schließlich (3) der Außenseiterstatus in der neuen, fremden Umgebung. Diese Belastungen vermögen paranoide Patienten offenbar schlecht zu kompensieren.[143]

Diese Überlegungen konnten nun durch die biographischen Anamnesen weitgehend bestätigt werden. In fast allen Fällen wurde die Vertreibung von den Betroffenen als gravierender, vielfach als nie ganz überwundener biographischer Einschnitt gewertet. Von den insgesamt 27 vertriebenen Patienten nannten 23 auf die Frage nach ihren schlimmsten Lebenserfahrungen den Heimatverlust an erster oder zweiter Stelle. Traumatisch erlebt wurden vor allem die Feindseligkeiten, denen

---

[142] Dabei scheinen Frauen mit deutlicher Verzögerung von den Folgen der Entwurzelung betroffen zu sein. In Oedegaards (1932) klassischer Studie über eine erhöhte Schizophrenie-Inzidenz bei norwegischen Emigranten in Minnesota lag der Gipfel der Neuerkrankungen bei *Männern* in den ersten Jahren nach der Einwanderung, bei den *Frauen* aber wesentlich später, d.h. im höheren Lebensalter. Auch Krupinski (1967) fand bei osteuropäischen Emigranten in Australien eine sechsfach erhöhte Schizophrenie-Häufigkeit gegenüber den Einheimischen, mit einem Gipfel 1-2 Jahre nach Emigration für die Männer und nach 7-15 Jahren für die Frauen. Als mögliche Erklärung nannte Krupinski die Menopause, den Auszug der Kinder und den bis dahin nur latenten kulturellen Assimilationsrückstand der im Gegensatz zu den Männern vorwiegend häuslich gebundenen Frauen. – Schließlich ergab eine Untersuchung der psychiatrischen Erstaufnahmen in Bradford (Hitch u. Rack 1980) noch 25 Jahre nach Kriegsende einen signifikant erhöhten Anteil paranoid erkrankter ehemaliger Flüchtlinge aus Osteuropa.
Einen weiteren Anhaltspunkt vermag der Vergleich mit dem *Alterswandel psychischer Verfolgungsschäden* bei Holocaust-Überlebenden zu geben, auch wenn das Trauma selbst hier natürlich ungleich schwerwiegender war. Im Gegensatz zu anderen psychischen Erkrankungen kam es hier im Alter meist nicht zu einer Milderung, sondern eher zu einer Exazerbation des Beschwerdebildes, die als Folge des allmählichen Zusammenbruchs bisheriger Anpassungs- und Bewältigungsstrategien aufgefasst werden kann. Verdrängte Erinnerungen kehren wieder, wenn die auf die Gegenwart und Zukunft gerichtete Aktivität nachlässt (Schmitt u. Stoffels 1991). Freudenberg (1991) fand bei einer Auswertung von 77 wiederholten Entschädigungsgutachten über 55-jähriger Verfolgter eine Zunahme von Misstrauen und paranoiden Ideen im Alter. Ähnliche Spätwirkungen des Verfolgungstraumas berichteten Dasberg (1987) und Eaton et al. (1982). Eine lebenslang anhaltendes posttraumatisches Belastungssyndrom ist auch bei anderen Lebensereignissen bekannt (Scaturo u. Hayman 1992, Busuttil et al. 1993). Einen Überblick zu posttraumatischen Störungen, die mitunter nach Jahrzehnten bei Überlebenden des 2. Weltkriegs auftreten, gibt de Jong (2000).

[143] „Überwältigende Erlebnisse von Exponiertheit und Bloßstellung werden offenbar dann paranoid verarbeitet, wenn sie nicht seelisch-symbolisch abgebildet werden können, also in ihrer affektiven Qualität erlebbar und mitteilbar sind, sondern auf einer Vorform von eigentlicher Verinnerlichung wahrgenommen wird, dass andere sich ein Bild vom Subjekt gebildet haben, und wenn darüber hinaus zusätzlich eine aggressive Komponente so übermächtig ist, dass sie nur projektiv abgewehrt werden kann" (Seidler 1995, 283).

4.4 Diskussion und Interpretation

die Vertriebenen noch in ihrer Heimat ausgesetzt waren, sodann die Situation ständiger Bedrohung und Ausgesetztheit während der Flucht (so wurden zwei der untersuchten Frauen auf der Flucht von gegnerischen Soldaten vergewaltigt, zwei andere waren vor der Vertreibung mehrere Wochen inhaftiert). Im Westen verbrachten die meisten Vertriebenen zunächst mehrere Monate in Lagern für *„displaced persons"*, bevor sie in ihre neue Umgebung ziehen konnten. Bei mindestens 10 paranoiden Patienten hinterließen die seelischen Verletzungen im Zusammenhang mit der Vertreibung anhaltende Gefühle erlittenen Unrechts, der Kränkung und des Ressentiments, die eine Tendenz zu projektiven Schuldzuweisungen begünstigen konnten.

Hier dürfte auch ein wesentlicher Grund für die Spezifität der Vertreibung als Lebensereignis für die paranoide Patientengruppe liegen: Für die potenziell depressiven Patienten fällt der Verlust der Heimat unter die Kategorie der „Trennung"; in dieser Kategorie wirkt sich aber der Verlust von bedeutsamen Personen bei ihnen deutlich stärker aus als der Heimatverlust (s.u.). Für die potenziell paranoiden Patienten hingegen ist es gerade das Umschlagen von Vertrautheit in Feindseligkeit, von Heimat in „Unheimlichkeit" und Exponiertheit, die eine Disposition zu Misstrauen, Rückzug und Ressentiment begünstigen oder verstärken. Dies entspräche auch den Ergebnissen der Migrationsforschung, wonach es eben gerade die *erzwungene* und weniger die freiwillige Entwurzelung ist, die gehäuft paranoide bzw. schizophrene Psychosen nach sich zieht: Die Vertreibung wird von paranoid veranlagten Menschen nicht primär als bloße Trennung verarbeitet, sondern als erlittenes Unrecht und als Demütigung (vgl. zusammenfassend Murphy 1977).

Zwischen diesem Ereignis und dem Krankheitsbeginn lag bei den untersuchten Patienten allerdings ein Zeitraum von durchschnittlich 4 Jahrzehnten mit äußerlich meist ausreichender sozialer Integration bzw. ohne manifeste psychische Erkrankungen.[144] Ist eine Auswirkung eines traumatischen Lebensereignisses nach so langer Zeit noch denkbar? – Zunächst sei noch einmal ein Bericht einer paranoiden Patientin wiedergegeben:

Frau Irmgard K. – Ihre Kinderzeit in Ostpreußen habe sie in sehr schöner Erinnerung. Sie hätten aber 1945 ihren Bauernhof zurücklassen und vor den Russen fliehen müssen; damals sei sie 10 Jahre alt gewesen. Auf der Flucht habe sie Todesangst ausgestanden, weil die Straßen ständig bombardiert worden seien. Sie erinnere sich noch, daß sie damals noch lange Zeit überaus ängstlich und furchtsam gewesen sei, aber auch wütend darüber, dass dies alles geschehen war. In Bayern hätten sie noch einmal ganz von vorne anfangen müssen, und sie habe oft gehört, wie sich ihre Eltern bitter darüber beklagten. Sie habe selbst immer darunter gelitten, als Fremde, als Flüchtling in dem Ort leben zu müssen. Auch in der Familie, in die sie hineinheiratete, habe sie sich immer diskriminiert gefühlt. Noch vor einigen Jahren habe eine Schwägerin einmal gesagt, sie habe sich ja sehr viele Dinge angeschafft und es ginge ihr ja recht gut; was sie selbst verstanden habe als „du bist ja arm hierhergekommen und durch die Heirat mit Willi reich geworden". – Zwei Jahre vor der Klinikaufnahme erkrankte sie an einem ängstlich-sensitiv gefärbten Beeinträchtigungswahn, der sich auf die kleinstädtische Nachbarschaft bezog. Diese

---

[144] Die Möglichkeit zur Untersuchung des unmittelbaren psychiatrischen Schicksals von deutschen Vertriebenen in der Nachkriegszeit wurde so gut wie nicht genutzt. Eine Ausnahme stellt die Arbeit von Ebermann u. Möllhoff (1957) dar, die eine allgemein erhöhte psychiatrische Morbidität von vertriebenen Donaudeutschen in Nordbaden in den Jahren 1945-1956 fanden.

hatte sich in den letzten Jahren durch Todesfälle und Umzüge in ihrer Sozialstruktur stark gewandelt und war ihr zunehmend fremd geworden.

Solche und ähnliche Berichte lassen den Schluss zu, dass bei vielen Vertriebenen die Eingliederung zwar äußerlich gut gelang, jedoch latent fortbestehende Fremdheits- und Ausgrenzungserlebnisse, eigene oder in der Umgebung wahrgenommene Neidgefühle und Ressentiments eine dauerhafte misstrauische Grundhaltung erzeugten, die sich im Alter pathogen auswirkte. Auf die Spätfolgen anderer früher traumatischer Erfahrungen im höheren Alter wurde bereits verwiesen (s.o. S.136, Anm.142). Ein solcher Zusammenhang entspräche übrigens auch einem anderen, nach verschiedenen Untersuchungen spezifisch zum Altersparanoid prädisponierenden Faktor, nämlich dem *Hörverlust*, der der Erkrankung meist 2 bis 3 Jahrzehnte vorausgeht (Cooper et al. 1974, Cooper 1976, Kay et al. 1976). In beiden Fällen kommt es zu einer dauerhafte Störung der Kommunikation und Vertrautheit mit der Umwelt; zu fragen bliebe dann nur, warum sich erst im höheren Alter eine wahnhaft-paranoide Entwicklung einstellt. Hier ist in erster Linie an die Kompensation einer latent fortdauernden Belastung durch berufliches Engagement und noch erhaltenene soziale Beziehungen zu denken. Fallen diese Bewältigungsmöglichkeiten weg, könnte dies in Verbindung mit neu auftretenden, „resistenzmindernden" (evt. auch organischen) Altersveränderungen eine Dekompensation und damit eine Spätauswirkung der früheren Erlebnisse nach sich ziehen. Gerade das subjektive Erleben des Alterungsprozesses, die körperliche Verunsicherung und drohende Abhängigkeit vermag dann die früheren traumatischen Erfahrungen der Ausgeliefertheit zu reaktivieren (Heuft 1999). Diese ätiologischen Überlegungen sollen in einem späteren Abschnitt weitergeführt werden.

Von solchen Wirkmechanismen unabhängig zeigte sich aber auch eine nachteilige Auswirkung des Heimatverlusts auf die spätere Ehe- und Familiengründung bzw. Geburtenrate, mit der Folge früherer Vereinsamung im Alter.

Von den zwei auf der Flucht von Soldaten vergewaltigten Patientinnen ließ eine das dabei gezeugte Kind abtreiben, beide blieben später kinderlos. Drei Patientinnen gaben an, sie hätten gerade in den ersten Jahren nach der Vertreibung alles getan, um ihre Eltern bzw. Familien in der fremden Umgebung zu unterstützen und so keine Gelegenheit zu einer Partnerbindung gehabt.

Auch statistisch ergab sich eine Tendenz zu späterer Heirat, niedrigerer Geburtenrate und häufigerer Kinderlosigkeit bei den vertriebenen gegenüber den anderen paranoiden Patienten (erst recht gegenüber den Depressiven). Das mittlere Heiratsalter der 20 vertriebenen Paranoiden lag bei 30,2 ± 4,1, das der nicht-vertriebenen hingegen bei 25,7 ± 3,4 Jahren (p < .01).[145] Unter den 20 vertriebenen paranoiden Patienten fanden sich 11 (55%) Kinderlose, während von den 18 nichtvertriebenen 7 (39%) und von den Depressiven nur 18% kinderlos geblieben waren. Dies legt nahe, dass die Vertreibung die späteren familiären Bindungen der

---

[145] Das mittlere Geburtsjahr der ersten Gruppe lag bei 1919,5, das der zweiten Gruppe bei 1918,9, so dass die Differenz der Heiratsalter nicht durch einen Kohorteneffekt zu erklären ist.

Patienten reduzierte und so die Entstehung paranoider Zurückgezogenheit im höheren Alter begünstigte.

Ein letzter möglicher Zusammenhang zwischen Vertreibung und Alterswahn ist eher pathoplastischer Art. Die Wahninhalte der Verletzung der Wohngrenzen bzw. der befürchteten Vertreibung aus der eigenen Wohnung, die sich bei 16 (80%) der vertriebenen paranoiden Patienten fanden (vgl.u. Tab. 4.16, S.258), können nämlich auch als eine Wiederkehr des Vertreibungstraumas angesehen werden. Seine Nachwirkung könnte gerade bei den alternden Patienten die besondere *Identifikation mit dem schützenden Raum der Wohnung* begünstigt haben (Fuchs 1994a), deren Bedrohung besonders gefürchtet wird. So glaubte eine der untersuchten Patientinnen auf dem Höhepunkt ihrer Psychose unter dem Einfluss akustischer Halluzinationen, ihr Haus stehe bereits in Flammen und ihre Evakuierung sei jeden Moment zu erwarten – so wie sie es 40 Jahre zuvor tatsächlich erlebt hatte. Eine andere Patientin litt unter der Wahnvorstellung, ihre Feinde würfen ihr „Rußbomben" vor das Fenster, deren giftiger Gestank sie fast zum Ersticken bringe; diese Patientin hatte bei Kriegsende erlebt, wie ihr Haus mit der gesamten Habe durch Phosphorbomben verbrannte. Insofern stünde die Vertreibung als prädisponierender Faktor auch in einem Sinnzusammenhang mit der spezifisch an die Wohnung geknüpften Ausgestaltung des Alterswahns.

4.4.1.5
Zusammenfassung

Ausgehend von den prämorbiden Persönlichkeitsauffälligkeiten der paranoiden Patienten, ihrem vorrangigen Streben nach Autarkie, ihrer Armut an gefühlvollen Beziehungen und ihrer misstrauisch-distanzierten Haltung, wurde nach Umständen in ihrer Lebensgeschichte gesucht, die für einen so gearteten Lebensentwurf mitursächlich gewesen sein können. Die biographische Anamnese ergab in der Tat zahlreiche belastende Lebenserfahrungen, die einerseits signifikant häufiger als in der depressiven Gruppe waren, andererseits auch in einem nachvollziehbaren Zusammenhang mit der Grundhaltung der Patienten standen. Ich fasse diese spezifischen Erfahrungen als Mitursache einer *vulnerablen leiblichen Disposition* der Patienten auf, die durch eine besondere Sensitivität gegenüber stimmungsräumlicher und sozialer Ausgesetztheit und Schutzlosigkeit, gegenüber Situationen der Verletzung, Enttäuschung, Demütigung und Scham gekennzeichnet ist.[146] Den Patienten gelang es in ihrem Leben nicht oder nur unzureichend, sich in ihrer mitmenschlichen Umgebung wirklich zu beheimaten, ihre Leiblichkeit durch vertrauensvolle Bindungen im Umraum zu verankern und damit auch ihre vorwiegend selbstzentrierte Weltsicht zu transzendieren.

Damit ist eine basale Vulnerabilität gekennzeichnet, auf die die Patienten in ih-

---

[146] Hier ist an die Interpretation der Scham als einer für die paranoiden Störungen zentralen Emotion zu erinnern (2.4.2.7). Vgl. auch Morrison (1987): „The paranoid person can be understood as having suffered from humiliation and also developing defenses in response to fears of, and oversensitivity to, humiliation."

rem Lebensentwurf mit einer deutlichen Betonung ihrer persönlichen *Autarkie*, einem hohen Kontrollbedürfnis, einer vital-kämpferischen Haltung und Zähigkeit im Beruf, nicht zuletzt auch mit dem Haften an materieller Sicherheit (an der Wohnung, am Ersparten usw.) reagierten – grundsätzlich also mit dem Bestreben nach der *Behauptung des eigenräumlichen Territoriums*. Aufgrund der latent gespürten leibräumlichen Verwundbarkeit blieb ihre Lebensführung letztlich ein Kampf um Abgrenzung, Sicherheit und Selbstbehauptung. Durch die Aufrechterhaltung einer starren Frontstellung gegen die Umwelt ließ sich die basale Vulnerabilität kompensieren.

Das Maß der Ich-Stärke einer Persönlichkeit lässt sich aus der Struktur ihres Lebensraums ablesen: Reichhaltige und weitgespannte Lebensräume mit offenen Beziehungen zur Umgebung zeigen ein höheres Maß an Selbstsicherheit an als ein eingeschränkter Lebensradius mit rigide befestigten Grenzen. Die Rücknahme und Befestigung der Grenzen, die bei den paranoiden Patienten bereits in früheren Lebensphasen begann, weist somit auf eine leiblich erlebte und im gelebten Raum erkennbare Ich-Schwäche hin: Das Grundgefühl der „Ausgesetztheit" wird durch Rückzug und rigide Abgrenzung kompensiert. Die Folge ist allerdings paradoxerweise eine vermehrte Ausgesetztheit: *Kann nämlich der Umraum nicht assimiliert und durch leibliche und personale Bindungen erfüllt werden, muss er um so mehr bedrohlich wirken.* Eine weitere Folge dieses Rückzugs bestand im Verlust an Beweglichkeit der Wahrnehmung, an Möglichkeiten zum Perspektiventausch und zu korrigierender Rückkoppelung. Der fehlende Umgang mit anderen ließ die Fähigkeit der Patienten verarmen, die Dinge von anderen Seiten, mit anderen Augen zu sehen und die eigene Weltsicht zu relativieren. Wir werden im weiteren Verlauf noch sehen, in welchem Verhältnis diese Struktur des Lebensraums zur Manifestation der paranoiden Psychose im Alter steht.

4.4.2
Typologie der Persönlichkeit und Lebenswelt altersdepressiver Patienten

4.4.2.1
Prämorbide Persönlichkeit

In der Untersuchung wiesen altersdepressive Patienten zu einem hohen Anteil selbstunsichere, dependente sowie anankastische Persönlichkeitsstörungen (insgesamt 35%) bzw. die genannten Persönlichkeitsmerkmale auf (vgl. Tab. 4.13/4.14). Dies unterschied sie auch signifikant von der paranoiden Gruppe, ebenso ihre ausgeprägte „Ordentlichkeit". Die Ergebnisse deuten darauf hin, dass die Persönlichkeit altersdepressiver Patienten häufig durch einerseits dependente, ängstliche, andererseits „hypernome", ordnungsliebende und pflichtbewusste Züge gekennzeichnet ist. Zudem konnte in der Untersuchung erstmal der Anteil altersdepressiver Patienten mit einer entsprechenden Typus-Melancholicus-Struktur bestimmt werden, der sich auf 45% belief. Ein typisches Fallbeispiel sei kurz geschildert:

Ein 65-jähriger Patient wurde von seiner Frau als ein ruhiger, verläßlicher Ehemann und als gewissenhafter Mitarbeiter in seiner früheren Tätigkeit als Verwaltungsbeamter beschrieben. Er sei immer sehr darauf bedacht gewesen, die Erwartungen seiner Vorgesetzten zu erfüllen und die ihm zugeteilten Aufgaben zu aller Zufriedenheit zu erledigen. So habe er oft Überstunden gemacht und sei als letzter nach Hause gegangen. Spannungen oder Konflikte in der Arbeit habe er nicht ertragen können und oft bis in die Nacht hinein darüber gegrübelt. Nach seiner Pensionierung sei es ihm nicht leicht gefallen, das Privatleben zu genießen, da er außerhalb der Arbeit wenig Interessen und Kontakte gehabt habe. Er war jedoch früher aktives Mitglied eines lokalen Sportvereins und hatte vor einigen Jahren den Posten des Kassenwarts übernommen, den er mit großer Sorgfalt ausübte. Völlig unerwartet für ihn wurden ihm bei einer Wiederwahl Fehler in der Kassenführung vorgeworfen. Obwohl sich die Vorwürfe rasch als unbegründet erwiesen und seine Vertrauenswürdigkeit vollkommen bestätigt wurde, kam er darüber nicht hinweg und grübelte darüber nach, ob er nicht wirklich einen Fehler begangen hatte. Im Verlauf einiger Wochen fiel er in eine Depression mit Schuldwahnideen.

Wie in der Literaturübersicht eingangs schon erwähnt, fehlt es an vergleichbaren, spezifisch auf Altersdepressionen gerichteten Untersuchungen. Die vorliegenden Ergebnisse stehen jedoch in einer gewissen Übereinstimmung mit Ciompi u. Lai (1969), die bei älteren Depressiven (allerdings alle Formen von Depression, Erstmanifestation 15.- 65. Lj.) v.a. anankastisch-anale und abhängig-orale Züge der Primärpersönlichkeit sahen. Auch Abrams et al. (1987) ermittelten bei 21 Altersdepressiven mit der Personality Disorder Examination (PDE, nach den Kriterien des DSM-III-R für Persönlichkeitsstörungen) signifikante Auffälligkeiten vor allem beim ängstlich-vermeidenden und beim abhängigen Typus, insgesamt jedoch kein spezifisches Muster. Bei *jüngeren*, endogen depressiven Patienten fanden Charney et al. (1981) nach DSM-III-Kriterien besonders zwanghafte, abhängige, passiv-aggressive und schizoide Persönlichkeitsstrukturen, Davidson et al. (1985) vorwiegend abhängige und selbstunsichere. In der Untersuchung von Tölle et al. (1987) überwogen sensitive (34,6%), narzisstische (21,2%), depressive und anankastische (je 17,3%) Persönlichkeitsstörungen. Deutlich ausgeprägte Merkmale des Typus Melancholicus („Ordentlichkeit") fanden sich nur bei 36,5%. Das Ergebnis der vorliegenden Studie entspricht jedoch weitgehend den Untersuchungen von Sauer et al. (1989), Pössl u. v.Zerssen (1990) und Mundt et al. (1997), nach denen etwa 50% jüngerer Depressiver eine Typus-Melancholicus-Struktur aufweisen.

4.4.2.2
Beziehungsgestaltung

Betrachten wir nun die Lebensweise der Patienten als Ausdruck ihrer Persönlichkeit unter spezifischen Gesichtspunkten, so steht zunächst das Thema der Geborgenheit und Wärme in nahen Beziehungen im Vordergrund. Häuslichkeit, ausschließlich innerfamiliäre Bindungen und eine enge Bezogenheit auf den Ehepartner charakterisierten die Lebensentwürfe der Patienten. Gemeinschaft, gegenseitige Unterstützung und Verläßlichkeit hatten Vorrang gegenüber den eigenen Interessen: „Je schlimmer es kommt, desto besser hält man zusammen" , „ohne meine Familie wäre ich nichts", „wir haben immer zueinander gestanden" – so lauten typische Charakterisierungen lebenslanger Bindungen. Die ehelichen

Beziehungen waren gekennzeichnet durch Harmoniestreben, Konfliktvermeidung, starke Anlehnungs- und Zärtlichkeitsbedürfnisse, wobei jedoch die Sexualität, soweit erkennbar, eher eine untergeordnete Rolle spielte. Außereheliche Beziehungen wurden fast durchweg verneint.

Die Bedeutung von Ehe und Familie kam auch statistisch im geringen Anteil lediger oder geschiedener Patienten zum Ausdruck (insgesamt 7 bzw. 18%; vgl. Tab. 4.7); zudem hatten 28 oder drei Viertel der Patienten Kinder (Tab. 4.8), zu denen noch im Alter meist eine sehr nahe Beziehung auch über räumliche Distanzen hinweg bestand (Tab. 4.9). Im Kontrast zu diesen engen innerfamiliären Bindungen stand der relativ kleine Bekanntenkreis der Patienten. Über oberflächliche nachbarschaftliche Kontakte hinaus bestanden meist nur wenige oder keine näheren Beziehungen zu Freunden oder entfernteren Verwandten. Die Patienten gingen selten außerhäuslichen Interessen nach, und bei den depressiven Frauen spielte die Berufstätigkeit, wie bereits dargestellt, trotz ihres im Vergleich zu den Paranoiden höheren Ausbildungsniveaus eine nur geringe Rolle (s.o. Tab. 4.1/4.11).

In der Persönlichkeitsbeurteilung kommt das Beziehungsverhalten der Depressiven, wie oben dargestellt, vor allem in den Faktoren von Dependenz und Selbstunsicherheit zum Ausdruck. Diese manifestierten sich vor allem in der Tendenz zu symbiotischen Beziehungen mit starken Anlehnungsbedürfnissen, in der Abneigung gegen Autonomie und gegen Exposition in der Öffentlichkeit. Die Patienten vermieden es nach Möglichkeit, aus ihrem vertrauten Kreis herauszutreten oder z.B. allein zu verreisen; sie waren häufig bestrebt, wesentliche Entscheidungen nur gemeinsam mit einem Vertrauten zu treffen oder sie überhaupt anderen zu überlassen.

Die besondere Nähe und Enge ihrer Beziehungen zeigte sich nicht zuletzt in ausgeprägten bzw. *pathologischen Trauerreaktionen*, die sie im Unterschied zu den Paranoiden nach Verlusten erlebten. Dies ließ sich durch den Vergleich früherer Reaktionen auf Verwitwung oder Scheidung belegen (insgesamt 20 depressive und 24 paranoide Patienten, s.o. Tab. 4.7). Bei der Befragung gaben 14, also über zwei Drittel der betroffenen Depressiven an, nur schwer über den damaligen Verlust hinweggekommen zu sein und mehr als ein Jahr lang getrauert zu haben; ihre Trauerreaktionen gingen mit depressiven Symptomen und Beeinträchtigung der Alltagsbewältigung einher. Häufig erlebten sie sich ohne den Partner dauerhaft als reduziert und gewissermaßen „unvollständig". – Ganz anders verhielten sich die paranoiden Patienten: Abgesehen von den 9 Patientinnen, die selbst die Scheidung eingereicht hatten und daher die Trennung ohnehin begrüßten, hatten weitere 13 Patienten nur eine geringe oder allenfalls normale Trauerreaktion erlebt; nur in zwei Fällen dauerte die Trauer über ein Jahr hinaus an.

4.4.2.3
Hypernomie

Das zweite zentrale Thema der depressiven Patienten war die Einordnung in die Gemeinschaft von Familie, Nachbarschaft und Arbeitswelt. In Übereinstimmung mit der Hypernomie-Konzeption (Kraus 1977) war immer wieder das Bemühen festzustellen, nicht „aus dem Rahmen zu fallen", sich an dem zu orientieren, was „man tut", die jeweiligen Normen und Rollenerwartungen eher übergenau zu erfüllen als hinter ihnen zurückzubleiben. Im häuslichen Bereich war es besonders wichtig, eine „gute Hausfrau" bzw. eine „gute Mutter" zu sein, „anständige Kinder" zu haben und Konflikte zumindest nach außen hin zu vermeiden. Ebenso dominierte im beruflichen Bereich nicht wie bei den Paranoiden das Streben nach Selbstbehauptung, sondern vielmehr das Bemühen um Harmonie, Anpassung und Anerkennung durch Fleiß, Gewissenhaftigkeit, Pflichtbewusstsein und Unterordnung – Tugenden, deren Einhaltung durch ein empfindliches Gewissen kontrolliert wurde. Trotz des hohen Stellenwertes der Leistung ging es den Patienten nicht darum, sich in der Arbeit hervorzutun, sondern „das zu schaffen, was von einem erwartet wurde", „keine groben Fehler zu machen" oder „von den Kollegen nicht schief angesehen zu werden". Denn: „das Wichtigste ist doch ein gutes Betriebsklima", „ich kann mich nicht wohlfühlen, wenn es Streit gibt".

Von Zerrsen (1977) fasste die Eigenschaften des Typus Melancholicus nach Tellenbach als „ordentlich, arbeitsam, solide, häuslich, anhänglich, fürsorglich, autoritätsfreudig, traditionsgebunden und konventionell" zusammen. Dem entsprachen die dargestellten anamnestischen Ergebnisse ebenso wie die hohen Punktwerte in den Persönlichkeitsdimensionen der Zwanghaftigkeit und der „Ordentlichkeit" (s.o.). Allerdings waren beide Merkmalsgruppen auch bei den Paranoiden in einem nicht unerheblichen Ausmaß anzutreffen. Dabei dürfte die Zunahme rigider Persönlichkeitsstrukturen im Alter eine nivellierende Rolle spielen (vgl. v.Zerssen et al. 1988). Die Spezifität des „Typus Tellenbach" ist, wie bereits erwähnt, u.a. von Tölle (1987) bezweifelt worden (s.o. S.194). Es ist jedoch zu fragen, ob die von Tellenbach intendierte Typologie sich überhaupt auf bestimmte Eigenschaftsmerkmale reduzieren lässt, ohne dass diese zur Lebenswelt der Patienten in Beziehung gesetzt werden. Geschieht dies nämlich, so zeigt sich, dass denselben Eigenschaften durchaus unterschiedliche Bedeutungen zukommen können: Für die Depressiven stellen die oben genannten Merkmale v.Zerssens „Tugenden der Einfügung" dar, die sie der Übereinstimmung mit den Normen und Erwartungen der Gemeinschaft versichern. Für die Paranoiden hingegen werden die gleichen Eigenschaften (mit Ausnahme freilich von „anhänglich" und „fürsorglich") zu „Tugenden der Absicherung", die ein autarkes, wenn nötig auch bindungsloses Leben in einer grundsätzlich bedrohlichen Welt ermöglichen. Für den Melancholischen bedeutet Ordentlichkeit die Kongruenz mit den Anderen, für den Paranoiden hingegen die Sicherheit, nicht durch Normverletzungen in deren Abhängigkeit zu geraten. Erst in Verbindung mit ihrer *Funktion und Bedeutung* im Rahmen der Lebenswelt insgesamt gewinnen bestimmte Persönlichkeitsmerkmale also ihre typologische Wertigkeit.

4.4.2.4
Struktur des Lebensraumes

Der typische Lebensraum der melancholischen Patienten, wie er sich aus den bisherigen Beobachtungen bereits abzeichnet, lässt sich am ehesten als ein *konzen-*

trisch eingefasster Binnenraum charakterisieren. Die Grenze spielt für die Lebensräumlichkeit der Patienten eine wesentliche Rolle; allerdings nicht wie bei den Paranoiden als *Abgrenzung* nach außen, als Barriere gegen eine feindliche Welt, sondern vielmehr als *Begrenzung* oder „Einfassung" in einen überschaubaren Rahmen. Dieser ermöglicht einerseits konstante Ordnung und Leistung, lässt andererseits mitmenschliche Geborgenheit und Nähe als ein „Netz von Verweisungsbezügen" entstehen (vgl. Tellenbach 1976, 125). Bevorzugt wurde dementsprechend die überschaubare Welt der Familie und der Wirkungsbereich von Wohnung, Haus und Garten, in dem sich die Patienten auch am liebsten aufhielten. Person- und Dingwelt des Nahraums wurden sorgfältig geordnet und gepflegt, zugleich aber von der Außenwelt abgeschirmt. Allein unternommene Aktivitäten waren eher verpönt, der Urlaub verlief möglichst in ähnlicher Weise wie zuhause und häufig über Jahre am gleichen Ort.

Die Wohnung als zentrale Ordnungsstruktur des Lebensraums bedeutete für die depressiven Patienten vor allem Vertrautheit, Geborgenheit und Gemütlichkeit, zugleich aber auch einen Schutz vor Veränderung. So berichteten Patienten oder Angehörige mitunter, dass nach vorübergehender Unordnung etwa durch einen Besuch der Ausgangszustand akribisch wiederhergestellt werden musste. Dieses Verhalten erscheint exemplarisch für den Versuch der Melancholischen, in der Beständigkeit des äußeren Raumes und seiner Strukturen einen Ankerpunkt gegen den „Fluss der Zeit" zu finden. Die Ordnung ihrer Wohn- und Gebrauchsgegenstände steht für die Einbettung in das Gewohnte, in mitmenschliche und gemütvolle Beziehungen; sie wird gleichsam zu einem erweiterten Eigenleib, der vor jeglicher Verletzung bewahrt werden muss. Die Räumlichkeit der Wohnung und der Umgebung ist in ihrer Bedeutung also eng mit dem zeitlichen Aspekt verknüpft. Sie stellt einen Felsen im bedrohlichen Fluss der Veränderung dar, der für den Melancholischen in erster Linie potenziellen Verlust bedeutet. Die rigide Festlegung auf die konkreten raumzeitlichen Modalitäten des Wohnens lässt den Umzug zu einer Krise und damit zu einer klassischen Auslösesituation der depressiven Erkrankung werden (s.u.).

Auch im Lebensraum der paranoiden Patienten hatte die Wohnung, wie wir noch sehen werden, eine zentrale Bedeutung; sie lag jedoch weniger in der Herstellung von Geborgenheit und Gemütlichkeit als vielmehr in der Behauptung gegen eine potenziell feindselige Außenwelt. Die Wohnung war für sie nicht „schützende Hülle", sondern „abwehrende Burg". Auch der Paranoide ist mit der Wohnung leiblich eng verbunden; aber ihr Raum dient ihm nicht als vertraute Atmosphäre, sondern als erweitertes, feinfühliges Sensorium gegenüber dem Fremdraum. Pointiert könnte man sagen: Für den Melancholischen heißt Wohnen Sich-Wohlfühlen im Innenraum, für den Paranoiden bedeutet es wachsames Wahrnehmen des Außenraums. Der Melancholische lebt primär in der Stimmung, der Paranoide primär in der Wahrnehmung.

Um den Lebensraum der Depressiven zusammenfassend zu charakterisieren, erscheint Tellenbachs Begriff der *Inkludenz* besonders geeignet. Die von ihm beschriebene prämorbide Struktur Melancholischer ist vor allem gekennzeichnet durch die lebenslange Einfügung in einen bemessenen Raum der Ordnung, konstituiert sowohl durch mitmenschliche Bindungen als auch durch Normen und Pflichten. Alles erscheint darin in erster Linie unter dem Aspekt des zu Erfüllenden und zu Leistenden. Es kann dabei auch nicht perspektivisch gesehen und in Vordringliches und Nebensächliches eingeteilt werden, sondern drängt sich in allen Details als gleichermaßen, allenfalls in fixierter Reihenfolge zu Erledigendes in den Vordergrund.

In diesen Binnenraum der Selbstbegrenzung und -verpflichtung ist der Melancholische aber auch *eingeschlossen*. Dies zeigt sich nach Tellenbach in prekärer Weise, wenn der Vollzug der Pflichten gerade ein Übersteigen der eingerichteten Ordnungen erfordern würde. Damit ist zugleich die Voraussetzung für die pathogenen Situationen von Inkludenz und Remanenz gegeben, in denen die Melancholiker durch unvereinbare Rollenerwartungen oder durch Zurückbleiben hinter den rigide aufrechterhaltenen Selbstanforderungen in eine für sie ausweglose Lage geraten. Somit muss der Melancholische mit allen Mitteln eine äußere Struktur aufrechterhalten, die ihm Sicherheit vermittelt; allerdings nicht gegenüber einer feindlichen Außenwelt, sondern vielmehr gegenüber der Drohung der Leere und Verlassenheit, die seine größte Gefährdung darstellt.

4.4.2.5
Spezifische Belastungen

Die Frage nach der Genese der beschriebenen Persönlichkeitsstrukturen begegnet den gleichen Schwierigkeiten wie bei den paranoiden Patienten. Auch bei den Depressiven ist zunächst eine konstitutionelle Prädisposition anzunehmen: zum einen aufgrund der erkennbaren genetischen Belastung (11 bzw. 29% der Patienten wiesen eine Familienanamnese mit depressiven Erkrankungen auf); zum anderen aufgrund von Anzeichen für eine grundsätzlich labile bzw. reduzierte Vitalität vieler Patienten (s.o. S.203f.). Diese zeigte sich insbesondere im Vergleich mit den Paranoiden, deren Zähigkeit und Vitalität in der Lebensführung schon hervorgehoben wurde, und die durch ihre betonte Jugendlichkeit und rüstige Verfassung auffielen.

In der Kindheit der Patienten, die in der überwiegenden Zahl der Fälle als unauffällig und glücklich geschildert wurde, finden sich Ähnlichkeiten der Familienstruktur, die in Verbindung mit der späteren Persönlichkeit der Patienten gebracht werden können. Die Mutter war häufig stark behütend, vorsichtig, und vermittelte eine ängstliche Grundhaltung gegenüber der Exploration der Außenwelt; dies begünstigte eine „oknophile" leibliche Disposition der Patienten (Balint 1972), also eine Tendenz, sich an nahen Objekten festzuhalten und vor offener Weite zurückzuschrecken. Andererseits gab die Mutter ein Rollenmodell als perfekte Hausfrau vor, für die Hygiene und Ordnung im Vordergrund standen, wobei dieses Ideal v.a. für die Mädchen schwer erreichbar schien. Eine zusätzliche Leistungsorientierung vermittelte der eher patriarchalische, distanzierte Vater. Diese Kindheit verankerte offenbar in vielen Patienten das intensive Bemühen um Kongruenz mit den elterlichen Normen, bei gleichzeitiger tiefer Unsicherheit über den eigenen Selbstwert. Im weiteren Verlauf war oft eine mangelnde Ablösung von der Primärfamilie zu konstatieren; die Patienten blieben bis zur Heirat in der Wohnung der Eltern und hatten auch später oft noch täglichen, wenigstens telefonischen Kontakt.

Von diesen äußerlich geordneten Kindheitsverläufen abgesehen, hatten allerdings 9 Patienten vor dem 15. Lebensjahr einen Elternteil verloren, nämlich 7 durch Tod bzw. Suizid und 2 durch Scheidung (vgl. Tab. 4.10). Dass solche Verluste in der Phase der Abhängigkeit von den Eltern nicht nur Gefühle äußerster Verlassenheit und Leere, sondern auch die Erfahrung hinterlassen, Trennungen hilflos und ohne Bewältigungsmöglichkeiten ausgesetzt zu sein, haben vor allem Brown u. Harris (1978) herausgearbeitet. Als weiteren gravierenden Verlust erlebten vier Patientinnnen den Tod eines Kindes vor dessen 18. Lebensjahr in 4 Fällen. Wie bereits erwähnt, war der Unterschied zur Anzahl entsprechender Verlusterlebnisse bei der Gruppe der Paranoiden signifikant ($p < .01$).

Die Rolle früher Verluste in der Ätiologie der Depression ist zwar nicht eindeutig geklärt (s.o. S.193); doch sprechen in der vorliegenden Untersuchung sowohl ihre Anzahl als auch die von den Patienten berichteten Reaktionen durchaus für einen Einfluss auf deren prämorbide Persönlichkeits- und Lebensentwicklung. In allen Fällen wurde der Verlust eines Elternteils als traumatisierende und nachhaltig verunsichernde Erfahrung geschildert. Es liegt nahe, dass aus ihr auch das Bestreben resultierte, erneute gravierende Verluste durch besonders enge Bindungen zu vermeiden. Dies bildet sich auch in der Persönlichkeitsbefragung ab, in der der Durchschnittspunktwert der 9 Patienten mit frühen Verlusten für die Faktoren Selbstunsicherheit und Dependenz mit 8,6 bzw. 10,8 über dem jeweiligen Gesamtdurchschnitt der Depressiven lag (Tab. 4.14, S.212).

4.4.2.6
Zusammenfassung

Wie bei den paranoiden Patienten ist die Grundlage der Persönlichkeitsstruktur und Lebensweise der Depressiven in einer vulnerablen leiblich-seelischen Disposition zu sehen, die durch eine *Sensitivität gegen Situationen der Trennung und des Zurückgeworfenseins auf sich selbst* gekennzeichnet ist – man könnte sie im Begriff der „Disgregationsangst" (Bilz 1971) zusammenfassen. Die Patienten reagieren feinfühlig auf Situationen, in denen andere sich von ihnen zurückziehen oder in denen sie deren Erwartungen nicht gerecht zu werden glauben – also auf *Distanz* oder *Inkongruenz*. Zu manifesten Krisen führen einerseits Verluste naher Bezugspersonen, andererseits Situationen der Nichterfüllung oder Verfehlung gemeinschaftlicher Normen und Pflichten.

Die kompensatorische „Strategie" dieser Patienten bestand nicht in einem vermehrten Streben nach Autarkie, sondern umgekehrt in der engen Anlehnung an nahestehende, stützende Personen (Eltern, Partner, Verwandte), im Eingebundensein in Beziehungen und in der eher nachgiebigen Einfügung in eine äußere Struktur von Pflichten und Ordnungen. Dem Bestreben der Paranoiden nach Behauptung des eigenen Territoriums steht hier also das Bedürfnis nach betonter *Öffnung des Eigenraums*, nach Verbindung mit den Anderen und Beanspruchung durch sie („Gebraucht-Werden") gegenüber. Die Grenzen des Lebensraums werden nicht zur *Abgrenzung* von den Anderen gezogen, sondern als *Eingrenzung* um den gemeinsamen Raum der Geborgenheit.

Damit ist nun auch für die depressiven Patienten eine Typologie der prämorbiden Persönlichkeit und Lebenswelt umrissen. Die Genese dieses Typus dürfte ebenso auf genetisch-konstitutionelle Faktoren wie auf familiäre Einflüsse im Sinne spezifischer Rollenmodelle und schließlich auf lebensgeschichtliche Verlusterfahrungen zurückzuführen sein. Dabei sind die Charakteristika des „Typus Melancholicus" ebenso wie dependent-selbstunsichere Züge der depressiven Patienten zu einem wesentlichen Anteil als Kompensation und Abwehr einer basalen Vulnerabilität und Ich-Schwäche zu verstehen. Diese Kompensation erscheint allerdings im Vergleich zu den paranoiden Patienten äußerlich weniger auffällig: Sie führt nicht in eine latente Frontstellung zur Umwelt, sondern eher zu einer Überanpassung, einer „pathologischen Normalität" (Tellenbach 1969).

Die dargestellten Typologien der altersparanoiden und altersdepressiven Patienten haben sich in vieler Hinsicht als polar erwiesen. Wollte man den typischen Lebensentwurf der beiden Patientengruppen, als Verhältnis von Eigen- und Umraum genommen, in einem Bild zusammenfassen, so wäre es für die Paranoiden das abwehrende „*Gehäuse*", für die Depressiven hingegen das stützende und verbindende „*Gerüst*". Dies wirft allerdings die abschließende Frage auf, warum die Paranoiden und die Depressiven bei gleichermaßen gegebener Vulnerabilität, Ängstlichkeit und Ich-Schwäche doch so unterschiedliche kompensatorische „Strategien" bzw. Lebensentwürfe entwickelten. Zwar wurden spezifische Belastungen und Traumatisierungen ermittelt, die jeweils andersartige Bewältigungsstrategien begünstigen konnten. Dennoch soll damit keineswegs behauptet werden, die paranoide oder dependent-ordentliche Struktur ließe sich allein auf lebensgeschichtliche Erfahrungen zurückführen. Eine mögliche Erklärung, die hier freilich nur als Hypothese formuliert werden kann, läge im Zusammenwirken von Lebensgeschichte und Konstitution: Die wiederholt hervorgehobene Vitalität der Paranoiden begünstigte eher ein kontraphobisches, kämpferisches Verhalten zur Kompensation ihrer Vulnerabilität, die labile Vitalität der Depressiven hingegen eher eine durch Anhänglichkeit, Anpassung und Submission charakterisierte Beziehungs- und Lebensgestaltung.

4.4.3
Typologie der Räumlichkeit paranoider Alterspsychosen

Bereits 1934 stellte W.Scheid depressive und paranoide Alterspsychosen einander gegenüber, nämlich unter dem Begriff des „Zeigers der Schuld", der im einen Fall zentripetal auf die Person, im anderen zentrifugal auf die Umgebung gerichtet ist (Scheid 1934). Diese Polarität beider Erkrankungen soll im Folgenden unter leib- und raumphänomenologischen Gesichtspunkten weiter entwickelt werden.

Der Lebensentwurf der Paranoiden, wie er oben beschrieben wurde, ist im Alter spezifischen Bedrohungen ausgesetzt. Dazu gehören der Verlust des Berufs als einer wesentlichen Grundlage von Autarkie und Selbstbehauptung; sensorische und kognitive Einbußen mit prekärer Bedeutung gerade für einen auf misstrauische Beobachtung der Umwelt angewiesenen Menschen; körperliche Schwäche oder Krankheit, die als Schwächung der eigenen Sicherheit und Unabhängigkeit erfahren wird; Verlust der „Zweckgemeinschaft" mit dem Partner durch Verwitwung; und schließlich – infolge des Verlusts an Spielraum durch körperliche Einschränkungen und soziale Isolierung – eine verringerte *Perspektivenbeweglichkeit*, die meist auch nicht mehr durch einen korrigierend einwirkenden Lebenspartner ausgeglichen werden kann. Es liegt nahe, dass in dieser veränderten Lebenssituation die latente Vulnerabilität in Erscheinung treten kann und nun als tatsächliche „Verwundbarkeit" und Ausgesetztheit bis ins Leibliche hinein erfahren wird. Im Folgenden werden diese von den Patienten wahrgenommenen Bedrohungen im einzelnen betrachtet. Dabei stehen zunächst der Beginn der Psychose und mögliche auslösende Belastungen im Vordergrund.

4.4.3.1
Beginn und Auslösung

In der Mehrzahl der Fälle (n=24) begann die paranoide Psychose schleichend und ohne deutliche Abgrenzbarkeit von Misstrauen, Befürchtungen und manifestem Wahn, so dass sich der Beginn retrospektiv meist nicht genauer festlegen ließ. In den anderen 14 Fällen hingegen ließ sich die Wahnentstehung deutlicher, d.h. innerhalb eines Dreimonatszeitraums lokalisieren. In diesen Fällen mit subakutem oder akutem Beginn lag 12mal eine paranoid-halluzinatorische Psychose vor (F20.0 oder F22.8); nur zwei reine Wahnstörungen begannen akut, und zwar jeweils kurz nach Heimaufnahme der Patientinnen.

Der weitere Krankheitsverlauf war in 24 Fällen chronisch bzw. chronisch-progredient; in 8 weiteren Fällen kam es zu einem chronisch-rezidivierenden Verlauf mit mehrfachen, unter neuroleptischer Behandlung jedoch remittierenden Schüben; in den 6 verbleibenden Fällen war eine mindestens 1 Jahr anhaltende Remission zu beobachten, wenngleich die Patienten nie eine vollständige Krankheitseinsicht erreichten.

Um auslösende Geschehnisse festzustellen, wurden die 14 Patienten mit akutem oder subakutem Beginn nach Lebensereignissen im Zeitraum von 12 Monaten vor der Erstmanifestation der Psychose gefragt. Der Befragung lag eine Auswahl der für die Altersgruppe relevanten Items der Münchner Ereignisliste (Wittchen et al. 1989) zugrunde; dabei wurden nur Ereignisse berücksichtigt, die auch subjektiv mindestens als belastend gewertet wurden. Dabei ergaben sich die in Tab. 4.15 dargestellten Resultate.

Aufgrund der niedrigen Gesamtzahl der Patienten geben diese Daten freilich nur einen Hinweis auf mögliche auslösende Lebensumstände. Doch ließen sich wahrgenommene Belastungen auch den Aussagen bzw. Wahninhalten der Patienten mit schleichendem Beginn entnehmen, so dass sich aus beiden Patientengruppen verschiedenartige *Formen von Bedrohungen* ergeben, die die bis dahin aufrechterhaltene Kompensation in Frage stellten.

Tabelle 4.15 Lebensereignisse bei 14 paranoiden Patienten mit akutem / subakutem Krankheitsbeginn im 12-Monatszeitraum vor Erstmanifestation

Lebensereignis	Häufigkeit (n=14)
eigene körperliche Erkrankung	1
Erkrankung eines nahen Angehörigen	-
Tod eines nahen Angehörigen	5
familiärer oder Partner-Konflikt	3
Scheidung, Trennung	-
Umzug, Um-/Neubau	-
Heimaufnahme	2
Berufliche Probleme	-
Berentung	-
Finanzielle Probleme	-
andere	-
keine	3

(1) Bedrohung durch Autonomieverlust

In zwei Fällen stand der Beginn der paranoiden Psychose in unmittelbarem zeitlichem Zusammenhang mit der Aufnahme in ein Altenheim, wobei der Wahn durch die dazu passende Thematik der drohenden Entmündigung charakterisiert war. Bereits kasuistisch wiedergegeben wurde die Krankengeschichte der Patientin Emilie S. (s.o. S.215), die durch die Heimaufnahme ihre Autonomie und aufgrund der hohen Kosten des Heims auch ihre materielle Sicherheit bedroht sah, und die durch einen Konflikt mit einer Mitbewohnerin in eine Außenseiterposition geriet. Die zweite Patientin sei hier nur kurz geschildert:

(Frau Anna G.) Die 84-jährige, stark schwerhörige Patientin wird wegen zunehmender Gebrechlichkeit aufgrund einer ausgeprägten Osteoporose von ihrer Tochter in einem Altenwohnstift untergebracht. Dort entwickelt sie innerhalb weniger Wochen den sytematisierten Wahn, die Stiftsdirektorin lasse die Bewohner ständig überwachen und vergebe nach einem ausgeklügelten System Punkte für Pflegebedürftigkeit. Habe jemand sein Punkte-Konto überzogen, so werde er automatisch auf die Pflegestation verlegt und die Direktorin könne sich so an den eingezahlten Ersparnissen persönlich bereichern. Die Patientin ist ständig damit beschäftigt, die vermeintlich an verschiedenen Stellen ihrer Wohnung insgeheim angebrachten „Punkte" wieder zu entfernen, um das Punkte-Konto zu reduzieren.

Abneigung gegen eine Heimaufnahme und Angst vor Hilfs- oder Pflegebedürftigkeit äußerte die Mehrzahl der paranoiden Patienten. Eine Patientin gab sogar an, sie würde sich lieber das Leben nehmen als in ein Altenheim zu gehen. Diese Ängste bzw. Auslösesituationen fügen sich in das dargestellte Bild einer betont auf Autarkie ausgerichteten Persönlichkeitsstruktur der Patienten.

(2) Bedrohung durch Partnerverlust

In 5 Fällen entwickelte sich die Psychose bald nach der Verwitwung. Dabei spielte allerdings offensichtlich weniger der Partnerverlust als solcher eine Rolle – die Trauerreaktionen waren auch hier nicht sehr ausgeprägt – sondern vielmehr die mit dem Verlust des vertrauten Bündnisses gestiegene Bedrohung. In zwei Fällen hatten die paranoiden Befürchtungen Erbangelegenheiten zum Gegenstand:

Eine 68-jährige Patientin entwickelt bald nach Tod des Ehemannes die Angst, von der eigenen Tochter aus der Wohnung vertrieben zu werden; diese sei nicht mit dem ihr zustehenden Erbe zufrieden und wolle ihre Sparguthaben an sich bringen. – Eine weitere, 73-jährige Patientin beginnt einen Rechtstreit mit Verwandten ihres verstorbenen Mannes, denen sie vorwirft, ihn bei einer Erbschaft hintergangen zu haben. In der Folge steigern sich in beiden Fällen die Verdächtigungen bald zu einem manifesten Verfolgungs- und Beeinträchtigungswahn.

Auch in Fällen mit eher schleichendem Beginn konnten die ersten paranoiden Inhalte manchmal auf die Zeit nach der Verwitwung zurückgeführt werden. Dabei scheint bei schon bestehender paranoider Wahrnehmungsbereitschaft der *Verlust des Korrektivs* eine wesentliche Rolle zu spielen, das die Perspektive des Ehemannes für die misstrauische Grundhaltung der Patientinnen bildete. Beispiele dafür sind die bereits kasuistisch geschilderten Patienten Ida M. und Max K. (s.o. S.216ff.). Deutlich in Verbindung mit Partnerverlust und Erbschaftsangelegenheiten steht auch die Wahnentwicklung bei der folgenden Patientin:

Die 77-jährige Patientin berichtet, sie habe schon nach dem unerwarteten Tod ihres Mannes vor 9 Jahren gegen ihren Stiefsohn, einen Chemiker, den Verdacht geschöpft, er habe ihren Mann vergiftet; sie habe dies aber nicht beweisen können. Seit kurzem leide sie nach einem Besuch des Stiefsohnes unter stechenden Knieschmerzen, die auch ihr Mann vor seinem Tod geäußert habe; sie habe nun Angst, das gleiche Schicksal zu erleiden, da dem Stiefsohn nach ihrem Tod das ganze Erbe zufalle. Außerdem habe ihr inzwischen verstorbener Lebensgefährte ihr ebenfalls eine größere Erbschaft vermacht, die ihr von seinen Verwandten streitig gemacht werde. Diese verbreiteten überall Lügen über sie und hätten sich wahrscheinlich bereits mit dem Stiefsohn zusammengetan, um sie verschwinden zu lassen.

In ihrer nach der Verwitwung zu Tage tretenden Schutzlosigkeit und Vereinsamung klammert sich die Patientin um so mehr an die materielle Sicherheit der Erbschaft. Die antizipierte bzw. projizierte Habsucht anderer lassen jedoch diese Sicherheit gefährdet erscheinen. Die Bedrohung durch körperliche Beschwerden, die auf eigene Hinfälligkeit und Tod verweisen könnten, wird durch Fremdzuschreibung an einen äußeren, identifizierbaren Gegner abgewehrt. Dadurch aber zieht sich ein Netz von verbündeten Feinden um die Patientin zusammen.

(3) Bedrohung durch körperliche Schwäche oder Krankheit

Die überaltersgemäß rüstige Verfassung und der im Vergleich zu den Depressiven geringe Anteil somatischer Erkrankter unter den paranoiden Patienten wurde schon hervorgehoben (13% vs. 47% bei den Depressiven, s.o. S.203). Dem entsprach auch das in vielen Fällen deutlich jünger wirkende, durch Kleidung, Kosmetik,

4.4 Diskussion und Interpretation

Perücken etc. darin noch betonte Äußere der Patientinnen, nicht selten mit einer erkennbar erotischen Komponente. Sie waren auf ein jugendliches Aussehen bedacht und stolz auf ihre Vitalität.

So trug etwa eine 78-jährige Patientin, die sich mit einem Vergiftungswahn auf der toxikologischen Abteilung vorstellte, eine auffällig modische, rötliche Brille, Jeans-Hosen, sorgfältig getöntes Haar und Make-up. – Auch Janzarik (1973) betont die überdurchschnittlich rüstige geistige und körperliche Verfassung der altersparanoiden Patienten: „Immer wieder vergreift man sich und bleibt um 5, 10 oder mehr Jahre zurück, wenn man das Alter der lebendigen und durchsetzungsfähigen Probanden einschätzen will."

Trotz dieser körperlichen Rüstigkeit und Vitalität klagte ein hoher Anteil der paranoiden Patienten (24 von 38, oder 63,2%) über somatische Beschwerden; sie entsprachen in den meisten Fällen eher geringfügigen Funktionsstörungen, wurden aber von den Patienten als erhebliche Bedrohung empfunden und in der Regel auf eine Fremdbeeinträchtigung zurückgeführt. Die Interviews im Rahmen der Studie ließen eine unterschiedliche Bedeutung somatischer Krankheiten bzw. Symptome für die beiden Patientengruppen erkennen: Während die Depressiven ihre körperliche Symptomatik in erster Linie hypochondrisch verarbeiteten und als Leistungsinsuffizienz oder aber als vitale Gefährdung erlebten, bedeuteten körperliche Störungen für die Paranoiden vor allem eine Bedrohung ihrer Autarkie, Unabhängigkeit und relativen Jugendlichkeit. Sie befürchteten, der Auseinandersetzung mit der Umwelt nicht mehr gewachsen zu sein oder durch Gebrechlichkeit in Abhängigkeit und Hilflosigkeit zu geraten.

Charakteristisch für die paranoide Verarbeitung dieser Bedrohung ist ihre Externalisierung oder Außenattribution, die in vielen Fällen auch eine erkennbare Abwehrfunktion erfüllte. Charakteristisch waren Vergiftungswahnideen, die bei insgesamt 17 Patienten (44%) in vielfältiger Form auftraten.[147]

Bei einer 90-jährigen Patientin konkretisierten sich vage paranoide Befürchtungen zum ersten Mal, als sie akut mit Magenbeschwerden, Erbrechen und Kreislaufstörungen erkrankte. Sie sei in große Angst geraten und habe wegen der Plötzlichkeit der Erkrankung gleich an eine Vergiftung gedacht. In einem medizinischen Lehrbuch habe sie dann ihre Symptome als eine Arsenvergiftung erkannt und bei der Apotheke um ein Antidot nachgefragt. Als Täter komme nur ihre frühere Untermieterin in Frage, die als einzige noch einen Schlüssel zu ihrer Wohnung habe. – Eine gute Bekannte der Patientin berichtet, diese habe immer schon großen Wert auf ihre Jugendlichkeit gelegt. Sie habe den Eindruck, die Patientin schiebe alles, was in ihrem Alter eben an Beschwerden auftrete, auf vermeintliche Vergiftungen, „nur um nicht alt zu werden."

Bei einem 70-jährigen Patienten mit paranoider Primärpersönlichkeit traten wiederholte transitorische Ischämien mit Schwindel und Sehstörungen auf; er klagt zudem über anhaltende Schwäche und Müdigkeit. Der Patient, früher Berufsoffizier und Jagdflieger, zeitlebens auch sportbegeisterter Radrennfahrer und Skilehrer, ist durch die Symptome äußerst beunruhigt und entwickelt den Wahn, von einem seiner im Haus wohnenden Mieter mit Rauchgas langsam und unmerklich vergiftet zu werden.

Die bereits kasuistisch beschriebene 74-jährige Patientin Christel L. (s.o. S.213f.) führt eine frühere Facialislähmung nach Apoplex auf einen „Schlag" zurück, den sie durch die elektrischen Manipulationen ihrer Gegner an ihrer Wohnung erlitten habe.

---

[147] Die Wahninhalte werden weiter unten im einzelnen aufgeführt.

4 Altersparanoid und Altersdepression

Offensichtlich ermöglicht die Externalisierung der bedrohlichen körperlichen Symptome diesen Patienten, die Anzeichen beginnender Hinfälligkeit bzw. Endlichkeit des Lebens selbst in ihrem fortgeschrittenen Alter von sich fernzuhalten. Zunehmend verknüpfen sie die Wahrnehmung körperlicher Symptome mit der Bedeutung einer Fremdeinwirkung, so dass in den späteren Stadien der Wahnentwicklung bereits eine gewöhnliche morgendliche Verschleimung der Atemwege unmittelbar „Vergiftung" signalisiert und Angst oder Wut auslöst. Diese paranoide Verarbeitung an sich unspezifischer körperlicher Symptome war bei den Patienten immer wieder zu beobachten. Der Wahn dient dabei zunächst der Erklärung bzw. Externalisierung von Anzeichen einer geschwächten Vitalität; im weiteren Verlauf, wie sich noch zeigen wird, aber auch der Bestätigung der eigenen Vitalität, nämlich durch das unbeugsame Kämpfertum, das „Sich-Nicht-Unterkriegen-Lassen" des vermeintlich Verfolgten.

(4) Bedrohung durch sensorische oder kognitive Beeinträchtigung

Die signifikante Häufung deutlicher bis schwerer Hörverluste bei den paranoiden Patienten (17 von 38, d.h. 45%, gegenüber 16% bei den Depressiven) lässt eine weitere „Schwachstelle" erkennen, die eine auf Autarkie und vorsichtige Umgebungsbeobachtung ausgerichtete Lebenshaltung bedrohen muss. Zudem ergab die Prüfung der kognitiven Funktionen mit der Mini Mental State Examination bei den Paranoiden einen um mehr als einen Punkt niedrigeren Wert als bei den Depressiven (27,0 *vs.* 28,1 von 30 Punkten). Die *sensorische Beeinträchtigung* soll nun unter diesem Gesichtspunkt ausführlicher betrachtet werden. Dies lässt auch Rückschlüsse auf eine mögliche Rolle kognitiver Defizite für die Wahnentwicklung zu.

Bereits Kraepelin hat in der 8.Auflage seines Lehrbuchs (1915) die erste systematische Beschreibung des „Verfolgungswahns der Schwerhörigen" gegeben. Er trete vor allem bei 40-60-jährigen Frauen nach meist langjährigem Hörverlust auf und sei durch wenig systematisierte Beziehungsideen, ängstlich-gereizte Stimmung, schleichenden Beginn und chronischen Verlauf charakterisiert. Als seine Wurzel sieht Kraepelin das „Gefühl der Unsicherheit ..., wie sie durch die Unterbindung der wichtigsten seelischen Beziehungen zur Außenwelt hervorgerufen wird." Die nicht mehr verständliche Gestik, Mimik oder Heiterkeit anderer liefert das Material für Eigenbeziehungen; die häufigen Ohrgeräusche, aber auch die „Anspannung der Aufmerksamkeit bei Wegfall äußerer Eindrücke" begünstigen das Auftreten von Gehörsinnestäuschungen, meist illusionärer Verkennungen. Kraepelin ordnet das Syndrom als selbständiges Krankheitsbild den psychogenen Erkrankungen zu und beschreibt dementsprechend Vereinsamung als zusätzlich auslösenden Faktor, ebenso wie eine mögliche Besserung in verständnisvoller Umgebung.
 Dass die stigmatisierende Auswirkung der Schwerhörigkeit zur sozialem Rückzug und paranoiden Entwicklungen führen kann, belegt ein prominentes Opfer des Leidens, nämlich Beethoven, der in seinem berühmten Heiligenstädter Testament schreibt:

> „Ganz allein, fast nur soviel, als es die höchste Notwendigkeit fordert, darf ich mich in Gesellschaft einlassen. Wie ein Verbannter muß ich leben; nahe ich mich einer Gesellschaft, so überfällt mich heiße Ängstlichkeit, indem ich befürchte, in Gefahr gesetzt zu werden, meinen Zustand merken zu lassen. ... Aber welche Demütigung, wenn jemand neben mir stand, und von weitem eine Flöte hörte und ich nichts hörte ... Solche Ereignisse brachten mich nahe an

4.4 Diskussion und Interpretation

Verzweiflung, es fehlte wenig, und ich endigte selbst mein Leben" (zit. n. Birnbaum 1920, 220).

Ein Zeitgenosse, der Wiener Kapellmeister Ignaz von Seyfried, schreibt über Beethoven:

„Je mehr der Mangel des Gehörsinns und die im Verlauf seiner letzten Lebensjahre dazu sich gesellenden körperlichen Übel des Unterleibes überhandnahmen, um so rascher entwickelten sich jene unheilbringenden Symptome einer martervollen Hypochondrie. Er fing an zu klagen über die böse, nur zu Lug und Betrug geneigte Welt, über Bosheit, Falschheit und Hinterlist, behauptete, man fände gar keinen redlichen Menschen mehr, sah alles im schwärzesten Lichte und misstraute zuletzt sogar seiner durch vieljährige Dienste bewährten Haushälterin" (ebd. 219).

Die Häufung von Schwerhörigkeit bei paranoiden Alterspsychosen ist wiederholt untersucht und gut belegt worden (Überblick bei Fuchs 1993a). Trotz unterschiedlicher Kriterien für paranoide Erkrankung bzw. Hörstörung zeigten die meisten Untersuchungen mit einem Anteil von ca. 30-40 % übereinstimmend eine signifikant höhere Prävalenz von Hörverlusten gegenüber den (meist affektiv erkrankten) Vergleichsgruppen. Die sorgfältigste Untersuchung haben Cooper et al. (1974) an zwei Gruppen paranoider und affektiver Patienten mit Krankheitsbeginn nach dem 50. Lebensjahr durchgeführt. Hörminderung wurde als Beeinträchtigung des sozialen Hörens definiert und mittels audiometrischer Prüfung objektiviert. Im Ergebnis entsprach die Prävalenz bei den affektiven Patienten der in der Durchschnittsbevölkerung, während sie bei den paranoiden dreimal höher lag. In fast allen Fällen ging der Hörverlust der paranoiden Psychose voraus, im Durchschnitt um 26 Jahre: Die erhöhte Prävalenz kam nämlich vor allem durch einen hohen Anteil (52 %) von Schallleitungsschwerhörigkeit zustande, die im Gegensatz zur Presbyakusis meist durch Otosklerose oder Mittelohrkrankheiten in früheren Lebensabschnitten bedingt ist (Cooper u. Curry 1976).

Von besonderem Interesse ist dabei, dass diese Gruppe der frühzeitig (vor dem 45. Lebensjahr) schwerhörig Gewordenen deutlich weniger schizoide Persönlichkeitszüge und eine geringere erbliche Belastung mit paranoiden oder schizophrenen Krankheiten aufwies als die anderen paranoiden Patienten (Cooper et al. 1976). Hier hat der Hörverlust offenbar eine noch wesentlichere ursächliche Rolle gespielt, so dass es sich bei dieser Gruppe um den von Kraepelin beschriebenen Krankheitstyp handeln könnte. Dem entsprechen umgekehrt die Ergebnisse von Post (1966) und Holden (1987), wonach bei der „Kerngruppe" von Paraphrenen mit schizophrenen Erstrangsymptomen und hereditärer Belastung signifikant weniger sensorische Beeinträchtigungen vorlagen.

Während all diese Erkenntnisse sehr deutlich für Hörminderung als unabhängigen, auslösenden bzw. verursachenden Faktor bei der Entstehung paranoider Alterspsychosen sprechen, kann eine analoge Rolle für *Visusverluste* nicht als gleichermaßen gesichert gelten. Cooper u. Porter (1976) fanden deutliche Visusbeeinträchtigungen insbesondere durch Katarakte bei 55% von 54 altersparanoiden Patienten. Howard et al. (1994) sahen jedoch keine deutliche Differenz von Sehbehinderungen gegenüber Vergleichsgruppen, allerdings eine Korrelation mit visuellen Halluzinationen. Visusstörungen könnten also möglicherweise einen

4 Altersparanoid und Altersdepression

pathoplastisch wirksamen Faktor darstellen. Auch in der vorliegenden Untersuchung ergab sich nur eine leichte, jedoch keine signifikante Häufung visueller Beeinträchtigungen (s.o. Tab. 4.5).

Bevor die Rolle der Schwerhörigkeit für die Wahnentstehung weiter diskutiert wird, soll ein Fallbeispiel aus der Untersuchungsgruppe die möglichen Zusammenhänge illustrieren (vgl. dazu auch Frau Christel L., S.213f.):

Frau Ursula Z. – Die 77-jährige, vitale und energische Patientin litt seit einer Mittelohrentzündung im Kindesalter unter progredienter Schwerhörigkeit. Die otologische Diagnose lautete auf chronische Otitis media perforata mit hochgradigem Hörverlust von 80 db beidseits. Als die Patientin 5 Jahre alt war, ließen die Eltern sich scheiden, sie und ihre Schwester blieben bei der Mutter, die sie als eher kühl, kritisch und dominant beschreibt, und deren zweitem Ehemann, mit dem sie sich gut vertragen habe. In der Schule sei sie eher zurückgezogen und scheu gewesen, wegen ihrer Hörstörung auch als Außenseiterin behandelt worden. Besonders in Erinnerung sei ihr, dass ihr Stiefvater, ein Gegner des Nazi-Regimes, während der Kriegsjahre auf eine Denunziation von Nachbarn hin einmal in Haft gewesen sei. In der Folgezeit habe sie schlimme Situationen ausgestanden, weil ein Lehrer sie über die politische Haltung der Eltern auszuhorchen versucht habe. 1945 erlebte sie die schweren Bombardierungen Berlins, bei der das elterliche Haus ausbrannte und auch ihr Verlobter ums Leben kam. Eine erneute Bindung ergab sich nicht mehr, worüber sie jedoch nicht unglücklich gewesen sei, zumal sie sich so noch länger um ihre Mutter habe kümmern können. Sie arbeitete als Feinmechanikerin in einer Firma und konnte in ihrer Freizeit alleine ihren vielseitigen kulturellen Interessen nachgehen. Erst nach dem Tod der Mutter bezog sie, inzwischen 35-jährig, eine eigene Wohnung. Nur zu ihrer Schwester, die in einer anderen Stadt lebte, hatte sie noch regelmäßigen Kontakt.

Schon in den letzten Jahren ihres Berufslebens fühlte sich die Patientin öfter von Arbeitskollegen beneidet und bedroht; man habe über sie getuschelt und merkwürdige Gesten in ihrer Gegenwart gemacht. Zur Rede gestellt, hätten die anderen jedoch nur scheinheilig oder verärgert reagiert. Sie habe dann plötzlich alle Kontakte abgebrochen – „ich kann es nicht haben, wenn mir jemand zu nahe kommt" – und sei nach München umgesiedelt, wo sie noch drei Jahre arbeitete. Bald habe sich hier allerdings der Hausmeister sehr auffällig betätigt und ihr nachspioniert. Sie sei schon „hellhörig" geworden, als er von ihrem Sicherheitsschloß einen Reserveschlüssel hätte haben wollen. Zudem habe sie den Eindruck bekommen, dass er mit einer Nachbarin, einer schamlosen Person, im Flur immer wieder über sie rede; jedenfalls hätten sie ihre Gespräche immer unterbrochen, wenn sie gerade vorbeigegangen sei, um anschließend Unverständliches zu tuscheln. Der plötzliche Tod der Hausmeisterin habe ihr dann vollständig klar gemacht, welches mörderische Regiment der Hausmeister mit seiner Freundin im Haus führe. Offensichtlich habe er auch gemerkt, dass sie selbst gewisse telepathische Kräfte habe. Davon habe bereits ihre Mutter gesprochen; ein Zeichen dafür sei es gewesen, dass die Mutter über sie von kleineren Vergehen ihrer Schwester erfahren habe, ohne dass sie selbst es „gepetzt" hätte; sie sei für die Mutter „wie ein offenes Buch" gewesen und habe nichts vor ihr verbergen können. Später habe sie sich viel mit Telepathie und Mediumistik befasst. Dabei habe sie erkannt, dass sie durch ihre besondere Suggestibilität fremden Einflüssen mehr als andere ausgesetzt sei und sich in Acht nehmen müsse. Aufgrund ihrer Fähigkeiten durchschaue sie auch die Machenschaften des Hausmeisters und sei daher in besonderer Gefahr.

Diskussion: Schon von Kindheit an ist das Leben der Patientin von der Thematik des Hörens geprägt: einerseits von der Schwerhörigkeit als Barriere gegenüber den Mitmenschen, andererseits von der Gefahr des „Ausgehorchtwerdens" als einer Grenzverletzung des Eigenraumes. Die Scheidung der Eltern vermittelte früh die Erfahrung der Brüchigkeit des sozialen Raumes; dazu trat die intrusive Dominanz der Mutter, der gegenüber die Patientin offensichtlich keinen geschützten Innenraum zu entwickeln vermochte. Diese Erfahrungen wurden durch die besondere Situation der NS-Zeit mit der ständigen Drohung von Denunziation und Ausgehorchtwerden noch weiter verstärkt.

In ihrer doppelten Gefährdung, einerseits die Umwelt sensorisch nicht sicher erfassen, andererseits sich selbst vor ihrem Eindringen nicht hinreichend schützen zu können, blieb der Patientin der Weg des Rückzugs in eine möglichst autarke, beobachtende und die Selbstexposition auf ein Minimum reduzierende Haltung. Die Potenziale der Liebes- und Hingabefähigkeit konnten nicht realisiert werden. So tat sich zwischen der Patientin und ihrer Umwelt im Laufe der Zeit eine immer größere Lücke auf, verbunden mit zunehmender Unsicherheit im mitmenschlichen Umgang, Angewiesensein auf Vermutungen und Entfremdung durch Missverständnisse. Der Hörverlust ließ Leerstellen in der interpersonalen Wahrnehmung entstehen, die durch vermehrte Wachsamkeit und schließlich paranoide Eigenbeziehungen gefüllt wurden. Sobald die Spirale von Misstrauen und Eigenbeziehung einmal in Gang gekommen war, beschleunigte der schon immer empfundene Mangel eines sicher abgegrenzten Innenraums die Wahnentwicklung, da die Patientin das „Durchschauen des eigenen Durchschauens" seitens des Gegners (d.h. des Hausmeisters) antizipierte und als gesteigerte Gefährdung wahrnahm.

Modell der Wahnentstehung bei Schwerhörigkeit

Bereits in einer früheren Arbeit (Fuchs 1993a) wurde ein Modell der Entstehung des Wahns bei Schwerhörigen entworfen, das nun zu den Ergebnissen in Beziehung gesetzt werden soll. Es beruht auf der Konzeption der Wahrnehmung als eines intentionalen, gestaltbildenden Prozesses, dem eine *Tendenz zur Konsistenzbildung* innewohnt: Ambiguitäten im Wahrnehmungsfeld werden „illusionär" aufgelöst, Lücken zu sinnvollen Gestalten ergänzt (s.o. S.36). Ein Defizit sensorischer Eindrücke kann so durch einen Überschuß an „Konzeptualisierung" kompensiert werden (Norman u. Bobrow 1986, Emrich 1988 a,b). Gerade an Leerstellen im Wahrnehmungsfeld kristallisieren sich bereitliegende „Gestalt-Hypothesen" oder Schemata. Diese können dann als einmal aktivierter „Erwartungshorizont" gerade durch ein hohes Maß an Leerstellen aufrechterhalten werden, da eine Korrektur durch *widersprechende* Daten im gleichen Maß unwahrscheinlicher wird.

Die sensorischen Defizite und der Verlust korrigierender Rückkoppelung haben also eine *Störung der Gestaltkreisfunktion* zur Folge, die sich sowohl auf sensorischer wie auf kommunikativ-semantischer Ebene auswirkt. Zum einen nämlich begünstigt die Schwerhörigkeit die Entstehung von akustischen Illusionen ebenso wie Halluzinationen: Die gestaltbildende Funktion der Wahrnehmung kann bei richtungsräumlicher Leere zur „Eigenproduktion" von Gestalten führen.[148] Zum

---

[148] Dies entspricht der *„perceptual-release"*-Theorie der Halluzinationsgenese (West 1962), wonach eine Unschärfe oder Leere des Wahrnehmungsfeldes die Freisetzung sonst inhibierter sensorischer Gedächtnisinhalte zur Folge haben kann; vgl. auch Fuchs 1993a, Fuchs u. Lauter 1992.

anderen fördert die Hörminderung durch eine Störung des kommunikativen Gestaltkreises die Entstehung von eigenbezüglichen Wahnwahrnehmungen.

Dies lässt sich folgendermaßen erklären: Der Hörverlust beeinträchtigt nicht nur das phonematische Sprachverständnis, sondern auch die Wahrnehmung der Intonation und damit der emotionalen Konnotationen von Sprachäußerungen. Die mimischen und gestischen Signale, auf die sich der Schwerhörige vermehrt verlassen muss, bleiben ohne den sprachlichen Kontext mehrdeutig. Die Störung betrifft daher nicht nur die verbale, sondern auch die mitlaufende leibliche Kommunikation. Der Schwerhörige gerät immer wieder in Situationen, in denen intentionale Äußerungen der Anderen sich auf ihn zu beziehen scheinen, ohne dass er diese Eigenbezüglichkeit durch das semantische Sprachverständnis zu neutralisieren vermag. Besteht dann noch die Bereitschaft zur sensitiven oder paranoiden Erlebnisverarbeitung, so resultiert eine fortwährende Anspannung der Aufmerksamkeit auch auf irrelevante Situationen (Maher 1974), in dem Bemühen, sich sozusagen einen Reim auf das Unverständliche zu machen, d.h. die Wahrnehmungskonsistenz wiederherzustellen. Gerade die paranoide Haltung ist dadurch charakterisiert, dass konstante Wachsamkeit und misstrauische Beobachtung der Umgebung die lebendige Beziehung zu ihr ersetzen. Zu dieser Beobachtung bedarf es geschärfter Sinne, und ihre Störung stellt daher eine besondere Bedrohung der paranoiden Position dar. Das einmal aktivierte paranoide Misstrauen führt daher zu vermehrter Vigilanz und schließlich zur wahnhaften Verarbeitung, in der die Uneindeutigkeiten der sensorischen Eindrücke gleichförmig im Sinne der Eigenbeziehung auflöst werden.

Der Wahn Schwerhöriger beruht nach diesem Modell wesentlich auf einer Störung des sensorischen und kommunikativen Gestaltkreises: Die häufigen illusionären Verkennungen ebenso wie die Wahnwahrnehmungen Schwerhöriger lassen sich als autochthone Gestalt- und Sinnbildungen verstehen, die stellvertretend für sensorisch bedingte Lücken im Wahrnehmungs- und Bedeutungszusammenhang eintreten. Die Störung des kommunikativen Gestaltkreises macht es auch erklärlich, dass Hörverluste gegenüber anderen sensorischen Beeinträchtigungen eine besondere Rolle für die Wahnentstehung spielen.

Um dieses Modell an der paranoiden Patientengruppe zu überprüfen, wurden alle Patienten nach Situationen gefragt, in denen sie sprachliche oder gestische Äußerungen Anderer als „verdächtig" oder gegen sich gerichtet auffassten, die aber erkennbar uneindeutig oder nicht deutlich verständlich waren (z.B „Tuscheln", bedeutungsvolle Gesten u.ä.). Solche Eigenbeziehungen waren bei 12 der 17 schwerhörigen, jedoch nur bei 6 der übrigen 21 paranoiden Patienten festzustellen ($p < .01$). Überwiegend waren die Situationen in der Anfangsphase der paranoiden Psychose aufgetreten; vor allem von den ausgeprägt Schwerhörigen (vgl. Tab. 4.5) hatten die meisten, nämlich 5 von 6 Patienten öfter solche Situationen erlebt, wie sie etwa in der Kasuistik von Frau Christel L. oder Ursula Z. erwähnt sind. Dass in uneindeutigen Wahrnehmungssituationen auch akustische illusionäre Verkennungen auftraten, war in vielen der Fälle nach der Anamnese zu vermuten, freilich retrospektiv nicht mit Sicherheit festzustellen. Darüber hinaus ergab die Befragung bei 5 schwerhörigen Patienten, dass sich aus anfänglichen

Tinnitusgeräuschen im weiteren Verlauf Akoasmen entwickelt hatten, die von ihnen als bedrohliche Geräusche oder undeutliche Stimmen aus der Nachbarschaft interpretiert wurden (vgl. die Kasuistik von Fr. Christel L.). – Diese Ergebnisse stützen also das Modell einer Störung des sensorisch-kommunikativen Gestaltkreises, die zu Ersatzbildungen sowohl im Sinne illusionärer Verkennungen als auch wahnhaft-eigenbezüglicher Wahrnehmungen führt.[149]

Vor diesem Hintergrund soll auch die mögliche Rolle *kognitiver Defizite* für die Wahngenese kurz beleuchtet werden. Dass solche Defizite bei altersparanoiden Patienten im Vergleich zu Gesunden bzw. anderen Diagnosegruppen gehäuft auftreten, konnten Naguib u. Levy (1987) ebenso wie Howard et al. (1994) neuropsychologisch nachweisen. Auch die Paranoiden in unserer Untersuchung zeigten häufiger als die Depressiven leichte kognitive Beeinträchtigungen. Hinweise auf ätiologische Zusammenhänge mit der Wahngenese gab in einigen Fällen die Anamnese, so bei Frau Christel L. (vgl. die Kasuistik S.213f.) oder bei der folgenden Patientin:

Die 82-jährige Patientin mit leichten kognitiven Defiziten (MMS=26), die stolz von ihren hervorragenden Schulabschlüssen und ihrer 35-jährigen Tätigkeit als Chefsekretärin berichtet, zeigt sich äußerst beunruhigt über neuerdings gelegentlich auftretende Vergeßlichkeit, Konzentrationsstörungen und vermehrtes Schlafbedürfnis. Sie verdächtigt ein junges Pärchen in der Nachbarwohnung, sie mittels Gifteinspritzungen durch die Wände zum Pflegefall machen zu wollen, um nach ihrer Heimeinweisung ihre Wohnung mitübernehmen zu können.

Auch die Intaktheit der kognitiven Funktionen ist für die auf Autarkie und Beobachten bzw. Durchschauen der Umgebung ausgerichteten Patienten von vitaler Bedeutung. Eine Beeinträchtigung dieser Funktionen wird ebenso wie sensorische oder körperliche Störungen als bedrohlich wahrgenommen und gibt Anlaß zur projektiven bzw. paranoiden Externalisierung. Darüber hinaus ist anzunehmen, dass eine hirnorganisch bedingte Einschränkung der Auffassung und Intelligenz auch eine verringerte Perspektivenbeweglichkeit bzw. vermehrte Rigidität des Denkens zur Folge hat, die einen selbstkritischen Wechsel des Bezugssystems nicht mehr erlaubt. Abgesehen von den psychodynamischen Motiven könnten kognitive Defizite auch auf diesem Weg die wahnhafte Fixierung paranoider Verarbeitungsmuster begünstigen. Für diese Überlegung sprechen die häufigen eigenbezüglichen Wahnideen bei Demenzpatienten, die freilich in der Regel eher unsystematischer und passagerer Natur sind (Flint 1991).

---

[149] Inzwischen sind Fälle beschrieben worden, in die Anpassung eines Hörgerätes akustische Halluzinationen bei Schwerhörigen zum Verschwinden brachte (Eastwood et al. 1981, Almeida et al. 1993).

4.4.3.2
Psychopathologische Symptomatik

Nach der Darstellung der krankheitsauslösenden Bedrohungen der prämorbiden Struktur wird nunmehr die Typologie der paranoiden Räumlichkeit selbst beschrieben. Zunächst stellt ein kurzer Überblick die wesentlichen psychopathologischen Symptome vor.

Tab. 4.16 stellt die Häufigkeit spezifischer Wahninhalte dar, wobei diese gegenüber der zum Vergleich herangezogenen „Present State Examination" (PSE; Wing et al. 1982) weiter differenziert wurden. Die Übersicht belegt zunächst die Reichhaltigkeit von Wahnformen, wie sie bei den paranoiden Alterspsychosen wiederholt beschrieben wurde (Kay u. Roth 1961, Post 1966, Marneros u. Deister 1984, Pearlson et al. 1989, Howard et al. 1994).

Tabelle 4.16 Wahninhalte bei den paranoiden Patienten (n=38) (mit Mehrfachnennungen)

Wahninhalte	PSE-Nr.	n	%
Beziehungswahn	72/73	13	34%
Verfolgung, Beobachtung	74	26	68%
Beeinträchtigung, gezielte Störung, üble Nachrede	74	9	24%
Vertreibung aus der Wohnung	74	9	24%
Eindringen in die Wohnung, Bestehlung	74	10	26%
Vergiftung durch Speisen	74	8	21%
Vergiftung durch gasförmige Substanzen	74	9	24%
Verletzung oder Durchlässigkeit von Wohnungsgrenzen („*partition delusions*")	--	24	63%
Sexuelle Belästigung	72	7	18%
Sexuelle Beeinflussung	71	4	11%
Andere leibliche Beeinflussung	71	5	13%
Willensbeeinflussung	71	3	8%
Größenwahn	75	4	11%
Beistand, Schutzmacht	75	3	8%
Religiöser Wahn	78	1	3%

Tab. 4.17 gibt die Häufigkeit von Halluzinationen wieder. Der insgesamt hohe Anteil halluzinierender Patienten (82%) entspricht ebenfalls der in der Literatur beschriebenen, hohen produktiven Aktivität der Spätparaphrenen. So fanden Marneros u. Deister (1984) Halluzinationen in 67% der Fälle, Rabins et al. (1984) in 80% und Pearlson et al. (1989) in 94%. Einen Überblick gaben ferner Howard et al. (1993): Danach zeigen verschiedene Studien über Spätschizophrenie bzw. -paraphrenie eine besondere Häufigkeit von akustischen (zwischen 32 und 93%) und optischen (zwischen 10 und 61%) Halluzinationen.

Tabelle 4.17 Halluzinationen bei paranoiden Patienten (n=38)

PSE-Nr.	Halluzination	n	%
60	akustisch, nicht verbal	8	21%
62	kommentierende Stimmen	5	13%
63	zum Patienten sprechende Stimmen	13	34%
66	optisch	4	11%
68	olfaktorisch	8	21%
70	andere (gustatorisch, haptisch, coenästhetisch)	13	34%
--	gesamt	31	82%

Tab. 4.18 schließlich zeigt die Häufigkeit von Ich-Störungen, wobei unter „Beeinflussungserleben" die in Tab. 4.15 differenzierten sexuellen, allgemein-leiblichen und Willensbeeinflussungen zusammengefasst sind. Diese leibbezogenen Symptome traten bei allen Patienten mit Ich-Störungen auf, standen also deutlich im Vordergrund der eigentlich schizophrenen Psychopathologie.

Tabelle 4.18 Ich-Störungen bei paranoiden Patienten (n=38)

PSE-Nr.	Symptom	n	%
55	Gedankeneingebung	3	8%
56	Gedankenausbreitung	2	5%
57	Gedankenecho	-	-
58	Gedankenblock/-entzug	2	5%
59	Gedankenlesen	2	5%
71	Beeinflussungserleben	9	24%
--	gesamt	9	24%

4.4.3.3
Stadien der Grenzauflösung

Die vorstehenden Tabellen geben die Grundlage für eine Phänomenologie des leibräumlichen Erlebens in der paranoiden Psychose. Sie lässt sich als eine Grenzauflösung und Überwältigung des Innenraums in mehreren Stufen charakterisieren, ohne dass diese Stufen freilich „gesetzmäßig" nacheinander durchlaufen werden müssten. Schrittweise kommt es zur Destruktion der gestaffelten Barrieren des Eigenraums (Janzarik 1973), nämlich im Stimmungs-, Richtungs- und Leibraum.

Bedrohung der Peripherie

Zu Beginn wurde das Misstrauen der Patienten meist durch Vorgänge in der *Peripherie* des Wohn- und Privatbereichs geweckt: Der Einzug eines neuen Hausbewohners, Baumaßnahmen am Haus, verdächtige Vorgänge im Keller oder Speicher, Zettel im Briefkasten, Telefonanrufe ohne Teilnehmermeldung u.ä. riefen zunehmende Beunruhigung hervor. Vielfach waren es alltägliche Nachbarschaftskonflikte, an denen sich latente paranoide Wahrnehmungsbereitschaften konkretisierten. Die Patienten schlossen daraus auf absichtliche Schikanen, Beeinträchtigungen, und entnahmen unklaren Kommunikationssituationen Hinweise auf üble Nachrede (s.o.).

Zunächst entstand also typischerweise eine Atmosphäre diffuser Bedrohung, die sich allmählich dichter um die Patienten und ihre Wohnung schloß. Dann waren es meist *Geräusche* – ein Klopfen, Knacken, Schritte, einzelne Wortfetzen – die bereits die Wohngrenzen durchdrangen und als gezielte Störung oder Bedrohung interpretiert wurden.

> „Das war immer schon so ein Türenschlagen da unten ... Manchmal saß ich da und konnte gar nicht mehr in Ruhe lesen. Das kam dann oft mehrmals hintereinander, so 'krach – krach – krach', dass ich dachte, das machen die doch mit Absicht...""

Ebenso wähnten die Patienten in diesem Stadium häufig, sie würden in ihrer Wohnung beobachtet – entsprechend dem „Erblicktwerden" durch den anonymen Anderen (Kulenkampff 1956). Besonders in der Rolle der *Fenster* zeigte sich die Richtungsumkehr im paranoiden Raumerleben: Während sie für die Patienten sonst die „Augen des Hauses" darstellten, durch die man sah, ohne gesehen zu werden, dienten sie nun den Gegnern als Schneisen zur Beobachtung der Wohnung, zur Belästigung mittels Scheinwerfern o.ä., und mussten oft auch tagsüber durch Läden verschlossen werden. – Zu diesem Zeitpunkt stellten die Patienten meist auch Überlegungen über die Identität und die Motive der Gegner an; am häufigsten wurde angegeben, Feinde in der unmittelbaren Nachbarschaft wollten sie aus ihrer Wohnung vertreiben oder diese in ihren Besitz bringen.[150]

Exkurs: Misstrauen und Wahn

Die Struktur der paranoiden Wahrnehmung wurde bei der Diskussion der Schwerhörigkeit bereits skizziert und soll nun unter dem Aspekt des Misstrauens noch einmal näher betrachtet werden. – Unter Misstrauen können wir ein Gefühl oder eine dauerhafte emotionale Einstellung verstehen, welche die stimmungsräumliche und interpersonale Wahrnehmung in einer bestimmten Weise einfärbt. Der Misstrauische (z.B. der Eifersüchtige) ist grundsätzlich auf eine Feindseligkeit gefasst und sucht in seiner Umgebung nach Zeichen von Bedrohung, Betrug oder Verrat. Seine zwischenmenschliche Wahrnehmung ist also auf die

---

[150] Auf die Ähnlichkeit dieser Bedrohung zu früheren Entwurzelungs- und Gefährdungserfahrungen der Patienten wurde bereits hingewiesen.

mögliche *Kehrseite* der Ausdruckscharaktere ausgerichtet, auf ihre verborgenen Bedeutungen; die dem Menschen mögliche Instrumentalisierung des Körpers und die Gebrochenheit seines Ausdrucks lässt eben auch Verstellung und Täuschung zu. Man könnte daher sagen, dass der Misstrauische nicht mehr in der Vertrautheit der ursprünglichen, zwischenleiblichen Kommunikation lebt und anstelle der leiblichen Erscheinung des Anderen den möglichen *Schein* wahrnimmt.[151]

Die Problematik dieser Wahrnehmungseinstellung liegt nun darin, dass sie eine permanente Suchhaltung, eine Spannung oder Unruhe erzeugt, wie bei einem Vexierbild, das vom Betrachter seine Auflösung fordert. Die Vertrautheit oder die Konsistenz der wahrgenommenen Situation muss ständig neu hergestellt werden. Der Misstrauische verlässt sich nicht mehr auf die primären kommunikativen Bedeutungen, sondern bedarf ständiger Wachsamkeit und immer neuer Versicherungen, um sich für den Moment „zu beruhigen". Sein Bedürfnis nach Gewissheit ist grundsätzlich nicht zu stillen und kann suchtartige Formen annehmen (man denke an die Qualen der Eifer"sucht"). Insofern ist die misstrauische Wahrnehmungseinstellung, wie Luhmann (1968) zu Recht bemerkte, außerordentlich unökonomisch.

Ein Weg, diesen „Energieverlust" auf die Dauer auszugleichen, besteht im sozialen Rückzug: Wenn Verwundbarkeit und Risiko verringert werden, bedarf es geringerer Wachsamkeit. Ist dieser Rückzug aber versperrt oder die Autarkie in Gefahr, so wird sich die Spannung des Misstrauens, die Unerträglichkeit der Ungewissheit immer weiter steigern, bis sich schließlich eine „radikale Konsistenz" einstellt: die Gewissheit der Bedrohung, des Betrugs oder der Verschwörung seitens der Anderen. Erst die schlimmste Möglichkeit ist die, bei der die Zweifel zur Ruhe kommen und die Ambiguität der Situation sich ein für alle Mal auflöst. Die neue Konsistenz entsteht durch wechselseitige Verknüpfung und Verstärkung der negativen, „hintergründigen" Valenzen der Situation zu einem geschlossenen System, subjektiv erlebt als „Enthüllung" oder „Offenbarung". Widersprechende Signale werden im Rahmen des paranoiden Systems umgedeutet: Stellt der Paranoide z.B. seinen vermeintlichen Gegner zur Rede, so wird jede Äußerung, gleich ob freundlich-lächelnd, verständnislos, ärgerlich usw., erst recht zum Beweis seiner feindseligen Machenschaften. Gerade das „durch die Blume Gesagte" oder das Unausgesprochene wird zum Material des Systems.

Nicht zufällig steckt im Arg*wohn* etymologisch bereits der *Wahn*: Misstrauen kann im Wahn seine letzte Bestätigung und zugleich Auflösung finden, indem er die quälende Ambiguität der Wahrnehmung in einem starren Deutungssystem aufhebt. In ihm wird alles Unauffällige zum Auffälligen: Das Unsichtbare, der Raum hinter einer Oberfläche, der Schatten in der Dunkelheit, das Zufällige, die flüchtige Bewegung, das Unausgesprochene, die Untertöne erhalten eine feindselige Bedeutung. Es ist eine vollständige *Umkehrung des Sinnes*, die sich im Stimmungsraum vollzieht.

„Partition delusions": Durchdringung der Wohngrenzen

Mit dem Eindringen von Stoffen (giftigen Gasen, Dämpfen, ätzenden Flüssigkeiten) oder Strahlen durch die Wände, Decken, Türen und Fenster beginnen die materiellen Wohngrenzen permeabel zu werden. 24 oder 63% der Patienten litten unter solchen Wahnvorstellungen von der Verletzung oder Durchlässigkeit sonst

---

[151] Dies gleicht der apophänen Wahnstimmung, in der aber der Scheincharakter des Wahrgenommenen durch eine primäre Intentionalitätsstörung, nicht durch eine paranoide Wahrnehmungsbereitschaft zu erklären ist (s.o. 3.2.1.3)

undurchdringlicher Wohnungsgrenzen – von Herbert u. Jacobson (1967) erstmals als *"partition delusions"* bezeichnet. Die Patienten werden dabei aus anonymer Ferne in ihrer Privatsphäre beobachtet, abgehört, besprüht, geblendet, elektrisiert oder beeinflusst. Aber auch vor Angreifern, die sich – zunächst noch in der Abwesenheit der Patienten – in der Wohnung zu schaffen machen, gibt es nun trotz Sicherheitsschlössern und anderen Vorkehrungen keinen wirksamen Schutz mehr (Eindringen in die Wohnung in 10 Fällen, vgl. Tab. 4.16). Schließlich kommt es zu einem regelrechten Belagerungszustand: Die Gegner lauern den Verfolgten von allen Seiten her auf, bedrohen sie aus dem verborgenen Umraum der Wohnung und beobachten sie in ihrer Intimsphäre. Die Patienten glauben sich beim Ausziehen beobachtet oder werden im Bad von Kameras photographiert, deren Klicken sie durch die Wände hören können. Mit dem Eindringen von Menschen oder Tieren durch die förmlich entmaterialisierten Wände hindurch nimmt die Grenzauflösung am Ende phantastische Züge an.

Pearlson et al. (1989) konnten diese Wahnvorstellungen bei 48% von 54 spätschizophrenen Patienten feststellen, Howard (1992) bei 68% von 50 Patienten mit *"late paraphenia"*. Vergleichsgruppen mit alt gewordenen früh erkrankten Schizophrenen wiesen hingegen nur in 14 bzw. 13% solche Wahninhalte auf. Diese Spezifität weist darauf hin, dass die Wohngrenzen eine besondere Bedeutung für den Eigenraum altersparanoider Patienten besitzen. In den Anamnesen wurde deutlich, dass ihre Besorgnis um die Unverletzlichkeit und Sicherheit der Wohngrenzen geradezu obsessive Züge annahm. Ihre Erregung über das fremde Eindringen vermittelte den Eindruck, dass die Verletzungen ihres Hausfriedens sie wie leibliche Verletzungen trafen, dass also die Wohnung für sie zu einer Art „Außenleib", zum „Gehäuse" geworden war. Es liegt nahe, diese besondere Sensibilität für das eigene Territorium auf eine erhöhte Angstbereitschaft zurückzuführen, ja sie als eine *Vorverlagerung der Ich-Grenzen aufgrund einer latenten Ich-Schwäche* zu interpretieren. Diese bereits dargestellte, auch leib-räumlich erlebte Ich-Schwäche mit dem Grundgefühl der „Ausgesetztheit" (s.o. S.240) führt mit dem altersbedingten Rückzug der Patienten zur immer stärkeren Identifizierung mit dem Territorium der Wohnung. Als quasi materialisiertes Surrogat der Ich-Grenzen ermöglicht sie auch praktisch-technische Schutzmaßnahmen (Abriegelungen, Abdichtungen u.a.). Damit lässt sich das Sicherheitsbedürfnis des Paranoiden zunächst noch befriedigen, bis auch diese Grenzen schließlich durchlässig und überwältigt werden.

Die vitale Bedeutung der Wohngrenzen resultiert also aus der *Vorverlagerung* der Leib- und Ich-Sphäre an die Front des eigenen Territoriums, bei gleichzeitigem *Zurückweichen* im Lebens- und Aktivitätsradius vor einer als feindlich erlebten Außenwelt. Das Misstrauen der Patienten engte ihren Eigenraum ein und beschränkte ihn auf die allernächste Umgebung. Wo aber der schutzgewährende Innenraum der Wohnung gänzlich zur „Festung" wird, können seine Grenzen nicht mehr ins Äußere überschritten werden und offen bleiben für den Austausch mit der Welt. So fühlten sich die Patienten beim Verlassen der Wohnung oft übergangslos „in der Fremde"; sie erlebten keinen Umraum heimatlicher Nachbarschaft und abgestufter Vertrautheit. *Isolierende Grenzen bedeuten Exponiertheit.* So schlägt

4.4 Diskussion und Interpretation

die Sicherheit der Wohnung in Unheimlichkeit um, ihre Geborgenheit in Gefangenschaft. Indem der Paranoide seine Grenzen immer mehr abzusichern sucht, glaubt er, seine Gefährdung zu verringern, steigert aber tatsächlich nur die wahrgenommene Bedrohlichkeit der Außenwelt. Jede Bemühung um zusätzliche Grenzsicherheit erfordert komplexere Vorrichtungen oder lässt an neue Schwachstellen denken, erhöht also wiederum die Verwundbarkeit.

Die Geborgenheit, die das Wohnen gewöhnlich vermittelt, besteht gerade darin, dass es den äußeren Raum hinter den Wänden ausblendet: Was hinter ihnen geschieht oder geschehen könnte, bleibt dem Erleben verborgen und tritt gewöhnlich gar nicht ins Bewusstsein. Für den Paranoiden wird nun gerade der sonst abgeschattete *Umraum* zur eigentlichen Bedrohung. Die toten Winkel, Um- und Hohlräume der Wohnung, Kammern, Keller und Speicher werden auf unheimliche Weise aktualisiert und mit Angreifern bevölkert. Damit tritt an die Stelle des schützenden Innenraums der Wohnung ein zentripetal gerichtetes, die Barrieren von allen Seiten her durchdringendes Bedrohungsfeld.

> Eine eindrucksvolle Schilderung dieses Raumerlebens findet sich in Strindbergs „Inferno", der autobiographischen Schilderung seiner Psychose: „Anfang Juli haben alle Studenten die Pension verlassen. ... Dann weckt die Ankunft eines Fremden, der im Zimmer neben meinem Arbeitstisch untergebracht wird, meine Neugierde (!). Nie höre ich den Unbekannten sprechen. Er scheint hinter der Bretterwand, die uns voneinander trennt, mit einer Schreibarbeit beschäftigt zu sein. Jedenfalls ist es merkwürdig, dass er jedesmal, wenn ich meinen Stuhl zurückschiebe, das gleiche tut. Er wiederholt alle meine Bewegungen und äfft mich nach, als wolle er mich ärgern. ... Am vierten Tag mache ich folgende Beobachtung: wenn ich zu Bett gehe, legt sich der andere im Zimmer neben meinem Arbeitstisch schlafen. Wenn ich aber in meinem Bett liege, höre ich, wie er in ein anderes Zimmer geht und sich dort ins Bett legt, das Seite an Seite mit dem meinen steht. Ich *höre*, wie er sich parallel zu mir ausstreckt (!). ... Er bewohnt also beide Zimmer. Es ist unbehaglich, *von zwei Seiten belagert* zu sein" (Strindberg 1961, 72f.; Hvhb. v. Vf.). „Mir ist, als ginge ein magnetisches Fluidum von der Trennwand aus. ... Ich bin vergiftet! ... Er ist es, der einen Strom giftigen Gases durch die Wand gesandt hat nach dem berühmten Experiment von Pettenkofer. ... Am Abend wage ich nicht mehr, an meinem Tisch zu sitzen aus Angst vor einem neuen Attentat. Ich gehe zu Bett, wage aber nicht einzuschlafen. ... Da schleicht ein beunruhigendes Gefühl durch meinen Körper: Ich bin das Opfer eines elektrischen Stromes, der von den beiden benachbarten Zimmern aus durch meinen Raum geleitet wird. ... Ich werde ermordet!" (74f.).

Diese Schilderung, die dem typischen Erleben altersparanoider Patienten entspricht, macht deutlich, dass der Paranoide mit seiner Aufmerksamkeit und seiner Vorstellung ständig „außen", jenseits der Wohngrenzen ist und gerade dadurch *diese Grenzen selbst auflöst.*

Dennoch behalten die Wände und Decken trotz ihrer Permeabilität, gerade als brüchige *Fassaden* eine wesentliche Funktion im paranoiden Erleben: Misstrauen und Bedrohungsgefühl speisen sich ja gerade aus dem, was *hinter* den Dingen, *unter* der Oberfläche, *„zwischen* den Zeilen" unsichtbar verborgen ist, ohne sich jemals wirklich zu offenbaren. Das Fortbestehen der Fassade, die „Doppelbödigkeit" des Umgebenden ist geradezu notwendig für den Wahn, der sich durch

„Nicht-Begegnung" aufrechterhält und umgekehrt durch wirkliche Begegnung mit dem Hintergrund in Frage gestellt würde. In paradoxer Weise erfüllen so die durchlässigen Wohngrenzen immer noch eine Schutzfunktion: Sie verbergen nun dem Wahnkranken das Nicht-Vorhandensein des Gewähnten. Dem entspricht die häufige Beobachtung, dass der Paranoide letztlich der offenen Konfrontation mit den vermeintlichen Feinden ausweicht, selbst wenn sie möglich wäre.

Leibliche Überwältigung

Die Auflösung der Wohngrenzen führt weiter zur Überwältigung unmittelbarer leiblicher Grenzen. Dazu gehört zunächst die Überflutung der Sinne in Form von meist akustischen, olfaktorischen und gustatorischen Halluzinationen. – Die sensorische Deprivation der Patienten durch Hörverlust oder soziale Isolierung begünstigt, wie bereits dargestellt, die Entwicklung akustischer Illusionen und Halluzinationen; letztere fanden sich in insgesamt 58% der Fälle (Tab. 4.17). Die Eindringlichkeit des Akustischen macht es zum vorrangigen Medium paranoider Räumlichkeit: Der Schall löst sich von seiner Quelle und breitet sich diffus im Raum aus, er lässt sich nicht ohne weiteres „feststellen" und distanzieren wie das optisch Wahrgenommene. Dabei lokalisieren die altersparanoiden Patienten die Halluzinationen typischerweise im Umraum, meist in den Nachbarwohnungen – dies im Gegensatz zu den ubiquitären Stimmen jüngerer Schizophrener.

Die nächste Stufe der Überwältigung ist der *Geruch* von eindringenden Gasen oder Giften, die bereits in das Leibinnere gelangen. Olfaktorische Halluzinationen traten in einem Fünftel der Fälle auf; vielfach wurden aber auch Missempfindungen der Atemwege, Beklemmungen, Schwindel, Jucken oder andere körperliche Symptome auf gasförmige Gifteinwirkungen zurückgeführt (s.o. S.251f.). *Gustatorische* Halluzinationen in etwa vergleichbarer Zahl markierten die Einbeziehung der eigenen Speisen in den Vergiftungswahn. Insgesamt waren 17 Patienten (44%) der Überzeugung, durch präparierte Speisen oder durch in die Wohnung geleitete Gase und Dämpfe vergiftet zu werden (Tab. 4.16).

Letzte Stufe ist die Überwältigung der Leibgrenzen selbst: Die Patienten werden durch die Wände hindurch angestrahlt, unter Strom gesetzt, telepathisch fremdbeeinflusst, aus der Ferne berührt, manipuliert oder sexuell erregt. Krankheiten werden angehext, durch Strahlen oder Anpeilungen verursacht. Im Zuge der zentripetal fortschreitenden Nivellierung und Destruktion hierarchisch geordneter Ich-Grenzen ist der Eigenraum ganz im Fremdraum aufgegangen. – Leibliche Beeinflussungserlebnisse dieser Art fanden sich bei 9 Patienten; sie bestanden vor allem in Elektrisierungssensationen, genitaler Erregung, Zug- und Druckempfindungen, die nicht mehr als Coenästhesien, sondern unmittelbar als Fremdeinwirkung erlebt wurden. Meist äußerten die Patienten lebhafte Erregung, Empörung und Beschämung über die Verletzung der intimsten Leiblichkeit. Zugleich wurde aber auch eine erotische Komponente der Erlebnisse deutlich, auf die wir noch näher eingehen wollen.

Erotische Wahninhalte

Die Thematik fragwürdiger unehelicher Verhältnisse, sexueller Ausschweifungen und geheimer Prostitution in der Nachbarschaft spielte bei den Wahninhalten der weiblichen Patienten eine relativ große Rolle; entsprechende Überzeugungen oder zumindest Vermutungen fanden sich bei 8 Patientinnen (21%). Bei weiteren 13 Patientinnen (34%) bezogen sich die Wahninhalte auf sexuelle Belästigung durch meist deutlich jüngere männliche Nachbarn oder auf unmittelbare sexuelle leibliche Beeinflussung bis hin zur Vergewaltigung. Eine sexuelle Komponente der Wahninhalte bestand also bei nahezu der Hälfte der paranoiden Patienten.

Bereits unter 3.2.3.3 wurde auf die Nähe der sexuellen Sphäre als intensivster „Zwischenleiblichkeit" zur leiblichen Grenzauflösung und Verschmelzung in der Schizophrenie hingewiesen. Sobald die psychotische Auflösung der Ich-Grenzen den Leibraum erfasst, müssen diese intrusiven Richtungen als fremdes, quasi-sexuelles Eindringen erlebt werden, umso mehr als sie häufig mit Coenästhesien in genitalen Körperzonen einhergehen. Die erotische Unerfülltheit im Leben der altersparanoiden Patientinnen ebenso wie ihr häufig betont jugendliches und attraktives Äußeres legt es andererseits nahe, in solchen Wahninhalten auch die Besetzung von „Leerstellen" der Leiblichkeit zu sehen. Auch nach Janzariks Beobachtungen besaß die Thematik sexueller Beeinträchtigung bei seinen Patientinnen besonderes Gewicht; sie fordere „psychoanalytische Interpretationen geradezu heraus" (1957c, 1973). – Betrachten wir im Folgenden einige Beispiele:

Die 77-jährige, ledige, dabei vital und lebenslustig wirkende Patientin hatte ihren Verlobten im Krieg verloren und daraufhin ihre einzige Tochter allein aufgezogen. Vor einem Jahr entwickelte sie den Wahn, ihr Nachbar, ein jüngerer, muskulöser Mann, störe sie mittels technischer Apparaturen. Erst habe er mit einem Funkgerät Haushaltsgeräte und Fernseher durcheinandergebracht, dann ihren Strom aus den Steckdosen abgezapft und damit die Wände des Hauses vibrieren lassen. Seit neuestem habe er jetzt ein „Luxussportgerät" in der Wohnung; immer wenn sie die Waschmaschine anstelle, lege er sich auf sein Gerät und lasse sich auf ihre Kosten durchrütteln. Man höre stampfende Geräusche, und die Wände wackelten. Nachts könne sie nicht schlafen, weil sie dauernd solche Geräusche von nebenan höre, oft auch seine Freundin, eine schamlose Person, die dann „Manfred hör auf, hör auf!" oder ähnliches rufe. – Bei aller Empörung lassen die detaillierten Schilderungen der Patientin auch ein deutliches Interesse an der Thematik erkennen.

Eine andere, 63-jährige, alleinlebende Patientin mit betont attraktivem Äußeren wird seit einem Jahr durch unerträgliche nächtliche Klopfgeräusche belästigt, so dass sie kaum noch zum Schlafen kommt. Sie sieht in ihnen eine Art Verständigungsnetz der in der Anlage wohnenden Männer, nach Art eines geheimen Morse-Kodes. Ganz könne sie es sich nicht erklären, doch habe sie den Eindruck gewonnen, dass es sich um einen verdeckt ausgeführten Plan handele, hinter dem letztlich sexuelle Absichten stünden. Die Art des Klopfens, das An- und Abschwellen der Geräusche, oder dann wieder das plötzliche laute Pochen höre sich „so aufdringlich, irgendwie unanständig" an, so als ob da irgendwelche Schweinereien gemeint seien. Mehr sei ihr jedoch noch nicht klar geworden.

Was sich diesen Patientinnen als erotische Atmosphäre von außen aufdrängt, entstammt offensichtlich ihren eigenen leiblichen Gerichtetheiten, die sie bestimmte Ausdruckscharaktere selektiv interpretieren lassen. Dadurch empfinden sie die

Ausdrucksgemeinschaft der anschwellenden oder rhythmischen Geräusche und der erotischen Wollust. – Bei den folgenden Patientinnen scheinen beide Momente – primäre „Unerfülltheit" und psychotische Überwältigung der Leiblichkeit – für die sexuelle Thematik eine Rolle zu spielen:

Eine 82-jährige Patientin fühlt sich durch ein junges Pärchen, das vor einem Jahr in die benachbarte Wohnung eingezogen sei, belästigt. Die beiden hätten ein Tonband mit stampfenden und schnaufenden Geräuschen bespielt, das sie ihr jede Nacht von der Toilette aus vorspielten. Sie habe auch durch die dünnen Wände hören können, wie die beiden beim Baden auf obszöne Weise miteinander schäkerten. Inzwischen drängen sie schon in ihre Wohnung ein, was sie an kleinen Lichtreflexen erkennen könne, die sie nachts im Zimmer sehe. Sie fühle sich ständig beobachtet, und es sei ihr deshalb unangenehm, sich im Bad auszuziehen. Außerdem werde sie durch Apparate sexuell erregt. Vor 2 Wochen habe sie einmal einen solchen Erregungszustand gehabt und sei dabei wie gelähmt gewesen. Sie habe entsetzt gedacht, dass sie sich gar nicht rühren könnte, wenn sie jetzt von dem Mann angegriffen werde. Dann habe sie ihn auch wieder in der Nähe schnaufen gehört.

Eine 72-jährige, aus gehobener Schicht stammende Patientin stellt seit drei Jahren ein verändertes Verhalten ihrer Umgebung fest; es müsse mit einer eigenartigen Ausstrahlung zusammenhängen, die vor allem nachts von ihr ausgehe. Schon öfter habe sie eine gewisse Verbindung zu in der Nähe befindlichen Personen erlebt. Neben ihr sitzende Menschen stünden oft unvermittelt auf, da diese Ausstrahlung sie offenbar „kribbelig" mache und sexuell errege. Sie merke dies daran, dass sie selbst solche Empfindungen habe. Bei einer Massagebehandlung habe sie eine von dem Masseur ausgehende Erregung gespürt, und dieser habe auch noch wie nebenbei gesagt, ein gutes Sexualleben sei das beste Kreislaufmittel. Einmal sei, als sie im Bett lag, eine warme Welle in ihrem Körper hochgestiegen, und sie habe eine sexuelle Ausstrahlung gespürt, die aus der Nachbarwohnung auf sie übergegangen sei. Es werde auch mit Farben auf ihre nächtlichen Erlebnisse angespielt; männliche Verwandte trügen eigens rötliche Kleidung, wenn sie am Morgen erschiene, und Frauen wendeten sich von ihr ab. Ständig mache man Anspielungen auf ihr angebliches, ausschweifendes Sexualleben; das ganze sei ein verabredetes Spiel mit dem Ziel, sie als unzurechnungsfähig hinzustellen.

Bei der folgenden Patientin schließlich kam es im Rahmen einer akuten Psychose zu weitgehender Auflösung der Leibgrenzen mit „sekundär" sexualisierter Thematik.

Die 75-jährige, sehr religiös geprägte Patientin bemerkt zunächst eine zunehmende Geräuschempfindlichkeit; Radiomusik ertönt schrill und erzeugt ein Klingen in den Ohren. Nach und nach treten peinigende Geräusche und andere Erscheinungen auf, die sie vor allem mit der Nahrungsaufnahme in Verbindung bringt: Wassertrinken verursacht Zischen in den Ohren, bei Milch treten grelle Funken im Raum auf, Obst verwandelt sich in schmerzhaft drückende Knoten im Bauch. Fleisch spürt sie fetzenweise in den Adern des Körpers, andere Speisen zersetzen sich in ihrem Körper in Einzelteile und entweichen unter höllischem Getöse aus ihrem linken Ohr. Schließlich hört sie die Stimme des Teufels selbst, der sie auch zu bestimmten, hinkenden Bewegungen zwingt, Zuckungen der Beine auslöst, ihr ins Gesicht spuckt und sie schließlich auch vergewaltigt. Sie müsse das Leid Christi wiedererleben, fühle sich gezwungen, gebückt und schwankend wie unter dem Kreuz zu gehen. – Die Symptomatik klingt unter neuroleptischer Therapie rasch ab.

Diskussion: Die Überwältigung beginnt hier als Intensivierung der Eindrücke im Sinnesraum, setzt sich fort bei der Einverleibung von Nahrungsmitteln, die nun als eindringende, nicht mehr assimilierbare Fremdkörper erlebt werden, und steigert sich bis zur motorischen Entmächtigung, zur „Besessenheit": Die Leiblichkeit wird von einer fremden Macht ganz in ihren Besitz genommen. Die sexuelle Thematik erscheint hier nicht als projizierte erotische „Aufladung" der Umgebung unter dem Druck unerfüllter leiblicher Gerichtetheiten, sondern als eine konkretistische Verbalisierung ihres bizarren Leiberlebens.

Zusammengefasst ist die Häufigkeit sexueller Wahnthemen bei altersparanoiden Patientinnen einerseits auf eine primär unerfüllte erotische Leiblichkeit zurückzuführen, zum anderen auf eine Verselbständigung ekstatischer Potenzen des Leibes in der intentionalen Entmächtigung der Psychose.

4.4.3.4
Gegenmaßnahmen

Die Darstellung stufenweiser Überwältigung der Räumlichkeit der Paranoiden wäre unvollständig ohne die Berücksichtigung ihrer Versuche, durch Abwehr- und Gegenmaßnahmen die bedrohte Sicherheit aufrechtzuerhalten. Denn gerade diese meist kämpferisch unternommenen Versuche steigern die Härte der Auseinandersetzung und die Verstrickung mit dem imaginierten Feind.

Der Grad der Konkretisierung des vermeintlichen Gegners unterschied sich tendenziell bei den verschiedenen Krankheitstypen: Während in allen 12 Fällen von wahnhafter Störung (F22.0, vgl. Tab. 4.2) eine bestimmte Person, entweder ein Nachbar oder ein Verwandter als Gegner identifiziert wurde, blieb in 5 von 15 Fällen mit sonstiger Wahnstörung (F.22.8, mit Halluzinationen) und in 7 von 9 Fällen paranoider Schizophrenie (F.20.0) der Gegner unbekannt oder erschien als anonyme Organisation, Verschwörung o.ä.

Mit der Identifizierung des Gegners bzw. einer feindlichen Organisation wandelt sich das diffuse Feld zentripetaler Bedrohung grundlegend. Die Spannung, die sich durch eine namenlose Gefahr aufgebaut hat, löst sich im Durchschauen dessen, „was hinter all dem steckt". Damit erhält die zuvor „atmosphärische" Bedrohung eine eindeutige Richtung; die vielfältigen Gefahrenzeichen lassen sich auf eine Quelle zurückführen. Dies erlaubt dem Patienten das Heraustreten aus seiner Lähmung und Passivität, den Übergang zum gerichteten Gegenangriff. In der *kontraphobischen Handlung* überwindet er die lähmenden Unheilserwartung durch die expansive Entfaltung von Mut, Kraft und Entschlossenheit.

Deutlich war daher in den Schilderungen der Patienten bei aller Beunruhigung immer auch der Selbstgenuss und Stolz des „einsamen Kämpfers" zu spüren, für den die Bedrohung zugleich den Stachel darstellt, der ihn fortwährend zur Gegenaktion antreibt. Das Suchen nach immer neuen Indizien der Verschwörung, die Erwartung des nächsten Angriffs ließ erkennen, wie sehr der Kampf zur Lebensaufgabe, zum einzigen Lebensinhalt geworden war. Ein Sistieren der Angriffe etwa in der Umgebung der Klinik löste keineswegs Erleichterung aus, sondern allenfalls eine gewisse Verwunderung oder Ratlosigkeit. Meist gaben die Patienten der Gewissheit Ausdruck, dass ihnen der Gegner aus irgendeinem Grund eine „Verschnaufpause" gegeben habe, um bald wieder mit umso größeren Schrecknissen aufzuwarten. Darin wird bereits eine stabilisierende Funktion des paranoiden

Wahnsystems erkennbar.

Typische Abwehrmaßnahmen der Patienten bestanden

- in der Verbarrikadierung der Wohnung (Anbringen neuer Schlösser, Abdecken oder Zustreichen der Fenster, Einziehen von Lärmschutzwänden, Abdichten von Ritzen und Fugen u.a.)
- in Vorrichtungen gegen elektrische Einwirkungen (z.B. Aufstellen von Wasser- oder Milchflaschen, Entfernung elektrischer Geräte oder Lampen als möglicher Angriffspunkte)
- in Schutzbedeckungen des Körpers (z.B.Gummikleidung oder Decken, nasse Tücher gegen Strahleneinwirkung auf der Haut)
- im Horten von Lebensmitteln, Mitnehmen wichtiger Besitztümer bei jedem Verlassen der Wohnung
- im Wohnungswechsel als häufigem, jedoch im weiteren Verlauf immer untauglichem Versuch, die Verfolger abzuschütteln.[152]

Auffällig ist bei all diesen Maßnahmen zum einen der Erfindungsreichtum der Patienten, zum anderen der Kontrast zwischen der Immaterialität der Bedrohungen und den konkret-stofflichen Versuchen der Grenzsetzung. Sie haben zur Folge, dass die Patienten vielfach in einen regelrechten Belagerungszustand geraten (vgl. die Kasuistik der Patientin Ida M., S.216ff.). Bei Hausbesuchen bot sich dann das groteske Bild einer festungsähnlich umgewandelten, aller Glühbirnen und Stromgeräte beraubten, kaum mehr behaglich zu nennenden Wohnung, deren Verteidigung von den Patienten mit großem Engagement in allen Details erläutert wurde.

Zum eigentlichen Konflikt mit der Nachbarschaft kam es dann, wenn die Patienten im weiteren Verlauf der Eskalation selbst zum Angriff übergingen. Durch Beschwerden bei der Hausverwaltung, wiederholtes Einschalten der Polizei, nächtliche Wutschreie und schließlich direkte Aggressionen gegen vermeintliche Verfolger (von verbalen Beschimpfungen bis zu körperlichen Attacken) provozierten sie oft tatsächliche Zurückweisung oder Gegenmaßnahmen, die einerseits ihr Wahnsystem zusätzlich stabilisierten, andererseits nicht selten zu einer Zwangshospitalisierung führten. Solche sthenisch-expansiven Komponenten des psychotischen Verhaltens waren bei mindestens einem Drittel der Patienten in ausgeprägter Form erkennbar.

4.4.3.5
Die Außenwelt und der Andere

Betrachten wir abschließend die Struktur des Lebensraums der Patienten im Wahn, so zeigt sich ein scharfer Kontrast zwischen der weitgehenden Vereinsamung, Ereignisarmut und Beziehungsleere ihres realen Lebens einerseits und der Dichte und Intensität des psychotischen Erlebens andererseits. Die Bedeutsamkeit, die

---

[152] Dabei legen die Patienten oft eine bemerkenswerte Vitalität und Energie an den Tag, bedenkt man, welche Strapazen Wohnungssuche und Umzug für einen 70- oder 80-jährigen Menschen bedeuten.

viele der Patienten ihrer früheren Stellung und Tätigkeit beimessen, und der Stolz, mit dem sie darüber berichten, kehren wieder in der besonderen Bedeutung, die ihre Person für die vermeintlichen Gegner hat. Die an sich verlorene Mitwelt ist doch ständig präsent – nur eben als *Gegenwelt*, in den Fiktionen von vielfältiger Gefahr, Angriff und Verteidigung, in deren Zentrum die Patienten sich selbst sehen (vgl. Fuchs 1994a). Noch in der erbittertsten Auseinandersetzung macht sich das latente Urbedürfnis nach Beachtung und Begegnung geltend. So wird in der ängstlich-faszinierten Erregung, mit der die paranoiden Patienten über ihren unermüdlichen Abwehrkampf, gerade auch über sexuell getönte Attacken ihrer Gegner berichten, für den Zuhörer spürbar, was Schulte (1924) als Bildung eines „Surrogat-Wir" bezeichnet hat, Cameron (1943) später als „paranoide Pseudo-Gemeinschaft" und Janzarik (1973) als „Restitution der verlorenen Mitwelt in pervertierter Form". Die Begegnung mit den Anderen bleibt ohne Erwiderung, Wechselseitigkeit, Ausdruck und zwischenleibliche Resonanz. Nur indirekt und verschlüsselt durch allerlei Zeichen, Anspielungen, Heimlichkeiten geben die Anderen Kunde von sich. Sie treten nicht aus ihrer Anonymität heraus in ein Von-Angesicht-zu-Angesicht; sie lassen sich nicht stellen. Um so mehr bleiben die Patienten gebannt von ihrem unsichtbaren Gegner, der „sich aufdrängt und gleichzeitig entzieht" (v.Baeyer 1979).

So gilt alles Interesse des Paranoiden eigentlich seinen Feinden, und trotz aller Abschottung in der Wohnung ist er doch nie wirklich bei sich, sondern *draußen*, bei ihnen. In seiner fortwährenden Wachsamkeit und Kontrolle hat er bereits die Perspektive des Feindes eingenommen, und damit sich selbst in den Brennpunkt möglicher Angriffe gesetzt. *Mit der Verinnerlichung der Feind-Perspektive aber ist umgekehrt der Feind immer schon ins Innere der Wohnung gelangt.* Denn wie der Paranoide seine Attacken antizipiert, so weiß davon wiederum der Feind, er durchschaut die Schwächen der Verteidigung, alle Abwehrmaßnahmen sind ihm bekannt und daher vergeblich: Wie ein Schachspieler, der gegen sich selbst spielt, ist der Paranoide in seinen eigenen Projektionen gefangen. Die zentripetale Grenzauflösung des Umraums hat ihre Wurzel letztlich darin, dass der Paranoide zugleich „innen" und „außen" ist: Er durchschaut und durchdringt von außen seine eigenen Barrieren; durch seine antizipierenden Projektionen zerstört er selbst den Schutz der Wohnung.

Das paranoide „Erblicktwerden" beruht, wie bereits gezeigt (s.o. S.172ff.), auf der Fähigkeit, sich mit den Augen des Anderen zu sehen, also auf einer Perspektivenübernahme, die aber als solche undurchschaut bleibt und nicht in der exzentrischen Position aufgehoben wird. Der Paranoide vermag sich von außen zu sehen, ja er tut dies sogar in exzessiver Weise; sein „Für-andere-Sein" ist ihm in beängstigender Weise bewusst geworden. Aber er sieht dabei „zurückblickend" *nur sich selbst*, in seiner gefährdeten und ausgesetzten Lage. Sich wirklich in den Anderen hineinzuversetzen, heißt gerade von sich absehen können; ich realisiere den Blick des Anderen, den auf mich gerichteten, aber auch den unbeteiligten. Der Paranoide vermag zwar die Außenperspektive einzunehmen, hat jedoch die mit der exzentrischen Position verbundene Freiheit verloren, vom eigenen Zentrum abzusehen, „darüberzustehen". Er stellt die Dezentrierung in den Dienst der egozentrischen

Perspektive, die er nicht mehr durch reale Begegnung korrigiert und der Möglichkeit der Falsifizierung entzieht. Der Verlust der exzentrischen Position und der Selbstdistanzierung manifestiert sich in den vielfältigen Beziehungsideen, in denen unbeteiligte Andere für den Patienten zu Feinden werden. Die fiktive Perspektivenübernahme invertiert zu einer zentripetal gerichteten Überwältigung.

4.4.3.6
Zusammenfassung

Am Beispiel der paranoiden Alterspsychosen lässt sich die Räumlichkeit des paranoiden Erlebens als eine zunehmende Durchlässigkeit und sukzessive Auflösung der Grenzen zwischen Eigen- und Fremdraum, Innen und Außen charakterisieren. Zunächst wird eine latente Ich-Schwäche kompensiert durch die Vorverlagerung der Ich-Grenzen auf das Territorium der Wohnung als eines äußeren „Gehäuses". Die Überbetonung der Abgrenzung bis hin zur Isolation nach außen lässt aber die sonst verborgenen Umräume der Wohnung umso bedrohlicher hervortreten. Die schützenden Barrieren verwandeln sich in brüchige Fassaden, hinter denen und durch die hindurch die Feinde ihre Angriffe führen. So fällt der isolierte und zugleich exponierte Innenraum schließlich der Bedrohung anheim. Dies kommt gerade dadurch zustande, dass der Paranoide sich fortwährend in den Standpunkt seiner fiktiven Gegner versetzt, also die von ihm errichteten Barrieren selbst von außen her durchschaut und durchdringt.

Trotz dieser zentripetalen Überwältigung stellt sich häufig ein neues Gleichgewicht und eine Systematisierung des Wahns ein, begünstigt durch seine *stabilisierende* Funktion: Im ebenso angstvoll wie subeuphorisch erlebten Kampf gegen den imaginären Feind werden nämlich auch unerfüllte, „leerlaufende" Intentionalitäten gleichsam wieder abgesättigt. Denn wo die leiblichen und emotionalen Richtungen sich nicht in Begegnungen realisieren, wirken sie als „Prägnanzdruck" (s.o. S.53), der in wahnhafter Realitätsumdeutung die erfüllenden Gegenstände konstituiert. Monotone, starre Wahnbildungen treten dann in die unbesetzten Leerstellen ein. So wird die Ereignisarmut des Lebensraumes durch die Intensität eines oft abenteuerlichen Abwehrkampfes aufgehoben, die Leere an Mitmenschlichkeit durch die pervertierte Feind-Beziehung. Sexuell getönte Belästigungen, Bedrohungen und leibliche Beeinflussungen erfüllen auch latente, abgewehrte erotische Bedürfnisse. Schließlich treten Illusionen und Halluzinationen in die Leerstellen im Sinnesraum ein, die durch sensorische Beeinträchtigung oder durch Reizverarmung in der monotonen Umgebung der Wohnung entstehen. Es ist somit letztlich die ekstatische und gestaltbildende Natur der menschlichen Leiblichkeit, ihre Trieb- und Sinnesorganisation, die die verarmte und entleerte Welt altersparanoider Patienten mit Phantomen bevölkert.

4.4.4
Typologie der Räumlichkeit von Altersdepressionen

Die besondere Vulnerabilität der depressiven Patienten wurde oben als Sensitivität gegen Situationen der Trennung und des Zurückgeworfenseins auf sich selbst gekennzeichnet. Ihr gesamter Lebensentwurf ist darauf abgestellt, dem Verlust naher Bindungen oder dem Bruch normativer Übereinstimmung mit den Anderen entgegenzuarbeiten. Daraus wäre die Hypothese abzuleiten, dass Depressionen dann auftreten, wenn die rigide Struktur des Binnen-Lebensraumes nicht mehr konstant und intakt gehalten werden kann. Dies kann auch erstmals im Alter der Fall sein: vor allem beim Verlust naher Angehöriger, aber auch beim Herausfallen aus gewohnten Ordnungen durch Umzug oder Berentung, nicht zuletzt schließlich bei körperlicher Schwäche und Krankheit. Zunächst soll die auslösende Lebenssituation der Patienten auf diese Hypothese hin untersucht werden.

4.4.4.1
Beginn und Auslösung

Um auslösende Erlebnisse festzustellen, wurden auch die depressiven Patienten nach Lebensereignissen im Jahr vor der Erstmanifestation der Depression gefragt (zum Verfahren s.o. S.248), was folgende Resultate ergab:

Tabelle 4.19 Lebensereignisse bei 38 depressiven Patienten
im 12-Monatszeitraum vor Erstmanifestation

Lebensereignis	Häufigkeit [a] (n=38)
eigene körperliche Erkrankung	8
Erkrankung eines nahen Angehörigen	6
Tod eines nahen Angehörigen	5
familiärer oder Partner-Konflikt	3
Scheidung, Trennung	2
Umzug, Um-/Neubau	5
Heimaufnahme	-
berufliche Probleme	1
Berentung	3
finanzielle Probleme	1
andere	-
keine	7

[a] Mehrfachereignisse in 4 Fällen

Insgesamt berichteten 31 von 38 Patienten (82%) ein oder mehrere für sie deutlich belastende Ereignisse; nur in 7 Fällen konnte zumindest keine neu hinzugekommene, abgrenzbare Belastung im Jahr vor der Erkrankung eruiert werden. Im Folgenden werden die genannten Situationen jeweils im einzelnen betrachtet.

1) Am häufigsten, nämlich in 13 von 38 Fällen, waren bedrohliche *körperliche Krankheiten oder medizinische Eingriffe* der Erstmanifestation vorausgegangen, achtmal die eigene Person betreffend, fünfmal einen nahen Angehörigen (vgl. die Kasuistiken von Rosa D. und Paul E., S.221ff.). Die Ereignisse (u.a. Diagnose eines Karzinoms, Embolie beider Unterschenkel, paroxysmale Tachykardie, Subileus, multiple Zahnextraktionen, drohende Erblindung des Ehemannes) wurden von den Patienten als massive Bedrohung, oft als Ankündigung eines nahe bevorstehenden Todes erlebt.

Kranksein bedeutet für den Melancholiker zunächst die Untauglichkeit seines Leibes als Werkzeug der Leistung oder des Sorgens für andere. Durch die Krankheit entgleitet ihm die äußere Ordnung, auf die sein Lebensentwurf gebaut ist; sie ist das Zustoßende, das sich der Planung entzieht und unvorhergesehen hereinbrechen kann. Vor allem aber ist eine schwerere Krankheit immer auch mit der Erfahrung und Drohung von Verlust assoziiert: Sie kann z.B. die Erinnerung an die tödliche Krankheit eines Elternteils wecken, oder durch die Vergegenwärtigung der eigenen Sterblichkeit bereits den letzten Verlust der mitmenschlichen Bindungen im Tod ankündigen.

2) In 5 Fällen war der Erstmanifestation ein *Umzug* vorausgegangen, der zwar äußerlich planmäßig vollzogen, innerlich jedoch nicht bewältigt wurde. Die in der Literatur vielfach beschriebene Umzugsdepression (Lange 1928; Müller-Fahlbusch u. Ihda 1967) kann als eine Reaktion auf die Unterbrechung der Ordnungs- und Beziehungskontinuität aufgefasst werden, die für den melancholischen Patienten von zentraler Bedeutung ist.

Fallbeispiel: Johanna B., eine 66-jährige Rentnerin, hatte mit ihrem Mann und den zwei Söhnen 40 Jahre in einer Kleinstadt im Schwarzwald gelebt und sich dort sehr wohl gefühlt. Das Ehepaar fuhr auch seit 30 Jahren an den gleichen Urlaubsort. Nach der Berentung entschlossen sich die beiden, zu den erwachsenen Söhnen nach München zu ziehen, mit denen sie sich noch sehr verbunden fühlten. Sie wohnten nun mit einem der Söhne und seiner Familie im gleichen Haus zusammen. Die Patientin klagte jedoch seither über den Verlust der Freunde im Schwarzwald und den hektischen Betrieb der Großstadt. Zudem stellten sich unerwartete Spannungen mit der Familie des Sohnes ein. Schließlich erkrankte sie ein Jahr nach dem Umzug an einer schweren Melancholie mit Suizidimpulsen.

Die Patientin berichtete, sie habe sich in der neuen Wohnung nie ganz wohl fühlen können und oft Heimweh nach dem Schwarzwald gehabt. „Die Möbel waren ja noch die gleichen, aber sie standen doch ganz anders, dass mir alles so fremd vorkam. Die Zimmer waren eigentlich zu groß ... An den Blick aus dem Fenster konnte ich mich lange nicht gewöhnen. Sonst wusste ich immer, da gehst Du um die Ecke und bist bei Deinen Leuten, und jetzt war da nichts mehr ... Immer dachte ich, wir hätten doch zuhause bleiben sollen." Die Patientin hatte noch nicht einmal alle Umzugskisten ausgeräumt und vermied es auch, den Garten des Hauses zu nützen, um nicht mit den Nachbarn in Kontakt zu kommen; nur in Begleitung ihres Mannes unternahm sie Ausflüge in die Umgebung.

Der Versuch, eine bereits vergangene familiäre Struktur wiederherzustellen, hat bei der Patientin zu einer Entwurzelung geführt. Erkennbar wird das Unvermögen, sich mit der veränderten Umgebung zu verbinden, die intentionalen Fäden der Vertrautheit neu zu knüpfen und ein neues Beziehungsgerüst im Lebensraum aufzubauen. Die Patientin haftet einerseits an der alten Wohnung, der Einrichtung und den Nachbarn, vermag sich andererseits nicht auf die inzwischen veränderten Familienstrukturen einzustellen. So lebt sie im Gegenwärtigen wie eine Fremde – eine leibliche und zeitliche Gespaltenheit, die sich in ihren stereotypen Klagen des „hätte ich doch", „wäre ich doch" widerspiegelt.

3) In 3 Fällen resultierte die auslösende Belastung aus der bevorstehenden oder bereits eingetretenen *Berentung*. Weitere 3 Patienten gerieten durch Erb- und Vermögensangelegenheiten in einen für sie unlösbaren *Konflikt mit ihrer Familie* bzw. mit Verwandten, der sie in massive Schuldgefühle stürzte.

4) Schließlich ging in 7 Fällen eine *pathologische Trauerreaktion* nach dem Tod oder Verlust des Lebenspartners oder eines nahen Angehörigen in die erstmalige Depression über. Angesichts der auch von verschiedenen Autoren herausgearbeiteten Bedeutung abnormer Trauerreaktionen für die Ätiologie depressiver Erkrankungen im Alter (u.a. Zisook u. DeVaul 1983, Bron 1989) erscheint eine kurze phänomenologische Interpretation des Trauerns sinnvoll.

Exkurs: Phänomenologie von Verlust und Trauer

Der Verlust des Lebenspartners kann in Analogie zu einer Amputation verstanden werden, nämlich als Durchtrennung eines beide Personen umgreifenden leiblichen Raumes.[153] Der spürbare Schmerz der Trauer ist Ausdruck einer durch die Trennung erzwungenen leibräumlichen Umorganisation. Wie bei der Amputation wird auch beim Verlust eines Menschen von einem „Schlag" gesprochen, von einer „Wunde", die nicht verheilen will oder nach langer Zeit wieder „aufbricht".

Der Umgang mit dem Partner konstituierte eine Sphäre gemeinsamer Gewohnheiten und Einstellungen, einen übereinstimmenden Sinn vertrauter Gegenstände, an denen kongruente Erinnerungen und Bedeutungen haften. Die plötzliche Durchtrennung des gemeinsamen Raumes bei fortbestehender leiblicher Gerichtetheit auf den anderen hin wirft den Verwitweten auf sich zurück und erzeugt eine häufig schmerzhafte Abschnürung leiblicher Verbindungswege (Globusgefühl, Brustenge, Appetitlosigkeit). Der Verstorbene kann in der Trauer regelrecht wie eine offene Wunde am Leib spürbar werden, vor allem an der Vorderseite, der Brust- und Herzgegend. Häufig wird er auch in leibhaftigen Bewusstheiten, also im Empfinden unsichtbarer Anwesenheit im Raum als gegenwärtig erlebt; der Verwitwete glaubt ihn in anderen Personen wiederzuerkennen, hört seine Stimme oder halluziniert ihn sogar visuell (Parkes 1972b, Brown u. Stoudemire 1983). Auf diese Weise dokumentiert sich seine fortbestehende Gegenwart im leiblichen Raum. Wie das Glied des Amputierten als Phantom unabweisbar zu spüren ist und doch dem Körper fehlt, so ist der Verstorbene noch spürbar gegenwärtig, auch wenn sein Körper nicht mehr zu sehen ist. Gerade in seiner Abwesenheit besteht seine Gegenwart.

Mit dem Verlust des Verstorbenen treten die gemeinsamen Bedeutungen und Verweisungen des Umraums um so aufdringlicher hervor. Die leerlaufenden Gefühlsrichtungen heften sich umso intensiver an bedeutsame Gegenstände, und die Umgebung lädt sich

---

[153] Die Übereinstimmungen zwischen Verwitwung und Amputation hat – allerdings eher in kognitionspsychologischer Hinsicht – auch Parkes (1972a) untersucht.

förmlich auf mit Erinnerungscharakteren. Sie vermögen den Verstorbenen stellvertretend zu repräsentieren, während sie auf der anderen Seite aber gerade seine Abwesenheit anzeigen und so jenes Ineinander von intensiver Verbundenheit und schmerzlicher Trennung hervorrufen, das für die Wehmut der Erinnerung charakteristisch ist. Das Gefühl, dass ohne den Verstorbenen alles keinen Sinn mehr habe, rührt davon her, dass alle wesentlichen Dinge auf ihn und doch zugleich ins Leere verweisen.

Die „Arbeit" der Trauer besteht nun einerseits in einer leib-seelischen Umorganisation, in der die Wunde gerade durch das wiederholte Erleben des Schmerzes „zuwachsen" kann. Das Weinen begünstigt dieses Abschiednehmen, insofern es die Schärfe des Schmerzes in zerfließende Unbestimmtheit auflöst; der Weinende entkommt der einschnürenden Enge seines Leibes in eine diffuse, weich sich dehnende Weite. Sie erleichtert das Einschmelzen der schmerzhaften Erinnerung an den geliebten Menschen in die persönliche Gesamtsituation, in der die gemeinsame Vergangenheit implizit enthalten ist. Der Trauernde vermag sich den verlorenen Menschen auf diese Weise „einzuverleiben", was sich oft sogar in der Übernahme bestimmter Gesten, Haltungen oder Gewohnheiten bekundet, die dem Verstorbenen eigen waren. Andererseits bedeutet Trauern auch die allmähliche Neutralisierung der schmerzlich Erinnerungen des Umraums. War die Beziehung zum Verstorbenen sehr intensiv, so wird es meist nie mehr zu einer gänzlichen Neutralisierung kommen, sondern eher zu einer neuen Aneignung der auf ihn verweisenden Sinngehalte. Diese präsentieren dann nicht mehr in schmerzlicher Weise den Verlust des geliebten Menschen, sondern *repräsentieren* ihn selbst, die gemeinsamen Erinnerungen, Werte und Einstellungen in symbolischer Form.

Die Trauer richtet sich als Gefühl auf den verlorenen Menschen und setzt insofern eine polare Beziehung zu ihm voraus. In Fällen pathologischer Trauer, die schließlich in eine Depression münden, ist hingegen häufig zu beobachten, dass der Verlorene weniger personales Gegenüber als eine magisch schützende oder ideale Figur war. In solchen Fällen bedeutet der Verlust nicht bloß „Amputation", sondern vielmehr vitale Bedrohung durch die plötzliche Verlassenheit, Leere und Ausgesetztheit. Die Reaktion besteht dann nicht im rhythmisch-dynamischen Prozess der Trauerarbeit – einem Wechsel von Erinnerung und Abschied, von Schmerz und Lösung – sondern in einer leiblichen Erstarrung, die nicht nur die Trauer, sondern auch andere Gefühle lähmt und in der gleichförmig depressiven Stimmung untergehen lässt. Betrachten wir dazu ein Fallbeispiel:

Frau Eleonore B.: Die 62-jährige Bankangestellte, Tochter eines Beamten und einer Hausfrau, beschreibt ihre Mutter als dominant, herrschsüchtig und oft ungerecht, den Vater hingegen als ausgleichend, weich und sensibel. Während ihr jüngerer Bruder der Mutter gleiche, sei sie selbst mehr dem Vater nachgeraten, den sie zeitlebens geliebt und verehrt habe. Auch als Erwachsene suchte sie oft seine Nähe, fand bei ihm immer Rat oder Trost und überlegte in schwierigen Situationen oft, was er jetzt wohl tun würde. Weitgehend ohne vorherige Beziehungserfahrungen heiratete sie mit 27 Jahren einen jähzornigen, zu Alkoholexzessen neigenden Kraftfahrer, dessen fortwährende Eifersucht, Drohungen und Schläge sie 15 Jahre lang erduldete, bis er sie schließlich wegen einer anderen Frau verließ. Dies sei ihr Glück gewesen, sie selbst hätte nicht die Kraft zur Trennung gefunden. Im gleichen Jahr verunglückte ihr einziger Sohn mit 16 Jahren bei einem Verkehrsunfall tödlich. Sie habe lange an Trauer und Schuldgefühlen gelitten; auch damals habe ihr der Vater sehr geholfen. Drei Jahre später habe sich ihr Leben durch die Bekanntschaft mit einem sieben Jahre jüngeren Mann wieder gefestigt, mit dem sie seither harmonisch zusammenlebe.

4.4 Diskussion und Interpretation

Zur erstmaligen depressiven Erkrankung kam es bald nach dem Tod des Vaters, 10 Monate vor der Klinikaufnahme. Sie sei damals auf der Intensivstation innerlich wie erstarrt gewesen, habe nicht weinen und den Tod des Vaters eigentlich gar nicht fassen können. Auch jetzt werde sie immer wieder von dem Gefühl beschlichen, er lebe noch, sie müsse ihm unbedingt noch etwas mitteilen. Am Grab empfinde sie nichts, so als ob er gar nicht begraben wäre. Ihr Leben sei leer und trostlos geworden. Die depressive Symptomatik ist gekennzeichnet von starken somatischen Beschwerden: Globusgefühl, Beklemmungen, ständige Unruhe in den Beinen, die die Patientin oft zu kleinen Sprüngen zwingt, Zerschlagenheit, Antriebs-, Appetit- und Libidoverlust. – In einer Psychotherapie nach dem Abklingen der Depression wird erkennbar, dass für die Patientin der Tod des Vaters nicht nur den Verlust lebenslanger Geborgenheit bedeutete, sondern auch die erschreckende Erkenntnis, dass „ich jetzt ja selbst die nächste bin", d.h. dass der Vater nicht mehr zwischen ihr und ihrem eigenen Tod stand.

Diskussion: Hier wird als lebensgeschichtlicher Hintergrund einer depressiven Erkrankung die Identifizierung mit dem seelenverwandten, passiv-submissiven Vater erkennbar, die ein Wachstum zur mütterlich-dominanten Seite hin nicht möglich werden ließ. Die magisch wirksame, schützende Hülle der idealisierten Vatergestalt half der Patientin, die physischen Schläge ihres Mannes ebenso zu ertragen wie die Schicksalsschläge des Lebens; sie verhinderte aber auch die Entwicklung von Autonomie und Selbstbehauptung. Während die Patientin unter diesem Schutzschirm ihre Scheidung und sogar den Verlust ihres Kindes noch ohne Depression bewältigen konnte, bedeutete der Tod des Vaters selbst den Verlust der Gestalt des „letzten Retters", wie ihn Yalom (1989, 158ff.) beschrieben hat: einer Macht oder eines Wesens, das uns immer im Blick hat, liebt, beschützt und vor dem Schrecken des Todes bewahrt. Die Patientin erfährt das Fehlen der väterlichen Geborgenheit als leibliche Abschnürung, aber auch als Agitiertheit zielloser motorischer Unruhe, die dem Verlust des festen und umschließenden Halts entspricht. An die Stelle des Trauerprozesses tritt eine leibliche Erstarrung, die den Wechsel von Schmerz und Lösung nicht zulässt. Daher vermag die Patientin die atmosphärische Präsenz des Vaters selbst ein Jahr nach seinem Tod noch fast unverändert zu spüren: Da sie ihn noch nicht durch Trauer „einverleibt" hat, ist er ihr noch immer äußerlich gegenwärtig. Die Realität des Grabes verleugnet sie.

In ähnlicher Weise war auch in den anderen 6 Fällen der depressiven Erkrankung eine überwiegend symbiotisch geprägte Beziehung vorausgegangen, deren Ende durch Tod oder Trennung (4 bzw. 2 Fälle) nicht trauernd bewältigt werden konnte. Der Übergang in die Depression war dadurch charakterisiert, dass der Gefühlsbezug zum verlorenen Menschen ganz in den Hintergrund rückte, während gleichzeitig typische Insuffizienz- und Schuldgefühle auftraten.

Betrachten wir generell die Rolle von Verlust- und Trauererlebnissen für die depressiven Patienten, so ist zunächst noch einmal auf die signifikante Häufung von gravierenden Verlusten in der Vorgeschichte zu verweisen (früher Tod der Eltern oder eines Kindes vor dessen 18.Lebensjahr; s.o. Tab. 4.11), die eine spezifische Vulnerabilität begünstigten. Ebenso von Bedeutung sind die schon erwähnten Reaktionen auf frühere Verwitwung oder Scheidung, die in über zwei Drittel der Fälle über mehr als ein Jahr hinweg die Alltagsbewältigung erheblich beeinträchtigten (s.o. S.242). Charakteristisch war für die Patienten ferner die ausgeprägte Abhängigkeit vom verlorenen Partner, die übermäßige Identifikation mit der ehelichen Rolle (Kraus 1977) und ein komplementäres Beziehungsmuster, das das Unvermögen nach sich zog, die bisher vom Partner ausgeübten Funktionen und Aufgaben nun selbst zu übernehmen. Verluste bedeuten für den Melancholischen immer das Verschwinden eines Stücks der Welt, mit dem er in symbiotischer Weise leiblich verbunden war.

Fassen wir die Untersuchungen zur prämorbiden Situation der depressiven Patienten zusammen, so bedeutete sie in der Mehrzahl der Fälle tatsächlich eine schwere Krise ihres fest gefügten binnenräumlichen Lebensentwurfs. Dass unter der Voraussetzung der melancholischen Grundstruktur gerade die Häufung von Verlust- und Trennungsereignissen im Alter eine besondere Gefährdung darstellt, liegt nahe.[154] Aber auch andere, alterstypische Veränderungen und Belastungen wurden von den depressiven Patienten oft ganz anders bewertet und verarbeitet als von den paranoiden. Mit der Pensionierung verloren sie weniger ein Feld kämpferischer Selbstbehauptung als eine Sphäre von Pflichterfüllung und Eingebundensein. Sensorische und körperliche Einschränkungen wurden nicht als „Verteidigungsschwäche", sondern vorwiegend als Unterbrechung persönlicher Kontakte oder als Unfähigkeit zur Bewältigung von Aufgaben erlebt. Der Leib wird dabei nicht wie beim Paranoiden der Welt ausgesetzt und verwundbar, sondern er versperrt durch seine Insuffizienz und Beschwerlichkeit selbst den Zugang zur Welt. Akute körperliche Krankheit schließlich evozierte weniger die Furcht vor Autonomieverlust, Hinfälligkeit und Pflegebedürftigkeit als vielmehr den Tod als letzten Verlust der Bindung zu den Nächsten. Für den depressiven Patienten droht demnach in den Belastungen des Alters nicht *Ausgesetztheit und Gefährdung* wie für die Paranoiden, sondern im Gegenteil *Abgetrennt- und Verlorensein*. Dies wird in der Depression selbst bis in die Wahnideen hinein erkennbar.

4.4.4.2
Leiblichkeit in der Depression

Das leibliche Erleben altersdepressiver Patienten entspricht grundsätzlich dem typischen, unter 3.1 phänomenologisch beschriebenen Bild, so dass eine ausführliche Darstellung bzw. Wiederholung hier nicht mehr erfolgen soll. Im Zentrum der Erlebnisschilderungen stand zum einen der lastende, als insuffizient empfundene Leib, das „Nicht-mehr-Können", zum anderen der versperrte Zugang zu den Anderen, das „Nicht-mitfühlen-Können". Dazu trat als eher altersspezifische Klage häufig das Gefühl von Einsamkeit, Isolation und Leere, das, wie in der Kasuistik von Mathilde W. (s.o. S.224f.) beschrieben, sogar in einen nihilistischen „Leere-Wahn" münden konnte.

---

[154] Hingegen spielte nach den Ergebnissen über die Anzahl persönlicher Kontakte (vgl.o. Tab. 4.10) allgemein fehlender sozialer Rückhalt nur eine vergleichsweise geringe Rolle für die Entstehung der Depressionen; jedenfalls waren die paranoiden Patienten signifikant häufiger isoliert (68%) als die depressiven (24%).

4.4 Diskussion und Interpretation

Von den 38 depressiven Patienten zeigten 18 (47%) verschiedenartige Wahninhalte (vgl. Tab. 4.4).[155] Dieser Anteil liegt deutlich über dem jüngerer Patienten mit der Diagnose einer endogenen Depression (20,9% nach Tölle und Wefelmeyer, 1987; 14,4% nach Kuhs, 1991), entspricht jedoch sonstigen Ergebnissen bei Altersdepressiven (53% bei Post 1972, 44% nach Baldwin u. Jolley 1986). Von den wahnhaft Depressiven litten 7 unter hypochondrischen Wahnideen, 3 unter einem Eigengeruchswahn. Bei weiteren 5 Patienten bot sich zudem das Bild einer somatisierten (larvierten) Depression, was zusammen mit den leibbezogenen Wahninhalten auf die besondere Bedeutung der Leiblichkeit in der Altersdepression hinweist. Sie ist vor dem Hintergrund der altersbedingten Veränderung des Leiberlebens zu sehen, die an sich bereits durch ein höheres Maß an „Korporifizierung" gekennzeichnet ist (s.o. 4.1): Der alte Mensch erfährt seinen Leib mehr und mehr als widerständigen, beschwerlichen Körper, dem er vermehrte Aufmerksamkeit zuzuwenden gezwungen ist.

Die hypochondrischen Wahninhalte bezogen sich in erster Linie auf den Magen-Darm-Trakt, die Antriebslähmung und andere Vitalsymptome der Melancholie; entsprechend waren tödliche Erkrankungen wie Karzinome, irreversibles Versagen innerer Organe oder Hirnerkrankungen wie progressive Paralyse Thema der wahnhaften Überzeugungen.

Auch der Schuldwahn, der bei insgesamt 8 Patienten vorlag, gründete sich in 4 Fällen auf ein gegenstandsloses, elementar-leibliches Schulderleben, das nicht auf konkrete Versäumnisse bezogen wurde (s.o. S.116f.):

Eine 69-jährige Patientin schilderte eine innere Gefühllosigkeit und „Versteinerung"; sie könne für andere gar nichts empfinden. Das einzige Gefühl sei ihr ständiges schlechtes Gewissen, das sie als schmerzhaften Druck in der Brust spüre. Sie sei durch und durch schlecht und habe daher nichts anderes verdient.

Ein anderer, 74-jähriger Patient wähnte ein innerliches „Vermodern" und „Zerfallen" seines Körpers. Er könne den Moder im Mund schmecken und riechen, auch die Anderen wendeten sich deshalb von ihm ab. Das alles komme von seiner Verdorbenheit und Schlechtigkeit. Er habe den Teufel im Leib und die schlimmste Bestrafung verdient.

In beiden Fällen wird die negative moralische Qualität des Selbsterlebens nicht nur „symbolisch" oder metaphorisch in der Leiblichkeit zum Ausdruck gebracht. Begriffe wie „Verdorbenheit" oder „Versteinerung" bezeichnen vielmehr ein *„leibliches Existenzial"* (s.o. S.52, Anm.47), also eine Erlebnisqualität, die alle Dimensionen der Existenz umfasst und daher das physische ebenso wie das moralische Selbstsein meint. Daher kann auch das „Verworfensein" primär als elementares leibliches Erleben auftreten, das sich sekundär an biographischen Ereignissen oder Versäumnissen konkretisiert.[156]

Ich will die wahnhaften Erlebnisformen nicht weiter im einzelnen untersuchen

---

[155] Dabei unterschieden sich die wahnhaft Depressiven nach demographischen, biographischen und krankheitsbezogenen Kriterien nicht signifikant von den nicht-wahnhaften Patienten.

[156] Dass der melancholische Wahn insofern aus der veränderten leiblichen Grundstimmung erwächst und nicht aus einer Störung der intentionalen Organisation der Person selbst, ermöglicht auch sein restloses Verschwinden mit der Aufhebung der leiblichen Restriktion.

und verweise stattdessen nochmals auf die Kasuistiken der depressiven Patienten (s.o. 4.3.3.2). Nur ein Sonderfall soll uns noch beschäftigen, der beim Vergleich paranoider und depressiver Alterspsychosen von besonderem Interesse ist, nämlich die *paranoide Depression*. Verfolgungs- oder Strafwahn war in insgesamt 4 Fällen zu beobachten.

Wie ist die Umkehr der Erlebnisrichtung von der depressiven Selbst- zur paranoiden Fremdattribution zu erklären? – Wir haben gesehen, dass die prämorbide Struktur der melancholischen Patienten durch die Orientierung am „*man*" charakterisiert ist, durch die fortwährende Selbstbewertung anhand des Maßstabs von Konvention und Normerfüllung. Das bedeutet, dass sich der Melancholische latent auch immer „von außen" sieht, nämlich mit den Augen einer kritisch bewertenden allgemeinen Instanz. In der depressiven Erkrankung stellt er sich nun ganz auf die Seite der Anderen als eines quasi externalisierten Über-Ich: Von allen Seiten begegnet ihm der Vorwurf des Versagens und kann in den Wahn der Bewertung, Beobachtung oder drohenden Bestrafung durch die Anderen münden. Darin liegt eine Gemeinsamkeit mit dem zentripetal gerichteten Erleben des Paranoiden, der sich mit den Augen seiner Feinde, als Objekt ihres Angriffes sieht. Allerdings bestehen auch wesentliche Unterschiede.

Scheid (1934) hat darauf hingewiesen, dass die Schuldzuweisung als „Zeiger der Schuld" aufgefasst werden kann: Der „Vorwurf" ist eine Richtung im sozialen Raum. In der reinen Fremdschuld der paranoiden Psychose zeigt diese Richtung zentrifugal auf die Außenwelt, in der reinen Ichschuld der Melancholien dagegen zentripetal auf den Kranken selbst. Der Übergang in eine paranoid gefärbte Depression kann auf nun zwei Wegen erfolgen: Der Melancholische kann aufgrund seines Schuldgefühls in der Umgebung vermeintliche Strafvorbereitungen ausmachen, die ihn mit Verstoßung, Gefängnis oder gar dem Tod bedrohen. Dies entspricht also der primären kindlichen Strafangst, aus der sich das archaische Schulderleben wesentlich speist. Die Externalisierung des Schuldgefühls ergibt sich aber auch durch die Betonung der Schamkomponente in der Elementarschuld, die dann unmittelbar als Abweisung, Bloßstellung oder Diffamierung durch die Anderen erfahren wird. Hier wirkt also die Scham als das „ältere Gefühl" in der Schuld noch mit. – Betrachten wir zunächst ein Fallbeispiel für den Strafwahn:

Ein 65-jähriger Patient äußert bei Aufnahme höchst agitiert, er wolle sofort den Arzt sprechen, da er fürchterliche Dinge zu offenbaren habe: Durch Falschaussagen über seine Beschwerden habe er die Ärzte in der vorigen Klinik ins Unglück gestürzt. Auch jetzt werde seinetwegen in Kürze die ganze Station geschlossen und er selbst von der Polizei wegen Vorspiegelung falscher Tatsachen eingesperrt werden. Er sei nicht krank, sondern habe alles nur vorgetäuscht. Dafür bekäme er mindestens 5 Jahre. Zuhause lauerten ihm jetzt schon die Nachbarn auf, um ihn der Polizei auszuliefern. Wenig später berichtet der Patient entsetzt, er habe auf der Station bereits Beamte in Zivil gesehen, die ihn unauffällig beobachten würden, um ihn im geeigneten Moment entlarven zu können.

Hier führt die „Bekanntheitstönung" der Schuld, also die Tendenz des Schuldigen, in jedem Menschen einen potenziellen Ankläger oder Verfolger zu sehen, zur paranoiden Eigenbeziehung, ja sogar zur wahnhaften Personenverkennung. Dies kann die Differenzialdiagnose zur paranoiden Psychose mitunter erschweren. Die aus der Depression resultierende paranoide Tendenz richtet sich aber typischerweise nicht auf eine feindselige oder böswillige Fremdintention, sondern auf eine drohende Bestrafung. Sie hat daher auch keine (gegen-)aggressive Komponente, wie sie bei den Paranoiden so gut wie immer anzutreffen ist. Der von Strafe bedrohte Depressive empfindet diese Strafe ja als letztlich gerechtfertigt – nur über Art und Zeitpunkt ihres Hereinbrechens kann er im Unklaren sein und daher eine unmittelbar bevorstehende Attacke oder auch eine Enttarnung seiner Verfolger erwarten.

Ein Beispiel für die paranoide Tendenz überwiegender Scham gibt die folgende Kasuistik:

Eine 70-jährige Patientin wird mit typisch vitalisierter und stark gehemmter depressiver Symptomatik stationär aufgenommen, nachdem sie in suizidaler Absicht aus dem Fenster ihrer Wohnung gesprungen war. Zur Vorgeschichte berichtet sie, sie habe sich völlig in ihre Wohnung zurückgezogen und verlasse sie nur noch in Begleitung ihrer Tochter, „weil die Leute so komisch schauen", „sich abwenden, wenn ich komme" und „über mich sprechen". „Das kommt daher, dass mein Haus einen ganz schlechten Ruf hat, ich wohne in einem Hurenhaus". Ihre Untermieterin und sie selbst würden als Nutten angesehen; daran sei ja vielleicht auch etwas Wahres, wenngleich sie nicht genauer sagen könne, weshalb. Sie traue sich aus Scham nicht mehr, ihren Nachbarn vor die Augen zu treten. – Die Tochter der Patientin schildert ihre Mutter als seit jeher eher prüde, sehr auf Anständigkeit und moralischen Lebenswandel bedacht, allem Erotischen abgeneigt.

Im „Gerede", im „Gerücht" oder in der „Schande" wird das internalisierte Schuldgefühl wieder zur primären, nämlich öffentlichen Schuld oder Verworfenheit. In dem Wahn, für eine Prostituierte gehalten zu werden, äußert sich in einer für die Patientin spezifischen Form das Erleben eigener Minderwertigkeit und Schlechtigkeit. Auch hier ähnelt die paranoide Depression dem Erlebnis der „beschämenden Insuffizienz", wie es Kretschmer dem sensitiven Beziehungswahn zugrundelegte, und wie wir es als Lebensthema bei vielen Paranoiden gefunden haben. Daher bestehen paranoide Eigenbeziehungen der Depressiven auch nicht selten in den Eigengeruchswahnideen, wonach der Kranke einen unangenehmen Geruch auszuströmen und dies am entsprechenden Verhalten der Umgebung zu erkennen glaubt (s.o.).

Der Depressive steht dabei aber weder in einer Verteidigungs- noch in einer Angriffshaltung. Er kämpft nicht wie der Paranoide gegen die Schande an, indem er die Schlechtigkeit auf die Anderen projiziert oder zu einer regelrechten Gegenaggression übergeht. Auch der Rückzug in die Wohnung ist daher bei beiden Patientengruppen ganz unterschiedlich motiviert. Der Paranoide igelt sich in seiner „Burg" ein, um sich vor feindlichen Angriffen zu schützen; der Depressive versteckt sich höchstens vor der Entdeckung seiner Schuld und Schande. Er wagt den anderen nicht mehr „unter die Augen zu treten". Der Depressive findet schließlich in seinem Wahn auch keine Entlastung, keine Stabilisierung durch die paranoide Fremdattribution: Der melancholische Wahn vertieft nur das Leiden, indem er das eigene Sein ganz mit Schuld oder Insuffizienz identifiziert, selbst wenn er die Anderen als Zeugen dieser Verworfenheit miteinbezieht. *Die Kausalität nimmt auch für den paranoid Depressiven ihren Ausgang in ihm selbst, für den Paranoiden hingegen in den Anderen.* Gerade an der paranoiden Depression zeigt sich somit trotz gewisser Ähnlichkeiten die grundlegende Verschiedenheit der depressiven und der paranoiden Räumlichkeit.

4.4.5
Gesamtvergleich der paranoiden und der depressiven Räumlichkeit

Die wesentlichen Ergebnisse der vergleichenden Typologie aus den Abschnitten 4.4.2 und 4.4.3 sollen nun noch einmal schematisch zusammengefasst werden. Tab. 4.20 zeigt in der Gegenüberstellung zunächst die Strukturen der prämorbiden Lebenswelt der altersparanoiden bzw. altersdepressiven Patienten. In beiden Fällen

Tabelle 4.20 Prämorbide Strukturen der Lebenswelt der paranoiden und depressiven Patienten

Prämorbide Struktur	Altersparanoide	Altersdepressive
Struktur des Lebensraums	„apotropäischer" Schutzraum, Frontstellung nach außen Grenzen als *Ab*grenzung, Barriere Zweckbündnisse oder Isolation; Primat der Kontrolle rigide Abgrenzung nach außen Misstrauen *„Gehäuse"*	konzentrisch eingefasster Binnenraum Grenzen als *Be*grenzung Eingefügtsein in Beziehungen, Verpflichtungen, Ordnungen starre Bindungen nach innen Geborgenheit *„Gerüst"*
Bedeutung von Wohnung bzw. Eigentum	nach außen gesichertes Territorium, „Festung" Autonomie	Vertrautheit, Gemütlichkeit, „Heim" Versorgtsein, Schutz vor Veränderung
Bedeutung des Berufs	Selbstbehauptung, Existenzsicherung, Stolz	Pflichterfüllung, Anerkennung für Leistung
Bedeutung von Beziehungen	Rückzug, Beziehungsscheu Autonomiestreben, Zweckbündnisse Frigidität geringe Kinderzahl / Kinderlosigkeit geringe Trauerreaktion bei Verlusten Isolation infolge mangelnder Beziehungsentfaltung	Wärme, Geborgenheit Dependenz, Symbiose, Anpassungsstreben Sexualität als Nähebedürfnis höhere Kinderzahl ausgeprägte Trauerreaktion oder Depression nach Verlusten Isolation infolge von Trennungen

4.4 Diskussion und Interpretation

lassen sich die Lebenswelten auch als Formen der Kompensation einer latenten Vulnerabilität ansehen. Die Patienten gestalten ihre Beziehungen, ihren Stimmungs- und Lebensraum als spezifische Abwehrstruktur: als „*pathologische Normalität*" (Tellenbach 1969) im einen Fall, als *pathologische Autarkie* im anderen. Mögliche Bedrohungen werden bei den Melancholischen durch ein starres Gerüst mitmenschlicher Bezüge, ritueller Ordnungen und materieller Sicherheiten abgeschirmt, bei den Paranoiden hingegen durch den Rückzug auf die „innerste Burg", der im Feld vor ihr einen Leerraum zurücklässt.

Tabelle 4.21 Struktur der Räumlichkeit in der paranoiden und depressiven Erkrankung

Psychotische Struktur	Altersparanoide	Altersdepressive
wahrgenommene Bedrohungen der prämorbiden Struktur	Beziehungsverlust als Ausgesetztheit, Schutzlosigkeit Kontrollverlust durch körperliche Erkrankung, sensorische oder kognitive Störungen	Beziehungsverlust als Geborgenheitsverlust Leistungsstörung durch körperliche Erkrankung Störung des gewohnten Ordnungsraums
Zusammenbruch der prämorbiden Struktur	„Einbruch des Gehäuses" Ausgesetztheit, Gefährdung, Überwältigung	„Einsturz des Gerüsts" Abgeschnittensein, Verlassenheit, Leere
Reaktionsrichtung	Fremdattribution (Bedrohung, Beeinträchtigung) Kampf, Aggressivität	Selbstattribution (Versagen, Schuld) Passivität, Rückzug
Leiblichkeit in der Erkrankung	Verletzlicher, unzuverlässiger Leib Leib wird verwundbar von der Welt Grenzauflösung	Lastender, insuffizienter Leib Leib versperrt den Zugang zur Welt Einmauerung
Verarbeitung körperlicher Symptome	Vergiftungsangst Beeinflussungserleben	Hypochondrie
Wahnstruktur	Thema Verfolgung imaginativ-konfabulatorisch, welteinbeziehend „Möglichkeitswelt" Ersatzstruktur für unausgefüllte Gerichtetheiten stabilisierend	Thema Verlust, Verworfenheit einförmig, weltlos „Unmöglichkeitswelt" Steigerung des Leere- und Verlusterlebens weiter destabilisierend

Der Lebensentwurf des Melancholischen ebenso wie des Paranoiden ist auf das vorrangige Ziel hin angelegt, einen gegen den Einbruch des Unvorhergesehenen, Fremden und Bedrohlichen gesicherten Raum herzustellen. In ihren gegensätzlichen prämorbiden Abwehrstrukturen sind aber die jeweiligen Entgleisungsmöglichkeiten bereits vorgezeichnet. Die wesentlichen Schritte des psychotischen Zusammenbruchs der Abwehrleistungen zeigt Tab. 4.21 (S.281) in einer weiteren Gegenüberstellung.

Die Bedrohung der paranoiden Struktur liegt danach vor allem im Kontrollverlust durch körperliche, sensorische oder kognitive Störungen, die das Grundgefühl der „Ausgesetztheit" aktualisieren. Die depressive Struktur wird hingegen durch Brüche im vertrauten Raum von Bindungen und Ordnungen in Frage gestellt. Während für den Paranoiden in der Psychose das abwehrende „Gehäuse" einbricht, verliert der Depressive das stützende und mit der Umgebung verbindende „Gerüst". *Die prämorbide Struktur des Lebensraums steht somit in beiden Fällen in einer inversen Beziehung zur Räumlichkeit der Erkrankung selbst:* Während der Lebensentwurf des Paranoiden auf rigide Abgrenzungen des Eigenraums aufgebaut war, führt die Psychose zur Überwältigung dieser Grenzen, zur Entblößung und Ausgesetztheit. Für den Depressiven hingegen, dessen Lebensentwurf eher durch Abgrenzungsschwäche und starke Außenbindung charakterisiert war, bedeutet die Erkrankung „Einmauerung" im Leibraum und Abgeschnittensein von den lebensnotwendigen Beziehungen. Gerade der trennende Leerraum, den der Paranoide zu seiner Sicherheit braucht, wird für den Depressiven zur vitalen Bedrohung – so wie umgekehrt die sich aufdrängende Nähe der Anderen für den Paranoiden.

Die Reaktion des Paranoiden auf den Einbruch besteht in der Fremdattribution: Die Anderen erscheinen als hinterhältig und feindselig. Der Depressive hingegen tendiert zur Selbstattribution der Schuld. Daher werden auch somatische Symptome vom Depressiven eher „internalisiert", einer körperlichen Funktionsstörung zugeschrieben, vom Paranoiden hingegen „externalisiert" und als Folge von Vergiftung oder anderer Einwirkung aufgefasst. Bei Progredienz der Psychose resultiert daraus ein hypochondrischer Wahn im einen, ein Beeinträchtigungs- oder Beeinflussungswahn im anderen Fall. Allgemein thematisiert der depressive Wahn den Verlust, die Verlorenheit oder Verworfenheit; er bleibt „weltlos" und auf das bezogen, was *unmöglich* geworden ist. Der paranoide Wahn dagegen thematisiert die Verfolgung durch die Anderen auf immer neue, imaginativ-konfabulatorische Weise (vgl. Fuchs et al. 1994); er bezieht sich auf eine (freilich fiktive) Außenwelt unheimlicher, oft phantastischer *Möglichkeiten*.

Die Psychose bedeutet somit Zusammenbruch und Umkehrung der pathologischen Einordnung im einen Fall, der pathologischen Autarkie im anderen. Während nun aber der Depressive hilflos in seiner erstarrten Leiblichkeit gefangen ist, gelingt es dem Paranoiden in der Regel, eine neue Abwehr auf reduzierter Stufe zu errichten, nämlich indem er den früheren Leerraum zum Kampffeld macht. Der depressive Wahn steigert nur die melancholische Grundbefindlichkeit der Entleerung; der paranoide Wahn hingegen bildet auch eine Ersatzstruktur für unausgefüllte Gerichtetheiten. Im einsamen Kampf gegen die Übermacht der Feinde erlangt der Paranoide trotz allen Schreckens eine Neubestätigung seiner Autonomie und seines Stolzes. Die veränderte Räumlichkeit seines Wahns verbindet sich daher mit den prämorbiden persönlichen Dispositionen und Einstellungen – mit dem Resultat einer Chronifizierung, die therapeutisch in der Regel allenfalls noch eine Milderung der Symptomatik zulässt. Der depressive Wahn hingegen verschwindet mit der Aufhebung der leiblichen Restriktion.

4.4.6
Ätiopathogenetisches Modell

Die typologischen Untersuchungen der beiden vorangehenden Abschnitte (4.4.3 und 4.4.4) sollen nun abschließend zu einem ätiopathogenetischen Modell zusammengefasst werden, und zwar zunächst anhand der paranoiden Psychosen. Es handelt sich um ein diachrones, auf die Lebensgeschichte bezogenes Modell, das zunächst im Überblick skizziert werden soll (vgl. Schema 1, S.284).

Die prämorbiden Persönlichkeitsstrukturen altersparanoider Patienten weisen auf eine lange zurückreichende *Vulnerabilität* hin, die vor allem in einer erhöhten Sensitivität und verringerten Flexibilität gegenüber Situationen der sozialen Ausgesetztheit, der Zurücksetzung oder des Kontrollverlustes bestehen. Eine hereditäre Prädisposition, aber auch spezifisch belastende Lebenserfahrungen tragen wesentlich zu dieser Vulnerabilität bei. Sie kann nun in der Phase des Berufes bzw. des Familienlebens zunächst noch durch einen typischen Lebensentwurf kompensiert werden, der die spezifischen Bedrohungen durch reduzierte mitmenschliche Bindungen und die Betonung von Autarkie neutralisiert *("Latenzphase")*. Mit den typischen biologischen Veränderungen und sozialen Belastungen des höheren Lebensalters kommt die latente Vulnerabilität jedoch zur Wirkung und manifestiert sich in der paranoiden Psychose *(Aktualisierung)*. Mit der Fixierung und Chronifizierung des Wahns stellt sich im Fortgang eine neue Homöostase her, die wesentlich auf einer fiktiven Feind- und Kampfbeziehung beruht.

Betrachten wir nun die Phasen des Modells im einzelnen. Schema 2 (S.285) zeigt zunächst die verschiedenen, in der basalen Vulnerabilität mündenden Einflüsse. Die deutliche Häufung paranoider und schizoider Züge der Primärpersönlichkeit dürfte auf ein Zusammenwirken genetisch-konstitutioneller und sozialisatorischer Einflüsse zurückgehen. In einem Teil der Fälle waren frühe bzw. lebenslange, in der Mehrzahl der Fälle auch spätere Traumatisierungen im Sinn ausgrenzender, diskriminierender, entwurzelnder oder bedrohlicher Erfahrungen nachzuweisen, die zu einer Vulnerabilität beitragen konnten. Einen weiteren Faktor stellt nach dem Modell die spätere Beziehungsgestaltung der Patienten dar, die durch einen hohen Ledigenanteil und geringe Nachkommenschaft charakterisiert ist. Die niedrige Kinderzahl ist möglicherweise auch durch eine wenig entwickelte Sexualität bis hin zur Frigidität bzw. durch Infertilität der Patientinnen mitbedingt. Resultat war einerseits eine mangelnde Selbsttranszendenz in mitmenschlichen Beziehungen – erkennbar auch in relativ häufigen Scheidungen und nur gering ausgeprägten Trauerreaktionen beim Verlust des Partners – andererseits eine lebenslange Zurückgezogenheit, bzw. vor allem im höheren Alter eine soziale Isolation.

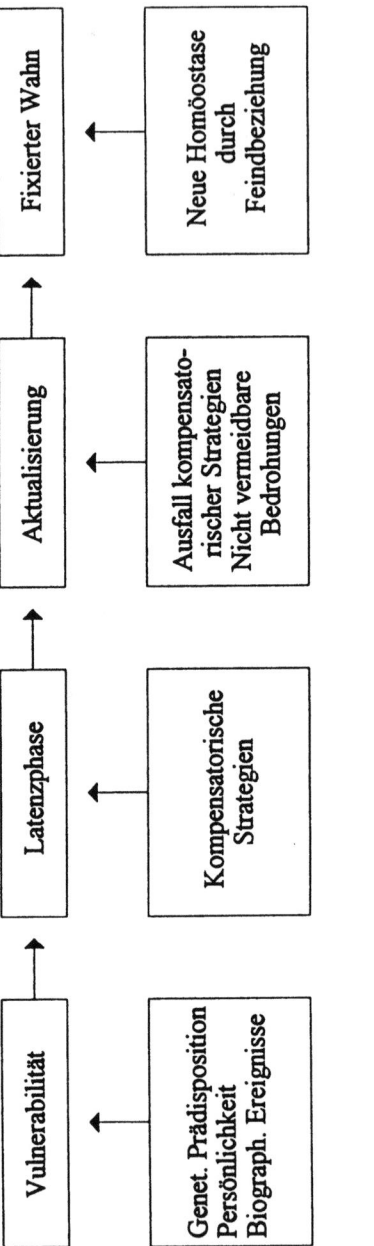

Schema 4.1 Allgemeines Modell zur Entstehung paranoider Psychosen im Alter

Schema 4.2 Entstehung der paranoiden Vulnerabilität

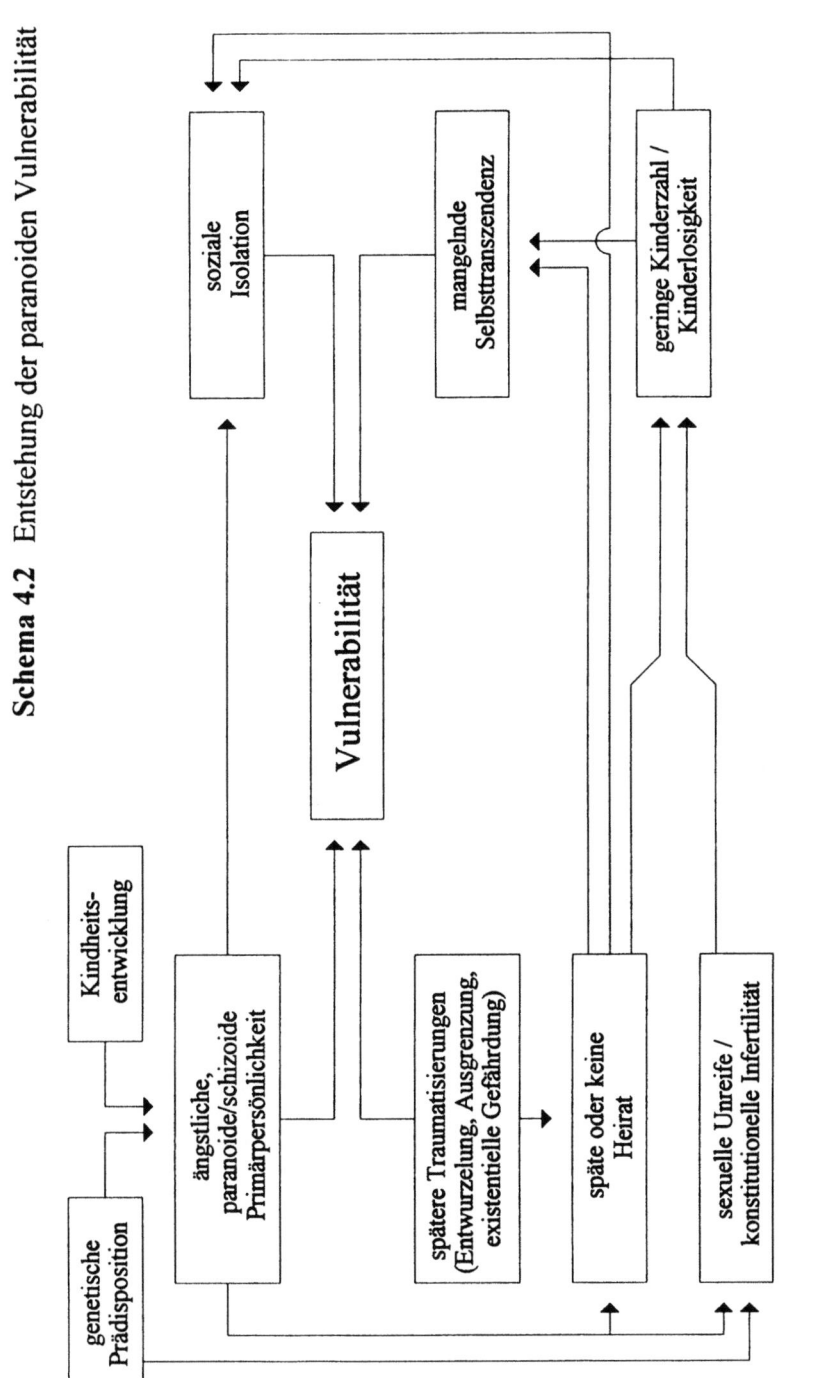

4 Altersparanoid und Altersdepression

Damit ist eine basale Vulnerabilität gekennzeichnet, auf die die Patienten in ihrem Lebensentwurf mit einer deutlichen Betonung ihrer persönlichen *Autarkie*, dem Bedürfnis nach „Kontrolle", einer vital-kämpferischen Haltung und Zähigkeit etwa im Beruf, dem Haften an materieller Sicherheit (der Wohnung, dem Ersparten usw.) reagierten – grundsätzlich also mit dem Bestreben nach der *Behauptung des eigenen Territoriums* (vgl. unten Schema 3, „Latenzphase"). Unter der Bedingung einer vergleichsweise rigiden Abgrenzung im Lebensraum bis hin zur Frontstellung gegen die Umwelt ließ sich also die basale Vulnerabilität kompensieren. Nicht zuletzt spielte der Lebenspartner als Verbindung mit der Außenwelt und als Korrektiv gegenüber einer misstrauisch verzerrten Umweltwahrnehmung häufig eine wichtige Rolle. Die Typologie der Lebensweise und Lebenswelt der paranoiden Patienten ist nach diesem Modell also bereits als Kompensation einer basalen Vulnerabilität aufzufassen.

Dieser Lebensentwurf ist allerdings im Alter spezifischen Bedrohungen ausgesetzt (vgl. Schema 4, „Aktualisierung der Vulnerabilität im Alter", S.287): Verlust des Berufs als erweitertem Eigenraum und wesentlicher Grundlage von Autarkie; Verlust der „Zweckgemeinschaft" durch Verwitwung; vermehrte Rigidität der Persönlichkeit mit der Folge einer verringerten *Perspektivenbeweglichkeit*, die nun auch nicht mehr durch einen korrigierend einwirkenden Lebenspartner ausgeglichen werden kann; sensorische und kognitive Einbußen mit prekärer Bedeutung für einen auf misstrauische Beobachtung der Umwelt angewiesenen Menschen; körperliche Schwäche oder Krankheit, die vor allem als Schwächung der *Verteidigungs*fähigkeit erfahren wird; in manchen Fällen schließlich ein Wohnungswechsel oder Altenheimumzug – all dies bedroht den mühsam gewonnenen und aufrechterhaltenen Spielraum autarker Selbstbestimmung. In dieser veränderten Lebenssituation tritt die latente Vulnerabilität in Erscheinung und wird nun tatsächlich als „Verwundbarkeit" und Ausgesetztheit bis ins Leibliche hinein erfahren. Dabei können frühere traumatische Erfahrungen etwa von Hilflosigkeit und Ausgeliefertheit durch ähnlich geartete Bedrohungen reaktiviert werden, auch ohne daß dies dem Patienten bewusst wird.

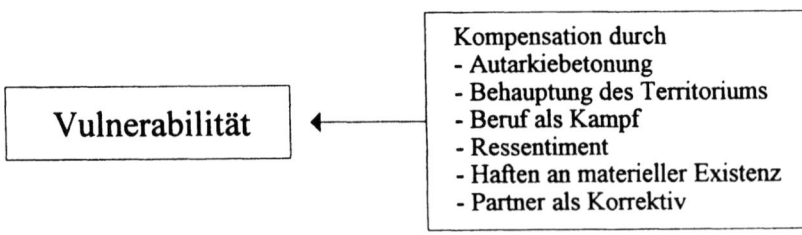

Schema 4.3 Latenzphase

Schema 4.4 Aktualisierung der Vulnerabilität im Alter

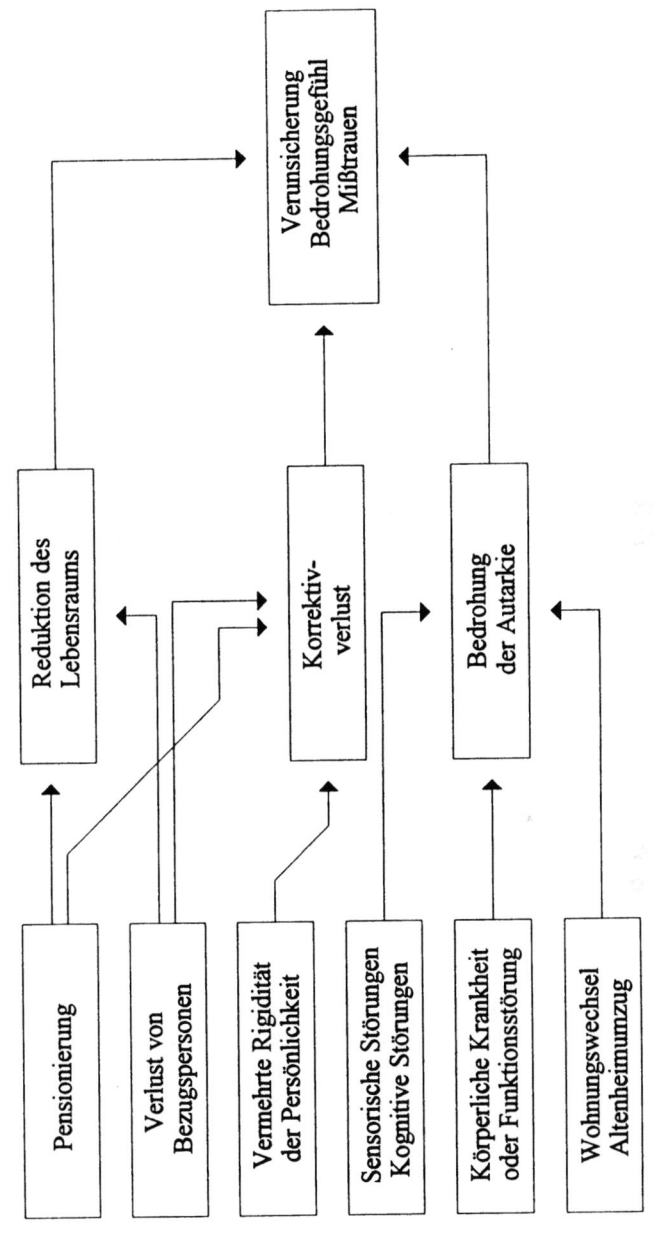

In der Mehrzahl der untersuchten Fälle entwickelte sich schleichend ein zunehmendes Gefühl der Verunsicherung, der Gefährdung und des Misstrauens. Es mündete schließlich in Beziehungsideen und manifesten Verfolgungswahn, dessen Fixierung durch verschiedene Faktoren begünstigt wurde: leichte kognitive Störungen als Anzeichen einer hirnorganischen Beeinträchtigung, die einen kritischen Wechsel des Bezugssystems nicht mehr erlaubt; Fehlen von Relativierungs- und Korrekturmöglichkeiten durch den sozialen Rückzug bzw. Verlust des Lebenspartners; Störung der Gestaltkreisfunktion durch Schwerhörigkeit mit der Folge von Leerstellen im sensorischen und sozialen Raum, die durch paranoide Deutungsmuster substituiert werden. Auf die Rolle der äußeren Feindbeziehung für eine neue intrapsychische Homöostase in der Haltung des „heroischen, einsamen Kämpfers" wurde bereits hingewiesen.

Die Pathogenese der depressiven Erkrankungen kann in analoger Weise modellhaft skizziert werden (vgl. nochmals Schema 1). In dependenten, ängstlichen, „hypernomen" und zwanghaften Züge der Primärpersönlichkeit dokumentiert sich auch bei den Depressiven eine vorbestehende *Vulnerabilität*, charakterisiert durch besondere Sensitivität gegenüber sozialen Trennungs- und Ablehnungssituationen. Erbliche Belastungen, eine konstitutionell labile und reduzierte Vitalität und schließlich lebensgeschichtliche Verlusterfahrungen tragen in unterschiedlichem Maß dazu bei. Während ihres erwachsenen, beruflich oder familiär aktiven Lebens vermochten die Patienten diese Vulnerabilität zu *kompensieren*, nämlich durch Einschränkungen ihrer persönlichen Autonomie und Selbstentfaltung, durch enge Anlehnung an nahe Bezugspersonen und durch weitgehende Identifikation mit überindividuellen Ordnungen. Die *Aktualisierung* der Vulnerabilität erfolgt mit dem Zusammenbruch vital bedeutsamer Ordnungs- oder Beziehungsstrukturen, infolge von alterstypischen Belastungen und Umstellungen. In der Depression erfahren die Patienten gerade die Getrenntheit, die sie am meisten fürchteten.

Anders als übliche Vulnerabilitätsmodellen setzt dieses Modell also in beiden Fällen den psychotischen Einbruch auch in eine *Sinnbeziehung* zu lebensgeschichtlichen Entwicklungen, zu leiblichen und charakterlichen Dispositionen. Die biographischen Bedingungen und Belastungen wirken nicht als unspezifische „Stressoren", sondern ergeben in ihrem Zusammenwirken eine – in vieler Hinsicht polare – „paranoide" bzw. „depressive Struktur". Beide werden in der Latenzphase jeweils durch einen typischen Lebensentwurf kompensiert, dessen Räumlichkeit aber in der Erkrankung gerade eine Umkehrung oder *Inversion* erfährt. Die psychotische Symptomatik bedeutet somit einerseits einen Bruch in der Erlebniskontinuität; die leibphänomenologische Analyse dieser Symptomatik lässt andererseits doch die *strukturelle, reziproke Beziehung* erkennen, in der die Psychopathologie der Erkrankung zur Persönlichkeit und Lebensgeschichte des Patienten steht.

4.5
Ausblick

Mit dem phänomenologischen Gesamtvergleich und den pathogenetischen Modellen zur Entstehung paranoider und depressiver Störungen ist die Untersuchung an ihr Ende gelangt. Dabei sollten die letzten Abschnitte demonstrieren, dass die phänomenologische Betrachtung durchaus auch in ätiologische Überlegungen münden kann, nämlich gerade dann, wenn die aktuelle Struktur des leiblichen und räumlichen Erlebens vor dem Hintergrund lebensgeschichtlich geprägter leiblicher Dispositionen oder Erlebnisbereitschaften gesehen wird. Die Bedeutung der phänomenologischen Sichtweise liegt also nicht nur darin, dass sie das Erleben des Patienten in einem einheitlichen begrifflichen Zusammenhang nachzuvollziehen ermöglicht, sondern auch darin, dass sie seine aktuelle Situation mit ihren spezifischen Bedeutungen aus seiner individuellen Lebensgeschichte heraus verstehen lässt. Die phänomenologische Analyse erschließt nicht nur die andersartige Welt des Patienten in seiner Erkrankung, sondern bereits zuvor seine besondere Weise, die Welt wahrzunehmen. Diese idiosynkratische Wahrnehmung und Erlebnisbereitschaft aber ist es, welche die aktuelle Situation für ihn zu einer pathogenen werden und so die Krankheit eintreten lässt.

Freilich wurde damit nur ein kleiner Zweig der Anwendungsmöglichkeiten verfolgt, welche die in Teil 2 skizzierte leibphänomenologische Konzeption bietet. Die Bemerkungen zur Hypochondrie, zu den Raumängsten oder zu den körperbezogenen „Schamkrankheiten" wie der Dysmorphophobie haben bereits deutlich gemacht, dass in den neurotischen Störungen ein reiches Anwendungsgebiet für eine solche Betrachtungsweise liegt; gleiches gilt für die psychosomatischen Erkrankungen. Vor allem aber könnte dieser Ansatz auch dem therapeutischen Handeln ein vertieftes Selbstverständnis und neue Zugangsmöglichkeiten erschließen. Insofern seelische Störungen als Verlust der freien Bewegung innerhalb der Polaritäten leiblicher Räumlichkeit angesehen werden können, besteht in der Wiederherstellung von „Beweglichkeit" im weitesten Sinn das Ziel der Therapie – sei es psychomotorische (z.B. Antrieb), emotionale (z.B. Schwingungsfähigkeit), soziale oder Perspektivenbeweglichkeit. Dabei wird – aufgrund des inneren, strukturanalogen Zusammenhangs der verschiedenen Räumlichkeiten – eine Dynamisierung in einer Modalität auch auf die anderen übergreifen: Die psychomotorische Aktivierung z.B. durch Bewegungs-, Musik- oder Tanztherapie wirkt auf den innerleiblichen Raum, strahlt aus in den Stimmungsraum und kann dann auch den sozialen oder Lebensraum erweiternd hinzugewinnen (Blankenburg 1979). Die konzentrative Bewegungstherapie nach E.Gindler (Stolze 1977) oder die leiborientierte Therapie schizophrener Ich-Störungen (Maurer-Groeli 1975, Scharfetter u. Benedetti 1978) stellen entsprechende Ansätze für neurotische bzw. psychotische Patienten dar. – Der therapeutische Weg kann aber auch in umgekehrter Richtung vom Begegnungsraum der Arzt-Patienten-Interaktion seinen Ausgang nehmen, zunächst eine gewisse Perspektivenbeweglichkeit wiederherstellen (s.o. S.183f.) und von da aus die anderen Räumlichkeiten erschließen. Das therapeutische Gesamtkonzept kann sich daran orientieren, wie der Patient in den verschiedenen Räumlichkeiten situiert ist, und so ganz unterschiedliche Zugänge in eine einheitliche Beziehung zueinander setzen.

Diesen Überlegungen weiter nachzugehen, bleibt einer anderen Arbeit vorbehalten. Ziel der vorliegenden Untersuchung war es, zunächst den Raum primärer Erfahrung aufzuzeigen und mit angemessenen Begriffen zu beschreiben, in dem sich psychisches Kranksein ereignet, und in dem auch die therapeutische Begegnung beheimatet ist.

5 Zusammenfassung

Die vorliegende Untersuchung dient zum einen der Grundlegung einer phänomenologischen, vom leib-räumlichen Erleben ausgehenden Psychopathologie; zum anderen wird der theoretisch erarbeitete phänomenologische Entwurf exemplarisch auf eine Studie paranoider und depressiver Erkrankungen angewandt. Die Untersuchung gliedert sich im Anschluss an die Einleitung (1) in drei Teile (2-4).

Teil 2

In Teil 2 wird – eine andere Arbeit des Autors zusammenfassend – eine phänomenologische Konzeption des leiblichen und räumlichen Erlebens entworfen. Das 1.Kapitel – „Der Leib" (2.1) – vergegenwärtigt zunächst die verschiedenartigen Erscheinungsformen leiblichen Existierens, das sich vom rein innerleiblichen Spüren nach außen hin entfaltet. Sodann wird die besondere, absolut und „meinhaftig" erlebte Räumlichkeit des Leibes beschrieben. Zu den grundlegenden Charakteristika des coenästhetischen Leibraums gehört der Antagonismus restriktiver und expansiver Tendenzen; letztere leiten sich aus dem Antrieb als der Quelle leiblicher Dynamik ab. Dies führt weiter zu den primären Beziehungen zwischen Leib- und Umraum: Die Erfahrung des Widerstandes im Tastsinn grenzt sie voneinander ab, in Einverleibung, Ausscheidung und Atmung gehen sie ineinander über. Schließlich wird die Polarität von Leib und Körper unter verschiedenen Aspekten thematisiert, darunter die der Krankheit und der Hypochondrie. – Der Leib erscheint in dieser Darstellung nicht mehr als das statische Gebilde, das die vom Körper abgeleitete objektivierende Betrachtung in ihm zu sehen meint. Vielmehr wird die Leiblichkeit als ein fluides, dynamisches Geschehen, als ein Prozess aufgefasst, der von vornherein in einer dialogischen Beziehung zur Umgebung steht.

Das 2. Kapitel – „Der Richtungsraum" (2.2) – führt zunächst das räumliche Erleben auf die expansive Dynamik des Leibes zurück, der als ein System von Bewegungsvermögen die Grenzen des Körpers ständig überschreitet. Daß der erlebte Umraum eine Fortsetzung des Leibraums darstellt, zeigt sich an psychopathologischen Phänomenen wie dem Mescalinrausch oder aber an der Depersonalisation, die durch einen Verlust der leiblichen Partizipation am Raum charakterisiert ist. Die Freilegung dieser leiblichen Grundschicht der Räumlichkeit gibt die Möglichkeit, die Sinneswahrnehmung als eine Kommunikation mit der Welt, nämlich als eine Synthese intentionaler Gestaltbildung und sympathetischer Partizipation zu begreifen – eine Konzeption, die im weiteren Verlauf, insbesondere bei der Analyse der melancholischen bzw. der schizophrenen Wahrnehmungsstörungen mehrfach wieder aufgegriffen wird.

Auf dieser Grundlage beschreibt der folgende Abschnitt (2.4.2) den von leiblichen Richtungstendenzen durchzogenen „Richtungsraum". Dabei werden die

Grundfiguren zentrifugaler und -petaler Richtungen von Wahrnehmung und Bewegung weiter differenziert. Aus ihrer Verbindung mit begegnenden Zielpunkten ergibt sich die basale Orientierung und Einbettung des Leibes im Umraum. Störungen dieser Einbettung sind für das Allgemeinbefinden ebenso wie für speziellere psychopathologische Phänomene von weitreichender Bedeutung: Auf dieser Basis werden die Raumängste bzw. -phobien als Störungen der leiblichen „Raumerfüllung", als spezifische Schrumpfungen des gelebten Raumes beschreibbar. Schließlich lassen sich die motorischen Handlungen im vertrauten Umgang mit den Gegenständen als besondere „Einrichtungen" des Leibes im Umraum begreifen.

Der im 3.Kapitel untersuchte „Stimmungsraum" (2.3) ist insofern von zentraler anthropologischer Bedeutung, als mit ihm die sonst dem subjektiven Seeleninneren zugeschriebenen Ausdrucks- und Gefühlsgehalte wieder einen Ort in der Welt erhalten. Als Grundstruktur des Stimmungsraums ergibt sich zunächst die Beziehung von Ausdruckscharakteren der Umwelt zur Ausdrucksempfänglichkeit oder „Resonanz" des Leibes. Im magisch-mythischen Raum der kindlichen oder archaischen Welt werden diese Beziehungen noch deutlicher sichtbar. Damit eröffnet sich auch ein Zugang zum Verständnis von Entgrenzungsphänomenen, wie sie im Rahmen histrionischer oder psychotischer Syndrome auftreten. – Die Grundstruktur von Ausdruck und leiblicher Resonanz kehrt in den verschiedenen Phänomenen des Stimmungsraumes wieder, nämlich in Atmosphären, Stimmungen und Gefühlen. Während Atmosphären und Stimmungen sich nur in unbestimmter Weise im erlebten Raum ausbreiten, stellen die Gefühle intentional gerichtete und personal zentrierte Verbindungen von Subjekt und Welt dar. Sie verlieren damit ihren traditionellen Status als unräumlich-innersubjektive Seelenzustände und werden zu Trägern unserer Beziehungen im zwischenmenschlichen Raum.

Der im 4.Kapitel untersuchte „Personale Raum" (2.4) entsteht mit der Aufhebung des unmittelbaren Leibseins und seiner Zentralperspektive durch das reflexive Bewusstsein (2.4.1). Anlässe für diese Aufhebung sind vor allem Störungen des ursprünglichen Lebensvollzugs, der sich an Widerständen oder Misserfolgen bricht und damit eine Rückbewegung des leiblichen Subjekts auf sich selbst einleitet. In dieser reflexiven Bewegung entsteht Selbstbewusstheit; sie begründet zugleich die Exzentrizität des Menschen, d.h. seine fortwährende Oszillation zwischen zentraler und dezentrierter Perspektive. Weitere Konsequenzen der reflexiven Bewegung bestehen in der Fähigkeit zur Objektivierung von Eindrücken, Dingen und Situationen; schließlich in der Intentionalität, der Rückbeziehung aller Akte des Wahrnehmens, Denkens, Fühlens und Handelns auf das personale Aktzentrum oder „Ich".

Diese zunächst nur formal analysierte Struktur personaler Subjektivität verknüpft der folgende Abschnitt (2.4.2) mit der ontogenetischen Entwicklung der menschlichen Interpersonalität. Aus der ursprünglichen Zwischenleiblichkeit von Mutter und Kind entwickelt sich das interpersonale Verhältnis durch Übernahme der Perspektive des Anderen. Wesentliche Schritte dazu bilden die Phänomene des Zeigens, der Verneinung, die Erfahrung des fremden Blicks, die reflexiv gerichteten Affekte der Scham und der Schuld. Die zusammenfassende Analyse beschreibt den interpersonalen Raum als Synthese von zentrierter und der dezentrierter Perspektive. Die Bedeutung dieser genetischen Analyse liegt darin, dass sie Subjektivität und Selbstbewusstheit als eine dialektische, den Anderen immer implizit einbeziehende Struktur begreifen lässt; und dass diese Struktur nicht als ein feststehendes „Ich", gewissermaßen als „erworbener Besitz", sondern vielmehr als fortwährende Bewegung und intentionale Leistung des Perspektivenabgleichs erscheint. Dies ermöglicht es, psychopathologische Phänomene als Störungen der Perspektivenintegration, als Überwältigung durch die Fremdperspektive zu verstehen, wie es abschließend am Beispiel der dysmorphophoben und sensitiv-paranoischen Entwicklungen gezeigt wird.

Das 5.Kapitel schließlich beschreibt den „ Lebensraum" (2.5) als die gesamte, gelebte und erlebte Umwelt einer Person, die vor allem in Form unsichtbarer Felder von Beziehungen, Wirkungen und Territorien das Erleben und Verhalten beeinflusst. Grundstrukturen des Lebensraums wie *Bereich, Grenze, Richtung, Eigen-* und *Fremdraum, Lokomotion, Territorium u.a.* erlauben es, die persönliche Welt eines Menschen als seine "ökologische Nische" darzustellen (Willi 1996).

Teil 3

In Teil 3 finden die entwickelten Kategorien der Leiblichkeit und Personalität Anwendung auf die phänomenologische Analyse zweier zentraler und in mancher Hinsicht polarer psychischer Krankheiten, der melancholischen Depression und der Schizophrenie. – Die *Melancholie* wird als tiefgreifende Störung des Verhältnisses von Leiblichkeit und Körperlichkeit, als eine „Korporifizierung des Leibes" gedeutet (3.1). Sie äußert sich primär in einer rigiden leiblichen Enge oder Restriktion und im Versiegen des Antriebs als der zentralen Quelle der Lebensbewegung. Fluidität, expansive Gerichtetheit und sympathetische Resonanz des Leibes weichen einer Erstarrung, Lähmung zentrifugaler Richtungen und Gefühlsentfremdung. Die verschiedenartigen depressiven Symptome werden mittels der im zweiten Teil entwickelten räumlichen Kategorien als einheitlicher Zusammenhang beschreibbar. Der unter 2.4 herausgearbeitete Zusammenhang von Perspektivenbeweglichkeit und leiblichem Spielraum bietet einen neuen Erklärungsansatz für den melancholischen Wahn: Die äußerste leibliche Restriktion lässt die Selbstdistanzierung der exzentrischen Bewegung nicht mehr zu und führt zur Identifikation der Person mit ihrem momentanen Zustand. Im hypochondrischen oder nihilistischen Wahn wird daher der Stillstand des leiblichen Existierens mit dem Sein der Person gleichgesetzt; im Schuldwahn reaktiviert der Verlust der Beziehungen zur Welt frühkindliche Erfahrungen des „Verworfenseins" als eine elementare „Leibschuld", die erst sekundär durch Erinnerungsmaterial wahnhaft ausgestaltet wird. – Die melancholische Depression erscheint aus dieser Sicht als eine Erkrankung, die letztlich in der anthropologischen Grundstruktur der durch Reflexion gebrochenen Leiblichkeit angelegt ist.

Lässt sich die Melancholie primär als eine „Pathologie der Leiblichkeit" begreifen, so betrifft die *Schizophrenie* den Menschen in seiner Personalität selbst (3.2). Als zentrale Störung wird das Versagen der Intentionalität beschrieben, also der Fähigkeit, sich wahrnehmend, denkend, fühlend und handelnd auf die Welt zu richten und gleichzeitig dieser Akte innezusein. Die Störung äußert sich in einer intentionalen Depersonalisation, die alle Bereiche des Erlebens erfasst. In einer „Inversion der Intentionalität" begegnet der Schizophrene seinen eigenen Vollzügen als fremden, von außen her gemachten. Diese Konzeption, die vor allem auf den in Abschnitt 2.4 (Personaler Raum) entwickelten Ergebnissen und Begriffen beruht, ermöglicht eine verschiedenste Störungen und Symptome umfassende Interpretation der Schizophrenie, die in Auseinandersetzung mit gegenwärtigen, kognitions- und basissymptombezogenen Theorien entwickelt wird.

Die intentionale Entfremdung des Wahrnehmens äußert sich in der Wahnstimmung als apophäne Scheinhaftigkeit und eigenbezügliche Bedeutsamkeit alles Wahrgenommenen. Diese Entfremdung wird der primär leiblichen Entfremdung etwa in der Melancholie gegenübergestellt, was eine Differenzierung des Depersonalisationsbegriffs erfordert. Das Konzept einer „Inversion der Intentionalität" ermöglicht ferner eine neue Erklärung des Zufallsausschlusses und des Omnipotenzerlebens in der akuten Psychose. – Die intentionale Entfremdung des Denkens führt zu den Erlebnissen der Gedankeneingebung bzw. zu verbalen Halluzinationen. Bei der Gedankeneingebung kommt es zu einer Unterbrechung des intentionalen Bogens im Gedankenablauf, der die eigenen Gedanken als nicht-intendierte erscheinen lässt. Die verbalen Halluzinationen werden als eine intentionale Entfremdung der „inneren Rede" gedeutet, einer Form von Gedankenprozessen, die – im Rückgriff auf die Genese von Subjektivität – ursprünglich als Internalisierung des Dialogs mit den Anderen aufzufassen sind.

In analoger Weise wird dann die Willensbeeinflussung als Entfremdung der leiblichen Handlungsvollzüge interpretiert. Weiter kommt es zur Entfremdung des leiblichen Erlebens selbst, die in einer Entkoppelung der leiblichen Ausdrucksresonanz und in der Freisetzung des primären, physiognomisch-ekstatischen Verhältnisses von Leib und Umwelt resultiert. Auf dem Höhepunkt dieser Entgrenzung treten Phänomene der Einleibung und der magischen Räumlichkeit auf. Die zentrale intentionale Störung der Schizophrenie manifestiert sich schließlich in einer Verfehlung der Perspektivenübernahme: Im Wechsel in die Perspektive der Anderen verliert der Schizophrene sein personales, im eigenen Leib verankertes Zentrum; er vermag seine eigene Perspektive nicht gegenüber der fremden zu behaupten. Der schizophrene Wahn lässt sich auf dieser Grundlage als eine autistische Kommunikation begreifen, die die Gefährdung durch die Fremdperspektive konsequent verhindert, um das Subjekt vor dem Selbstverlust zu schützen.

Teil 4

In Teil 4 der Arbeit werden die bisherigen phänomenologisch-psychopathologischen Untersuchungen durch eine empirische Studie an zwei in verschiedener Hinsicht gegensätzlichen Patientengruppen erweitert. Untersucht wurden jeweils

38 Patienten mit einer paranoiden Psychose bzw. mit einer melancholischen Depression, die sich nach dem 55. Lebensjahr zum ersten Mal manifestierte. Die Untersuchung erfolgte vor allem mittels eines ausführlichen semistrukturierten Interviews zur aktuellen Symptomatik, Krankheitsgeschichte und Biographie, sowie mit dem SKID-II-Interview zur Diagnostik von Persönlichkeitsstörungen; daneben wurden klinische und apparative somatische Befunde erhoben. Die Auswertung erfolgte zum einen durch Gruppenvergleiche der operationalisierten psychopathologischen, persönlichkeitsbezogenen und soziodemographischen Daten; zum anderen durch die Interpretation von Gesprächsprotokollen in charakteristischen Kasuistiken, anhand deren wiederkehrende Grundstrukturen des leiblichen und räumlichen Erlebens der Patienten herausgearbeitet wurden.

Hauptziel der Studie war zunächst die Entwicklung einer Differenzialtypologie der prämorbiden Persönlichkeit und Lebenswelt altersparanoider und -depressiver Patienten. Dabei wurde besonders nach biographischen Erfahrungen gesucht, die eine unterschiedliche Vulnerabilität, eine spezifische Wahrnehmungs- und Reaktionsbereitschaft begünstigten. Bei den paranoiden Patienten fanden sich signifikant häufiger Erfahrungen der Diskriminierung, Demütigung und Bedrohung, die eine misstrauische und reservierte Haltung fördern konnten: etwa Vertreibung aus der Heimat (53%), körperliche Behinderung (13%), uneheliche Geburt (13%) u.a. Persönlichkeit und Lebensweise der Paranoiden waren typischerweise auf Abgrenzung und Autarkie gerichtet; so waren sie signifikant häufiger ledig, geschieden oder kinderlos als die depressiven Patienten. Bei der Befragung dominierten paranoide und schizoide Persönlichkeitzüge; entsprechende Persönlichkeitsstörungen wurden in 39% der Fälle diagnostiziert. – In der Gruppe der Depressiven hingegen spielten schwere Verlusterfahrungen wie der frühe Tod eines Elternteils oder der Tod eines eigenen Kindes eine wesentliche Rolle (in 29% der Fälle). Ihre Persönlichkeit war vor allem durch symbiotisch-heteronome und durch hypernome („überordentliche") Tendenzen charakterisiert; selbstunsichere, dependente und anankastische Persönlichkeitsstörungen fanden sich bei ihnen in 35% der Fälle. Ihr Lebensentwurf zeichnete sich durch enge Anlehnung an ein stützendes mitmenschliches Umfeld und eine rigide Einfügung in Pflicht- und Ordnungsstrukturen aus; 45% der Patienten konnten der von Tellenbach beschriebenen „Typus-Melancholicus-Struktur" zugeordnet werden. – Zusammenfassend ließe sich dem „Typus Melancholicus" der Depressiven ein „Typus Paranoicus" bei den paranoiden Patienten gegenüberstellen.

Ein zweites Ziel der Studie bestand in der typologischen Gegenüberstellung des leiblichen und räumlichen Erlebens im Rahmen der paranoiden bzw. depressiven Erkrankung. Dazu wurden zunächst auslösende Lebensereignisse oder wahrgenommene Bedrohungen der bisherigen Lebensstruktur des jeweiligen Typus untersucht. Wie sich zeigte, lag die Bedrohung der paranoiden Struktur vor allem im Kontrollverlust durch körperliche, sensorische oder kognitive Störungen, die bei den Patienten im Alter das latente Grundgefühl der „Ausgesetztheit" und des Misstrauens aktualisierten. So fand sich eine mäßige oder ausgeprägte Schwerhörigkeit bei ihnen signifikant häufiger als bei den depressiven Patienten (45% vs. 16%). Die depressive Struktur wurde hingegen durch Brüche im vertrauten Raum von Bindungen und Ordnungen, notwendige Umstellungen oder Verluste in Frage gestellt: durch Krankheit oder Tod von Angehörigen, eigene Krankheit, Pensionierung oder Umzug. – Während nun die Räumlichkeit der paranoiden Psychose durch die stufenweise Auflösung der bisher gegenüber der Umwelt errichteten Barrieren charakterisiert ist, kommt es bei der Depression zu einem Zusammenbruch der leiblich-emotionalen Verbindungen zur Umwelt, auf die gerade der Depressive besonders angewiesen ist. In beiden Fällen ist also in der prämorbiden Struktur bereits ihre mögliche Entgleisung vorgezeichnet.

Den Abschluss bilden ein phänomenologischer Gesamtvergleich der beiden Patientengruppen und ein auf dieser Grundlage entworfenes ätiopathogenetisches Modell zur Entstehung paranoider bzw. depressiver Krankheiten im höheren Lebensalter. Danach bedingen konstitutionelle und lebensgeschichtliche Einflüsse eine spezifische, das leibräumliche Erleben prägende Disposition oder Vulnerabilität, nämlich gegenüber Bedrohung oder Grenzüberschreitung im einen Fall, gegenüber Trennung oder Verlust im anderen. Diese unterschiedliche Vulnerabilität der beiden Patientengruppen kann durch einen relativ starren Lebensentwurf jeweils kompensiert werden, wird jedoch unter den Bedingungen alterstypischer Belastungen aktualisiert und führt so zur psychotischen Erkrankung. Die Psychopathologie der Krankheit steht dabei in struktureller, reziproker Beziehung zur Persönlichkeit und Lebensgeschichte der Patienten.

Anhang 1: Interview zur Krankheits- und Lebensgeschichte

Aktuelle Symptomatik

Zu Beginn möchte ich Sie fragen, welchen Beschwerden oder Probleme Sie in den letzten Monaten gehabt haben? Können Sie mir mehr darüber erzählen?

Haben Sie sich in den letzten Wochen viel Sorgen gemacht? Worüber?

Haben Sie sich in letzter Zeit sehr deprimiert oder bedrückt gefühlt?

Haben Sie in der letzten Zeit besonders über Angst oder Furcht gelitten?

Hatten Sie Schwierigkeiten mit anderen Menschen?

Hat sich in der letzten Zeit an ihren Empfindungen und Wahrnehmungen etwas geändert? – Was bedeutet dies für Sie?

(Hier eingefügt:) Fragen nach psychotischen Symptomen entsprechend den Sektionen 13-15 bzw. den Items 55-92 der Present State Examination (PSE)

Hatten Sie Probleme mit dem Denken, mit der Konzentration oder mit dem Gedächtnis?

Unter welchen körperlichen Beschwerden oder Beeinträchtigungen leiden sie in der letzten Zeit? – Was bedeuten sie für Sie?

Hat sich an Ihrer körperlichen Beweglichkeit, Kraft und Aktivität etwas verändert? Worauf führen Sie diese Veränderungen zurück?

Welche Einstellung haben Sie zu Ihrem Körper (z.B. Besorgnis, Angst, mangelndes Vertrauen, Behinderung)?

Haben Sie Probleme mit dem Hören oder Sehen? (Einteilung gemäß Tab. 4.5, S.204) Welche Folgen hat dies für Sie? Seit wann bestehen diese Probleme?

Wie haben Sie sich in der letzten Zeit in Ihrer häuslichen und alltäglichen Umgebung gefühlt? Was hat sich verändert und wodurch?

Wie kommen Sie mit den alltäglichen Aufgaben zurecht?

Vorgeschichte

Wann sind die Beschwerden oder Probleme, über die wir vorhin gesprochen haben (näher umschreiben), zum ersten Mal aufgetreten? (ggf. frühere Krankheitsphasen beschreiben). Waren Sie deshalb früher schon einmal in ärztlicher Behandlung? In welcher?

Ich möchte Sie bitten, Sich an das Jahr zu erinnern, bevor die gegenwärtigen Probleme zum ersten Mal aufgetreten sind. Hatten Sie in diesem Jahr eine der folgenden Probleme oder

Belastungen (folgt Liste gemäß Tab. 4.15, S.249)? Wie belastend war das für Sie?

Gibt oder gab es in Ihrer Familie oder näheren Verwandtschaft jemand, der unter nervlichen oder seelischen Problemen litt? (Genauere Beschreibung)

Biographie

Können Sie mir etwas über Ihre Eltern und Ihre Kindheit erzählen? (Persönlichkeit, Eheverhältnisse und Berufe der Eltern; Geschwister; Verhältnis zu den Eltern; allgemeine Entwicklung; besondere Erlebnisse oder Schwierigkeiten; Trennung von einem oder beiden Eltern)

Welche Schulen haben Sie besucht? (schulische Leistungen, Abschluss?)

Welche Berufsausbildung haben Sie dann begonnen? (Abschlüsse?) Entsprach dies ihren Wünschen?

Können Sie mir Ihre beruflichen Tätigkeiten beschreiben? (Art, Zeitdauer)

Welche Rolle spielte die berufliche Arbeit in Ihrem Leben? Was ist Ihnen am Beruf besonders wichtig?

Wann sind Sie in Rente gegangen? (Falls vorzeitig:) Weshalb? Wie sind Sie mit der Berentung zurechtgekommen?

Wann haben Sie geheiratet? Können Sie mir von Ihrem Mann / Ihrer Frau erzählen? (Alter, Herkunft, Beruf des Partners, Charakter der ehelichen Beziehung, besondere Belastungen, evt. Trennung, Scheidung oder Tod des Partners)

Hatten Sie außer Ihrer Ehe noch andere Beziehungen zu Männern / zu Frauen?

Haben Sie Kinder? Wieviele? Wie alt? Können Sie mir von ihnen erzählen?

Welche Rolle spielte die Ehe und die Familie in Ihrem Leben?

Was waren für Sie die schlimmsten Erfahrungen in Ihrem Leben? Ist Ihnen einmal eines der folgenden Ereignisse widerfahren: (folgt Liste gemäß Tab. 4.11, S.209)? Können Sie mir Näheres darüber erzählen?

Haben Sie in ihrem Leben Ihnen nahestehende Personen durch Tod verloren? Wenn ja, wen und wodurch? Wie war die Zeit danach für Sie? (Trauerzeit, Beeinträchtigung des alltäglichen Lebens, Depression)

Gegenwärtige Lebenssituation

Wie beurteilen Sie Ihre gegenwärtige Lebenssituation? Sind Sie im allgemeinen damit zufrieden oder fehlt Ihnen etwas?

In was für einer Wohnung wohnen Sie? Mit wem zusammen? (Wie ist ihr Verhältnis zueinander?)

Können Sie mir etwas über Ihre persönlichen Beziehungen und Kontakte erzählen? Wie oft haben Sie persönliche Kontakte zu anderen? Fühlen Sie sich einsam?

Gibt es jemand, den sie regelmäßig sehen und mit dem Sie auch über persönliche Dinge sprechen können?

Hat sich Ihr Lebensradius (haben sich Ihre Aktivitäten außerhalb der Wohnung) in der letzten Zeit verändert?

Gibt es etwas in der Zukunft, worüber Sie sich Sorgen machen (ggf. Zusatzfragen zu Alter, Krankheit, Hinfälligkeit, Tod)?

Anhang 2: Fragen zum Item „Ordentlichkeit" in Ergänzung zum SCID-II-Interview

1) Wollen Sie etwas ganz gründlich und perfekt machen, wenn Sie es einmal angefangen haben?

2) Machen Sie sich häufig Vorwürfe oder lässt Sie Ihr Gewissen nicht mehr in Ruhe, wenn Sie glauben, etwas falsch gemacht zu haben?

3) Legen Sie bei Ihrer Arbeit großen Wert auf Ordnung, Genauigkeit und Sauberkeit?

4) Ist es Ihnen bei einer Arbeit besonders wichtig, die Erwartungen der anderen nicht zu enttäuschen und ihr Vertrauen nicht zu verlieren?

5) Fällt es Ihnen sehr schwer neinzusagen, wenn Sie jemand um etwas bittet?

6) Ist es Ihnen wichtiger, dass in Ihrer Ehe/Partnerschaft Harmonie herrscht, als dass Sie Ihre Interessen zur Geltung bringen?

7) Richten Sie sich bei einer Entscheidung sehr danach, was die meisten Anderen tun würden?

Literatur

Abély, P. (1930) Le signe du miroir dans les psychoses et plus spécialement dans la démence précoce. Annales médico-psychologiques 88, 28-36.
Abraham, K. (1969) Beiträge der Oralerotik zur Charakterbildung (1924). In: Ders., Psychoanalytische Studien zur Charakterbildung und andere Schriften. Fischer, Frankfurt.
Abrahams, M.J., Whitlock, F.A. (1969) Childhood experience and depression. Brit. J. Psychiat. 115, 883-888.
Abrams, R.C., Alexopoulos, G.S., Young, R.C. (1987) Geriatric Depression and DSM-III-R Personality Disorder Criteria. J. Am. Geriatr. Assoc. 35, 383-386.
Alexopoulos, G.S. (1989) Late life depression and neurological brain disease. Internat. J. Geriat. Psychiat. 4, 187-190.
Alexopoulos, G.S., Meyers, B.S., Young, R.C. (1989) Brain changes in geriatric depression. Internat. J. Geriat. Psychiat. 3, 157-163.
Alexopoulos, G.S., Young, R.C., Meyers, B.S., et al. (1988) Late-Onset Depression. Psychiat. Clin. North Am. 11, 101-115.
Allers, R. (1920) Über psychogene Störungen in sprachfremder Umgebung. Z. ges. Neurol. Psychiat. 60, 281-289.
Allesch, J.G.v. (1941) Die Wahrnehmung des Raumes als psychologischer Vorgang. Akad. Verlagsges. Becker & Erler, Leipzig.
Almeida, O.P. Howard, R., Förstl, H., Levy R. (1992) Should the diagnosis of late paraphrenia be abandoned? Psychol. Med. 22, 11-14.
Almeida, O.P., Förstl, H., et al. (1993) Unilateral auditory hallucinations. Brit. J. Psychiat. 162, 262-264.
Almeida, O.P., Howard, R., et al. (1995a) Psychotic States Arising in Late Life (Late Paraphrenia). Psychopathology and Nosology. Brit. J. Psychiat. 166, 205-214.
Almeida, O.P., Howard, R., et al. (1995b) Psychotic States Arising in Late Life (Late Paraphrenia). The Role of Risk Factors. Brit. J. Psychiat. 166, 215-228.
Almeida, O.P., Howard, R., Förstl, H., Levy, R. (1992a) Late Paraphrenia: A Review. Int. J. Geriat. Psychiat. 7, 543-548.
Alonso-Fernández, F. (1980) Die paranoiden Depressionen. Nervenarzt 51, 87-90.
Angst, J. (1966) Zur Ätiologie und Nosologie endogener depressiver Psychosen. Springer, Berlin Heidelberg New York.
Angst, J. (1973) Die larvierte Depression in transkultureller Sicht. In Kielholz, P. (Hg.) Die larvierte Depression. Huber, Bern.
Argyle, M. (1979) Körpersprache und Kommunikation. Junfermann, Paderborn.
Auersperg, A. Prinz v. (1949) Das Schema des getasteten Gegenstandes. Festschrift für Otto Ploetzl. Wagner, Innsbruck.
Avenarius, R. (1984) Das schizophrene Phänomen der "gemachten Gedanken". Nervenarzt 55, 589-595.
Baeyer, W.v. (1966) Situation, Jetztsein, Psychose. In: Baeyer, W.v., Grifft, R.M. (Hrsg.) Conditio humana. Springer, Berlin Heidelberg New York.
Baeyer, W.v. (1979) Der Begriff der Begegnung in der Psychiatrie. In: Ders., Wähnen und Wahn, S.127-140. Enke, Stuttgart.
Baeyer, W.v., Häfner, H., Kisker, K.P. (1964) Psychiatrie der Verfolgten. Springer, Berlin, Göttingen, Heidelberg.
Baider, L., Perez, T., Kaplan de Nour, A. (1994) Der Einfluss eines Traumas auf die Be-

wältigung von Krebs: Überlebende des Holocaust. In: Heim, E., Perrez, M. (Hrsg.) "Krankheitsverarbeitung". Jb. Med. Psychol. 10, 117-126. Hogrefe, Göttingen.

Baldwin, R.C. (1992) The nature, frequency and relevance of depressive delusions. In: Katona, C., Levy, R. (Hrsg.) Delusions and hallucinations in Old Age, S.97-114. Gaskell, London.

Baldwin, R.C., Jolley, D.G. (1986) The prognosis of depression in old age. Brit. J. Psychiat. 149, 571-583.

Balint, M. (1972) Angstlust und Regression. Beitrag zur psychologischen Typenlehre. Reinbek, Rowohlt.

Bälz, E. (1901) Über Emotionslähmung. Allg. Z. Psychiat. 58, 717-721.

Baron, M., Mendlewicz, J., Klotz, J. (1981) Age-of-onset and genetic transmission in affective disorders. Acta Psychiat. Scand. 64, 373-380.

Bateson, G. (1981) Ökologie des Geistes. Anthropologische, psychologische, biologische und epistemologische Perspektiven. Suhrkamp, Frankfurt.

Baukus, P., Thies, J. (1996) Kunsttherapie. Stuttgart.

Beck, A.T., Sethi, B.B., Tuthill, R.W. (1963) Childhood bereavement and adult depression. Arch. Gen. Psychiat. 9, 295-302.

Becker, O. (1923) Beiträge zur phänomenologischen Begründung der Geometrie und ihrer physikalischen Anwendungen. Jb. Philos. phänomen. Forsch. 6, 385-560.

Beringer, K. (1926) Denkstörungen und Sprache bei Schizophrenen. Z. ges. Neurol. Psychiat. 103, 185-197.

Beringer, K. (1927) Der Meskalinrausch. Seine Geschichte und Erscheinungsweise. Springer, Berlin

Berner, P. (1978) Psychopathologische Wahnforschung und psychiatrische Hypothesenbildung. Nervenarzt 49, 147-152.

Berze, J. (1914) Die primäre Insuffizienz der psychischen Aktivität. Deuticke, Leipzig Wien.

Berze, J., Gruhle, W. (1929) Psychologie der Schizophrenie. Springer, Berlin.

Bilz, R. (1962) Psychotische Umwelten. Versuch einer biologisch orientierten Psychopathologie. Enke, Stuttgart.

Bilz, R. (1967) Der Wahn in ethologischer Sicht. Anthropologische Erörterungen über das Wahn-Problem. Studium Generale 20, 650-660.

Bilz, R. (1971) Paläoanthropologie Bd.1. Suhrkamp, Frankfurt.

Binswanger, L. (1931/32) Über Ideenflucht. Schweiz. Arch. Neurol. Psychiat.

Binswanger, L. (1933) Das Raumproblem in der Psychopathologie. Z. ges. Neurol. Psychiat. 145, 598-647.

Binswanger, L. (1947) Ausgewählte Vorträge und Aufsätze Bd.1. Francke, Bern.

Binswanger, L. (1955) Ausgewählte Vorträge und Aufsätze Bd.2. Francke, Bern.

Binswanger, L. (1957) Schizophrenie. Neske, Pfullingen.

Binswanger, L. (1962) Grundformen und Erkenntnis menschlichen Daseins. Reinhardt, München Basel.

Birnbaum, K. (1920) Psychopathologische Dokumente. Selbstbekenntnisse und Fremdzeugnisse aus dem seelischen Grenzlande. Springer, Berlin.

Birtchnell, J. (1970) Early parent death and mental illness. Brit. J. Psychiat. 116, 281-288.

Blanchard, M., Graham, N. (2000) Depression im höheren Lebensalter. In: Helmchen, H., Henn, F., Lauter, H., Sartorius, N. (Hrsg.) Psychiatrie der Gegenwart. 4. Aufl. Bd. 3, S. 239-265. Springer, Berlin Heidelberg New York.

Blaney, P.H. (1986) Affect and memory: A review. Psychol. Bull. 99, 229-246.

Blankenburg, W. (1965) Zur Differentialphänomenologie der Wahnwahrnehmung. Nervenarzt 36, 285-298.

Blankenburg, W. (1971) Der Verlust der natürlichen Selbstverständlichkeit. Enke, Stuttgart.
Blankenburg, W. (1982) Körper und Leib in der Psychiatrie. Schweiz. Arch. Neurol. Neurochir. Psychiat. 131, 13-39.
Blankenburg, W. (1983) Der Leib als Partner. Psychother. med. Psychol. 33, 206-212.
Blankenburg, W. (1988) Zur Psychopathologie des Ich-Erlebens Schizophrener. In: Spitzer, M., Uehlein, F.A., Oepen, G. (Hrsg.) Psychopathology and Philosophy, S.184-197. Springer, Berlin Heidelberg New York.
Blankenburg, W. (1989a) Phänomenologie der Leiblichkeit als Grundlage für ein Verständnis der Leiberfahrung psychisch Kranker. Daseinsanalyse 6, 161-193.
Blankenburg, W. (1989b) Wahnhafte und nichtwahnhafte Depression. Daseinsanalyse 6, 40-56.
Blankenburg, W. (1991a) Perspektivität und Wahn. In: Ders. (Hrsg.) Wahn und Perspektivität, S.4-28. Thieme, Stuttgart.
Blankenburg, W. (1991b) Phänomenologie als Grundlagendisziplin der Psychiatrie. Fundamenta Psychiat. 5, 92-101
Blessed, G., Wilson, I. (1982) The contemporary natural history of mental disorder in old age. Brit. J. Psychiat. 141, 59-67.
Bleuler, E. (1911) Dementia praecox oder Gruppe der Schizophrenien. Deuticke, Leipzig Wien.
Bleuler, E. (1983) Lehrbuch der Psychiatrie. 15. Aufl., bearb.v. M.Bleuler. Springer, Berlin Heidelberg New York.
Bleuler, M. (1943) Die spätschizophrenen Krankheitsbilder. Fortschr. Neurol. Psychiat. 15, 259-290.
Bohleber, W. (1992) Identität und Selbst. Die Bedeutung der neueren Entwicklungsforschung für die psychoanalytische Theorie des Selbst. Psyche 46, 336-365.
Böhme, G. (1994) Anthropologie in pragmatischer Absicht. Suhrkamp, Frankfurt.
Bois, R. du (1987) Körpererleben in der Pubertät. Vergleichende Untersuchung an gesunden und Schizophrenen Jugendlichen. Tübingen.
Bollnow, O.F. (1941) Das Wesen der Stimmungen. Klostermann, Frankfurt.
Bower, G.H. (1981) Mood and memory. American Psychologist 36, 129-148.
Boyce, P., Parker, G., Barnett, B., Cooney, M., Smith, F. (1991) Personality as a vulnerability factor to depression. Brit. J. Psychiat. 159, 106-114.
Brand, G. (1971) Die Lebenswelt. De Gruyter, Berlin.
Brenner, H.D., Hodel, B., Kube, B., Roder, V. (1987) Kognitive Therapie bei Schizophrenen: Problemanalyse und empirische Ergebnisse. Nervenarzt 58, 72-83.
Broadbent, D.E. (1977) The hidden preattentive processes. Am. Psychol. 32, 109-118.
Brodaty, H., Peters, K., Boyce, P., et al. (1991) Age and depression. J. Affect. Dis. 23, 137-149.
Bromet, E.J. (2000) Psychiatrische Probleme infolge von Naturkatastrophen und von Menschen ausgelösten Katastrophen. In: Helmchen, H., Henn, F., Lauter, H., Sartorius, N. (Hrsg.) Psychiatrie der Gegenwart. 4. Aufl. Bd. 3, S.463-481. Springer, Berlin Heidelberg New York.
Bron, B. (1989) Trauer und Depression im Alter. Z. Gerontol. 22, 162-169.
Bron, B. (1990) Alterstypische psychopathologische Besonderheiten bei endogenen und neurotisch-reaktiven Depressionen im höheren Lebensalter. Nervenarzt 61, 170-175.
Broocks A., Meyer T.F., George A., et al. (1997) Zum Stellenwert von Sport in der Behandlung psychischer Erkrankungen. Psychother. Psychosom. med. Psychol. 47, 379-393.
Brown, F. (1961) Depression and childhood bereavement. J. Ment. Sci. 107, 754-777.

Brown, G.W., Harris, T. (1978) Social origins of depression. Tavistock, London.
Brown, G.W., Harris, T., Copeland, J.R. (1977) Depression and loss. Brit. J. Psychiat. 130, 1-18.
Brown, J.T., Stoudemire, G.A. (1983) Normal and pathological grief. JAMA 250, 378-382.
Brown, P.B., Sweeney, Ph.D., Loutsch, E. Kocsis, J., Frances, A. (1984) Involutional melancholia revisited. Am. J. Psychiat. 141, 24-28.
Bruner, J.S. (1977) Wie das Kind lernt, sich sprachlich zu verständigen. Z. Pädag. 23, 829-845.
Bühler, C. (1928) Kindheit und Jugend. Genese des Bewusstseins. Hirzel, Leipzig.
Bürger-Prinz, H., Kaila, M. (1930) Über die Struktur des amnestischen Symptomkomplexes. Z. ges. Neurol. Psychiat. 124, 553-595.
Burgess, A.W., Holmstrom, L.L. (19074) Rape trauma syndrome. Am. J. Psychiat. 131, 981-986.
Burkhardt, H. (1962) Die schizophrene Wehrlosigkeit. Nervenarzt 33, 306.
Busuttil, W., Aquilina, C., Busuttil, A. (1993) Early life trauma, infertility und late life paranoia: A relationship with post traumatic stress disorder? Internat. J. Geriat. Psychiat. 8, 693-699.
Cameron, N. (1943) The paranoid pseudo-community. Am. J. Sociol. 49, 32-38.
Cameron, N. (1959) The paranoid pseudo-community revisited. Am. J. Sociol. 65, 52-58.
Campbell E.A., Cope S.J., Teasdale J.D. (1983) Social factors and affective disorder: An investigation of Brown and Harris' model. Brit. J. Psychiatr. 143, 548-553.
Campenhausen, C.v. (1981) Die Sinne des Menschen. Thieme, Stuttgart.
Canetti, E. (1994) Masse und Macht. Hanser, München.
Carpenter, L., Brockington, I.F. (1980) A Study of mental illness in Asians, West Indians and Africans living in Manchester. Brit. J. Psychiat. 137, 201-205.
Cassirer, E. (1929) Philosophie der symbolischen Formen. 3.Teil: Phänomenologie der Erkenntnis. Cassirer, Berlin.
Cassirer, E. (1994) Philosophie der symbolischen Formen. 2.Teil: Das mythische Denken. Wiss. Buchges., Darmstadt.
Castle, D.J., Howard, R. (1992) What do we know about the aetiology of late-onset schizophrenia? Eur. Psychiat. 7, 99-108.
Castle, D.J., Murray, R.M. (1991) The neurodevelopmental basis of sex differences in schizophrenia. Psychol. Med. 21, 565-575.
Cervantes, R.C., de Snyder, V.N.S., Padilla, A.M. (1989) Post traumatic stress in immigrants from Central America and Mexico. Hosp. Comm. Psychiat. 40, 615-619.
Chapman, J. (1966) The early symptoms of schizophrenia. Brit. J. Psychiat. 112, 225-251.
Charney, D.S., Nelson, J.C., et al. (1981) Personality traits and disorder in depression. Am. J. Psychiat. 138, 1601-1604.
Christenson, R., Blazer, D. (1984) Epidemiology of persecutory ideation in an elderly population in the community. Am. J. Psychiat. 141, 1088-1091.
Christian, P. (1960) Zur Phänomenologie leiblichen Daseins. Jb. Psychol. Psychother. 7, 1-15.
Ciompi, L. (1989) Affektlogik. 2.Aufl. Klett-Cotta, Stuttgart.
Ciompi, L., Lai, G. (1969) Dépression et vieillesse. Etudes catamnestiques sur le vieillissement et al mortalité de 555 anciens patients dépressives. Huber, Bern Stuttgart.
Cole, J., Paillard, J. (1998) Living without touch and peripheral information about body position and movement: Studies with deafferented subjects. In: Bermudez, J.L., Marcel, A., Eilan, N. (Hrsg.) The body and the self, S.245-266. MIT Press, Cambridge/Mass.
Condon, W.S., Ogston, W.D. (1966) Sound film analysis of normal and pathological behavior patterns. J. Nerv. Ment. Dis. 143, 338-347.

Condon, W.S., Sander, L.W. (1974) Neonate movement is synchronized with adult speech: Interactional participation and language acquisition. Science 183, 99-101.
Conrad, K. (1957) Das Unbewusste als phänomenologisches Problem. Fortschr. Neurol. Psychiat. 25, 56-73.
Conrad, K. (1992) Die beginnende Schizophrenie (1958). Versuch einer Gestaltanalyse des Wahns. 6. Aufl. Thieme, Stuttgart.
Cooper, A.F. (1976) Deafness and psychiatric illness. Brit. J. Psychiat. 129, 216-222.
Cooper, A.F., Kay, D.W.K., Curry, A.R., Garside, R.F., Roth, M. (1974) Hearing loss in paranoid and affective psychoses of the elderly. Lancet ii, 851-854.
Cotard, J. (1880) Délire hypochondriaque dans une forme grave de la mélancholie anxieuse. Annales médico-psychologiques 38, 168-174.
Dasberg, H. (1987) Psychological stress of Holocaust survivors and offspring in Israel, forty years later. A Review. Isr. J. Psychiat. Relat. Sci. 24, 243-256.
Davidson, J., Miller, R., et al. (1985) Neuroticism and personality disorder in depression. J. Aff. Disorders 8, 177-182.
Deny, G., Camus, P. (1905) Sur une forme d'hypochondrie aberrante due à la perte de la conscience du corps. Revue Neurologique 9, 32ff.
Dilthey, W. (1924) Beiträge zur Lösung der Frage vom Ursprung unseres Glaubens an die Realität der Außenwelt und seinem Recht (1890). Ges. Schriften Bd.V, Leipzig.
Ditfurth, H.v. (1960) Die endogene Depression als Folge der Störung einer vegetativen Beziehung zur Umwelt. Karger, Basel.
Dittrich, A. (1985) Ätiologie-unabhängige Strukturen veränderter Wachbewusstseinszustände. Enke, Stuttgart.
Dornes, M. (1993) Der kompetente Säugling. Die präverbale Entwicklung des Menschen. Fischer, Frankfurt.
Dürckheim, K. Graf v. (1932) Untersuchungen zum gelebten Raum. Neue psychologische Studien Bd.6: Psychologische Optik, S.383-480.
Eastwood, R.S., Corbin, S., Reed, M. (1981) Hearing impairment and paraphrenia. J. Otolaryngol. 10, 306-308.
Eaton, W.W., Sigal, J.J., Weinfeld, M. (1982) Impairment in Holocaust survivors after 33 years: Data from an unbiased community sample. Am. J. Psychiat. 139, 773-777.
Ebermann, H., Möllhoff, G. (1957) Psychiatrische Beobachtungen an heimatvertriebenen Donaudeutschen. Nervenarzt 28, 399-405.
Eckhardt, A., Hoffmann, S.O. (1991) Depersonalisation und Selbstverletzung. Z. Psychosom. Med. Psychoanal. 39, 284-306.
Edelstein, W., Keller, M. (Hrsg.) (1982) Perspektivität und Interpretation. Suhrkamp, Frankfurt.
Eibl-Eibesfeld, I. (1969) Grundriss der vergleichenden Verhaltensforschung. Ethologie. 2. Aufl. Piper, München.
Eitinger, L. (1960) The symptomatology of mental disease among refugees in Norway. J. Ment. Sci. 106, 947-966.
Eitinger, L. (1965) Schizophrenia and persecution. Acta Psychiat.Scand. 180 (Suppl.), 141-145.
Eitinger, L. (1973) Concentration camp survivors in Norway and Israel. In: Zwingmann, C., Pfister-Ammende, M. (Hrsg.) Uprooting and after, S.178-192. Springer, Berlin Heidelberg New York.
Emmerson J.P., Burvill, P.W., Finlay-Jones, R., Hall, W. (1989) Life events, life difficulties and confident relationships in the depressed elderly. Brit. J. Psychiat. 155, 787-792.
Emrich, H. M. (1988a) Zur Entwicklung einer Systemtheorie produktiver Psychosen. Nervenarzt 59, 456-464.

Emrich, H. M. (1988b) Die Beziehung zwischen Philosophie und Psychiatrie, vom Standpunkt einer systemtheoretischen Konzeption produktiver Psychosen aus betrachtet. In: M.Spitzer, F.A.Uehlein, G.Oepen (Hrsg.), Psychopathology and philosophy, S. 56-70. Springer, Berlin Heidelberg New York.

Enoch, M.D., Trethowan, W.H. (1991) Uncommon psychiatric syndromes. 3.Aufl. Bristol, John Wright.

Erikson, E.H. (1950) Kindheit und Gesellschaft. Klett, Stuttgart.

Erikson, E.H. (1973) Identität und Lebenszyklus. Suhrkamp, Frankfurt.

Erkwoh, R. (1996) Über leiblich erfahrene Ich-Störungen. Nervenarzt 67, 552-557.

Federn, P. (1919) Einschlafen und Einschläfern. Wiener klin. Wochenschr. 32, 1243-1244.

Federn, P. (1926) Einige Variationen des Ichgefühls. Int. Z. Psychoanal. 12, 263-27.

Federn, P. (1956) Ich-Psychologie und die Psychosen. Huber, Bern Stuttgart.

Feldmann, H. (1966) Die magisch-mythischen Wahngedanken Schizophrener. Confin. psychiat. 9, 20-34, 78-92.

Feldmann, H. (1972) Hypochondrie. Springer, Berlin Heidelberg New York.

Fenichel, O. (1972) Psychoanalytische Neurosenlehre II. Walter, Olten / Freiburg.

Fichte, J.G. (1845) Die Thatsachen des Bewusstseins. Vorlesungen 1810/1811. In: Sämtliche Werke, hg. I.H.Fichte, Bd.2, S.535-691. Veit & Comp, Berlin.

Fischer, F. (1930) Raum-Zeit-Struktur und Denkstörung in der Schizophrenie. Z. ges. Neurol. Psychiat. 124, 241-256.

Fischer, F. (1933) Zur Klinik und Psychologie des Raumerlebens. Schweiz. Arch. Neurol. Psychiat. 31, 59-72, 241-260.

Fischer-Homberger, E. (1970) Hypochondrie. Huber, Bern Stuttgart.

Fisher, S., Cleveland, S. (1968). Body image and personality. Dover Publications, New York.

Flint, A.J. (1991) Delusions in dementia: A review. J. Neuropsychiat. 3, 121-130.

Flint, A.J., Rifat, S.L., Eastwood, M.R. (1991) Late-onset paranoia: Distinct from paraphrenia? Internat. J. Geriat. Psychiat. 6, 103-109.

Flor-Henry, P. (1986) Auditory hallucinations, inner speech, and the dominant hemisphere. Behavioral and brain sciences 9, 523-524.

Folstein, M., Folstein, S., McHugh, P.R. (1975) Mini-mental state: A practical method for grading the cognitive state of patients for the clinician. J. Psychiat. Res. 12, 189-198.

Forrest, A.D., Fraser, R.H, Priest, R.G. (1965) Environmental factors in depressive illness. Brit. J. Psychiat. 111, 243-253.

Förstl, H., Howard, R., Almeida, O. (1991) Altersparaphrenie. Psychopathologische und computertomographische Hinweise auf zwei Subtypen. Nervenarzt 62, 274-276.

Fränkel, F., Joël, E. (1927) Beiträge zu einer experimentellen Psychopathologie. Der Haschischrausch. Z. ges. Neurol. Psychiat. 111, 84-106.

Freedman, B., Chapman L.J. (1973) Early subjective experience in schizophrenic episodes. J. Abn. Psychol. 82, 46-54.

Freud, S. (1940) Das Ich und das Es (1923). GW 13, S.235-289. Imago Publishing, London.

Freud, S. (1948a) Die Verneinung. GW 14, S.9-15. Imago Publishing, London.

Freud, S. (1948b) Das Unbehagen in der Kultur (1930). GW 14, S.419-506. Imago Publishing, London.

Freudenberg, N. (1991) Alterswandel psychischer Verfolgungsschäden. Eine Studie an Entschädigungsgutachten. In: Stoffels, H. (Hrsg.) Schicksale der Verfolgten, S.44-61. Springer, Berlin Heidelberg New York.

Frith, C.D. (1979) Consciousness, information processing and schizophrenia. Brit. J. Psychiat. 134, 225-235.

Frith, C.D. (1995) The Cognitive neuropsychology of schizophrenia. Erlbaum, Hove.
Frith, C.D., Done, D.J. (1988) Towards a neuropsychology of schizophrenia. Brit. J. Psychiat. 153, 437-443.
Frith, U., Morton, J., Leslie, A.M. (1991) The cognitive basis of a biological disorder: autism. Trends in the Neurosciences 14, 433-438.
Fuchs, T. (1992) Der hypochondrische Wahn. Z. Klin. Psychol. Psychopath. Psychother. 40, 396-410.
Fuchs, T. (1993a) Wahnsyndrome bei sensorischer Beeinträchtigung - Überblick und Modellvorstellungen. Fortschr. Neurol. Psychiat. 61, 257-266.
Fuchs, T. (1993b) Über einen Fall von "Wachstumswahn". Zur Genese und nosologischen Klassifikation der körperdysmorphen Störung. Nervenarzt 64, 199-203.
Fuchs, T. (1994a) Die Welt als Innenraum. Kafkas "Bau" als Paradigma paranoider Räumlichkeit. Nervenarzt 65, 470-477.
Fuchs, T. (1994b) Uprooting and late life psychosis. Europ. Arch. Psychiat. Clin. Neurosci. 244, 126-130.
Fuchs, T. (1994c) Auf der Suche nach der verlorenen Zeit. Die Erinnerung in der Demenz. Fortschr. Neurol. Psychiat.
Fuchs, T. (1995) Coenästhesie. Zur Geschichte des Gemeingefühls. Z. Klin. Psychol. Psychopath. Psychother. 43, 103-112.
Fuchs, T. (1996a) Leibliche Kommunikation und ihre Störungen. Z. Klin. Psychol. Psychopath. Psychother. 44, 415-428.
Fuchs, T. (1996b) Halluzinationen bei endogenen Psychosen. In: Möller, H.-J., Przuntek, H., Laux, G., Büttner, T. (Hrsg.) Therapie im Grenzgebiet von Neurologie und Psychiatrie Bd.2, S.59-72. Springer, Berlin Heidelberg New York.
Fuchs, T. (1999a) Scham, Schuld und Leiblichkeit. Zur Phänomenologie und Psychopathologie reflexiver Affekte. Fundamenta Psychiat. 13, 153-161.
Fuchs, T. (1999b) Life Events in late paraphrenia and depression. Psychopathology 32, 60-69.
Fuchs, T. (1999c) Patterns of relation and premorbid personality in late paraphrenia and depression. Psychopathology 32, 70-80.
Fuchs, T. (2000a) Leib, Raum, Person. Entwurf einer phänomenologischen Anthropologie. Klett-Cotta, Stuttgart.
Fuchs, T. (2000b) Wahnkrankheiten. In: Helmchen, H., Henn, F., Lauter, H., Sartorius, N. (Hrsg.) Psychiatrie der Gegenwart. 4. Aufl. Bd. 5, S.597-617. Springer, Berlin Heidelberg New York.
Fuchs, T. (2001) Melancholia as a desynchronization. Towards a psychopathology of interpersonal time. Psychopathology (im Druck).
Fuchs, T., Haupt, M., Kurz, A. (1994) "Schutzmächte" bei Altersparaphrenien. Nervenarzt 65, 345-349.
Fuchs, T., Lauter H. (1992) Charles Bonnet syndrome and musical hallucinations in the elderly. In: Katona, C., Levy, R. (Hrsg.) Delusions and hallucinations in old age, S.187-198. Gaskell, London.
Gallagher, S. (2000) Self-reference and schizophrenia: A cognitive model of immunity to error through misidentification. In: Zahavi, D., Parnas, J. (2000, im Druck): Problems of the Self. John Benjamins, Amsterdam Philadelphia.
Gallese, V., Fadiga, L., Fogassi, L., Rizzolatti, G. (1996) Action recognition in the premotor cortex. Brain 119, 593-609.
Gaupp, R. (1942) Zur Lehre von der Paranoia. Der Fall des Volksschullehrers Hager. Z. Neurol. 174, 762-810.
Gebsattel, E. Freiherr v. (1954) Prolegomena einer medizinischen Anthropologie. Springer,

Berlin Göttingen Heidelberg.
Gelb, A., Goldstein, K. (1920) Psychologische Analysen hirnpathologischer Fälle. Leipzig, Barth.
Geulen, D. (Hrsg.) (1982) Perspektivenübernahme und soziales Handeln. Texte zur sozialkognitiven Entwicklung. Suhrkamp, Frankfurt.
Glatzel, J. (1961) Zur Klinik und Therapie spätzyklothymer Depressionen. Psychiat. clin. 4, 308-320.
Glatzel, J. (1967) Leibgefühlsstörungen bei endogenen Psychosen. In: Huber G. (Hrsg.) Schizophrenie und Zyklothymie, S.163-176. Thieme, Stuttgart.
Glatzel, J. (1978) Allgemeine Psychopathologie. Enke, Stuttgart.
Glatzel, J. (1981) Spezielle Psychopathologie. Enke, Stuttgart.
Glatzel, J. (1983) Das Altersparanoid. In: Tagung der Europäischen Arbeitsgemeinschaft für Gerontopsychiatrie in Christophsbad Göppingen. Janssen-Symposium 1983, S.50-56.
Goldstein, K. (1931) Über Zeigen und Greifen. Nervenarzt 4, 453-466.
Gotham, A.M., Brown, R.G., Marsden, C.D. (1986) Depression in Parkinson's disease: A quantitative and qualitative analysis. J. Neurol. Neurosurg. Psychiat. 49, 381-389.
Gould, L.N. (1948) Verbal hallucinations and activity of vocal musculature: An electromyographic study. Am. J. Psychiat. 105, 367-373.
Graumann, C.F. (1960) Grundlagen einer Phänomenologie und Psychologie der Perspektivität. De Gruyter, Berlin.
Greenacre, P. (1953) Certain relationships between fetishism and faulty development of the body image. Psychoanal. Study of the Child 8.
Gregory, R.L. (1973) The confounded eye. In: Gregory, R.L., Gombrich, E.H.(Hrsg.), Illusion in nature and art, S. 49-95. Duckworth, London.
Gross, G., Huber, G. (1972) Sensorische Störungen bei Schizophrenien. Arch. Psychiat. Nervenkr. 216, 119-130.
Gross, G., Huber, G., Klosterkötter, J., Linz, M. (1987) Bonner Skala für die Beurteilung von Basissymptomen (BSABS). Springer, Berlin Heidelberg New York.
Gruhle, H.W. (1932) Handbuch der Geisteskrankheiten, Bd.9, Psychopathologie. Springer, Berlin Göttingen Heidelberg.
Grünbaum, A.A. (1930) Aphasie und Motorik. Z. ges. Neurol. Psychiat. 130, 385-412.
Gunderson, J.G. (1980) A revaluation of milieu therapy for nonchronic schizophrenic patients. Schizophr. Bull. 6, 64-69.
Gurian, B.S., Wexler, D., Baker, E.H. (1992) Late-life paranoia: Possible association with early trauma and infertility. Internat. J. Geriat. Psychiat. 7, 277-284.
Haase, H.-J. (1954) Über Vorkommen und Bedeutung des psychomotorischen Parkinson-Syndroms bei Megaphen- bzw. Largactil-Dauerbehandlung. Nervenarzt 25, 486-492.
Häfner, H. (1953) Über Wahrnehmungs- und Bedeutungsstrukturen und ihre Beziehung zur emotionalen Einstellung. Z. exp. angew. Psychol. 1, 568-604.
Häfner, H., Maurer, K., Löffler, W., et al. (1993) The influence of age and sex on the onset and early course of schizophrenia. Brit. J. Psychiat. 162, 80-86.
Hamilton, M.A. (1960) A rating scale for depression. J. Neurol. Neurosurg. Psychiat. 23, 56-62.
Hampp, H. (1961) Die tagesrhythmischen Schwankungen der Stimmung und des Antriebs beim gesunden Menschen. Arch. Psychiat. Nervenkr. 201, 355-377.
Harrington, A., Oepen, G., Spitzer, M., Hermle, L. (1988) Zur Psychopathologie und Neuropsychologie der Wahrnehmung von Gesichtern. In: Spitzer M., Uehlein, F.A., Oepen, G. (Hrsg.) Psychopathology and philosophy, S.71-84. Springer, Berlin Heidelberg New York.

Harris, M.J., Jeste, D.V. (1988) Late-onset schizophrenia: An overview. Schiz. Bull. 14, 39-55.
Hassett, A.M., Keks, N.A., Jackson, H.J., Copolov, D.L. (1992) The diagnostic validity of paraphrenia. Austr. New Zeal. J. Psychiat. 26, 18-29.
Hastings, P.K. (1952) A relationship between visual perception and level of personal security. J. Abn. Soc. Psychol. 47.
Head, H. (1911) Sensory disturbances from cerebral lesions. Brain 34, 102-254.
Head, H. (1918) Sensation and the cerebral cortex. Brain 41, 57-201.
Heidegger, M. (1925) Sein und Zeit. Niemeyer, Tübingen.
Heidegger, M. (1954) Vorträge und Aufsätze. Neske, Pfullingen.
Heidegger, M. (1987) Zollikoner Seminare. Hg. v. M.Boss. Klostermann, Frankfurt.
Heimann, H., Spoerri, T. (1957) Das Ausdruckssyndrom der mimischen Desintegration bei chronisch Schizophrenen. Schweiz. Med. Wschr. 87, 1126-1128.
Heinrich, K. (1983) Herabgestimmtheit als depressives Kernsyndrom. In: Rudolf, G.A.E., Heinrich, K. (Hrsg.) Depressionen erkennen und behandeln. Vieweg, Braunschweig Wiesbaden.
Heinz, A., Leferink, K., Bühmann, Y., Heinze, M. (1997) Autismus und Konkretismus - widersprüchliche Konzepte schizophrener Denkstörungen? Unveröff. Vortrags-Ms.
Hemsley, D. R. (1990) Information processing and schizophrenia. In: Straube, E. R., Hahlweg, K. (Hrsg.) Schizophrenia. Concepts, vulnerability and intervention. Springer, Berlin Heidelberg New York, S. 59-76.
Hermle, L., Oepen, G., Spitzer, M., Harrington, A. (1988) Ichstörungen bei Modellpsychosen. In: Spitzer, M., Uehlein, F.A., Oepen, G. (Hrsg.) Psychopathology and philosophy, S.156-166. Springer, Berlin Heidelberg New York.
Heuft, G. (1999) Die Bedeutung der Trauma-Reaktivierung im Alter. Z. Gerontol. Geriatr. 32, 225-230.
Hirschfeld, P., Keller, M.B., Griffith, P., Coryell, W. (1989) Premorbid personality assessments of first onset of major depression. Arch. Gen. Psychiat. 46, 345-350.
Hitch, P.J., Rack, P.H. (1980) Mental illness among Polish and Russian refugees in Bradford. Brit. J. Psychiat. 137, 206-211.
Holm-Hadulla, R.M. (1982) Der 'Konkretismus' als Ausdruck schizophrenen Denkens, Sprechens und Verhaltens. Nervenarzt 53, 524-529.
Holst, E. v., Mittelstaedt, H. (1950) Das Reafferenzprinzip. Naturwissenschaften 37, 464-476.
Horowitz, M.J. (1964) Body buffer zone. Exploration of personal space. Arch. Gen. Psychiat. 11, 651-656.
Howard, R.J., Almeida, O., Levy, R. (1994) Phenomenology, demography and diagnosis in late paraphrenia. Psychol. Med. 24, 397-410.
Howard, R.J., Castle, D., O'Brien, J., Almeida, O., Levy, R. (1992) Permeable walls, floors, ceilings and doors. Partition delusions in late paraphrenia. Internat. J. Geriat. Psychiat. 7, 719-724.
Howard, R.J., Förstl, H., Naguib, M., Burns, A., Levy, R. (1992) First-rank symptoms of Schneider in late paraphrenia. Cortical structural correlates. Brit. J. Psychiat. 160, 108-109.
Huber, G. (1957a) Die coenästhetische Schizophrenie. Fortschr. Neurol. Psychiat. 25, 491-520.
Huber, G. (1957b) Pneumencephalographische und psychopathologische Bilder bei endogenen Psychosen. Springer, Berlin Göttingen Heidelberg.
Huber, G. (1966) Reine Defektsyndrome und Basisstadien endogener Psychosen. Fortschr. Neurol. Psychiat. 34, 409-426.

Huber, G. (1971) Die "coenästhetische Schizophrenie" als ein Prägnanztyp schizophrener Erkrankungen. Acta Psychiat. Scand. 47, 349-362.
Huber, G. (1983) Das Konzept substratnaher Basissymptome und seine Bedeutung für Theorie und Therapie schizophrener Erkrankungen. Nervenarzt 54, 23-32.
Huber, G. (1987) Hypochondrie und Coenästhopathie. Fundamenta Psychiat. 1, 122-127.
Huber, G., Gross, G. (1977) Wahn. Eine deskriptiv-phänomenologische Untersuchung schizophrenen Wahns. Enke, Stuttgart.
Huber, G., Gross, G., Schüttler, R. (1979) Schizophrenie. Eine verlaufs- und sozialpsychiatrische Langzeitstudie. Springer, Berlin Heidelberg New York.
Husserl, E. (1950) Ideen zu einer reinen Phänomenologie und phänomenologischen Psychologie. I. Allgemeine Einführung in die reine Phänomenologie. Husserliana Bd.3. Nijhoff, Den Haag.
Husserl, E. (1952) Ideen zu einer reinen Phänomenologie und phänomenologischen Psychologie. II. Phänomenologische Untersuchungen zur Konstitution. Husserliana Bd.4. Nijhoff, Den Haag
Husserl, E. (1966) Zur Phänomenologie des inneren Zeitbewusstseins. Husserliana Bd.10. Nijhoff, Den Haag.
Husserl, E. (1984) Logische Untersuchungen II. Husserliana Bd.19/1. Nijhoff, Den Haag.
Hutter, A. (1942) Vertiefte klinische und psychologische Betrachtung der endogenen Melancholie. Schweiz. Arch. Neurol. Neurochir. Psychiat. 49, 105-127.
Hutter, A. (1949) Phänomenologisch-anthropologische Studie über die endogene Melancholie. Folia psychiatrica, neurologica et neurochirurgica 52, Neerlandica, Amsterdam.
Huxley, A. (1970) Die Pforten der Wahrnehmung. Piper, München.
Inouye, T., Shimizu, A. (1970) The electromyographic study of verbal hallucinations. J. Nerv. Ment. Dis. 151, 415-422.
Izard, C. (1977) Die Emotionen des Menschen. Eine Einführung in die Grundlagen der Emotionspsychologie. Beltz, Weinheim.
Jacobson, E. (1973) Das Selbst und die Welt der Objekte. Frankfurt 1973.
Jaide, W. (1937) Das Wesen des Zaubers in den primitiven Kulturen und in den Islandsagas. Noske, Leipzig .
Janet, P. (1926) De l'angoisse à l'ecstase. Alcan, Paris.
Janzarik, W. (1957a) Die zyklothyme Schuldthematik und das individuelle Wertgefüge. Schweiz. Arch. Neurol. Psychiat. 80, 173-208.
Janzarik, W. (1957b) Die hypochondrischen Inhalte der cyklothymen Depression in ihren Beziehungen zum Krankheitstyp und zur Persönlichkeit. Arch. Psychiat. Z. ges. Neurol. 195, 351-372.
Janzarik, W. (1957c) Zur Problematik schizophrener Psychosen im höheren Lebensalter. Nervenarzt 28, 535-542.
Janzarik, W. (1959) Dynamische Grundkonstellationen in endogenen Psychosen. Springer, Berlin Göttingen Heidelberg.
Janzarik, W. (1965) Psychologie und Psychopathologie der Zukunftsbezogenheit. Arch. ges. Psychol. 117, 33-53.
Janzarik, W. (1967) Der Wahn in strukturdynamischer Sicht. Studium Generale 20, 628-638.
Janzarik, W. (1973) Über das Kontaktmangelparanoid des höheren Alters und den Syndromcharakter schizophrenen Krankseins. Nervenarzt 44, 515-526.
Janzarik, W. (1983) Basisstörungen. Nervenarzt 54, 122-130.
Janzarik, W. (1991) Autopraxis, Desaktualisierung und Aktivierung als Leitfunktionen im Aufbau schizophrener Syndrome. Fundamenta psychiat. 5, 1-6.
Janzarik, W. (1996) Lebensereignis - Lebensgeschichte - Lebensentwurf: pychopathologi-

sche und forensische Aspekte. Nervenarzt 67, 545-551.
Jaspers, K (1973) Allgemeine Psychopathologie. 9.Aufl. Springer, Berlin Heidelberg New York.
Jaspers, K. (1913) Über leibhaftige Bewusstheiten (Bewusstseinstäuschungen). Ein psychopathologisches Elementarsymptom. Z. Pathopsychol. 2, 150-161.
Jong, J. de (2000) Psychiatrische Probleme im Zusammenhang mit Verfolgung und Flüchtlingsstatus. In: Helmchen, H., Henn, F., Lauter, H., Sartorius, N. (Hrsg.) Psychiatrie der Gegenwart. 4. Aufl. Bd. 3, S. 483-520. Springer, Berlin Heidelberg New York.
Joraschky, P., Moesler, T.A. (1992) Die Dysmorphophobie. In: Kaschka, W.P., Lungershausen, E. (Hrsg.) Paranoide Störungen. Tropon-Symposium 7, S.81-94.
Kaestner, G. (1947) Das Wertverhalten der zyklothym Depressiven. In: Kranz, H. (Hrsg.) Arbeiten zur Psychiatrie, Neurologie und ihren Grenzgebieten. Festschrift für Kurt Schneider, S.159-173. Scherer, Heidelberg.
Kafka, G. (1950) Über Uraffekte. Acta Psychologica 7, 256-278.
Kant, I. (1983) Anthropologie in pragmatischer Hinsicht (1798). Reclam, Stuttgart.
Kant, O. (1927) Zum Verständnis des schizophrenen Beeinflussungsgefühls. Z. ges. Neurol. Psychiat. 111, 433-441.
Katz, D. (1921) Zur Psychologie des Amputierten und seiner Prothese. Barth, Leipzig.
Kay, D.W.K., Cooper, A.F., Garside, R.F., Roth, M. (1976) The differentiation of paranoid from affective psychoses by patients' premorbid characteristics. Brit. J. Psychiat. 129, 207-215.
Kay, D.W.K., Roth, M. (1961) Environmental and hereditary factors in the schizophrenias of old age ("late paraphrenia") and their bearing on the general problem of causation in schizophrenia. J. Ment. Sci. 107, 649-686.
Kendler, K.S. (1980) The nosologic validity of paranoia (simple delusional disorder). Arch. Gen. Psychiat. 37, 699-706.
Kendler, K.S. (1982) Demography of paranoid psychosis (delusional disorder). Arch. Gen. Psychiat. 39, 890-902.
Kimura, B. (1968) Zur Phänomenologie der Depersonalisation. In: J.-E. Meyer (Hrsg.) Depersonalisation, S.382-401. Wissenschaftliche Buchgesellschaft, Darmstadt.
Kimura, B. (1994) Psychopathologie der Zufälligkeit oder Verlust des Aufenthaltsortes beim Schizophrenen. Daseinsanalyse 11, 192-204.
Kisker, K.P. (1955), Agraphie, Akalkulie und konstruktive Apraxie nach Kohlenoxydvergiftung. Ein Beitrag zur Abwandlung der Darstellungsleistungen bei Raumstörung. Dt. Z. Nervenheilk. 174, 371.
Kisker, K.P. (1960) Der Erlebniswandel des Schizophrenen. Springer, Berlin Göttingen Heidelberg
Kisker, K.P. (1964) Bemerkungen zum Erleben des Leibes bei Verfolgten. Jb. Psychol. Psychother. 11, 82-91.
Klages, L. (1964) Grundlegung der Wissenschaft vom Ausdruck (1.Aufl. 1935). In: Ders., Sämtliche Werke Bd.6, S.315-673. Bouvier, Bonn.
Klages, W. (1954) Körpermissempfindungen bei Thalamuskranken und bei Schizophrenen. Arch. Psychiat. Z. Neurol. 192, 130-142.
Klages, W. (1961) Die Spätschizophrenie. Biographie und Klinik der Ersterkrankungen des mittleren Lebensalters. Enke, Stuttgart.
Klages, W. (1967) Der menschliche Antrieb. Thieme, Stuttgart.
Klein, M. (1933) Die frühe Entwicklung des Gewissens beim Kinde. In: Dies., Frühstadien des Ödipuskomplexes. Frühe Schriften 1928-1945. Suhrkamp, Frankfurt.
Kleist, H.v. (1961) Über das Marionettentheater. In: Sämtl. Werke und Briefe, hg.v. H.Sembner. 2.Aufl. Hanser, München.

Kleist, H.v. (1974) Über die allmähliche Verfertigung der Gedanken beim Reden. Gesamtausgabe Bd.5, S.53-58. Dtv, München.
Kleist, K. (1934) Gehirnpathologie. Leipzig.
Klosterkötter, J. (1988) Basissymptome und Endphänomene der Schizophrenie. Springer, Berlin Heidelberg New York.
Klosterkötter, J. (1992) Die Entwicklung der schizophrenen Symptome ersten Ranges. Fundamenta Psychiat. 6, 81-94.
Köhler, K., Witter, H. (1976) Kritische Anmerkungen über die Gedankeneingebung. Arch. Psychiat. Nervenkr. 221, 369-382.
Kraepelin, E. (1913) Psychiatrie. Barth, Leipzig.
Kranz, H. (1955) Das Thema des Wahns im Wandel der Zeit. Fortschr. Neurol. Psychiat. 23, 58-72
Kraus, A. (1977) Sozialverhalten und Psychose Manisch-Depressiver. Eine existenz- und rollenanalytische Untersuchung. Enke, Stuttgart.
Kraus, A. (1987) Rollendynamische Aspekte bei Manisch-Depressiven. In: Kisker, K.P. et al. (Hrsg.) Psychiatrie der Gegenwart, Bd. 5, Affektive Psychosen. Springer, Berlin Heidelberg New York.
Kraus, A. (1988) Ambiguitätsintoleranz als Persönlichkeitsvariable und Strukturmerkmal der Krankheitsphänomene Manisch-Depressiver. In: Janzarik, W. (Hrsg.) Persönlichkeit und Psychose, S.140-149. Enke, Stuttgart.
Kraus, A. (1992) Lügenmotiv und Depersonalisation in der Melancholie. In: Schmitt, W., Hofmann, W. (Hrsg.) Phänomen - Struktur - Psychose, S.137-146. Roderer, Regensburg.
Kraus, A. (1994a) Phenomenology of the technical delusions in schizophrenics. J. Phenomenol. Psychol. 25, 51-69.
Kraus, A. (1994b) Verschränkung von Wahrnehmung und Bewegung. Über Störungen der Objekt- und Leibwahrnehmung sowie des Gefühlslebens bei Parkinson-Kranken. In: Oettingen-Spielberg, T.z., Lang, H. (Hrsg.) Leibliche Bedingungen und personale Entfaltung der Wahrnehmung, S.63-79. Königshausen & Neumann, Würzburg.
Krause, R. (1983) Zur Onto- und Phylogenese des Affektsystems und ihren Beziehungen zu psychischen Störungen. Psyche 37, 1016-1043.
Kretschmer, E. (1966) Der sensitive Beziehungswahn (1918). Springer, Berlin Heidelberg New York.
Kronfeld, A. (1922) Über schizophrene Veränderungen des Bewusstseins der Aktivität. Z. ges. Neurol. Psychiat. 74, 15-68.
Krueger, Felix (1928) Das Wesen der Gefühle. Entwurf einer systematischen Theorie. Leipzig.
Krupinski, J. (1967) Sociological aspects of mental ill-health in migrants. Soc. Sci. Med. 1, 267-281.
Kruse, L., Graumann, C.F. (1978) Sozialpsychologie des Raumes und der Bewegung. In: K. Hammerich, M. Klein (Hrsg.) Materialien zu einer Soziologie des Alltags, S.177-219. Westdeutscher Verlag, Opladen.
Kubin, A. (1909/1975) Die andere Seite. Ellermann, München.
Kühn, R., Raub, M., Titze, M. (1997) Scham - ein menschliches Gefühl. Westdeutscher Vlg., Opladen.
Kuhs, H. (1991) Depressive Delusion. Psychopathology 24, 106-114.
Kuiper, P.C. (1991) Seelenfinsternis. Die Depression eines Psychiaters. Fischer, Frankfurt.
Kukull, W.A., Koepsell, T.D., Inui, T.S., et al. (1986) Depression and physical illness among elderly general medical patients. J. Aff. Disord. 10, 153-162.
Kulenkampff, C. (1955) Entbergung, Entgrenzung, Überwältigung als Weisen des Stand-

verlustes. Zur Anthropologie der paranoiden Psychosen. Nervenarzt 26, 89-95.
Kulenkampff, C. (1956) Blicken und erblickt werden. Nervenarzt 27, 2-12.
Kunz, H. (1966) Über vitale und intentionale Bedeutungsgehalte. In: W.v. Baeyer, R.M. Griffith (Hrsg.) Conditio humana, S.162-200 Springer, Berlin Heidelberg New York.
Lacro J.P., Harris M.J., Jeste D.V. (1993) Late life psychosis. Int. J. Geriat. Psychiat. 8, 49-57.
Lange, E. (1958) Die psychischen Besonderheiten sinnesdefekter und körperlich verbildeter Menschen. Habilitationsschrift, Jena.
Lange, J. (1926) Über Melancholie. Z. ges. Neurol. Psychiat. 101, 293-319.
Lapresle, J., Verret, J.M. (1978) Syndrome d'Anton-Babinsky avec reconnaissance du membre supérieur gauche lors de sa vision dans le miroir. Revue Neurologique 134, 709-713.
Lauter, H. (1986) Orientierungsstörungen. In: Müller, C. (Hrsg.) Lexikon der Psychiatrie, S.489-491. Springer, Berlin Heidelberg New York.
Lauter, H. (1995) Seelische Folgezustände von Katastrophenerlebnissen. Vortrag anläßlich der Generalversammlung der Görres-Gesellschaft zur Pflege der Wissenschaften, Dresden, 25.9.1995.
Lauter, H., Schön, W. (1962) Die anankastische Depression. Arch. Psychiat. Z. ges. Neurol. 203, 433-451.
Leff, J. (1988) Psychiatry around the globe. A transcultural view. Gaskell, London.
Lehr, U. (1966) Sozialpsychologische Aspekte der Heimübersiedlung älterer Mitbürger. Blätter der Wohlfahrtspflege 113, 1-8.
Lempp, R. (1992) Vom Verlust der Fähigkeit, sich selbst zu betrachten. Eine entwicklungspsychologische Erklärung der Schizophrenie und des Autismus. Huber, Bern Göttingen, Toronto
Lersch, P. (1964) Der Aufbau der Person. 9.Aufl. Barth, München.
Leuner, H. (1963) Grundzüge einer konditional-genetischen Psychopathologie am Beispiel der experimentellen Psychose. Nervenarzt 34, 198-206.
Levy-Bruhl, L. (1921) Das Denken der Naturvölker. Braumüller, Wien Leipzig.
Lewin, K. (1926) Vorsatz, Wille und Bedürfnis. Psychol. Forsch. 7, 294-385.
Lewin, K. (1934) Der Richtungsbegriff in der Psychologie. Der spezielle und der allgemeine hodologische Raum. Psychol. Forsch. 19, 249-299.
Lewin, K. (1969) Grundzüge der Topologischen Psychologie. Huber, Bern Stuttgart 1969.
Lewin, K. (1982) Die psychologische Situation bei Lohn und Strafe. Werke (hg. v. C.-F.Graumann) Bd.6, S.113-168. Huber, Bern.
Lewis, H.B. (1971) Shame and guilt in neurosis. Internat. Univ. Press, New York.
Lewis, M., Brooks-Gunn, J. (1979) Social cognition and the acquisition of self. Plenum, New York.
Lickint, K. (1970) Die psychische Steuerung physischer Abläufe, insbesondere bei der Konversion. Psyche 24, 293-306.
Lloyd, C. (1980) Life events and depressive disorder reviewed. Arch. Gen. Psychiat. 37, 529-535.
Loranger, A.W., Oldham, J.M., et al. (1984) Structured interviews and borderline personality disorder. Arch. Gen. Psychiat. 41, 564-567.
Luhmann, N. (1968) Vertrauen. Ein Mechanismus der Reduktion sozialer Komplexität. Enke, Stuttgart.
Lukianowicz, N. (1967) Body image disturbances in psychiatric disorders. Brit. J. Psychiat. 113, 31-47.
Maher, B. A. (1974) Delusional thinking and perceptual disorder. J. Indiv. Psychol. 30, 98-113.

Maher, B. A. (1988) Anomalous experience and delusional thinking: The logic of explanations. In: T. F. Oltmanns & B. A. Maher (Hrsg.), Delusional beliefs, S.15-33. Wiley, New York.
Maher, B.A., Ross, J.S. (1984) Delusions. In: Adams, H.E., Sutker, P. (Hrsg.) Comprehensive handbook of psychopathology, S. 383-409. Plenum, New York.
Mahler, M.S., Pine, F., Bergman, A. (1975) Die psychische Geburt des Menschen. Frankfurt.
Marcel, A.J. (1983) Conscious and unconscious perception: An approach to the relations between phenomenal experience and perceptual processes. Cognit. Psychol. 15, 238-300.
Matussek, P.A. (1952) Untersuchungen über die Wahnwahrnehmung. 1.Mitteilung. Arch. Psychiat. Neurol. 189, 179-219.
Matussek, P.A. (1953) Untersuchungen über die Wahnwahrnehmung. 2.Mitteilung. Schweiz. Arch. Neurol. 71, 189-210.
Matussek, P.A. (1971) Die Konzentrationslagerhaft und ihre Folgen. Springer, Berlin Heidelberg New York.
Matussek, P.A. (1971) Die Konzentrationslagerhaft und ihre Folgen. Springer, Berlin Heidelberg New York.
Matussek, P.A., Feil, W.B. (1983) Personality attributes of depressive patients. Arch. Gen. Psychiat. 40, 783-790.
Matussek, P.A., May, U. (1981) Verlustereignisse in der Kindheit als prädisponierende Faktoren für neurotische und psychotische Depressionen. Arch. Psychiat. Nervenkr. 229, 189-204.
Maurer-Groeli, Y.A. (1975) Gruppenpsychotherapie mit Schizophrenen. Zur Einführung und Begründung der körperzentrierten Gruppenpsychotherapie mit schizophren Kranken. Schweiz. Arch. Neurol. Neurochir. Psychiat. 117, 309-324.
Mayer-Gross, W., Stein, H. (1926) Über einige Abänderungen der Sinnestätigkeit im Mescalinrausch. Z. ges. Neurol. Psychiat. 101, 354-386.
McEvoy, J.P., Hogarty, G.E., Steingard, S. (1991) Optimal dose of neuroleptics in acute schizophrenia. A controlled study of the neuroleptic threshold and higher haloperidole dose. Arch. Gen. Psychiat. 48, 739-745.
McGhie, A., Chapman, J. (1961) Disorders of attention and perception in early schizophrenia. Brit. J. Med. Psychol. 34, 103-116.
McGilchrist, I., Cutting, J. (1995) Somatic delusions in schizophrenia and the affective psychoses. Brit. J. Psychiat. 167, 350-361.
McGuigan, F.J. (1966) Covert oral behavior and auditory hallucinations. Psychophysiology 3, 73-80.
McIvor, R.J., Turner, S.W. (1995) Assessment and treatment approaches for survivors of torture. Brit. J. Psychiat. 166, 705-711.
Mead, G.H. (1973) Geist, Identität und Gesellschaft. Suhrkamp, Frankfurt.
Meissner, W.W. (1978) The paranoid process. Aronson, New York.
Melzack, R. (1989) Phantom limbs, the self and the brain. Canadian Psychol. 30, 1-16.
Mendlewicz, J., Baron, M. (1981) Morbidity risks in subtypes of unipolar depressive illness: differences between early and late onset forms. Brit. J. Psychiat. 134, 463-466.
Merleau-Ponty, M. (1960) Signes. Paris.
Merleau-Ponty, M. (1965) Phänomenologie der Wahrnehmung. De Gruyter, Berlin.
Metcalf, R. (2000) The truth of shame-consciousness in Freud and phenomenology. J. Phenomenol. Psychol. 30, 3-18.
Metzger, W. (1930) Optische Untersuchungen am Ganzfeld. II.Mitteilung: Zur Phänomenologie des homogenen Ganzfeldes. Psychol. Forsch. 13, 6-29.

Metzger, W. (1954a) Psychologie. 2.Aufl. Steinkopff, Darmstadt.
Metzger, W. (1954b) Gesetze des Sehens. Kramer, Frankfurt.
Meyer, J.E. (1956) Studien zur Depersonalisation. I. Monatsschr. Psychiat. Neurol. 132, 221-232.
Meyer, J.E. (1957). Studien zur Depersonalisation. II. Monatsschr. Psychiat. Neurol. 133, 63-79.
Meyers, B.S., Greenberg, R. (1986) Late-life delusional depression. J. Affect. Disord. 11, 132-137.
Meyers, B.S., Greenberg, R., Mei-Tal, V. (1985) Delusional depression in the elderly. In: C.A. Shamoian (Hrsg.) Progress in Psychiatry Series, S.19-28. American Univ. Press, Washington D.C.
Mezey, A.G. (1960) Psychiatric aspects of human migrations. Int. J. Soc. Psychiat. 5, 245-260.
Miller, B., Lesser, I.M., et al. (1991) Brain lesions and cognitive function in late-life psychosis. Brit. J. Psychiat. 158, 76-82.
Minkowski, E. (1927) La schizophrénie. Payot, Paris.
Minkowski, E. (1930) Les notions de distance vécue et d'ampleur de la vie et leur application en psychopathologie. Journal de Psychologie 27, 727-745.
Minkowski, E. (1972) Die gelebte Zeit. II. Über den zeitlichen Aspekt psychopathologischer Phänomene. Müller, Salzburg.
Modell, A.H. (1965) On having the right to a life: An aspect of the superego's development. Int. J. Psychoanal. 46, 323-331.
Morrison, N.K. (1987) The role of shame in schizophrenia. In: Lewis, H.B. (Hrsg.) The role of shame in symptom formation, S.51-87. Lawrence Erlbaum, London.
Moss, M.S., Lawton, M.P. (1982) Time budgets of older people: A window on four lifestyles. J. Geront. 37, 115-123.
Müller-Fahlbusch, H., Ihda, S. (1967) Endogene Depressionen bei Wohnungswechsel. Nervenarzt 38, 247-251.
Mundt, C. (1983) Das residuale Apathiesyndrom der Schizophrenen. Ergebnisse einer psychopathologischen Langzeitstudie. Nervenarzt 54, 131-138.
Mundt, C. (1984) Der Begriff der Intentionalität und die Defizienzlehre von den Schizophrenien. Nervenarzt 55, 582-588.
Mundt, C. (1985) Das Apathiesyndrom der Schizophrenen. Springer, Berlin Heidelberg New York.
Mundt, C. (1991) Constituting reality - its decline and repair in the long-term course of schizophrenic psychoses: The intentionality model. In: Marneros, A., Andreasen, N.C., Tsuang, M.T. (Hrsg.) Negative versus positive schizophrenia, S.96-108. Springer, Berlin Heidelberg New York.
Mundt, C. (1996) Zur Psychotherapie des Wahns. Nervenarzt 67, 515-523.
Mundt, C. (1998) Vulnerabilität, Intentionalität und der soziale Empfangsraum der Schizophrenen. Vortrag, gehalten an der Psychiatrischen Universitätsklinik Bern-Waldau am 20.3.1998.
Mundt, C., Backenstrass, M., et al. (1997) Personality and endogenous / major depression: An empirical approach to Typus Melancholicus. Psychopathol. 30, 130-139.
Mundt, C., Lang, H. (1987) Die Psychopathologie der Schizophrenien. In: Kisker, K.P., Lauter, H., Meyer, J.-E., Müller, C., Strömgren, E. (Hrsg.) Psychiatrie der Gegenwart. Bd.4, S.39-70. Springer, Berlin, Heidelberg New York.
Murphy, E. (1982) Social origins of depressions in old age. Brit. J. Psychiat. 141, 135-142.
Murphy, E. (1983) The prognosis of depression in old age. Brit. J. Psychiat. 142, 111-119.
Murphy, E. (1989) Depressionen im Alter. In: Kisker, K.P., Lauter, H., Meyer, J.-E., Mül-

ler, C., Strömgren, E. (Hrsg.) Psychiatrie der Gegenwart. Bd.8, S.225-252. Springer, Berlin, Heidelberg New York.
Murphy, H.B.M. (1977) Migration, culture, and mental health. Psychol.Med. 7, 677-684.
Musetti, L., Perugi, G., Soriani, A., Rossi, V.M., Cassano, G.B., Akiskal, H.S. (1989) Depression before and after age 65. A re-examination. Brit. J. Psychiat. 155, 330-336.
Naguib, M., Levy, R. (1987) Late paraphrenia: neuropsychological impairment and structural brain abnormalities on computed tomography. Internat. J. Geriat. Psychiat. 2, 83-90.
Naguib, M., Levy, R. (1991) Paranoid states in the elderly and late paraphrenia. In: Jacoby, R., Oppenheimer, C. (Hrsg.) Psychiatry in the elderly, S.758-778. Oxford Univ. Press.
Nerval, G. de (1996) Aurelia. Maximilian-Gesellschaft, Hamburg.
Niederland, W.G. (1980) Folgen der Verfolgung: Das Überlebenden-Syndrom. Suhrkamp, Frankfurt
Norman, D.A., Bobrow, D.G. (1976) On the role of active memory processes in perception and cognition. In: Cofer, C.N.(Hrsg.), The structure of human memory, S.114-132. Freeman, San Francisco.
Noyes, R., Kletti, R. (1976a) Depersonalization in the face of life-threatening danger: A description. Psychiatry 39, 19-27.
Noyes, R., Kletti, R. (1976b) Depersonalization in the face of life-threatening danger: An interpretation. Omega 7, 103-114.
Noyes, R., Kletti, R. (1977) Depersonalization in response to life-threatening danger. Compr. Psychiat. 18, 375-384.
Oedegaard, O. (1932) Emigration and insanity. Acta Psychiat. Neurol., suppl. 4.
Opjordsmoen, S., Retterstoel, N. (1987). Hypochondriacal delusions in paranoid psychoses. Psychopathol. 20, 272-284.
Ouslander, J.G. (1982) Illness and psychopathology in the elderly. Psychiat. Clin. North Am. 5, 145-169.
Parkes, C.M. (1972a) Components of the reaction to loss of a limb, spouse or home. J. Psychosom. Res. 16, 343-349.
Parkes, C.M. (1972b) Bereavement: Studies of grief in adult life. Tavistock, London.
Paul, J. (1970) Entwicklungspsychologie und -psychiatrie des Raumbewusstseins bei Kindern und Jugendlichen. Materia Medica Nordmark 22, 65-76.
Pauleikhoff, B. (1960) Über Veränderungen des Gewissens beim Wahn. Arch. Psychiat. Z. ges. Neurol. 200, 146-164.
Pearlson, G.D., Kreger, L., et al. (1989) A chart review study of late-onset and early-onset schizophrenia. Am. J. Psychiat. 146, 1568-1574.
Peters, U.H. (1991) Der Typus Melancholicus in Haus und Familie: Vom Typus Melancholicus zur Familia Melancholica. In: Mundt, C., Fiedler, P., Lang, H., Kraus, A. (Hrsg.) Depressionskonzepte heute. Psychopathologie oder Pathopsychologie? Springer, Berlin Heidelberg New York.
Petrilowitsch, N. (1956). Zur Psychopathologie und Klinik der Entfremdungsdepression. Arch. Psychiat. Z. ges. Neur. 194, 289-301.
Pfänder, A. (1913, 1916) Zur Psychologie der Gesinnungen. Jb. Philos. phänomenol. Forsch. I, 325-404; III, 1-125.
Pfeiffer, W.M. (1969) Transkulturelle Aspekte der Depression. In: Schulte, W., Mundt, W. (Hrsg.), Melancholie in Forschung, Klinik und Behandlung, S.93-99. Stuttgart, Thieme.
Pfeiffer, W.M., Schoene, W. (Hrsg.) (1980) Psychopathologie im Kulturvergleich. Enke, Stuttgart.
Phillips, K.A. (1991) Body dysmophic disorder: The distress of imagined ugliness. Am. J. Psychiat. 148, 1138-1149.
Piaget, J. (1969) Das Erwachen der Intelligenz beim Kinde. Klett, Stuttgart.

Piaget, J. (1974) Der Aufbau der Wirklichkeit beim Kinde. Klett, Stuttgart.
Piaget, J. (1988) Das Weltbild des Kindes. Deutscher Taschenbuch Verlag, München.
Piaget, J., Inhelder, B. (1971) Die Entwicklung des räumlichen Denkens beim Kinde. Klett, Stuttgart.
Pichot, P., Pull, C. (1981) Is there an involutional melancholia? Compr. Psychiat. 22, 2-10.
Plessner H. (1970) Lachen und Weinen. In: Ders. Philosophische Anthropologie, S.11-171. Fischer, Frankfurt.
Plessner, H. (1975) Die Stufen des Organischen und der Mensch. De Gruyter, Berlin.
Plügge, H. (1962) Wohlbefinden und Missbefinden. Beiträge zu einer medizinischen Anthropologie. Niemeyer, Tübingen.
Plügge, H. (1967) Der Mensch und sein Leib. Niemeyer, Tübingen.
Portmann, A. (1944) Biologische Fragmente zu einer Lehre vom Menschen. Schwabe, Basel.
Pössl, J., v. Zerssen, D. (1990) Die prämorbide Entwicklung von Patienten mit verschiedenen Psychoseformen. Nervenarzt 61, 541-549.
Post, F. (1966) Persistent persecutory states of the elderly. Pergamon, Oxford.
Post, F. (1972) The management and nature of depressive illnesses in late life: A followthrough study. Brit. J. Psychiat. 121, 393-404.
Pothast, U. (1992) Erfordernis und Grenzen des Erfindens. Über den Umgang der Person mit Vergangenem. In: Forum für Philosophie Bad Homburg (Hrsg.) Zeiterfahrung und Personalität. Suhrkamp, Frankfurt.
Quintal, M., Day-Cody, D., Levy, R. (1991) Late paraphrenia and ICD-10. Internat. J. Geriat. Psychiat. 6, 111-116.
Rabins, P., Pauker, S., Thomas, J. (1984) Can schizophrenia begin after age 44? Compr. Psychiat. 25, 290-293.
Rad, M.v. (1983) Alexithymie. Springer, Berlin Heidelberg New York.
Reil, J.C. (1805) Über die Erkenntnis und Cur der Fieber. 4.Band: Nervenkrankheiten. Curt, Halle.
Reiner, H. (1974) Gewissen. In: J.Ritter (Hrsg.) Historisches Wörterbuch der Philosophie. Bd.3, Sp.574-592. Darmstadt.
Remschmidt, H. (1988) Schizophrene Psychosen im Kindesalter. In: Kisker, K.P. et al. (Hrsg.) Psychiatrie der Gegenwart, Bd. 7, Kinder- und Jugendpsychiatrie, S. 89-117. Springer, Berlin Heidelberg New York.
Riecher-Rössler, A. (1997) 50 Jahre nach Manfred Bleuler. Was wissen wir heute über die Spätschizophrenien? Nervenarzt 68, 159-170.
Riecher-Rössler, A., Rössler, W., Förstl, H. (1995) Late onset schizophrenia and late paraphrenia – a history of confusion about terms and concepts. Schiz. Bull. 21, 345-354.
Röhricht, R., Priebe, S. (1996) Das Körpererleben von Patientin mit einer akuten paranoiden Schizophrenie. Nervenarzt 67, 602-607.
Röhricht, R., Priebe, S. (1997) Störungen des Körpererlebens bei schizophrenen Patienten. Fortschr. Neurol. Psychiat. 65, 323-336.
Rosenfield, I. (1992) Das Fremde, das Vertraute und das Vergessene. Anatomie des Bewusstseins. Fischer, Frankfurt.
Roth, M. (1955) The natural history of mental disorder in old age. J. ment. sci. 101, 281-301.
Roth, M. (1960) The phobic anxiety-depersonalisation syndrome and some general aetiological problems in psychiatry. J. Neuropsychiat. 1, 293-306.
Roth, M. (1987) Late paraphrenia: Phenomenology and etiological factors and their bearing upon the problems of the schizophrenic family of disorders. In: Miller, N.A., Cohen, G.D. (Hrsg.) Schizophrenia and aging, S. 217-234. Guilford Press, New York.

Roth, M., Kay, D.W.K. (1956) Affective disorders arising in the senium. II: Physical disability as an etiologic factor. J. ment. sci. 102, 141-150.
Roth, M., Morrisey, J. (1952) Problems in the diagnosis and classification of mental disorders in old age. J. Ment. Sci. 98, 66-80.
Roy, A. (1978) Vulnerability factors and depression in women. Brit. J. Psychiat. 133, 106-108.
Roy, A. (1981) Vulnerability factors and depression in men. Brit. J. Psychiat. 138, 75-77.
Ruegg, R.G., Zisook, S., Swerdlow, N.R. (1988) Depression in the aged. An overview. Psychiat. Clin. North Am. 11, 85-99.
Rümke, H.C. (1967) Eine blühende Psychiatrie in Gefahr. Ausgewählte Vorträge und Aufsätze. Springer, Berlin Heidelberg.
Sacks, O. (1987) Der Mann, der seine Frau mit einem Hut verwechselte. Rowohlt, Reinbek.
Sacks, O. (1989) Der Tag, an dem mein Bein fortging.Rowohlt, Reinbek.
Salzman, C, Shader, R.I. (1978) Depression in the elderly – I. Relationship between depression, psychologic defense mechanism and physical illness. J. Am. Geriat. Soc. 26, 253-260.
Sanua, V.C. (1969) Immigration, migration and mental illness: A review of the literature with special emphasis on schizophrenia. In: Brody, E.B. (Hrsg.) Behaviour in new environments. Sage Publications, California.
Sartre, J.-P. (1962) Das Sein und das Nichts. Rowohlt, Reinbek.
Sass, L.A. (1992) Schizophrenia, delusions, and Heidegger's „Ontological Difference". In: Spitzer, M., Uehlein, F., Schwartz, M.A., Mundt, C. (Hrsg.) Phenomenology, language, and schizophrenia, S.126-143. Springer, Berlin Heidelberg New York.
Sauer, H., Richter, P., Sass, H. (1989) Zur prämorbiden Persönlichkeit von Patienten mit schizoaffektiven Psychosen. In: Marneros, A. (Hrsg.) Schizoaffektive Psychosen, S.109-118. Springer, Berlin Heidelberg New York.
Schachter, S., Singer, J.E. (1962) Cognitive, social, and physiological determinants of emotional state. Psychol. Rev. 69, 379-399.
Schapp, W. (1925) Beiträge zur Phänomenologie der Wahrnehmung. Verlag der Philos. Akademie, Erlangen.
Scharfetter, C. (1982) Leiborientierte Therapie schizophrener Ich-Störungen. In: Helmchen, H., Linden, M., Rüger, U. (Hrsg.) Psychotherapie in der Psychiatrie, S.70-76. Springer, Berlin Heidelberg New York.
Scharfetter, C., Benedetti, G. (1978) Leiborientierte Therapie schizophrener Ich-Störungen. Schweiz. Arch. Neurol. Neurochir. Psychiat. 123, 239-255.
Scheid, W. (1934) Der Zeiger der Schuld in seiner Bedeutung für die Prognose involutiver Psychosen. Z. ges. Neurol. Psychiat. 150, 528-555.
Scheler, M. (1974) Wesen und Formen der Sympathie. Ges.Werke Bd.7. Francke, Bern München.
Scheler, M. (1976) Idealismus - Realismus. In: Späte Schriften, Ges.Werke Bd.9, S.183-241. Francke, Bern München.
Scheler, M. (1980) Der Formalismus in der Ethik und die materiale Wertethik. Ges.Werke Bd.2. Francke, Bern München.
Scheler, M. (1983) Die Stellung des Menschen im Kosmos. Francke, Bern München.
Schiefenhövel, W. (1986) Extraktionszauber. Domäne der Heilkundigen. In: Schiefenhövel, W., Schuler, J., Pöschl, R. (Hrsg.) Traditionelle Heilkundige – Ärztliche Persönlichkeiten im Vergleich der Kulturen und medizinischen Systeme, S.353-372. Vieweg, Braunschweig.
Schilder, P. (1923) Das Körperschema. Springer, Berlin.
Schilder, P. (1924) Über den Wirkungswert psychischer Erlebnisse und über die Vielheit

der Quellgebiete der psychischen Energie. Arch. Psychiat. Nervenkr. 70, 1-15.
Schilder, P. (1950) The image and appearance of the human body. International Univ. Press, New York.
Schmidt, G. (1941) Zum Wahnproblem. Z. ges. Neurol. Psychiat. 171, 570-590.
Schmidt-Degenhard, M. (1988) Disposition - Vulnerabilität - Verletzlichkeit. Nervenarzt 59, 573-585.
Schmidt-Degenhard, M. (1992) Die oneiroide Erlebnisform. Zur Problemgeschichte und Psychopathologie des Erlebens fiktiver Wirklichkeiten. Springer, Berlin Heidelberg New York.
Schmitt, N., Stoffels, H. (1991) Die Wiederkehr des Verfolgungstraumas im Alter - Kasuistische Beobachtungen. In: Stoffels, H. (Hrsg.) Schicksale der Verfolgten, S.71-85. Springer, Berlin Heidelberg New York.
Schmitz, H. (1965) System der Philosophie. Bd.II/1: Der Leib. Bouvier, Bonn.
Schmitz, H. (1967) System der Philosophie. Bd III/1: Der leibliche Raum. Bouvier, Bonn.
Schmitz, H. (1969) System der Philosophie. Bd. III/2: Der Gefühlsraum. Bouvier, Bonn.
Schmitz, H. (1973) System der Philosophie. Bd. III/3: Der Rechtsraum. Bouvier, Bonn.
Schmitz, H. (1978) System der Philosophie. Bd III/5: Die Wahrnehmung. Bouvier, Bonn.
Schmitz, H. (1985) Phänomenologie der Leiblichkeit. In: H.Petzold (Hrsg.) Leiblichkeit. Philosophische, gesellschaftliche und therapeutische Perspektiven, S.71-106. Junfermann, Paderborn
Schmitz, H. (1989) Leib und Gefühl. Materialien zu einer philosophischen Therapeutik. Junfermann, Paderborn.
Schmoll, D. (1988) Leiblichkeit und Schizophrenie. Junfermann, Paderborn.
Schneider, K. (1920) Die Schichtung des emotionalen Lebens und der Aufbau der Depressionszustände. Z. ges. Neurol. Psychiat. 59, 281-286.
Schneider, K. (1992) Klinische Psychopathologie. 14.Aufl. Thieme, Stuttgart.
Schröder, P. (1928) Fremddenken und Fremdhandeln. Monatsschr. Psychiat. Neurol. 68, 515-534.
Schulte, H. (1924) Versuch einer Theorie der paranoischen Eigenbeziehung und Wahnbildung. Psychol. Forsch. 5, 1-23.
Schulte, W. (1961) Nicht-traurig-sein-Können im Kern melancholischen Erlebens. Nervenarzt 32, 314-321.
Schultz, J.H. (1966) Das Autogene Training. Thieme, Stuttgart.
Schultz-Hencke, H. (1940) Der gehemmte Mensch. Thieme, Stuttgart.
Sedman G., Reed G.F. (1969). Depersonalization phenomena in obsessional personalities and in depression. Brit. J. Psychiat. 109, 376-379.
Sedman, G., Kenna, J.C. (1969). Depersonalization and mood changes in schizophrenia. Brit. J. Psychiat. 109, 669-673.
Seeman, M.V., Lang, M. (1990) The role of estrogens in schizophrenia gender differences. Schiz. Bull. 16, 185-195.
Seewald, J. (1992) Leib und Symbol: ein sinnverstehender Zugang zur kindlichen Entwicklung. Fink, München.
Seidler, G.H. (1995) Der Blick des Anderen. Eine Analyse der Scham. Verl. Internat. Psychoanal., Stuttgart.
Senden, M. van (1932) Raum- und Gestaltauffassung bei operierten Blindgeborenen vor und nach der Operation. Barth, Leipzig.
Shinfuku, N., Ihda, S. (1969) Über den prämorbiden Charakter der endogenen Depression - Immodithymie (später Immobilithymie) von Shimoda. Fortschr. Neurol. Psychiat. 37, 545-552.
Sifneos, P. (1973) The prevalence of "alexithymic" characteristics in psychosomatic pati-

ents. Psychotherapy and Psychosomatics 22, 255-262.
Silva, F., Silva, M.C. (1975) Die Theorie der Halluzinationen bei M. Merleau-Ponty. Z. Klin. Psychol. Psychopath. Psychother. 23, 100-137.
Sokolov, A.N. (1972) Inner speech and thought. Plenum Press, New York.
Spaemann, R. (1996) Personen. Versuche über den Unterschied zwischen 'etwas' und 'jemand'. Klett-Cotta, Stuttgart.
Spiegelberg, H. (1972) Phenomenology in psychology and psychiatry. A historical introduction. Northwestern Univ. Press, Evanston.
Spitz, R.A. (1960) Die Entwicklung der ersten Objektbeziehungen. Direkte Beobachtungen an Säuglingen während des ersten Lebensjahres. Klett, Stuttgart.
Spitz, R.A. (1967) Vom Säugling zum Kleinkind. Naturgeschichte der Mutter-Kind-Beziehungen im ersten Lebensjahr. Klett, Stuttgart.
Spitz, R.A. (1970) Nein und Ja. Die Ursprünge menschlicher Kommunikation. Klett, Stuttgart.
Spitzer, M. (1988) Ich-Störungen: In search of a theory. In: Spitzer, M., Uehlein, F.A., Oepen, G. (Hrsg.) Psychopathology and philosophy, S.167-183. Springer, Berlin Heidelberg New York.
Spitzer, M. (1990) On defining delusions. Compr. Psychiat. 31, 377-397.
Stangl, D., Pfohl, B. (1984) A structured interview for the DSM-III personality disorders. Arch. Gen. Psychiat. 42, 591-596.
Stern, D.N. (1979) Mutter und Kind: Die erste Beziehung. Klett-Cotta, Stuttgart.
Stern, D.N. (1991) Tagebuch eines Babys. Was ein Kind sieht, spürt, fühlt und denkt. Piper, München.
Stern, D.N. (1998) Die Lebenserfahrungen des Säuglings. 6. Aufl. Klett, Stuttgart.
Steuer, J., Bank, L., Olsen, E.J. (1980) Depression, physical health, and somatic complaints in the elderly: A study of the Zung Self-Rating Depression Scale. J. Gerontol. 35, 683-688.
Stolze, H. (1977) Konzentrative Bewegungstherapie. In: Eicke, D. (Hrsg.) Die Psychologie des 20.Jahrhunderts, Bd. 3, S.1250-1273. Kindler, Zürich.
Storch, A. (1922) Das archaisch-primitive Erleben und Denken der Schizophrenen. Springer, Berlin.
Storch, A. (1948) Tod und Erneuerung in der schizophrenen Daseinsumwandlung. Arch. Psychiat. Nervenkr. 181, 2275-293.
Störring, E. (1938) Die Störungen des Persönlichkeitsbewusstseins bei manisch-depressiven Erkrankungen. Karger, Basel.
Störring, E. (1949) Über psychiatrische Zwischenhirnprobleme. Gleichzeitig ein Beitrag zur Psychopathologie und Psychologie des Phänomens der Besinnung. Allg. Z. Psychiat. 125, 199-238.
Störring, E. (1969) Zyklothymie, Emotionspsychosen, Schizophrenie. In: Huber, G. (Hrsg.) Schizophrenie und Zyklothymie, S.68-77. Thieme, Stuttgart.
Straus, E. (1928) Das Zeiterlebnis in der endogenen Depression und in der psychopathischen Verstimmung. Mschr. Psychiat. Neurol. 68, 640-656.
Straus, E. (1930) Geschehnis und Erlebnis. Springer, Berlin.
Straus, E. (1956) Vom Sinn der Sinne. Springer, Berlin Göttingen Heidelberg.
Straus, E. (1960) Psychologie der menschlichen Welt. Springer, Berlin Göttingen Heidelberg.
Straus, E. (1963) Die Ästhesiologie und ihre Bedeutung für das Verständnis der Halluzinationen. In: Straus, E., Zutt, J. (Hrsg.) Die Wahnwelten, S. 115-147. Akad. Verlagsgesellschaft, Frankfurt.
Strindberg, A. (1961) Aus meinem Leben. Goldmann, München.

Strobl, R., Resch, F. (1988) Der schizophrene Konkretismus. Nervenarzt 59, 99-102.
Süllwold, L. (1977) Symptome schizophrener Erkrankungen. Uncharakteristische Basisstörungen. Springer, Berlin Heidelberg New York.
Süllwold, L., Huber, G. (1986) Schizophrene Basisstörungen. Springer, Berlin Heidelberg New York.
Tangney, J.P., Fischer, K.W. (Hrsg.) (1995) Self-conscious emotions. The psychology of shame, guilt, embarrassment, and pride. Guilford, New York London.
Tellenbach, H. (1968) Geschmack und Atmosphäre. Müller, Salzburg.
Tellenbach, H. (1969) Zur Freilegung des melancholischen Typus im Rahmen einer kinetischen Typologie. In: Hippius, H., Selbach, H. (Hrsg.) Das depressive Syndrom, S.173-182. Urban & Schwarzenberg, München.
Tellenbach, H. (1983) Melancholie. Problemgeschichte, Endogenität, Typologie, Pathogenese, Klinik. 4. Aufl. Springer, Berlin, Heidelberg, New York.
Tellenbach, H. (1987) Die Räumlichkeit des Zwangskranken. In: Ders., Psychiatrie als geistige Medizin, S.103-108. Verlag für angewandte Wissenschaften, München.
Tellenbach. H. (1956) Die Räumlichkeit der Melancholischen. Nervenarzt 27, 12-18, 289-298.
Thomae, H. (1944) Das Wesen der menschlichen Antriebsstruktur. Barth, Leipzig.
Thompson, C. (1982) *Anwesenheit:* Psychopathology and clinical associations. Brit. J. Psychiat. 141, 628-630.
Tinbergen, N. (1956) Instinktlehre. Vergleichende Erforschung angeborenen Verhaltens. 3. Aufl. Parey, Berlin.
Tölle, R. (1987a) Wahnentwicklung bei körperlich Behinderten. Nervenarzt 58, 759-763.
Tölle, R. (1987b) Persönlichkeit und Melancholie. Nervenarzt 58, 327-339.
Tölle, R. (1993) Somatopsychic aspects of paranoia. Psychopathology 26, 127-137.
Tölle, R., Peikert, A., Rieke, A. (1987) Persönlichkeitsstörungen bei Melancholiekranken. Nervenarzt 58, 227-236.
Tölle, R., Wefelmeyer, T. (1987). Wahn bei Melancholie. In: Olbrich, H.M. (Hrsg.) Halluzination und Wahn, S.124-139. Springer, Berlin Heidelberg New York.
Turner, S.W., McIvor, R. (1997) Torture. In: Black, D., Newman, M., Harris-Hendriks, J., Mesey, G. (Hrsg.) Psychological trauma. A developmental approach, S. 205-215. Bell & Bain, Glasgow.
Uehlein, F.A. (1992) Phenomenology: Intentionality, passive synthesis, and primary consciousness of time. In: Spitzer, M., Uehlein, F.A., Schwartz, M.A., Mundt, C. (Hrsg.) Phenomenology, language, and schizophrenia, S.70-87. Springer, Berlin Heidelberg New York.
Uexküll, T.v., Fuchs, M., Müller-Braunschweig, H., Johnen, R. (1994) (Hrsg.) Subjektive Anatomie. Theorie und Praxis körperbezogener Psychotherapie. Schattauer, Stuttgart New York.
Venables, P.H. (1978) Cognitive disorders. In: Wing, J.K. (Hrsg.) Schizophrenia: Towards a new synthesis. Academic Press, London.
Weber, K. (1977) Beobachtungen und Überlegungen zum Problem der Zeiterlebensstörungen, ausgehend von den Veränderungen des Musikerlebens in der experimentellen Psychose. Confinia psychiat. 20, 79-94.
Weiß, H., Lauter, V., Faller, H., Wagner, R.F. (1994) Psychische Veränderungen bei Patienten mit Guillain-Barré-Syndrom - Neue Ergebnisse. Acta Neurol. 21, 23-28.
Weissman, M.M. (1979) The myth of involutional melancholia. JAMA 31, 742-744.
Weitbrecht, H.-J. (1947) Zur Psychopathologie der zyklothymen Depression. In: Arbeiten zur Psychiatrie, Neurologie und ihren Grenzgebieten. Festschrift für Kurt Schneider, S.139-158. Scherer, Heidelberg.

Weitbrecht, H.-J. (1948) Beiträge zur Religionspsychopathologie, insbesondere zur Psychopathologie der Bekehrung. Scherer, Heidelberg.
Weitbrecht, H.-J. (1949) Zyklothymie. Fortschr. Neurol. Psychiat. 17, 437-481.
Weizsäcker, V.v. (1977) Natur und Geist. Kindler, München.
Weizsäcker, V.v. (1986) Der Gestaltkreis. Theorie der Einheit von Wahrnehmen und Bewegen. 5. Auflg. Thieme, Stuttgart.
Weizsäcker, V.v. (1990) Einleitung zur Physiologie der Sinne. In: Ges. Schriften Bd.3, S.325-428. Suhrkamp, Frankfurt.
Wellek, A. (1950) Die Polarität im Aufbau des Charakters. Bern.
Werner, H. (1959) Einführung in die Entwicklungspsychologie. 4.Aufl. Barth, München.
Wernicke, C. (1906) Grundriss der Psychiatrie in klinischen Vorlesungen. 2.Aufl. Thieme, Leipzig
Wertheimer, M. (1925) Drei Abhandlungen zur Gestalttheorie. Erlangen.
West, L.J., (1962) A general theory of hallucinations and dreams. In: Ders. (Hrsg.) Hallucinations, S.275-291. Grune & Stratton, New York.
Wigdor, B.T., Morris, G. (1977) A comparison of 20-year medical histories of individuals with depressive and paranoid states. Gerontology 32, 160.
Willi, J. (1996) Ökologische Psychotherapie. Hogrefe, Göttingen.
Windgassen, K. (1988) Schizophreniebehandlung aus der Sicht des Patienten. Untersuchungen des Behandlungsverlaufs und der neuroleptischen Therapie unter pathischem Aspekt. Springer, Berlin Heidelberg New York.
Wing, J.K., Cooper, J.E., Sartorius, N. (1982) Present State Examination. Deutsche Bearbeitung M.v.Cranach. Beltz, Weinheim.
Winnicott, D.W. (1973) Vom Spiel zur Kreativität. Stuttgart, Klett.
Winnicott, D.W. (1984) Reifungsprozesse und fördernde Umwelt. Frankfurt.
Winokur, G. (1979) Unipolar depression: Is it divisible into autonomous subtypes? Arch. Gen. Psychiat. 36, 47-52.
Wittchen, H.-U., Schramm, E., Zaudig, M., Unland, H. (1993) SKID-II. Strukturiertes Klinisches Interview für DSM-III-R, Achse II (Persönlichkeitsstörungen). Beltz, Weinheim
Wittchen, H.-U., Essau, C.A., et al. (1989) Reliability of life events assessments: test-retest reliability and fall-off effects of the Munich Interview for the Assessment of Life Events and Conditions. J. Affective Dis. 16, 77-91.
Wittchen, H.-U., Saß, H., Zaudig, M., Koehler, K. (1989) Diagnostisches und Statistisches Manual Psychischer Störungen DSM-III-R. Beltz, Weinheim Basel.
Wurmser, L. (1990) Die Maske der Scham. Springer, Berlin.
Wyrsch, J. (1956) Zur Geschichte und Deutung der endogenen Psychosen. Thieme, Stuttgart.
Wyss, D. (1968) Strukturen der Moral. Zur Anthropologie und Genealogie moralischer Verhaltensweisen. Vandenhoeck & Ruprecht, Göttingen.
Yalom, I.D. (1989) Existenzielle Psychotherapie. Ed. Humanistische Psychologie, Köln.
Yassa, R., Suranyi-Cadotte, B. (1993) Clinical characteristics of late-onset schizophrenia and delusional disorder. Schiz. Bull. 19, 701-707.
Young AW, Leafhead KM, Szulecka TK (1994) The Capgras and Cotard delusions. Psychopathol. 27, 226-231.
Zerssen, D.v. (1977) Premorbid personality and affective psychoses. In: Burrows, G.D. (Hrsg.) Handbook of studies on depression, S.97-103. Excerpta medica, Amsterdam.
Zerssen, D.v., Pfister, H., Koeller, D. (1988) The Munich Personality Test (MPT) - A short questionnaire for self-rating and relative's rating of personality traits: Formal properties and clinical potential. Eur. Arch. Psychiat. Neurosci. 238, 73-93.

Zimmerman, M., Stangl, D., Pfohl, B., Coryell, W. (1988) Past loss as a symptom formation factor in depression. J. Affect. Dis. 14, 235-237.
Zisook, S., DeVaul, R.A. (1983) Grief, unresolved grief, and depression. Psychosomatics 24, 247-256.
Zubek, J.P. (1969) Fifteen Years of Sensory Deprivation. Appleton Century Crofts, New York.
Zubin, J., Spring, B. (1977) Vulnerability – A new view of schizophrenia. J. Abnorm. Psychol. 86, 103-126.
Zutt, J. (1953) Über Daseinsordnungen. Nervenarzt 24, 177-187.
Zutt, J. (1963a) Auf dem Weg zu einer anthropologischen Psychiatrie. Springer, Berlin Göttingen Heidelberg.
Zutt, J. (1963b) Über verstehende Anthropologie. Versuch einer anthropologischen Grundlegung der psychiatrischen Erfahrung. In: Gruhle, H.W., Jung, R., Mayer-Gross, W., Müller, M. (Hrsg.) Psychiatrie der Gegenwart. Forschung und Praxis. Bd.I/2, Grundlagen und Methoden der klinischen Psychiatrie, S.763-852. Springer, Berlin Göttingen Heidelberg.
Zutt, J., Kulenkampff, C. (1958) Das paranoide Syndrom in anthropologischer Sicht. Springer, Berlin Göttingen Heidelberg.

MIX
Papier aus verantwortungsvollen Quellen
Paper from responsible sources
FSC® C105338

If you have any concerns about our products,
you can contact us on
ProductSafety@springernature.com

In case Publisher is established outside the EU,
the EU authorized representative is:
**Springer Nature Customer Service Center GmbH
Europaplatz 3, 69115 Heidelberg, Germany**

Printed by Libri Plureos GmbH
in Hamburg, Germany